D1920403

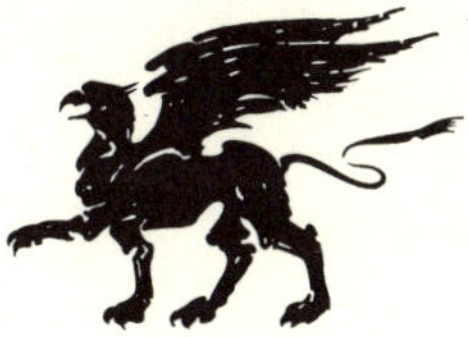

Ivan Boszormenyi-Nagy
Geraldine M. Spark

Unsichtbare Bindungen

Die Dynamik familiärer Systeme

Aus dem Amerikanischen übersetzt
von Suzanne Annette Gangloff

Klett-Cotta

Klett-Cotta
Die Kapitel 9–11 wurden aus dem Amerikanischen
übersetzt von Holger Fliessbach
Die Originalausgabe erschien unter dem Titel
»Invisible Loyalties«
© 1973 by Harper & Row, New York
Für die deutsche Ausgabe
© J. G. Cotta'sche Buchhandlung Nachfolger GmbH, gegr. 1659,
Stuttgart 1981
Fotomechanische Wiedergabe nur mit
Genehmigung des Verlages
Printed in Germany
Umschlag: Klett-Cotta-Design
Gesetzt in der Times
von Hieronymus Mühlberger, Gersthofen
Auf säure- und holzfreiem Werkdruckpapier gedruckt
und in Fadenheftung gebunden von WB-Druck, Rieden/Forggensee
Einbandstoff: Garantleinen
Vierte, in der Ausstattung veränderte Auflage, 1993

Die Deutsche Bibliothek – CIP-Einheitsaufnahme
Boszormenyi-Nagy, Ivan:
Unsichtbare Bindungen : die Dynamik familiärer Systeme /
Ivan Boszormenyi-Nagy ; Geraldine M. Spark. Aus dem
Amerikan. übers. von Suzanne Annette Gangloff. [Die Kap. 9–11
wurden aus dem Amerikan. übers. von Holger Fliessbach]. –
4., in der Ausstattung veränd. Aufl. – Stuttgart : Klett-Cotta, 1993
(Konzepte der Humanwissenschaften : Texte zur Familiendynamik)
Einheitssacht.: Invisible loyalties <dt.>
ISBN 3-608-91297-5
NE: Spark, Geraldine M.:

Inhalt

Vorwort . . . 7
Einleitung . . . 15
1 Konzepte des Beziehungssystems . . . 19
2 Die dialektische Theorie der Beziehungen . . . 42
3 Loyalität . . . 66
4 Gerechtigkeit und Gesellschaftsdynamik . . . 85
5 Gleichgewicht und Ungleichgewicht in Beziehungen . . . 146
6 Parentifizierung . . . 209
7 Grundsätzliche Richtlinien der Beziehungsdynamik im Gegensatz zur Psychodynamik . . . 228
8 Folgerungen aus dem Übertragungsmodell . . . 242
9 Familientherapie in Gegenwart von Großeltern, Eltern und Enkeln . . . 257
10 Kinder und die Innenwelt der Familie . . . 295
11 Eine Familie – und vierzig Monate Therapie . . . 329
12 Einige Notizen zur therapeutischen Praxis . . . 403
Bibliographie . . . 409
Personenregister . . . 415
Sachregister . . . 417
Register der Fallbeispiele . . . 425

Vorwort

Wir leben in einem Zeitalter der Angst, der Furcht vor Gewalttätigkeit, alle Grundwerte scheinen in Frage gestellt. Wellen von Vorurteilen gefährden unser Vertrauen zueinander und unsere Loyalität gegenüber der Gesellschaft. Allzu stark ist wahrscheinlich bereits der Einfluß, den das Fernsehen und andere Medien auf die Meinungsbildung der heutigen Jugend und der jungen Erwachsenen gewonnen haben. Immer wieder hört man von einer »Kluft zwischen den Generationen« – kurzum: es fragt sich, wie weit wir noch geprägt werden von der formenden Kraft der Familie. Scheint diese Erfahrung nicht überholt und belanglos geworden?

Es ist kein leichtes, die Stärke familiärer Beziehungen respektive deren Wirkung auf den einzelnen zu messen. Die Autoren dieses Buches glauben, daß Veränderungen im Familienverband nicht notwendigerweise auch eine Veränderung im »Kräftespiel« der einzelnen Mitglieder zur Folge haben müssen. Die wahren Kräfte von Bindung oder Freiheit liegen außerhalb sichtbarer Machtkämpfe oder taktischer Manipulationen: Der Märtyrer, der es nicht zuläßt, daß die anderen Familienmitglieder ihre Schuldgefühle »abreagieren«, hat die Familie viel besser in der Hand als der lautstark gebieterische Tyrann. Das offen rebellierende oder kriminelle Kind mag in Wirklichkeit das treueste Mitglied der Familie sein.

Wir haben gelernt, daß man Familienbeziehungen nicht nach den Gesetzen beurteilen kann, die für gesellschaftliche, mehr oder minder zufallsbedingte Kontakte gelten, zum Beispiel zwischen Arbeitskollegen. Die Bedeutung von Beziehungen richtet sich nach der subjektiven Wirkung, die sich zwischen dem Du und dem Ich entwickelt. Die sogenannte »Nähe«, die so viele Menschen fürchten, ist das Ergebnis von Loyalitätsverpflichtungen, die sich in einer langen Zeit des Zusammenlebens und -arbeitens herausbilden, unabhängig davon, ob man sie anerkennt oder leugnet. Man kann jede Beziehung beenden, außer der einen, biologisch unmittelbaren: unsere Eltern respektive unsere Kinder können wir uns nicht aussuchen.

Die Quintessenz aller Therapie und jeder menschlichen Beziehung ist die Fähigkeit, zu vertrauen und sich zu binden. Wenn der Patient sich um Hilfe an den Therapeuten wendet, bringt er diese wertvolle Voraussetzung schon mit. Wir sind überzeugt, daß der mit Familienbeziehungen arbeitende Therapeut, gleichgültig, ob er nur ein Familienmitglied oder die ganze Familie behandelt, ein Gespür für die Anzeichen von Loyalitätsbindungen und gegenseitiger Fairneß entwickeln muß; andernfalls wird ihm der Zugang zu dem, was wir das Loyalitätssystem der Familien nennen wollen, verwehrt bleiben.

Jede Form therapeutischer Arbeit stellt eine Herausforderung dar an die Fähigkeit des Therapeuten, Vertrauen zu wecken und sich beruflich und persönlich zu engagieren. Darüber hinaus muß der Psychotherapeut in seinen Beruf auch einbringen, wie er die eigenen Familienbeziehungen erlebt. Besonders für den Familientherapeuten, der es ja nicht mit verbalen Äußerungen von Patienten, sondern mit fluktuierenden Beziehungen zu tun hat, ist dies von großer Wichtigkeit.

Wir haben dieses Buch geschrieben, weil wir unsere diesbezüglichen Erfahrungen nicht nur mit Fachleuten, sondern auch mit Familien teilen möchten. Die Familientherapie – davon sind wir überzeugt – hat einen weiten Anwendungsbereich; sie ist mehr als nur eine therapeutische Technik unter anderen. In unserer Methode des Verstehens menschlicher Beziehungen vereinigen sich dynamische Psychologie, existentielle Phänomenologie und Systemtheorie.

Unsere therapeutische Erfahrung beruht – nachdem wir uns zunächst intensiv mit der Einzeltherapie beschäftigt hatten – auf jahrelanger fast ausschließlicher Arbeit mit Familien und Ehepaaren. Wir haben Familien mit allen Arten von Problemen erlebt, angefangen bei solchen, in denen ein Mitglied scheinbar geringfügige Lern- oder Verhaltensstörungen hatte, bis zu solchen mit mehreren schwer psychotischen Mitgliedern. Wir haben uns mit Familien von hochangesehenen Akademikern, Geschäftsleuten und Beamten, aber auch mit Familien von Mördern und sexuell Abartigen beschäftigt; wir haben mit Familien von

Erfolgreichen, von Intellektuellen, von Arbeitern und auch mit Unterprivilegierten in den Ghettos gearbeitet; wir haben Hunderte von Stunden in den Wohnungen von Familien, Tausende in eigenen Praxen verbracht. Unsere Einrichtungen umfassen eine auf Familientherapie spezialisierte Klinik, ein Gemeindezentrum für Geistes- und Gemütskrankheiten, Spezialprogramme zur Behandlung von Schizophrenie und Jugendkriminalität sowie unsere privaten Behandlungsräume.

Was wir in den vielen Jahren gelernt haben im Umgang mit all diesen Familien, ist in den folgenden Aufzeichnungen zusammengetragen. Dabei haben wir erkannt, wie oberflächlich und trügerisch viele der beliebten Mythen und Schlagwörter unserer Zeit sind. Die »technischen« Erkenntnisse, die wir in diesem Buch darlegen möchten, können nicht verstanden werden ohne eine grundlegende Analyse der moralischen Werte des Menschen. Wir glauben, daß der Familientherapeut bei seiner Arbeit zwangsläufig konfrontiert ist mit den Implikationen des unabwendbaren, beziehungsbedingten Schuldzuschiebens und Ausbeutens. Im Gegensatz zum Einzeltherapeuten muß sich der Beziehungs-Therapeut mit den Schachzügen und Reaktionen aller Beteiligten auseinandersetzen.

Mit der Zeit stellte sich bei uns eine zunehmende Unzufriedenheit mit den bereits bestehenden Begriffssystemen ein, und wir fühlten uns gedrängt, die Motivation der Familienmitglieder aus einer sachdienlicheren Sicht zu betrachten. Wir lernten begreifen, daß das Familienleben nicht nur von psychisch-individuellen, sondern auch von quasi politischen Prinzipien beherrscht ist. Ein wichtiger Ansatz unserer Familientherapie gilt der Auffindung und der Identifizierung von uneingestandenen und sogar unbewußten Loyalitätskonflikten, wobei der scheinbare »Verräter« sich in seiner Selbständigkeit stark eingeschränkt fühlt. Oft besteht nämlich der »Verrat« in dem, was die Gesellschaft als ganz normale Schritte zur Selbständigkeit betrachtet.

Wie alle Psychotherapie beruht auch die Familientherapie darauf, daß die Beteiligten ihre engen menschlichen Beziehungen in Offenheit und Unmittelbarkeit darlegen und der Tendenz zur Verleugnung und Verheimlichung widerstehen.

Dergestalt »offen« zu sein bedeutet jedoch nicht, daß die einzelnen Familienmitglieder sich ungeniert abreagieren und ihren aufgestauten Gefühlen freien Lauf lassen; und es bedeutet auch nicht etwa die Aufhebung der Ich-Grenzen oder der Privatsphären. Ideal wäre ein echter Dialog der Familienmitglieder miteinander über wichtige Probleme des Familienlebens, und zwar in der Weise, daß Unterschiede und Konflikte als wertvolle, versöhnbare Bestandteile anerkannt und nicht als Hindernisse für Zuwendung und Wachstum betrachtet werden.

Bei unserem familientherapeutischen Vorgehen haben wir bewußt keine kühle, technisch manipulierende Haltung gewählt, sondern den Weg mitfühlender Anteilnahme an den zwischenmenschlichen Vorgängen. Infolgedessen mußten wir – immer wieder – die Wirkung des Irrationalen auf unseren eigenen gesunden Menschenverstand verkraften. Große Hilfe erwuchs uns dabei aus der Tatsache, daß wir als Team arbeiten konnten. Der Verfasser dieses Buchs hatte 1956 mit der Familientherapie begonnen, die Mitverfasserin schloß sich ihm 1963 an. Seither haben beide sowohl gemeinsam als auch mit vielen anderen Therapeuten zusammengearbeitet. Oft mußten wir unsere persönlichen Anschauungen – hie eine männliche, dort eine weibliche – kämpferisch aneinander erproben – mit dem Ergebnis, daß wir zumeist auf höherer Ebene zu neuem gemeinsamen Verstehen gelangten. Unsere Einsichten verdanken wir sowohl unserem Bemühen, individuelle Gesichtspunkte walten zu lassen, als auch unserer Einheit als Team.

Da viele Familien nur von einem von uns beiden behandelt wurden, können wir auch nicht behaupten, ein einzelner Therapeut sei nicht in der Lage, gute therapeutische Ergebnisse zu erzielen. Ebensowenig setzt eine kompetente Therapie voraus, daß eine Familie zwangsläufig mehrere Jahre lang behandelt werden müßte. Intensität und Dauer der Behandlung werden letztlich von den subjektiven Zielen und Fähigkeiten der Familienmitglieder bestimmt. Manchen Familien war es nur um eine Linderung ihrer Symptome zu tun; andere empfanden die Behandlung als Herausforderung und nahmen die Mühsal und Pein einer langjährigen Therapie auf sich, um durch eine grundlegende Wandlung zur Reife zu gelangen. Die Annahme, daß die soziale Herkunft einer Familie auch deren Ziele bestimme, haben wir nicht bestätigt gefunden.

Es ist alles andere als leicht, ein sachkundiger Familientherapeut zu werden. Das Erkennen der persönlichen Beziehungsschwierigkeiten ist dabei ebenso unerläßlich wie die Fähigkeit, aus der Praxis der eigenen Arbeit eine Methode abzuleiten. Kritiker werden uns je nach ihrem Standpunkt der einen oder anderen Schule zurechnen wollen, da wir Elemente sowohl psychoanalytischer als auch existentialistischer, ethischer, statistischer und anderer Betrachtungsweisen verwenden. In Wirklichkeit vertreten wir die Ansicht, daß die Achtung vor allen nützlichen Erkenntnissen – mögen sie nun aus der Vergangenheit oder aus der Gegenwart stammen – die Voraussetzung für jeden echten Fortschritt auf unserem Gebiet ist.

Zu »operationalen« Nachweisen eines Behandlungserfolgs zu gelangen, ist schon in der Einzeltherapie schwierig genug. In der Familientherapie ist es beinahe unmöglich. Der vorliegende Band will keineswegs Patentrezepte anbieten – es ist ihm nur darum zu tun, in nüchterner Berichterstattung unsere Methode vorzustellen. Zu Beginn legen wir unsere Hauptrichtlinien dar, berichten dann über Vereinbarung, Durchführung und Beendigung der Therapie und erörtern schließlich einige Spezialfragen von klinischer und theoretischer Bedeutung. Es handelt sich also um eine Darstellung aus ganz bestimmter Sicht, nicht um ein Mosaik von Meinungen verschiedener Autoren. Wir glauben nämlich, daß unserem Fachgebiet vorerst die eingehende Darlegung spezifischer Überzeugungen zu größerem Nutzen gereicht als eine weitere Folge breit angelegter Anthologien.

Wenngleich unser Buch kein autobiographisches Material enthält, sind wir uns doch bewußt, daß unsere Standpunkte und Meinungen neben unseren fachlichen auch unsere privaten Erfahrungen und Überzeugungen widerspiegeln.

Der Autor ist vor fünfundzwanzig Jahren aus seiner ungarischen Heimat in die Vereinigten Staaten emigriert, was ihn schlagartig seiner bisherigen Existenzgrundlage beraubte – es galt, zu einem neuen Gleichgewicht der »Loyalitäten« zu finden. Zwar fühlte er sich, in politisch-sozialer Hinsicht, nun ausschließlich dem neuen Land verpflichtet – trotzdem wußte er sich innerlich gehalten von einer unsichtbaren Loyalität gegenüber all jenen (vor allem gegenüber den Eltern), die ihm einst die Grundlagen seines Interesses am Menschen vermittelt hatten.

Geraldine M. Spark indes war unablässig bestrebt, die Erkenntnisse, die sie während ihrer Ausbildung als psychiatrische Sozialarbeiterin und während ihrer zweijährigen theoretischen Fortbildung an der Philadelphia Psychoanalytic Association gewonnen hatte, mit ihren Erfahrungen auf dem Gebiet der Familientherapie zu verschmelzen. Mehr als zwanzig Jahre Erfahrung in heilpädagogischen Instituten haben sie besonders geschickt gemacht im Umgang mit Kindern, sie begegnet ihnen mit überdurchschnittlichem Verständnis. Ihrer Arbeit mit Familien kommt dies sehr zugute.

Bei der Entwicklung unserer Methoden war uns das großzügige Projekt des Eastern Pennsylvania Psychiatric Institute (E. P. P. I.) eine unschätzbare Hilfe. Im Jahr 1957 erhielt der Verfasser vom Leiter des Instituts die Einladung, ein neues psychiatrisches Programm auszuarbeiten und zu verwirklichen.

Bedeutende Einsichten und Erfahrungen verdanken wir auch der Mitarbeit an verschiedenen Forschungsprojekten des Philadelphia Psychiatric Center. Ebenso wie am E. P. P. I. haben auch hier zahlreiche Kollegen und Ausbildungskandidaten wesentlich zu unserer klinischen Erfahrung und zur Vertiefung unseres Verständnisses beigetragen. Ferner haben die vier Jahre der Zugehörigkeit des Autors zum West Philadelphia Community Mental Health Consortium sowie die zweijährige Tätigkeit von Geraldine M. Spark in der Psychiatrischen Kinderstation und -ambulanz des Philadelphia General Hospital uns bestärkt in der Überzeugung, daß die Familientherapie eine unentbehrliche Methode sei, speziell bei der Behandlung von Ghettofamilien.

Die Vielfalt der Ausbildungserfahrungen war uns beim Entwickeln unserer Methode eine große Hilfe. Als besonders lohnend erwiesen sich unsere Lehrerfahrungen am Family Institute of Philadelphia, da wir dessen Entwicklung von den ersten Planungen bis zu seinem heutigen Umfang als stattliche, aufstrebende wissenschaftliche Institution beobachten konnten.

Des Autors einmonatiger Ausbildungsauftrag in Holland 1967, wo er vor Berufskollegen aus den gesamten Niederlanden Vorlesungen hielt, führte mit holländischen Kollegen zu einem langjährigen Meinungsaustausch über die familientherapeutischen Entwicklungen in diesem fortschrittlichen Land.

Das Begriffssystem, das wir in diesem Buch verwenden, ist den Arbeiten vieler Denker entlehnt (Martin Buber, Sigmund Freud, Mahatma Gandhi, G. W. F. Hegel, Ronald Fairbairn, Konrad Lorenz und Thomas S. Szasz). Äußerst wertvoll war der lebendige, anregende Gedankenaustausch mit Helm Stierlin, dem unser besonderer Dank für Änderungsvorschläge gilt, sowie mit Maurice Friedman, Robert Waelder, Abraham Freedman, Isadore Spark und Elaine Brody.

Und in all den Jahren haben wir, wie es sich versteht, immer wieder besonders viel aus dem Umgang mit den Pionieren der Familientherapie gelernt – um hier nur einige zu nennen: Nathan Ackerman, Murray Bowen, Don D. Jackson, Carl Whitaker, Lyman Wynne; und von unseren Kollegen auf dem Gebiet der Familienpsychiatrie vor allem James L. Framo, Leo R. Robinson und Gerald H. Zuk.

Wir danken all jenen, die uns beim Zustandekommen dieses Manuskripts behilflich waren. Auch unseren Herkunftsfamilien, die wir als Basis unserer geistigen Orientierung und unseres Verständnisses in Gedanken oft aufsuchten, sind wir zu großem Dank verpflichtet.

Wir sind fest überzeugt, daß die bedeutendsten familientherapeutischen Fortschritte künftig aus dem Verständnis alter Loyalitätsbindungen erwachsen werden, die uns mit unseren Herkunftsfamilien verknüpfen, sowie aus dem anhaltenden Bedürfnis, die Autonomie des Individuums in Einklang zu bringen mit den – oft über viele Generationen laufenden – Familienloyalitäten.

Einleitung

In diesem Buch wird der Versuch unternommen, sowohl die Resultate unserer klinischen Praxis wie unser Bemühen um eine begriffliche Klärung zu skizzieren. In dem Maß, in dem unsere Überzeugung von der klinischen Wirksamkeit der Familientherapie wuchs, steigerte sich auch der Wunsch, sie auf die Basis eines theoretischen Systems zu stellen.

Es wurde uns klar, daß neuen Phänomenen nur beizukommen ist mit einem neuen begrifflichen Rahmen. Die zahlreichen teils von Psychodynamikern, teils von systemorientierten Kollegen vorgebrachten Theorien vermochten uns nicht zu befriedigen. Die meisten schienen von der Ansicht getragen, die Familientherapie sei ein Feld, auf dem die Tiefe der persönlichen Erfahrung keine Rolle spiele, ebensowenig wie die lebenslange Integrität menschlicher Existenz.

Wir aber wollten den Versuch unternehmen, sowohl das Tiefenerleben der Einzelpersönlichkeit als auch die Vielfalt des »Kraftfelds« Familie festzuhalten, und dabei war uns die dialektische Betrachtungsweise von großem Nutzen. Diese Betrachtungsweise ermöglichte es, auch scheinbar widersprüchliche Tendenzen zu begreifen und zu verstehen, inwiefern Handlungen und Motivationen eines einzelnen Menschen ebensowohl auf individueller wie auf der Ebene des familiären Beziehungssystems determiniert werden. Dabei hat sich erwiesen, daß »Loyalität« ein Schlüsselbegriff ist zum Verständnis der systemgebundenen (sozialen) wie der individuellen (psychischen) Ebene – insofern nämlich, als sie eine Verbindung herstellt zwischen den Bedürfnissen und Erwartungen eines sozialen Verbands (der stets auf Loyalität beruht und sie von seinen Mitgliedern erwartet) und dem Denken, den Gefühlen und Motivationen jedes einzelnen Verbandsmitglieds als Person.

Während wir lernten, das Loyalitätskonzept auf unsere tägliche klinische Arbeit anzuwenden, erwachte in uns das Bedürfnis, das gesamte Panorama des Verhaltens, der Handlungen und der inneren familiären Motivationen in ein grundlegendes Schema einzupassen. Auch schien es uns notwendig, über diesen begrifflichen Bereich nicht in einer kognitiv-wissenschaftlichen Spezialsprache zu reden, sondern auf allgemeinverständliche Weise.

Der nächste Schritt auf unserer Suche nach einem umfassenden Rahmen führte uns zur Beschäftigung mit dem Begriff »Gerechtigkeit«. Gerechtigkeit und Ungerechtigkeit, Fairneß und Unfairneß, gegenseitige Rücksichtnahme und Ausbeutung gehören zu den alltäglichen Problemen aller Menschen im Hinblick auf zwischenmenschliche Beziehungen. Während der Begriff Gerechtigkeit als eine ethische Kategorie erachtet und daher vom überwiegenden Teil der gegenwärtigen psychologischen und psychodynamischen Forschung nicht erörtert wird, glaubten wir, in ihm ein wesentliches Element der Struktur familiärer Erwartungen und Verpflichtungen zu erkennen, welches stark beeinflußt wird von den laufenden Interaktionen der Familienmitglieder.

Bei dem Versuch, von den spezifischen »Schuld- und Verdienstkonten« wegzukommen und die gesamte Familien-»Buchführung« neu in den Blick zu nehmen, erhob sich die Notwendigkeit, Betrachtungen über Werte und Normen anzustellen: Was bedeuten Gesundheit und Krankheit, lassen sich diese Begriffe tatsächlich anwenden auf ein Beziehungssystem? Offenbar nicht; hier bedurfte es anderer multipersonaler, also nicht mehr rein individualmedizinisch gefaßter Begriffe: die des Gleichgewichts und des Ungleichgewichts schienen sich als solche anzubieten.

Bildet das Individuum infolge seiner Stellung und Vergangenheit innerhalb der Familie sozusagen das Zünglein an der Waage, stiftet es ein ganz bestimmtes Gleichgewicht in der »Gerechtigkeits-Buchführung«, dann kann sein gesundes Funktionieren so sehr belastet sein, daß diese Belastung sich möglicherweise (krankheitserregend) auf das gesamte Familiensystem auswirkt. Seelische Krankheit des einzelnen (Psychopathologie) und Krankheitserzeugung durch das System (Pathogenizität) befinden sich also in stetem dynamischen Wechselbezug.

Im Mittelpunkt unserer Erörterung steht zunächst das bedeutsame, alles beherrschende Beziehungs-Ungleichgewicht, das wir *Parentifizierung* nennen; sodann beschreiben wir ein Phänomen, das zwangsläufig einhergeht mit der Loyalität im multipersonalen

System und das auch für alle psychoanalytische Theorie und Praxis von besonderem Interesse ist: die Übertragung. Dabei berühren wir gewisse Konzepte der psychoanalytischen Theorie und deren Anwendbarkeit beziehungsweise Nichtanwendbarkeit auf unsere Theorie der Beziehungen.

Anschließend wollen wir eine Anzahl klinischer Probleme besprechen, jeweils im Zusammenhang mit der Anwendung unserer Methode. Wir erörtern das Zustandekommen eines therapeutischen Bündnisses zwischen Familie und Behandlungsteam unter dem Gesichtspunkt der Systembildung, klinische Aspekte der Arbeit mit Kindern und Fragen, die bei der Behandlung von Familien mit mißhandelten Kindern auftreten.

Ein spezielles Kapitel schildert die detaillierte Behandlung einer Familie, in der sich eine Fülle von Problemen herausbildete, welche sämtliche Mitglieder aus drei Generationen betrafen. Besondere Beachtung wurde dem Fall einer Tochter und ihrer sterbenden Mutter geschenkt; an diesem Beispiel einer Rückinvestition von Vertrauen und Hoffnung läßt sich praktisch und theoretisch aufschlußreich demonstrieren, welche Chancen bestehen, die »intergenerationalen Kontenstände« auszugleichen, das heißt, zwischen den Generationen eine »Gerechtigkeitsbilanz« zu erwirken.

Selbstverständlich geben wir auch einen Überblick über die therapeutischen Prinzipien, die in Einklang mit unserem theoretischen Bezugssystem stehen. Anschließend möchten wir darlegen, welche Folgerungen sich aus all dem ergeben, für die Gesellschaft wie für die künftige therapeutische Familienarbeit.

Mit einem Wort, worum es uns geht in diesem Buch: ein zusammenhängendes theoretisches Fundament zu entwickeln, das die tiefgreifenden strukturierenden Kräfte menschlicher Beziehungen besser verstehbar macht.

Der vorliegende Band kam in Gemeinschaftsarbeit zustande, jedes Kapitel wurde von beiden Autoren gemeinsam entwickelt.

1 Konzepte des Beziehungssystems

Allen zwischenmenschlichen Beziehungen, vor allem in Familien, liegt ein äußerst komplexer und im wesentlichen unbekannter »Mechanismus« zugrunde, eine Struktur. Empirisch läßt sich diese Struktur aus gewissen regelmäßigen, sich beinahe gesetzmäßig wiederholenden Ereignissen innerhalb der Familie ableiten. Diese Gesetzmäßigkeiten multipersonaler Systeme zu enträtseln, war unser Bemühen in all den langen Jahren.

Gewisse Familien weisen leicht erkennbare, durch Generationen hindurchgehende Beziehungsmuster auf. Zum Beispiel erfuhren wir von einer Familie, in der wiederholt – seit mehreren Generationen – Frauen gewaltsam zu Tode gebracht wurden von eben den Männern, mit denen sie sexuelle Beziehungen hatten. Bei einer anderen Familie wurden die Ehefrauen immer wieder von ihren Männern damit gequält, daß diese ständig unverhohlene Liebschaften unterhielten. Bei einer weiteren Familie stellte sich heraus, daß durch drei oder vier Generationen hindurch Töchter allein deswegen verstoßen wurden, weil sie die »Sünde« des Verrats begangen und Angehörige eines anderen Glaubensbekenntnisses geheiratet hatten. Und schließlich kennen wir Familien, in denen inzestuöse Beziehungen buchstäblich alltäglich waren – durch mindestens drei oder vier Generationen hindurch.

Wodurch es zu solchen sich wiederholenden Beziehungskonstellationen kommt, wird gerade erst erforscht. Mag sein, daß sorgfältige Langzeitbeobachtungen einige der ausschlaggebenden »pathogenen« Einflußfaktoren aufzudecken vermögen. Um aber das ganze Muster generationenübergreifender Familienbeziehungen erkennen zu können, müssen wir uns auf retrospektive Informationen stützen, einschließlich der Erinnerungen Lebender an die Toten. Ohne Beschäftigung mit diesen weit zurückgreifenden prägenden Funktionsgesetzen von Familienbeziehungen wird der Therapeut fast notgedrungen hilflos bleiben. Zu unterscheiden ist hier zwischen helfenden Ad-hoc-Eingriffen und gründlichen, das heißt vorbeugenden Interventionen, welche das gesamte System zu verändern trachten.

Wir sind der Ansicht, daß Gesundheit wie Krankheit im Familienverband bestimmt werden erstens durch die Gesetze, welche die Beziehungen in einem Mehrpersonen-System beherrschen, zweitens durch die psychischen Merkmale der einzelnen Mitglieder des Systems (also durch deren »psychische Struktur«) und drittens durch das Ineinanderwirken dieser beiden systemgestaltenden Bereiche.

Begegnet der einzelne bei seinem Bemühen, sich in das familiäre System einzuordnen, einem gewissen Maß an Flexibilität und Ausgeglichenheit, so wirkt sich dies in jeder Hinsicht günstig aus; starres Festhalten an überzogenen Systemmustern hingegen kann zur Erkrankung des Individuums führen.

Bei der Erläuterung der Beziehungsstrukturen dürfen wir nicht in den Fehler verfallen, den komplexen Bereich allzu grob zu vereinfachen.

Gewiß sind einige der in der Literatur behandelten Dimensionen durchaus von Belang für das Wesen von tiefgreifenden Beziehungsmustern; aber keine genügt für sich allein, das komplexe, dynamische Ganze eines solchen Musters hinlänglich zu erklären. Elemente und Kräfte, die unterschwellig einwirken auf die Beziehungskonfigurationen des Systems, sind beispielsweise: Triebtendenzen, die auf eine Person als verfügbares Triebobjekt für eine andere gerichtet sind; Blutsverwandtschaft; Krankheitsmuster; kollektive Aggregate aller unbewußten Überich-Tendenzen der System-Mitglieder; ungeschriebene und unausgesprochene Aufrechnereien von Verpflichtungen, Rückzahlungen und Ausbeutungen: die jeweils von Generation zu Generation sich ändernde Bilanz.

Eine der wichtigsten Errungenschaften der Familientherapie ist wohl ihr Mehrpersonen- oder Systemkonzept, wonach das Individuum eine in sich geschlossene biologische und psychologische Einheit ist, deren Reaktionen nicht nur von der eigenen psychischen Konstitution, sondern auch von den Gesetzen der Gesamtfamilie bestimmt werden. Allgemein gesprochen ist ein System ein Gebilde von wechselseitig voneinander abhängigen Einheiten. Die psychischen Funktionen eines Familienmitglieds konditionieren jene der anderen Mitglieder. Viele Gesetze, die das Familienbeziehungssystem beherrschen, sind unausgesprochene Gesetze; die Mitglieder sind sich ihrer gar nicht bewußt. So braucht etwa die insgeheim ausbeuterische Rolle der Mutter im Fall eines Vater-Tochter-Inzests in den Anfangsphasen der Familientherapie gar nicht offenbar zu werden.

Die Grundstruktur eines Familiensystems kann in gewissen ganz konkreten Handlungsweisen oder Riten aufscheinen, zum Beispiel in Opferangeboten, in Verrat, in Inzest, im Betonen der Familienehre, in Blutrache zwischen Familien, in der Einigung auf einen Sündenbock, im Umsorgen von Sterbenden, im Einführen von Gedenktagen, in Familienreliquien, Testamenten und so fort. Diesen Riten sind alle Mitglieder des Systems unterworfen. Und jeder der Riten hat einen Beitrag zu leisten zum Rechnungsausgleich zwischen den »nehmenden« und »gebenden« Positionen im Familienverband. Die Beiträge der einzelnen Mitglieder zur Gesamtrechnung richten sich nach einem ungeschriebenen Rollenbuch beziehungsweise nach einem Code. Mit Hilfe dieses Code werden die jeweiligen Verdienste, Guthaben, Verpflichtungen und Verantwortlichkeiten gegeneinander gewertet. Das manifeste Beziehungssystem der Familie ist jederzeit durch ein Bündel zusammenhängender Riten gekennzeichnet. Riten sind Muster erlernter Reaktionen, während das innere Rollenbuch des Systems von genetischen und historischen Abfolgen bestimmt wird.

Diese Unterscheidungen haben für den Familientherapeuten eine praktische Bedeutung. Rituelle Muster können sich mit dem existentiellen Substrat des Mehrpersonen-Systems so eigenartig verzahnen, daß der Außenstehende sich vor ein Rätsel gestellt sehen mag. Die oft beschriebene schwierige Lage, in welcher der Therapeut sich angesichts der scheinbar sinnlosen Kommunikationen einer in Behandlung stehenden Familie befindet, hat ihren Grund zum Teil in dem verständlichen Bedürfnis des Therapeuten, eine »Logik« in der ursächlichen Verzahnung der Beziehungsriten zu erkennen. Man braucht Zeit und viel Erfahrung, um die Kontenstände in ihrer jeweiligen historischen oder aktuellen Dimension richtig abschätzen zu können. Erfaßt man die Hierarchie der Verpflichtungen nicht, bleibt einem die Logik verschlossen.

Die Familie als System wird entscheidend geprägt durch die Tatsache, daß Blutsverwandtschaft, die genetische Herkunft, ein Leben lang dauert. In der Familie haben die Bande der Blutsverwandtschaft Vorrang vor den psychosozialen Determinanten – soweit diese beiden Bereiche begrifflich auseinandergehalten werden können.

Mein Vater bleibt immer mein Vater, auch wenn er tot und in weiter Ferne begraben ist. Er und ich sind zwei aufeinanderfolgende Glieder in einer genetischen Kette, die Millionen Jahre zurückreicht. Mein Dasein ist ohne das seine nicht denkbar. Erst in zweiter Linie ist von Belang, daß er mir während der entscheidenden Phasen meines emotionalen Wachstums den unauslöschlichen Stempel seiner Persönlichkeit aufgedrückt hat. Selbst als ich mich gegen alles, was er vertrat, aufzulehnen begann, hat mein energisches Nein die gefühlsmäßige Verbindung mit ihm nur bekräftigt. Er hatte mir, seinem Sohn, gegenüber Pflichten, und nun stehe ich existentiell in seiner Schuld.

Mein Schwiegervater ist nicht mein Blutsverwandter, und doch werde ich immer an die Verwandtschaft mit ihm erinnert, wenn ich die äußerliche Ähnlichkeit meines Sohnes mit ihm feststelle. Immer wieder frage ich mich, ob auch die geistig-seelischen Eigenschaften meines Sohnes den seinen ähnlich sind, weil einige der spontanen Wesensäußerungen oder manches im Gesicht meines Sohnes mich an ihn erinnern. Wenn sich Enkel einstellen, gewinnen die Beziehungen zu den angeheirateten Verwandten einen weiteren blutsverwandtschaftlichen Aspekt. Darüber hinaus werden mein Schwiegervater und ich durch die entstehende, sich erweiternde Familienbilanz wechselseitigen Gebens und Nehmens noch enger miteinander verbunden.

Die Literatur über Systemtheorie bei Familienbeziehungen beschäftigte sich zunächst mit Gedanken, die mit Funktionsbegriffen wie »krank« oder »abnorm« assoziiert waren. Ausdrücke wie »symbiotisch«, »schuldbelastet«, »Beziehungsfalle«, »schizophrenogen« und so weiter schienen andeuten zu wollen, daß die einzig mögliche Sprache, in der sich das Phänomen der Beziehungsbildung darstellen ließe, mit Begriffen aus der Pathologie durchsetzt sein müsse. Die Bedürfnisse des Familientherapeuten verlangten nach wirksameren, brauchbareren Auslegungskonzepten, die ihm gleichzeitig bei seiner Arbeit als Wegweiser dienen konnten.

In der Familientherapie-Bewegung stellt das Konzept der »Pseudomutualität« den ersten systematischen Versuch dar, die grundlegenden Determinanten von Familienbeziehungsmustern zu erklären. Im unverkennbaren Bemühen, die soziologische mit der psychoanalytischen Sicht in Einklang zu bringen, schildern Wynne und seine Mitarbeiter die familiäre Rollenaufteilung und die damit einhergehende Familien-Subkultur als eine »Art primitiven Überichs, welches das Verhalten unmittelbar zu bestimmen sucht – das heißt, ohne das aktiv wahrnehmende und unterscheidende Ich zu Rate zu ziehen« (93, S. 216).

Indem sie eine Subkultur familieneigener Erwartungen und die damit verbundenen Begleiterscheinungen aufspürten, kamen die Autoren ein wesentliches Stück voran: die Struktur von Beziehungen konnte nun definiert werden als eine Serie von den Familienmitgliedern auferlegten Verpflichtungen.

Wenn Wynne zum Beispiel Heimlichkeiten und familiäre Ermittlungsmechanismen mit einer ängstlichen Überwachung des Überichs vergleicht, so kommt er damit unserer früheren Formulierung sehr nahe, wonach wir einen wichtigen pathogenen Familienmechanismus haben, das »kontraautonome Überich«.

Auch läßt sich unschwer eine Verwandtschaft erkennen zwischen dem Konzept des primitiven Familien-Überichs und dem einer (aus der Vergangenheit) fortgeschriebenen Verdienstbilanzierung innerhalb der Familie. Die Arbeiten von Wynne und Kollegen bilden die Brücke zu einem dynamischen Mehrpersonen-Modell. Indem sie so einzelanalytisch besetzte Begriffe verwenden wie Überich, Ich, Verdrängung, Spaltung oder Rolle im Familienkontext, zeigen sie sich bestrebt, die Grenzen der Psychologie zu überschreiten, sobald sie sich jenem Gebiet nähern, das wir dialektische Beziehungstheorie nennen. Wenn sie sich über »Verinnerlichung der Rollenstruktur« oder das »Gefühl gegenseitiger Erwartungserfüllung« äußern, ist ihre Sprache im wesentlichen psychologisch. Den hauptsächlichen Kampf in der pseudomutuellen Familie stellen sie in kognitiven Begriffen dar als »Bemühen, jedes Anzeichen mangelnder Ergänzung nicht zur Kenntnis zu nehmen«.

Von unserem Standpunkt aus muß die Kardinalfrage der Familienbeziehungstheorie lauten: Wie wirken sich Tun und Handeln einer Familie auf deren Bestreben aus, das System unverändert zu erhalten? Muß nicht jeder Schritt auf dem Wege zu emotionaler Reifung zwangsläufig als Bedrohung des Systems, als Treuebruch empfunden werden, auch wenn es durch Todesfälle, Ausbeutung und körperliches Wachstum unvermeidlichem Wandel unterliegt? Ziel der miteinander verquickten Erwartungen, Verpflichtungen und Loyalitätsbindungen ist demnach der unveränderte Fortbestand des Systems. Ebenso wird ein beständiges Gleichgewicht innerhalb des Systems durch das Gesetz wechselseitiger Rücksichtnahme sichergestellt: man muß nach Möglichkeit vermeiden, einem anderen unnötigen Schmerz zu bereiten. Die ursprüngliche biologische Basis des Familiensystems war die Zeugung und Aufzucht der Nachkommenschaft. Wir meinen, daß die Betreuung und Erziehung von Kindern die wesentliche Aufgabe auch der zeitgenössischen Familie geblieben ist. Loyalitätsverpflichtungen, die in den Erfordernissen des biologischen Fortbestehens verankert sind, werden laufend weiterentwickelt in Übereinstimmung mit der historischen Buchführung über Taten und Vermächtnisse.

Von der Warte dieser tieferen dialektischen Zusammenhänge aus betrachtet, bedeuten Muster, die eine Pseudomutualität oder andere psychosoziale Arrangements darstellen, nur sekundäre »psychologische« Ausgestaltungen grundlegender existentieller Realitäten; sie sind Beispiele besonderer, einem Beziehungssystem eigener Riten. Der Kern der Familiensystem-Dynamik ist Teil der menschlichen Grundordnung, die sich erst sekundär in Erkenntnissen, Bestrebungen und Emotionen von Individuen spiegelt. Die menschliche Grundordnung beruht auf den historischen Folgen des zwischenmenschlichen Geschehens im Leben jeder sozialen Gruppe. Die Motivationen jedes Mitglieds sind eingebettet in den Kontext seiner eigenen Geschichte und derjenigen seiner Gruppe.

Ein klinisches Beispiel soll die Verflechtung zwischen dem individuellen Symptomträger, hier einer Zweiheit, und der Gesamt-»Gestalt« von Mehrgenerationen-Konten in einem Beziehungssystem erläutern. Die Familie wurde zur Behandlung überwiesen wegen des verkrampften, gereizten Verhaltens der zehnjährigen Diana, das sie in letzter Zeit sowohl zu Hause als auch in der Schule gezeigt hatte. Die künstlerisch begabte Diana hatte ein sehr enges Verhältnis zu ihrer Großmutter, der achtundfünfzig Jahre alten Frau H. Als das Kind sechs Tage alt war, geriet Dianas Mutter in eine Psychose; seitdem lebt sie in einer Heilanstalt. Diana wurde von Frau H. aufgezogen. Beiläufig erfuhren wir, daß es zwischen der Großmutter und dem Großvater immer wieder zu heftigen Auseinandersetzungen mit Bedrohung komme.

Das Erstgespräch fand im Haus der Familie statt. Es deckte schwere eheliche Spannungen zwischen den Großeltern auf. Wider Erwarten suchte die Großmutter fast von Anfang an die Aufmerksamkeit des Therapeuten auf sich zu ziehen. Zunächst klangen ihre Äußerungen zusammenhangslos und ausweichend, aber dann wurde sie sehr klar und deutlich, als sie begann, ihrem Groll über ihren Ehemann Luft zu machen. »Zwei Dinge werde ich ihm in meinem ganzen Leben nicht verzeihen«, sagte sie, als sie die Gründe anführte, weshalb sie sich ihm sexuell verweigerte.

»Als ich ihn in meinen jüngeren Jahren brauchte und wollte, trieb er sich herum«, fügte sie hinzu. Und als sie vierzehn Jahre alt und ihre Mutter einmal verreist gewesen sei, sei ihr Stiefvater in ihr Schlafzimmer gekommen und habe versucht, sie zu vergewaltigen. Am nächsten Tag, erzählte sie, habe sie ihrerseits moralische Unterstützung bei ihrer Mutter gesucht; diese aber habe die Partei des Stiefvaters ergriffen, und die Vierzehnjährige sei zu den Großeltern abgeschoben worden.

Außer der Mutter und der Großmutter hatte Frau H. noch nie jemandem von diesem Vorfall zu erzählen vermocht. Als diese sehr einsame, verschlossene Frau offener zu sprechen begann, fiel es nicht schwer, Verständnis zu haben für ihren Ausbruch, hinter welchem eine lebenslange Qual und tiefe Verzweiflung standen.

Dieses Erstgespräch zeigt sehr deutlich den dialektischen Ansatz bei der Erforschung von Beziehungssystemen. Keine Einzelschilderung, keine persönliche Behauptung wird als allein gültig betrachtet. Die Probleme des Kindes werden von Anfang an im Zusammenhang mit dem drei Generationen umfassenden vertikalen Aufbau der Familie untersucht. Das hat zur Erforschung der horizontalen Dimension geführt, welche zur Zeit der Eheschließung der Großmutter gegeben war und von dort ganz natürlich wieder zurück zur vertikalen Dimension von Frau H.'s Kindheitskonflikten mit ihren Eltern. Verständlich, daß sie sich in ihrer Ehe schadlos hält für die unbeglichene Rechnung zwischen ihr, ihrer Mutter und dem Stiefvater. Die sich daraus ergebende hilflos-feindselige, angsteinflößende Atmosphäre in ihrem Zuhause mußte sich schließlich in dem verzweifelten Hilferuf des Kindes um Beachtung in der Schule niederschlagen.

Mit der Wiedergabe dieses Fallbeispiels soll nicht etwa behauptet werden, daß ein Erstgespräch bereits allemal aufzudecken vermöge, was die tragenden System-Determinanten im Verhalten eines Kindes seien. Trotz der Echtheit ihrer Mitteilung wäre es unrealistisch, Frau H.'s Charakterentwicklung durch die einfachen Beziehungsmetaphern ihres gedrängten Lebensberichts für völlig erklärt zu halten.

Immerhin wies aber die Untersuchung dieses Schlüsselerlebnisses in der Kindheit – die Ausbeutung durch den Stiefvater und die scheinbare Illoyalität der mütterlichen Stellungnahme – auf eine grundlegende Ungerechtigkeit hin, die sehr wohl zu ihrem lebenslangen Mißtrauen im Hinblick auf Männer und auf zwischenmenschliche Beziehungen überhaupt beigetragen haben kann. Diese Sitzung veranschaulicht die untereinander zusammenhängenden Dimensionen der Psychologie des einzelnen, der Wechselwirkung in Beziehungssystemen und der zwischenmenschlichen Gerechtigkeit, welche, in unsichtbaren Registern verzeichnet, über die Generationen hinweg festgehalten werden.

Wenn die grundlegende menschliche Ordnung eines Individuums, wenn sein Sinn für Gerechtigkeit verletzt wird, so kann dies bleibenden Einfluß nehmen auf das Schicksal seiner Beziehungen respektive auf jenes seiner Nachkommen. So wie beim Erkunden der Motivationen eines einzelnen Patienten ein Symptom nicht isoliert von der Gesamtpersönlichkeit zu betrachten ist, so muß man auch die Signalfunktion jener »Krankheit«, die ein von der Familie zum Patienten bestimmtes Mitglied präsentiert, in Beziehung zu dem Gesamtfamilien-System sehen. Das Interesse für den Gerechtigkeitsaspekt der menschlichen Ordnung führt leicht zur Entdeckung eines Familienmitglieds, von dem es zunächst den Anschein hat, es habe unrecht getan. Nun erhebt sich die Frage: Ist der Ungerechte ein Täter und Initiator von Handlungen, oder ist er lediglich ein Glied in einer Kette von Prozessen? Sobald geklärt werden kann, daß dieses Mitglied in der Vergangenheit selbst unter Ungerechtigkeiten zu leiden hatte, ist der Prozeß der Familientherapie bereits in Gang gekommen.

Martin Bubers dialogische Philosophie und die Schriften bestimmter Existentialisten verweisen auf eine Möglichkeit, andere zu »gebrauchen« – eine weitere wichtige Dimension der Beziehungsdynamik. Buber freilich hebt nicht die ausbeuterischen Aspekte der menschlichen Beziehungen hervor, sondern stellt deren Vermögen des wechselseitigen Sich-Bestätigens in den Mittelpunkt. Indem er als sinnvolle persönliche Beziehungen solche vom Ich-Du-Muster bezeichnet, konstatiert er, daß diese nicht in den Pronomen Ich, Du und Es, sondern in den Wortpaaren Ich-Du und Ich-Es zum Ausdruck kommen. Die phänomenologische Existenzanalyse gesellschaftlichen Daseins setzt eine Dimension persönlicher Bezogenheit voraus: Ich bin nicht zufällig in der Nähe des Menschen, den ich mit Bubers »Du« anrede. Der so Angeredete ist nicht lediglich ein Instrument für mein oder sein emotionales Ausdrucksbedürfnis, sondern – wenigstens zum gegenwärtigen Zeitpunkt – der »Grund«, das dialektische Gegenüber meines Daseins. Aber selbst als Grund für den anderen bleibt der Mensch ein Eigenwesen, ein festumrissenes Ich.

Der echte Ich-Du-Dialog transzendiert das Begreifen des anderen als reines »Objekt« oder bloßen Befriediger meiner Bedürfnisse. Die Gegenseitigkeit von Fürsorge und Anteilnahme wird von den Beteiligten nicht nur erlebt, sondern sie transzendiert auch deren geistig-seelisches Erleben dadurch, daß sie in den Bereich des Handelns oder der Verpflichtung zum Handeln eindringt. Der Dialog, wie Buber ihn definiert, ist kennzeichnend für das System der Familienbeziehungen. Das wechselseitige Einander-Erleben zweier Menschen, die durch ihre Begegnung auf einer Ich-Du-Basis bestätigt werden, schafft für beide eine stützende Grundlage innerhalb der Familienbeziehungen. Vielleicht hängt das mit dem zusammen, was Buber die Zone des »Zwischenmenschlichen« nennt.

Obwohl die Vorstellung des einander wechselseitig bestätigenden Dialogs fraglos unser Verständnis bereichert hat, sind wir im allgemeinen doch der Ansicht, daß Familienbeziehungen ihre eigene spezifisch existentielle, historische Struktur haben. Ein zufälliger, besonders aufgeschlossener Mitreisender im Eisenbahnzug kann, zumindest für den Augenblick, Partner in einem echten Ich-Du-Dialog sein. Die Nachwirkung eines solchen echten Dialogs kann psychisch in einer nachhaltigen Bestätigung meiner Person und Identität bestehen, selbst wenn diese Beziehung flüchtig bleibt. So kann das Du des echten Dialogs überall gefunden und durch ein anderes Du ersetzt werden. Gewisse Dimensionen der Gruppentherapie – wie Marathon- und Begegnungsgruppentechniken, Sensitivitätstraining und so weiter – basieren auf der hoffnungsvollen Erwartung, daß Menschen, die nicht zu einem durch Blutsbande verbundenen Familiensystem gehören, in dieser Begegnung eine gegenseitige Bestätigung finden.

Es ist von großer praktischer Bedeutung, das einzigartige Wesen der Familienbeziehungen zu erfassen. Zwei Brüder beispielsweise nehmen nach jahrelanger Feindschaft einen gewaltigen Anlauf, sich zu versöhnen und ihre Beziehungen neu zu knüpfen, so daß sich ein positives, freundschaftliches Verhältnis zwischen ihnen entwickelt. Sie entdecken und verstehen einander nun in einer ganz neuen Weise, beinah so, als seien sie sich nie zuvor begegnet. Dennoch haben sie, ob nach außen hin Feinde oder Freunde, immer demselben blutsverwandten Familiensystem angehört. Wenn ich irgendeinem leidenden Menschen helfe, beginne ich wahrscheinlich einen echten Ich-Du-Dialog mit ihm. Ist dieser Leidende aber mein Sohn, dann erfahre ich darüber hinaus eine einzigartige Ergänzung meiner Existenz; er ist durch keinen anderen Menschen austauschbar. Niemand, auch wenn er ihn noch so perfekt nachahmte, kann seine Bedeutung für mich ersetzen. Überdies gehören er und ich zu einem generationenübergreifenden Beziehungssystem. Sich-verbunden-Fühlen, Hingabe und Loyalität sind die wichtigsten Determinanten der Familienbeziehungen. Sie entstammen dem generationenalten Gerechtigkeitsgefüge der Menschheit, so wie es sich aus der historischen Aufrechnung zwischenmenschlichen Handelns und Verhaltens ergibt.

Kurzum, die wichtigste Dimension enger Beziehungssysteme entwickelt sich aus der über viele Generationen hin fortgeschriebenen Bilanz von Verdienst und Verpflichtung. Wir glauben, daß das System-Niveau, auf dem die grundlegenden Loyalitäten gebildet werden, verbunden ist mit anderen, offenkundigeren Systemebenen des Sich-zueinander-Verhaltens und Sich-einander-Mitteilens.

Wir glauben, daß die Hierarchie der Verpflichtungen für alle sozialen Gruppen und die Gesellschaft als Ganzes von entscheidender Bedeutung ist. Wie viele vergangene Zeitalter, so leidet auch das unsere an einer allmählichen Erosion der Qualität menschlicher Beziehungen. Schon seit dem späten neunzehnten Jahrhundert haben Existentialisten versucht, uns auf die Gefahr aufmerksam zu machen, welche die Qualität menschlichen Aufeinanderbezogenseins bedroht: Verstädterung, Automation, Massenmedien und Massenverkehrsmittel – sie alle tragen zu dieser Erosion bei. Der Familientheoretiker wendet seine Aufmerksamkeit jetzt einem besonderen existentiellen Phänomen zu, das in unserem Zeitalter gemieden, verneint, ja, zerstört wird: den Gerechtigkeitskonten der Menschheit. Flucht vor Kontakten mit der erweiterten Familie auf der einen, verzweiflungsvolle besitzergreifende Anklammerung auf der anderen Seite schaffen ein stetes Paradoxon: Kräfte der alten und der jungen Generation liegen miteinander im Streit, mit geringen Chancen für eine Lösung. Die konservative ältere Generation igelt sich mehr und mehr in ihre starre Abwehrhaltung ein, während die rebellische Jugend durch Sich-Verweigern und Flucht vor der Realität den tragenden Grund zu zerstören beginnt, von dem aus sie doch ihre Freiheit nutzbar machen könnte, vorausgesetzt, sie erwürbe die Fähigkeit, sich den zwischen den Generationen geführten Gerechtigkeitskonten zu stellen und sie zum Ausgleich zu bringen. Im Gefühl, einen Zuwendungsentzug zu erfahren, vermag die junge Generation oft nicht einzusehen, daß zerstörerische Vergeltung zu einem weiteren Entzug von Zuwendung und damit zu noch größerer Verlassenheit führt. Am Ende sind beide Generationen die Verlierer.

Die gegenwärtige Popularität von Begegnungs-, Marathon-, Sensitivitäts-Sitzungen beweist, daß der moderne Mensch sich der Erosion der persönlichen Beziehungen bewußt ist. Dieses Bewußtsein, zusammen mit dem Mythos vom absoluten Wert des »seinen Gefühlen Ausdruck Verleihens«, führt zur Entstehung immer neuer Riten. Unvollkommen verstanden, läßt sich Bubers Ich-Du-Dialog willkürlich als magische Formel benutzen und in ritualisierten Begegnungen praktizieren.

Der Familientherapeut leugnet keineswegs den Wert der Begegnung als sinnvoller und helfender »Technik« für die moderne Gesellschaft; schließlich ist sie ja Teil seiner Arbeit mit Familien. Wenn jedoch diese Technik zu magischer Omnipotenz erhoben und dazu benutzt wird, sich den harten Realitäten der historischen Gerechtigkeit des eigenen Lebens und denen der Generationenstellung in der Verdienstbuchführung der Gesamtfamilie zu entziehen, dann vermag sie nur wenig auszurichten. Darüber hinaus kann sie mit ihrem falschen Anspruch zur Quelle großer Enttäuschungen werden.

Die klinische Bedeutung der System-Perspektive

Die Unterscheidung von multipersonalen, systemgebundenen und individuellen Motivationen hat für den Therapeuten große praktische Bedeutung. Seine Kollegen verlangen oft Auskunft von ihm, wie er etwa über so ausschlaggebende therapeutische Fragen denke wie die folgenden: Welche Indikationskriterien gelten für die Familientherapie? Welche Ziele verfolgt diese Behandlungsmethode? Wie bewertet der Familientherapeut die Resultate seiner Arbeit? Die Antworten ergeben sich aus der Erkenntnis, daß individuelle Motivationsebenen unabdinglich verzahnt sind mit denen des Mehrpersonensystems.

Diese Zusammenhänge zu begreifen, erfordert neben einer grundlegenden Vertrautheit mit der allgemeinen Systemtheorie ein dialektisches Denken, welches weiß, daß der »innerpsychische« Bereich sinnlos wird, wenn man ihn aus dem Ich-Du-Beziehungskontext herausnimmt. Das Selbst ist naturgemäß das Erlebenszentrum der Persönlichkeit, aber es ist immer ein subjektives Ich, das ohne irgendein Du nicht zu denken ist.

Die klinische Theorie, welche die Autoren dieses Bandes vertreten, ist weitgespannt genug, jederzeit die individuellen (innerpsychischen) Motivationsebenen und die des Mehrpersonensystems in ihrer antithetischen und einander ergänzenden Beziehung zu sehen. Nach unserer Ansicht ist jeder Therapeut schlecht beraten, der da ignoriert, welche Bedeutung wechselseitigen Mehrpersonen-Motivationen zukommt für die innerpsychische Formulierung von so wichtigen Ereignissen wie Trennung, Sich-Verlieben, Aufwachsen, sexuelle Reifung, Todesfurcht, Schmerz beim Verlust geliebter Menschen und so fort. Andererseits ist uns klar, daß ein Großteil unserer gegenwärtigen psychopathologischen und psychotherapeutischen Theorien in Begriffen formuliert sind, die stets auf das Individuum bezogen waren und deshalb nun erweitert werden müssen, um auch den Kontext der Motivationsdimensionen von Familiensystemen erfassen zu können.

Es kann zum Beispiel passieren, daß es einem Familientherapeuten, der Fragen nach der Indikation, den Zielen und den Erfolgskriterien der Arbeit mit Familien beantworten soll, nicht möglich ist, sich seinen ausschließlich individualorientierten Kollegen verständlich zu machen. Wenn man ihn etwa fragt, ob bei Schulangst eine Familientherapie indiziert sei, so sollte seine Antwort weder »ja« noch »nein« lauten. Er muß darauf hinweisen, daß die Frage in dieser Form nicht gestellt und daher auch nicht beantwortet werden kann. Da es Aufgabe der Familientherapie ist, jedem einzelnen Familienmitglied zu helfen, sollte die Frage anders formuliert werden: Ist es für die Mitglieder dieser Familie eines Kindes mit Schulangst hilfreich und möglich, zum Nutzen aller zusammenzuarbeiten? Genaugenommen ist aber allein schon die Umschreibung »Familie eines Kindes mit Schulangst« am Individuum orientiert. Der erfahrene Familientherapeut weiß, daß innerhalb weniger Wochen die Rolle des Symptomträgers vom phobischen Kind zur depressiven Mutter, zu einem delinquenten Bruder oder einem psychosomatisch kranken Vater überwechseln kann. Unsere Aufgabe ist also, für eine solche Familie eine Bezeichnung in Begriffen des Mehrpersonen-Systems zu finden und nicht lediglich in traditionellen individualdiagnostischen Ausdrücken von ihr zu sprechen, wie: »die Familie mit . . .«

Weil uns weithin annehmbare Kriterien fehlen, wie sich Familien nach dem Mehrpersonen-System kategorisieren ließen, tut sich der Familientherapeut im Bemühen, seinen Standpunkt zu artikulieren, sehr schwer. Er war stets der Überzeugung, daß der System-Charakter einer Familie, auch wenn er ihn nicht begrifflich zu definieren vermochte, kein Phantasiegebilde sei, sondern eine klinische Realität, mit der sich arbeiten lasse. Tatsächlich haben Familientherapeuten nach ein oder zwei Jahren Behandlungserfahrung normalerweise gelernt, daß sie es mit der Gruppendynamik eines bestimmten Familiensystems als Einheit zu tun haben und nicht mit einer Summierung der individuellen Dynamik der verschiedenen Familienmitglieder. Schließlich muß der Therapeut ein Konglomerat aus individuellen Krankheiten und Systemkonstellationen behandeln.

Die grundlegende Aufgabe des Familientherapeuten ist, Symptom, Diagnose und Krankheitsbild in Systembegriffen zu definieren. Die traditionelle medizinische Auffassung vom Symptom ergibt sich aus der Dichotomie zwischen erkennbaren Anzeichen und dem aus ihnen zu schließenden und ihnen zugrunde liegenden, als ursächlich zu bezeichnenden Krankheitsprozeß. Während Suggestion, Hypnose und verhaltenstherapeutische Maßnahmen jahrhundertelang auf die Symptombeseitigung abzielten, war es das Anliegen der psychoanalytischen Theorie Freuds, sich jenseits der Symptome auf einen ihnen zugrunde liegenden Kernmechanismus in der Persönlichkeitsstruktur des Patienten zu konzentrieren.

Der Familientherapeut muß lernen, die individuellen, deskriptiven und dynamischen Konzepte auf folgende Dimensionen des Beziehungssystems abzustimmen:

1. funktionelle Interaktionsmuster,
2. Trieb-Objekt-Bezogensein,
3. Blutsverwandtschaft,
4. interpersonale Pathologie,
5. miteinander verzahnte unbewußte Mechanismen der einzelnen,
6. Begegnungsaspekte des ontischen Dialogs,
7. Mehrgenerationen-Gerechtigkeitskonten.

Die Motivationen zum Beispiel, die einen Jungen zu kriminellen Handlungen veranlassen, können als von verschiedenen individuellen und familiären Faktoren beeinflußt betrachtet werden. Auf individueller Ebene erstrebt er etwa die Befriedigung seiner (sexuellen, aggressiven) Triebbedürfnisse (2), will sich gegen seinen Vater behaupten (2, 6), will seinen Altersgenossen ebenbürtig werden (1), und so fort. Auf der Mehrpersonen-Ebene befriedigt der kriminelle Jugendliche möglicherweise stellvertretend die unbewußten kriminellen Neigungen der Eltern (5), wenn beispielshalber in einer Art Wunschdenken von ihm erwartet wird, er werde seine Eltern für alle erlittenen Verluste dadurch entschädigen, daß er die Gesellschaft bestrafe (7); er kann auch – aus Loyalität – die Eltern neu zusammenführen, indem er ihnen Anlaß gibt, sich zu Strafzwecken insgeheim gegen ihn zu verbünden (1); oder er mag unbeabsichtigt seiner Familie einen Vorwand liefern, eine dringend benötigte kontrollierende Intervention der Gesellschaft durch ihre Behörden herbeizuführen (1, 2, 7). Auf noch breiterer Basis kann er die bevormundende Rolle der Gesellschaft als Ganzes auf die Probe stellen wollen und so allen Familienmitgliedern das befriedigende Gefühl vermitteln, man sei untereinander verschworen und erfahre gleiche Genugtuung in der Revolte.

Je mehr es sich ändert, desto mehr bleibt's dasselbe

Alle Beziehungssysteme sind konservativ. Ihre Logik verlangt, daß das, was die Mitglieder gemeinsam an Fürsorge und Anteilnahme investieren, dazu diene, mögliche Ungerechtigkeiten auszugleichen und alle Ausbeutung vergessen zu machen. Infolge der Unwandelbarkeit der genetischen Verwandtschaft und der Kontinuität der Schuldkonten ist die Familie das konservativste aller Beziehungssysteme. Indem wir uns mit der Zukunft unserer Kinder, Enkel und aller noch ungeborenen Generationen identifizieren, können wir, zumindest in der Phantasie, jedes Opfer rechtfertigen und jede verhinderte Bedürfnisbefriedigung ausgleichen.

In gewissem Sinne ist das existentiell Strukturierende der Blutsverwandtschaft unabänderlich. Familien, die sich mit der bevorstehenden oder vollzogenen Trennung eines ihrer Mitglieder abquälen, werden es sich niemals leisten können, irgendein Mitglied ihres Systems »existentiell« zu verlieren. Der geschiedene oder fortgelaufene Vater wird im Herzen seiner Kinder als Vater niemals ersetzt werden können. Selbst in Fällen denkbar frühzeitiger Adoption beschäftigt die existentielle Bedeutung der natürlichen Eltern die adoptierten Kinder seelisch ihr Leben lang. Oft überraschen sie ihre Adoptivfamilie durch das heftige Verlangen, mehr von ihren leiblichen Eltern zu erfahren, um so wenigstens in Gedanken enger mit ihnen verbunden zu sein.

Ein weiterer ausgedehnter Bereich von Loyalitätskonflikten hängt mit den verletzten menschlichen Gerechtigkeitsgefühlen zusammen, die eine Folge unaufgewogener (einseitiger) emotionaler Ausbeutung sind. Der Erforschung dieser Konflikte versucht die Familie oft auszuweichen, indem sie Betrachtungen anstellt über ihre finanziellen Verhältnisse. In anderen Fällen wird ein Mensch unter dem Vorwand der Liebe ausbeuterisch in Besitz genommen – als hätte des Feinschmeckers Vorliebe für Schweinebraten, vom Schwein aus gesehen, etwas mit Liebe zu tun.

Die Bateson-Schule und auch Berne haben über ausbeuterische Techniken in menschlichen Beziehungen umfassend berichtet. Gleichwohl hat der Familientherapeut sich vor verfrühten Schlüssen zu hüten, was Ausbeutung in Familienbeziehungen jeweils sei. Oberflächliche Interaktionen der Familienmitglieder, besonders wenn eine Dyade, eine Zweiheit für sich betrachtet wird, können sehr irreführend sein. Ein echtes Verstehen dessen, was Ausbeutung ausmacht, läßt sich nur aus den wechselseitigen Bilanzen von Verdienst und Anerkennung von Verdiensten gewinnen.

Familiäre und ausgedehnte soziale Prozesse greifen auf bedeutsame Weise ineinander. Die gegenwärtige westliche Zivilisation fördert durch Selbstverweigerung die Flucht vor der harten Konfrontation mit dem Familiensystem. Die erheblich erleichterte Beweglichkeit, die durch die Medien überforderte Aufnahmefähigkeit zu Lasten der Kommunikation, die Verherrlichung oberflächlicher Anpassungserfolge, die Verwechslung seelischer Freiheit mit physischer Loslösung und die Überbewertung einer oberflächlichen, bedeutungslosen Pseudofreundlichkeit gehören zu den »Vorzügen« unserer Gesellschaft, die es leichter machen, sich vor der Konfrontation mit den Beziehungskonten zu drükken, statt eine aktive Auseinandersetzung mit ihnen anzustreben.

Die Geschichte der westlichen Zivilisation gleicht einem langen Kampf, in dessen Verlauf das Individuum sich vom Joch tyrannischer Herrscher zu befreien suchte. Schon die Mythen der Griechen und Juden enthielten Definitionen des einzelnen als eines Helden, der sich unüberwindlichen Hindernissen stellt und schließlich, selbst wenn er unterliegt, spätere Generationen zu heroischer Selbstbehauptung anfeuert. Die passive Hinnahme der herrscherlichen Macht läßt den einzelnen zu einem namenlosen Teilchen der Masse werden, nicht wert, daß man es erkenne oder sich seiner erinnere. Andererseits befreien Flucht vor der Übermacht und räumliche Entfernung den Fliehenden nicht wirklich. Noch weniger kann man der Tyrannei der eigenen Verpflichtungen dadurch entgehen, daß man sich einfach vor dem Gläubiger drückt, dem die Einlösung dieser Verpflichtungen zusteht. Eine Massenflucht, in Gang gesetzt aus Angst vor der Verpflichtung, kann in alle menschlichen Beziehungen den Keim der Chaotik tragen und schließlich den einzelnen vollkommen lähmen, erdrückt von einer amorphen, undefinierbaren existentiellen Schuldenlast.

Die Flucht aus der Privatsphäre

Auf Grund der handfesten Realitäten ihrer täglichen Erfahrung neigen manche Familientherapeuten dazu, ihr Arbeitsgebiet unter den Gesichtspunkten kalt manipulierender Strategien zu gestalten. Sie scheinen es verlernt zu haben, sich persönlich zu beteiligen – obschon dieses Beteiligtsein die Voraussetzung jeder persönlichen Beziehung ist.

Anscheinend sieht der unpersönlich und mechanistisch orientierte Fachmann in der Familien-Interventions-Therapie eine Arena zur Manipulation von Menschen. Vielleicht behauptet er gar, das für die meisten Formen der Einzelpsychotherapie wesentliche Einfühlungsvermögen sei im Falle einer Familientherapie entbehrlich. Manche Therapeuten ziehen es vor, den subjektiven Entwicklungsprozeß der Familienmitglieder außer acht zu lassen, und betrachten es als den einzigen Zweck der Familientherapie, die sichtbaren Interaktionsmuster zu verändern. Ihre Intervention ist dann rein technisch ausgerichtet und besteht etwa darin, ordnend in die Kommunikation einzugreifen, die Grundsätze »guten« Kämpfens beizubringen, auf »Beziehungsfallen« aufmerksam zu machen und sie zu eliminieren und so weiter. Manche Therapeuten sind ständig bestrebt, eine künstliche Tagesordnung aufzustellen, sie schieben die Patienten im Behandlungsraum wie Schachfiguren hin und her, veranlassen sie, sich nach einer bestimmten »Tischordnung« zu setzen und sich miteinander zu unterhalten, denken sich »operationell geeignete« Aufgaben aus, verlassen selbst das Zimmer und so fort. Unsere Einstellung ist eine grundsätzlich andere: Wir sind der Überzeugung, daß Wachstum in unserem persönlichen Leben nicht nur untrennbar verbunden sei mit dem Wachsen unserer beruflichen Erfahrung, sondern daß wir darin unser wichtigstes technisches Werkzeug besitzen.

Wie der Familientherapeut über die Privatsphäre und das subjektive Erleben des einzelnen denkt, nimmt Einfluß auf seine Vorstellung von den therapeutischen Zielen. Da die Individual-Psychodynamik ihr Therapieziel meist schon dann erreicht wähnt, wenn es gelungen ist, den Patienten unneurotisch reagieren und handeln zu lassen, neigt sie dazu, ihr wissenschaftliches und menschliches Interesse ausschließlich auf den einzelnen zu beschränken. Wenn diese Theorie auch einräumt, daß nur die Spitze des Eisbergs, das heißt der ins Bewußtsein aufgetauchte Teil der Motivationen, sichtbar sei, so postuliert sie dennoch, die unsichtbaren neun Zehntel seien jederzeit rekonstruierbar mit Hilfe der Kenntnis von den geistig-seelischen Mechanismen im Individuum – als da sind Verdrängung, Übertragung, Widerstand, Abwehr, Regression und so weiter.

Dem Familientherapeuten kann dies nicht genügen, sein Interesse geht über die Rekonstruktion des individuellen Wesenskerns hinaus und konzentriert sich darauf, das Beziehungsgleichgewicht im Mehrpersonen-System wiederherzustellen. So gesehen, liegt die Familientherapie am einen Pol des Therapienspektrums, die Verhaltenstherapie am anderen, und die psychodynamische (Freudsche) Therapie liegt in der Mitte. Es ist wichtig, den Trugschluß einer gemeinhin angenommenen Dichotomie zu erkennen: daß nämlich intensive Therapie gleich individueller Exploration sei, die gemeinsame Familientherapie dagegen eine oberflächlichere, ungenaue Arbeit mit Zufallserfolgen, die den intimen Kern der Beteiligten niemals erreichen könne – als seien die vertraulichen Patient-Therapeut-Gespräche unter vier Augen die unerläßliche Vorbedingung für Intensität und Tiefe der therapeutischen »Arbeit«. Während die Familienexploration zweifellos den Ansatzbereich für die Intervention des Therapeuten erweitert, ist ihre wesentliche Rolle doch nicht nur bloße horizontale Verbreiterung. Vielmehr verstärkt der Auftrag des Therapeuten, jedem Familienmitglied zu helfen, die emotionale Intensität eines neuen Rückkoppelungsprozesses, dem jeder der Teilnehmer ausgesetzt ist. Dieser Auftrag, allen Familienmitgliedern zu helfen, kann jedoch nur dann zu einer echten Intensivierung des therapeutischen Prozesses führen, wenn der Therapeut selbst mit der emotionalen Eskalation Schritt zu halten vermag.

Der Grund, weshalb die Familientherapie größere emotionale Anforderungen an den Therapeuten stellt als die Einzeltherapie, liegt darin, daß das wahre Maß menschlicher Emotion nicht die Intensität ihrer affektiven oder körperlichen Begleiterscheinungen ist, sondern die Relevanz ihres zwischenmenschlichen Kontexts. Das beweist die Problematik beim Versuch einer Objektivierung oder Quantifizierung des Beziehungsgeschehens. Die Kontext-Relevanz läßt sich erfassen durch Vergleichen des Inhalts mit dem Kontext. Wie beim Würfelspiel ergeben sie entweder einen Pasch oder auch nicht. Relevanz ist ein nichtlineares, nicht quantifizierbares Maß.

Die Begriffsbildung auf dem Gebiet der Familientherapie und ihrer Theorie wird noch immer behindert durch die Uneinigkeit hinsichtlich der Anwendbarkeit wissenschaftlichen Denkens auf das menschliche Zusammenleben. Manche vorzüglich ausgebildete Forscher glauben noch immer an den Wert der Untersuchung im wesentlichen bedeutungsloser, aber technisch gut definierbarer Erscheinungen. Sie betrachten das Familienleben als durch Machtspiele motiviert und sind bestrebt, ausgezeichnet dokumentierte, überzeugende Daten über treffend erkannte, aber nur am Rande relevante Verhaltensprobleme zusammenzutragen. Die wichtigste, aber auch die schwierigste Aufgabe der Forschung ist die Schaffung eines Begriffsrahmens, in dem die Vielseitigkeit und Vielschichtigkeit der Theorie der Beziehungssysteme erfaßt und artikuliert werden können.

Ist in engen Beziehungen Raum für objektive »Realität«?

Es ist eine Täuschung, die Realität in Beziehungen für weniger persönlich-dynamisch oder weniger subjektiv zu halten als die innere Realität des einzelnen. Das Adjektiv »objektiv«, kontrastiert mit »subjektiv«, meint auch ein Freisein von falscher, unkorrekter Information und von jeder durch emotionelle Voreingenommenheit bedingten Verdrehung der Tatsachen. Die Realität des Menschen in seinen engen Beziehungen setzt sich indes aus seiner subjektiven, familieninternen Realität und bestimmten tatsächlichen Eigenschaften des Partners zusammen. Selbstverständlich ist, von der Warte jedes Partners aus gesehen, die innere Realität des je anderen eher subjektiv als faktisch.

Es gibt keine objektive Realität als mittleren Bereich zwischen den einander gegenüberstehenden »Bedürfnisschablonen« zweier aufeinander bezogener Personen. Wenn Objektivität hier überhaupt eine Bedeutung hat, so liegt sie im gegenseitigen Wissen der Partner um die gleichzeitigen Bedürfniskonfigurationen des anderen, während beide danach streben, einander zum Objekt ihrer Bedürfnisse und Wünsche zu machen. Wir müssen uns jedoch bewußt bleiben, daß die Bedürfnisse des einzelnen neben dem Reaktivat seiner eigenen frühkindlichen psychischen Prozesse auch das Kondensat der unbeglichenen Beziehungskonten seiner Herkunftsfamilie enthalten.

Bevor er eine Beziehungsanalyse in Angriff nimmt, muß sich der Therapeut zunächst über die Hauptdeterminanten der Motivationen und des Beziehungsverhaltens der Teilnehmer Klarheit verschaffen. Er muß die Position eines jeden Mitglieds im System kennen: Schulden, Aufträge, erworbene Verdienste, erlittene Ausbeutung. So kann zum Beispiel nicht nur die unbewußte Einigung auf einen Sündenbock, sondern auch lähmende, überwältigende »Liebe« ihr Objekt zum Opfer machen. Das Bedürfnis des »Objekts« nach einem echten Dialog wird im einen wie im anderen Fall übersehen.

In der affektiv-programmatischen Struktur ihres Beziehungsverhaltens steckt der Entwurf für die künftigen Handlungen einer Person. Ein solcher Entwurf besteht immer sowohl aus den Grundbedürfnissen des Individuums als auch aus seinen »importierten« Verpflichtungen gegenüber dem System. Bei der Wahl eines Sündenbocks zum Beispiel ist nicht am wichtigsten, daß sie die Wirklichkeit verzerrt, sondern daß dieser Akt gewisse Bedürfnisse des Wählenden ausdrückt – und natürlich auch die Erwartungen aller an dieser Wahl Beteiligten. Das gleiche ließe sich vom umgekehrten Vorgang sagen, vom Sich-Verlieben. Der Liebende hat zunächst und vor allem das Verlangen, den geliebten Partner (verzerrend) als geeignetes Objekt seiner eigenen (Sexual-, Beschützer-, Abhängigkeits-, Tadel-)Bedürfnisse zu sehen. Amor coecus est – Liebe macht blind. Wir müssen hinzufügen: sie tut das um so mehr, als jeder Partner außerdem noch die Last der unsichtbaren Verpflichtungen von außerhalb der Zweiheit mit einbringt. In der Ehe kommen nicht lediglich zwei Menschen, sondern zwei Familiensysteme zusammen.

Die einseitige Subjektivität der Bedürfnisse zweier Partner findet ihren Ausgleich dann, wenn der geliebte Partner den Liebenden wiederliebt und letztlich beide im anderen ein Befriedigungsobjekt ihrer Bedürfnisse finden. Eine enge Beziehung ist eine dynamische Begegnung zwischen Bedürfnisschablonen. Es gibt keinen objektiven Zwischenbereich, keine »unverzerrte Realität« bei Partnern in einer Beziehung. Ihr realistisches Ziel besteht nicht darin, ihre jeweils eigenen Bedürfnisse nach den »objektiven« Wesensmerkmalen des Partners auszurichten, sondern zu lernen, die Bedürfnisse des je anderen als zwar von den eigenen Bedürfnissen verschieden, aber berechtigt anzuerkennen.

Nach unserer Beziehungstheorie gleicht die Bedürfnisschablone eines Menschen einem »Stenokürzel«, in dem sowohl seine persönlichen Bedürfnisse als auch die – aus der gestörten Gerechtigkeitsbilanz seiner eigenen früheren Beziehungen und der seiner Familie sich ergebenden – unsichtbaren Erwartungen ausgedrückt sind. Er schuldet jenen Gegenleistung, die ihm, ohne Rücksicht darauf, ob sie sich vom Schicksal betrogen oder ausgebeutet fühlten, so viel gegeben haben. Er glaubt annehmen zu können, daß die ihm eigenen Frustrationen und Verpflichtungen seinem künftigen Partner bewußt sind. Ebenso wird auch in der Einstellung des anderen die historische Verdienstbilanz seiner Herkunftsfamilie zum Ausdruck kommen.

Was ist die objektive Realität des einzelnen?

Auf den vorangegangenen Seiten ist das Individuum als in den Kontext seiner Beziehungen eingefügt geschildert worden. Dabei sind wir davon ausgegangen, daß der einzelne eine klar umrissene Wesenheit innerhalb eindeutig zu bestimmender Grenzen ist: seine Bedürfnisse und Reaktionsweisen sind ganz und gar seine eigenen.

Eine umfassende Beziehungstheorie muß jedoch die unablässige Fluktuation des Grades der Individuation in Rechnung stellen. Innerhalb seines Beziehungsfeldes betrachtet, ist das Individuum hauptsächlich durch Vielfalt und Ausmaß seiner Bedürfnisse, Verpflichtungen, Einsatz- und Verantwortungsbereitschaften definierbar. Selbst scheinbar gut individuierte, sozial prominente und verantwortungsbewußte Bürger können sich wie unzuverlässige, verantwortungslose Partner benehmen, wenn man sie im Rahmen einer »symbiotischen« Familienbeziehung erlebt. Sie können in Panik geraten, wenn man von ihnen erwartet, sich verantwortungsbewußt mit ihrer Funktion innerhalb ihrer Familie auseinanderzusetzen. Beim Versuch, ihre eigenen Gefühle und Absichten zu erklären, können sie sich hinter dem »Wir« verschanzen, statt als »Ich« zu sprechen. Sie können sich ausschließlich auf die Funktionen oder Symptome ihrer Kinder konzentrieren oder unabsichtlich ein falsches Bild ihrer gelungenen Individuation und guten ehelichen Beziehung vermitteln. Sie können etwa mit täuschender Offenheit diskutieren und ihre große persönliche Mißbilligung über Dinge zum Ausdruck bringen, die sich wegen der unbewußt miteinander verschmolzenen Persönlichkeiten der Familienmitglieder dann doch als unabänderlich erweisen.

Bei der Arbeit mit den zu behandelnden Familien stellt unsere systemorientierte Betrachtungsweise die individuellen psychischen Strukturen in den Kontext ihrer Beziehungen. Der Schritt von hier zu einer besser verstandenen individuellen Strukturanalyse ist noch nicht getan. Symbiotisch undifferenzierte Beziehungsfunktion oder mangelhaft eingelöste Verpflichtung gegenüber dem System könnte man etwa einem »schwachen Ich« auf der Ebene der Psychologie des einzelnen gleichsetzen; aber diese Begriffe entsprechen einander nur partiell. Der Ausdruck »Ich-Schwäche« setzt in der Regel eine zwar schwache, aber doch eindeutig vorhandene Persönlichkeit voraus. Das stellvertretende oder insgeheim symbiotische Funktionieren indes läßt sich nur bei Anwesenheit von zwei oder mehr eng aufeinander bezogenen Individuen beobachten. Rückschlüsse von einzeltherapeutischen (Übertragungs-)Beziehungen auf (systemgebundene) Familienbeziehungen sind immer fragwürdig.

Die systemorientierte Betrachtungsweise ist also von großer praktischer Bedeutung. Unser therapeutischer Vertrag wird mit sämtlichen Mitgliedern des Familienbeziehungssystems geschlossen und nicht nur mit dem Symptomträger oder dessen erwachsenen Erziehungsberechtigten.

Der Vertrag bedeutet, daß der Therapeut sich allen Familienmitgliedern – ganz gleich, ob sie nun zu den therapeutischen Gesprächen kommen oder nicht – als Helfer anbieten und ihnen tatsächlich zur Verfügung stehen muß. Dafür muß er von allen Familienmitgliedern die Bereitschaft zur Mitarbeit verlangen. Er achtet darauf, daß alle Anwesenden ihre Meinungen, Bedürfnisse und Wünsche nach Hilfe aussprechen; und er sorgt nach Möglichkeit dafür, daß die Anliegen auch des kleinsten Kindes gehört und berücksichtigt werden. Er ist vertraglich aufgerufen, die Mitglieder zu ermutigen, sich den Verpflichtungen und den Schuldgefühlen wegen versäumter Begleichung von emotionalen Schulden zu stellen.

Obwohl der Therapeut sich zu Anfang vor allem um das Zustandekommen des therapeutischen Vertrags mit der Familie als ganzer bemühen muß, braucht er den Familienmitgliedern die systemorientierte Dynamik und Therapie keineswegs aufzudrängen. Schließlich gibt es keine Familie, die nicht schon vor der Geburt der Kinder eine Basis der Solidarität und echter Loyalität gehabt hätte.

Die Implikationen der gemeinsamen Familien- oder Beziehungstherapie sind so revolutionär, daß sie notwendigerweise entweder zu einem Bruch mit unserer allgemeingültigen Gesellschaftsmoral oder zu einem Rückzug aus Schwäche in irgendeine Form der Verweigerung oder des Kompromisses führen müssen. Probleme wie Ausbeutung, schroffer Individualismus, Unterdrückung durch mächtige Vorgesetzte oder politische Führer, Könige, Diktatoren sind verwandt mit den Kräften, die das Familiensystem beherrschen. Die Erwartung, ein Automobilhändler werde trotz schärfstem Wettbewerb und massivsten Arbeitskämpfen unbeirrt sichere, solid verarbeitete Wagen herstellen, ähnelt der Forderung an ein in Scheidung lebendes Ehepaar, die Interessen seiner Kinder zu berücksichtigen.

Wenn wir in weiteren Kapiteln die Bedeutung von Loyalität, Gegenseitigkeit und Gerechtigkeit untersuchen, werden wir uns als Familientherapeuten wohl kaum hinter bequemen, auf den einzelnen gemünzten leistungsorientierten Begriffen verschanzen können. Systembegriffe unpersönlicher Leistungsfähigkeit, etwa gute Kommunikationsmuster, Problemlösung, Anpassung oder gar »psychische Gesundheit«, verfehlen das wahre Wesen menschlicher Beziehungen. Ohne Verantwortungsbewußtsein und die Bereitschaft, Rechenschaft abzulegen, ist eine Untersuchung von Reaktionen soziale Selbsttäuschung, zumindest aber sinnlos.

Ohne die Fähigkeit, sich den Integritätskonten von Familienbeziehungen zu stellen, wird der Familientherapeut selbst überfordert und kann in jene Art von Verzweiflung getrieben werden, bei der vom »Tod« der Familie die Rede ist. Er könnte dann in ein Dilemma geraten ähnlich dem eines Werbefachmannes, der das Gewicht seiner Reklameentwürfe von ihrer Wirksamkeit auf ihre Ehrlichkeit und Sauberkeit verlagert. Der Individualtherapeut kann, wenn er will, ein Entwerfer von Fassaden für Individuen bleiben. Der Familientherapeut kann auf die Dauer seine Augen nicht vor der Integrität von Beziehungen, einschließlich seiner eigenen, verschließen.

Die Systemorientierung ist also eine logische Folge der empirischen Beobachtungen von Familientherapeuten. Viele der ersten Therapeuten kamen unabhängig voneinander zu dem Schluß, daß es hinsichtlich der Verschiebung der Krankenrolle in der Familie eine Art Gesetzmäßigkeit (eine Homöostase) gibt. Während auf dem Gebiet der Familientherapie noch ein theoretisches Fundament auf der Grundlage weiterer, genauerer Beschreibungen der empirischen Fakten der systemischen Homöostase vonnöten wäre, hat das Interesse der meisten Therapeuten bisher verständlicherweise vor allem der Frage nach den dynamischen Kräften gegolten, die diese Homöostase regulieren. Der zielorientierte Auftrag des Therapeuten ruft ihn auf, sich mit den Geheimnissen der Kontrolle und der kausalen Determinanten von Familienbeziehungen vertraut zu machen.

2 Die dialektische Theorie der Beziehungen

Wie im vorigen Kapitel angedeutet, sind wir der Meinung, daß der tiefste Unterbau menschlicher Beziehungen aus einer Hierarchie, einem Netz von Verpflichtungen besteht. Während Soziologen Listen manifester, »sichtbarer« Verpflichtungen zusammengestellt haben, interessieren wir uns mehr für die unsichtbaren. Zwischen jedem Individuum und seinem Beziehungssystem findet ein ständiger Austausch von Gebens- und Nehmens-Erwartungen statt. Wir pendeln unablässig hin und her zwischen diesen Positionen: teils erlegen wir selbst Verpflichtungen auf, teils erfüllen wir sie.

Die ethische Beziehung jedes Mitglieds zu seinem Beziehungssystem, also zu seiner Familie, seiner Arbeitswelt, seiner Gemeinde, bildet den entscheidenden Teil seines Daseins. Das Gleichgewicht zwischen Verpflichtungen und ihrer Erfüllung begründet die Gerechtigkeit der menschlichen Welt. Nach welchen Kriterien sind die Kontenstände auszumachen? Was verursacht einen negativen oder positiven Saldo?

Wir vertreten die Ansicht, daß zum Verständnis der Struktur einer Beziehungswelt nicht ein absoluter oder monothetischer, sondern ein dialektischer Denkprozeß notwendig sei. Der Wesenskern des dialektischen Vorgehens ist das Freisein des Geistes von allen absoluten Konzepten, die als solche den Anspruch erheben, mit ihrer Erklärung eines Phänomens etwas ein für allemal Gültiges auszusagen, so als gäbe es keine dem von ihnen vertretenen Standpunkt entgegengesetzte Meinung. Beim dialektischen Denken wird ein positives Konzept immer auch im Kontrast zu seinem Gegenkonzept gesehen, in der Hoffnung, daß die Zusammenschau beider zu einem gründlicheren und produktiveren Verstehen und damit auch zu einer besseren Lösung führt. Das Relativitätsprinzip und das Prinzip der Unschärferelation in der Physik sowie die Theorie der homöostatischen Regulation alles Lebendigen sind Beispiele der zunehmend dialektischen Orientierung in den Naturwissenschaften.

Unsere Einstellung ist in mehrfacher Hinsicht dialektisch, in mancher sogar abweichend vom derzeitigen Gebrauch des Wortes. Im Hegelschen Sinne benutzen wir Dialektik als Angriff auf die eindimensionale Begrenzung der Definition jedes denkbaren Phänomens. So gesehen läßt sich voraussagen, daß die prinzipielle Unvorhersagbarkeit des Lebens jegliches Gleichgewicht in Frage zu stellen vermag. Ein qualitativ neues Ereignis wird das gesamte Gleichgewichtsprinzip auf den Kopf stellen und es nicht lediglich von einer homöostatischen Phase zur anderen hin verschieben. Man füge eine neue, notwendige Komponente hinzu, und schon führt das Ungleichgewicht von heute zum neuen Gleichgewicht von morgen. Das Fehlerhafte, das Irdische erweist sich dann als wertvoll, wenn es gilt, die Stagnation zu überwinden. So wie Unrecht und unfaires Verhalten durch Wiedergutmachung ausgeglichen werden, müssen die spontanen autonomen Schritte und Schachzüge der einzelnen Mitglieder neue Unausgewogenheit und neue Ungerechtigkeit schaffen. Werden sie als solche erkannt und erörtert, so führt dies zu einer gehaltvolleren, angemessenеren Definition von Freiheit und Bindung unter den Mitgliedern. Der Vorrang von Bewegung vor Stagnation ist die Quintessenz der dialektischen Betrachtung von Familienbeziehungen, und der Familientherapeut fördert diesen Prozeß durch seinen persönlichen Einsatz zugunsten von Veränderung, durch sein Erkennen der Veränderung und sein Herstellen einer Synthese aus Veränderung und unwandelbarer Gleichheit des Seins.

Auch Psychologie, Psychotherapie und Psychopathologie befinden sich in einem allmählichen Übergang zu einer stärker dialektisch orientierten Betrachtungsweise. Während man bisher individualistisch in monothetischen oder absoluten Begriffen dachte wie: Trieb, Macht, Herrschaft, Liebe, Haß, Intelligenz, Kommunikation und so weiter, definiert die dialektische Methode das Individuum als Partner in einem Dialog, das heißt in dynamischem Austausch mit seinem Gegenüber: mit dem Anderen, dem Nicht-Ich. Das Individuum und sein Partner bilden des ersteren Beziehungswelt. Die Definition einer Orange erfordert nicht den Begriff einer Gegenorange; die Individuation eines Menschen aber muß in der Perspektive ihrer dynamischen Ausbalancierung mit symbiotischen, entindividuierenden Kräften gesehen werden.

Nach dem Gesetz der Dialektik bewirkt Bewegung in eine Richtung zunächst Zug und dann Bewegung in die entgegengesetzte Richtung. Die dialektische Lösung ist niemals ein nichtssagender, grauer Kompromiß zwischen Schwarz und Weiß; sie lebt mit lebendigen Gegensätzen. Ein wichtiger Beitrag zur dialektischen Formulierung der grundlegenden Dynamik wurde von Stierlin geleistet.

Eine Situation, der man in der Familientherapie häufig begegnet, veranschaulicht das Ringen des Menschen um die Lösung von Widersprüchen in seinem Leben. Jemand kann sich in seinem Alltag oder in der Therapie des tiefsitzenden Grolls bewußt werden, den er gegen seine Eltern wegen deren tatsächlicher oder vermeintlicher Lieblosigkeit hegt. Absolut gesehen würde dieser Mensch Hilfe durch die hergebrachten psychotherapeutischen Methoden benötigen – Methoden, welche Individuation durch Einsicht und offenes Sich-Aussprechen anstreben und dadurch dem Menschen zu größerer Selbständigkeit verhelfen wollen. Folglich brauchte er sich nicht darum zu kümmern, ob sein Elternbild hassenswert ist. Er könnte, zumindest in der Therapie, seinen Groll ungehindert eingestehen und zum Ausdruck bringen und sein Liebesverlangen auf andere Personen als geeignetere Objekte übertragen. Da er auf diese Weise die praktischen Konsequenzen aus einer zuvor passiv erlebten, frustrierenden und schmerzlichen Situation zieht, scheint er immerhin einen gewissen emotionalen Gewinn davonzutragen. Und doch zeigt unsere klinische Erfahrung, daß aus einem solchen Bewältigungsversuch, der lediglich die Erkenntnis eines im übrigen hoffnungslos unwandelbaren Grolls und tiefster Aversion gegen die Eltern zum Inhalt hat, niemand als Sieger hervorgeht.

Gewiß stellt die bewußte Konfrontation mit den eigenen Haßgefühlen einen Fortschritt dar, aber sie ist kein therapeutisches Endziel. Wenn der Patient nicht mit seinen negativen Gefühlen ringen und sie durch Handlungen bereinigen kann, die von einer neugewonnenen positiven, entgegenkommenden Einstellung gegenüber den Eltern bewirkt werden, kann er sein inneres Loyalitätsproblem nicht wirklich lösen und muß, selbst nach dem Tode der Eltern, mit dem Konflikt unter Zuhilfenahme pathologischer Abwehrmechanismen »leben«. Mißtrauische Ablehnung des Ehepartners, vielleicht sogar der ganzen Welt, kann ein Versuch sein, einen solchen Konflikt durch Abwehrverhalten zu lösen.

Übrigens kann sich Illoyalität gegenüber dem abgelehnten Elternteil allein schon in der positiven Übertragung auf den Therapeuten äußern, die dann natürlich in eine negative umschlagen wird. Diese negative Übertragung führt schließlich meist zur Abkehr vom Therapeuten, weil der Patient die vernichtende Wirkung eines »Sieges« über die Eltern fürchtet und ihr zu entgehen sucht. Denn der Preis dieses Sieges wären Schuldgefühl, Scham und eine widersprüchliche Loyalitätsbindung, die zwar verleugnet und verneint, an der aber dennoch krampfhaft festgehalten wird.

Eine Vielfalt alltäglicher menschlicher und klinischer Situationen veranschaulicht die Beziehungsdynamik, die sich in dialektischen Abläufen bewegt. Zunächst müssen wir erkennen, daß offen zutage tretendes, bewußtes Verhalten mit verdeckten Erwartungen in Konflikt geraten kann. Das Paradoxon im psychotherapeutischen Prozeß, daß der Patient in eine vorübergehende Abhängigkeit vom Therapeuten geraten muß, um schließlich Selbständigkeit und Spontaneität zu erlangen, ist schon häufig erörtert worden. Im täglichen Leben gibt es hinreichend Beispiele dafür, daß die zornige, strafende Reaktion eines Vorgesetzten einer geduldigen, toleranten, nachsichtigen Haltung oft vorzuziehen ist. Die erstgenannte Verhaltensweise kann nämlich Mitfühlen und innere Anteilnahme bedeuten, während die zweite nur Gleichgültigkeit und mangelnde Fürsorge zum Ausdruck bringen mag. »Parentifizierung« eines Kindes veranschaulicht eine weitere Widersprüchlichkeit: wie das beschützte Objekt zugleich eine Quelle der Kraft und zuverlässigen Unterstützung werden kann. Nach der gleichen Logik kann ein »parentifiziertes« Kind, das sich für sein Alter viel zu erwachsen gibt, nur wirkliche Fortschritte machen, wenn ihm zunächst die Chance gegeben wird, sich übertrieben kindlich zu verhalten. So wird wahre Stärke durch scheinbare Schwäche erworben.

Ein sehr wichtiges, tiefsitzendes Paradoxon liegt in der antithetischen Beziehung zwischen Individuation und Familienloyalität. Während es obenhin den Anschein hat, als vereitle das Kind, das im Entwicklungs- und Reifeprozeß versagt, durch illoyales Verhalten die ehrgeizigen Bestrebungen seiner Familie, würde in Wahrheit jeder Schritt des Kindes zu echter Emanzipation, Individuation und Ablösung ein stark emotional geladenes Problem ergeben: das Problem nämlich, daß zwar alle Familienmitglieder innigst wünschen, immerfort symbiotisch zusammenzusein mit ihrer Herkunftsfamilie, daß aber die Erfüllung ebendieses Wunsches ihnen notwendigerweise versagt sein muß.

Beziehungsgrenzen

Zu den wichtigsten Aspekten der Beziehungsdialektik gehört die abgrenzende Unterteilung zwischen »uns« und »ihnen«. Erst dadurch, daß »sie« vorhanden sind, wird aus »uns« eine sinn- und zweckvolle Wesenheit. Durch ihr Anderssein werden die außerhalb der Gruppe Stehenden zu einer geeigneten Zielscheibe für Vorurteile. Wir brauchen sie zwar, aber wir lieben sie nicht. Wie sehr wir auch wünschen, daß sie verschwinden, daß sie uns aus dem Wege gehen mögen – ohne sie sind wir nichts. Ohne die Chance des Vergleichs oder auch der Auseinandersetzung verliert jede Gruppe ihren élan vital.

Die innere Identität einer Gruppe ist mit der Abgrenzung gegen die Außengruppe untrennbar verbunden. Die Juden der Bibel begriffen sich als das auserwählte Volk Gottes. Die frühen Christen waren überzeugt, nur sie allein hätten an dem großen Geheimnis teil, durch das die heidnischen Religionen außer Kraft gesetzt würden. Die Griechen glaubten, die mit einer überlegenen Kultur einhergehende Aufklärung unter den Barbaren zu verbreiten, und die Römer hielten sich für beauftragt, die Welt zu erobern, um ihr Frieden und Gerechtigkeit zu bringen. Selbst Bewegungen, welche die ganze Menschheit umfassende Ziele verfolgen, können nur so lange gedeihen, als sie sich in Opposition zu unerfahrenen, widerspenstigen oder gar feindlichen Außenseitern wissen.

Die Familie muß lernen, mit den Gegensätzen ihrer Untergruppen fertigzuwerden, anstatt ihre Hoffnung auf Erzielung absoluter Einigkeit zu setzen. Eltern träumen oft von Ruhe und Frieden, als Lohn für ihre Mühen in späterer Zeit, wenn die Kinder aus dem Hause sind. Sie möchten zu gern glauben, daß nur die Kinder Ursache ihrer Konflikte seien. In Wirklichkeit aber führt Ablösung, die einen Beziehungsverlust zur Folge hat, eher dazu, die nunmehr isolierte Ehe der Eltern zu schwächen oder wenigstens in Frage zu stellen, statt sie zu festigen. Selbst zudringliche Schwiegereltern, Schwäger und Schwägerinnen, die oft als große Hindernisse für eine ausgeglichene Ehe und für den

Frieden der Kernfamilie angesehen werden, verstärken in Wirklichkeit die Solidarität und den Gemeinschaftssinn der Familie. Alles in allem stellen Ablösung, Getrenntsein, Anderssein oder Sich-Absondern, wenn sie erst einmal erkannt sind in ihrer Funktion als antithetisches, dialektisch-dynamisches Gegengewicht zu Verwandtschaftsnähe und Beziehungsdichte, durchaus eine lebensspendende Kraft dar; absolut begriffen, lassen sie hingegen allenfalls den Gedanken an die Abgeschiedenheit und Totenstille eines Friedhofs aufkommen.

Psychologisch könnte man die Grenze zwischen Gruppe und Fremdgruppe entweder als eine erkenntnismäßige Barriere auffassen (wir wissen, daß wir anders sind) oder als eine gefühlsmäßige (»wir« gehören zusammen, »die« stehen uns fern) oder auch als eine aktionsmäßige (wir rechnen das, was »wir« für »die« tun, auf gegen das, was »die« für »uns« tun). Da wir uns hier mit der Loyalität und der menschlichen Gerechtigkeitsordnung beschäftigen wollen, liegt uns natürlich dieser dritte, aktionsbetonte Aspekt der Gruppengrenzen – der des Gebens und Nehmens – besonders am Herzen. Wir interessieren uns für das, was Eltern ihren Kindern geben und was sie von ihnen empfangen, also dafür, wie die Kluft zwischen den Generationen durch Handlungen und Haltungen entweder vertieft oder überbrückt wird.

Die Bilanz des generationenübergreifenden Verhaltens ist ein wichtiges Kriterium für die Gesundheit der Familie. Im Idealfall müßte es den Eltern leichtfallen, die Abhängigkeit ihres Kindes hinzunehmen. Es sollte beglückend und befriedigend für sie sein, sich lenkend und helfend der Bedürfnisse ihres Kindes anzunehmen. Selbstverständlich ist es unvermeidlich, daß Vater oder Mutter gelegentlich den Eindruck haben, überfordert zu sein, länger als zumutbar zugehört zu haben, ohne eine Chance, ihren eigenen Gefühlen des Erschöpft-, Übermüdet- und Ausgebeutetseins Ausdruck verleihen zu können. Wenn sie dann mehr oder weniger unbewußt ihr Kind um Verständnis, Unterstützung und Anerkennung bitten, ist das Kind gewöhnlich auch bereit und froh, den Eltern ihre Liebe und Fürsorge zu vergelten. Mit anderen Worten: eine zeitweilige Parentifizierung des Kindes ist ein normales Stück Familienleben und ein Prozeß, durch den das Kind lernt, Verantwortung zu übernehmen.

In Familien mit pathologischer Parentifizierung ist dieser Rollentausch nicht die Ausnahme, sondern die Regel. In extremen

Fällen wird das Kind derart mit Verantwortungsforderungen überlastet, daß es niemals eine Chance bekommt, wirklich Kind zu sein. Solche ihrer eigentlichen Rolle beraubten Kinder werden Spezialisten im Umgang mit infantilen Erwachsenen.

An der Adoleszenz läßt sich das dialektische »Gegenüber« des Generationenunterschieds besonders gut demonstrieren. Der Jugendliche ist zugleich kindlich und erwachsen, und doch ist er weder ein Kind noch ein Erwachsener. Am Verhalten völlig Erwachsener hat er gelernt, kindlich zu sein. In dem Maße, in dem er sich an Erwachsene anlehnen kann, ist es ihm möglich, auf einen Teil seines Bedürfnisses nach Kindlichkeit zu verzichten. Aber bloßes Vermeiden von Kindlichkeit führt noch nicht zum Erwachsensein. Durch das eigene Erleben auf der Kindseite der Generationengrenze lernt der Jugendliche allmählich, wie er sich auf der Erwachsenenseite einem noch Jüngeren gegenüber zu verhalten hat. Die therapeutische Bedeutung der Beziehungsgrenzen läßt sich veranschaulichen am Fallbeispiel einer Familie, die wir bewußt unter dem Aspekt der Drei-Generationen-Familie behandelt haben:

Frau G., Mutter zweier heranwachsender Mädchen, hatte fast ihr ganzes Leben lang unter der, wie sie sagte, unverhüllt gereizten, ablehnenden Haltung der eigenen Mutter gelitten. Daß sie ihren Mann aus innerer Auflehnung gegen die Mutter geheiratet hatte, schien sie nachgerade mit Genugtuung zu erfüllen. Ihre Feindseligkeit trat unverhohlen zutage. Sie hatte keinerlei Hemmungen, über das Leid, das sie und ihre Mutter einander angetan hatten, offen und anhaltend zu sprechen.

Im Verlauf der Familientherapie, die wegen einer vorübergehenden Psychose der jüngeren, fünfzehnjährigen Tochter aufgenommen worden war, unternahm die »gesunde« siebzehnjährige Schwester energische Schritte, sich von der Familie zu trennen. Sie ging aufs College und stürzte sich in eine Folge rebellischer, selbstzerstörerischer Aktivitäten. Ohne es zu merken, schien Frau G. nun selbst in die Rolle der mißbilligenden, ablehnenden, moralisch verurteilenden Mutter zu schlüpfen. Als aber der Familientherapeut einen Vergleich zwischen ihrer »rebellischen« Eheschließung und der pubertären Widersprüchlichkeit der Tochter zog, wies sie diese Analogie entrüstet von sich. Sie konnte es noch nicht über sich bringen, ihre ambivalente Haltung gegenüber der Mutter-Kind-Grenze einzusehen.

Erst als Frau G. erfuhr, daß ihre Mutter an Krebs erkrankt war, vermochte sie, ihre eigene Existenz einer Änderung zu unterziehen. In dem Maße, in dem sie sich als fähig erwies, die Rolle einer Pflegerin, also einer symbolischen Mutter, bei ihrer eigenen sterbenden Mutter zu übernehmen, begann sie, in ihrer Tochter die verzweifelt ringende junge Frau zu sehen und sie nicht mehr als eine moralisch anstößige Kriminelle zu verdammen. Bald nachdem Frau G. es geschafft hatte, ihrer eigenen Mutter gegenüber die Rolle der liebevollen, umsichtigen Versorgerin zu übernehmen, fand ihre Tochter interessanterweise die Kraft, ihr selbstzerstörerisches Verhalten sowohl in ihrem privaten Bereich als auch im Familienkreise zugunsten einer konstruktiven Einstellung aufzugeben.

An diesem Fall mag man sehen, wie nutzbringend es sein kann, wenn ein Familienmitglied etwas Definitives unternimmt, eine feste Position bezieht und sich nicht scheut, die Folgen seines Handelns auf sich zu nehmen. Ein solches Verhalten kann die eingeschliffenen Muster des Ausweichens und Aufschiebens, die viele Familien daran hindern, durch Konfliktbewußtsein und Konfliktlösung »reif« zu werden, erschüttern und auflockern.

Das Systemkonzept der Familienbeziehungen erfordert die Berücksichtigung einer die gegenseitige Abhängigkeit verstärkenden Verteilung der Rollen. In bestimmten Familien wird der Therapeut einer starren Polarisierung um Rollen oder Positionen begegnen, die einzelne Mitglieder in ein echtes Oppositionsverhältnis zueinander bringt. Aber eben die Starrheit ihrer gegensätzlichen Rollen macht zwei solche Mitglieder in ihrer Funktion so voneinander abhängig, daß keiner sich als geschlossene Persönlichkeit seiner Beziehungswelt stellen kann. Ein schlauer alter Fuchs von Geschäftsmann gerät etwa in die Falle einer wechselseitig ausbeuterischen Pseudodialektik mit seinem Sohn, dem honorigen Geschäftsmann. Während sie einander wegen ihrer jeweiligen Schwächen offen verachten, brauchen beide doch gerade diese verachteten Eigenschaften des anderen und nutzen sie aus. Statt in einem echten antithetischen Dialog befinden sie sich in einem Verhältnis, das wir *polarisierte Rollenfusion* nennen. Ihre Antithese kann unmöglich zu persönlicher Grenzenbildung und schöpferischer Synthese führen. Die wechselseitige Ausbeutung hindert beide daran, ihre jeweiligen Beiträge in ihrer Gültigkeit zu erfassen und zum beiderseitigen Nutzen zu verwenden.

In ähnlicher Weise können überdurchschnittlich begabte Familienmitglieder vom Versagen weniger begabter, gesellschaftlich prominente oder sozial engagierte vom Benehmen kranker oder krimineller Mitglieder abhängig sein. Natürlich werden das Wohlbefinden des gesunden und die Krankheit des zum Patienten designierten Mitglieds nicht allein von ihrer dyadischen Wechselbeziehung, sondern vor allem auch von ihren umfassenderen sozialen Funktionen bestimmt. Letztlich aber dient die Starrheit ihrer Rollen den Erfordernissen der gesamten Hierarchie der Familienverpflichtungen.

Die Unverrückbarkeit erstarrter Rollenverpflichtungen steht im Gegensatz zu der normalerweise in der Familie vorhandenen Atmosphäre des Urvertrauens. Obschon dieser Begriff ursprünglich eine Phase in der psychosozialen Entwicklung des Menschen bezeichnet, sprechen wir Urvertrauen all jenen Beziehungsstrukturen zu, in denen das Individuum als eigenständige Wesenheit von einer gerechten menschlichen Ordnung getragen wird und dieser gleichzeitig Rechenschaft schuldig ist. Diese gerechte Ordnung impliziert nicht das Fehlen von Ungerechtigkeiten; vielmehr gründet sie eben darauf, daß die naturgegebene Rechenschaftspflicht ihr gegenüber Vorrang habe vor jeder anderen festen Verpflichtung. Ist dies nicht der Fall und tritt an die Stelle dieser vornehmsten Pflicht ein gehorsames Durchspielen festgelegter Rollen unter den Familienmitgliedern, so wird die Familie zu einem System, in dem die Begleichung alter offener Rechnungen eher behindert als gefördert wird. Um eine wirksame Langzeitstrategie entwerfen zu können, muß der Familientherapeut – durch Anhören jedes einzelnen Mitglieds – die Bilanz menschlicher Gerechtigkeit und die Hierarchie der Erwartungen innerhalb des Familiensystems abschätzen.

Geradlinig kausalem Denken erscheint Krankheit als durch eine Ursache oder eine Kette von Ursachen determiniert. Der dialektisch geschulte Blick dagegen achtet auf die dualistische psychische Realität jeder Beziehung. Ein Dialog wiederum ist niemals nur auf zwei Personen beschränkt. In jedem Dialog begegnet ein Mensch mit seiner Welt einem anderen Menschen mit dessen Welt. Indem jeder seine Position innerhalb einer familiären Hierarchie der Verpflichtungen mit einbringt, entsteht ein neues Gleichgewicht beziehungsweise eine neue Aufteilung von Soll und Haben. Wie sehr wir auch wünschen, vom Gewicht der Vergangenheit unbelastet zu sein – die Grundstruktur unserer Existenz und der unserer Kinder ist und bleibt, zumindest teilweise, durch die unausgeglichenen Konten der Vorfahren bestimmt.

Die Verpflichtungshierarchie und die »Verinnerlichung von Objekten«

Vom extrem puristischen Standpunkt des Sozialpsychologen betrachtet, hätte der Familientherapeut sich nur mit der Hier-und-Jetzt- beziehungsweise mit der Verhaltensebene der zwischenmenschlichen Beziehungen zu befassen. Der Purist würde dazu neigen, die historische Struktur der Buchführung über Schulden und Verbindlichkeiten außer acht zu lassen und den Bereich der Familienbeziehungen auf den einer Kleingruppe unter anderen mit einer verhaltensmäßig beobachtbaren Interaktionswirklichkeit zu reduzieren. Da wir auf dem Standpunkt stehen, daß das »Buchführen« über Loyalitätsakte die Schlüsseldeterminante für Beziehungsstrukturen und letztlich auch für das persönliche Verhalten des einzelnen sei, betrachten wir die Verinnerlichung von Objektbeziehungen als einen der Indikatoren für die Gerechtigkeitsordnung des jeweiligen Individuums. Der ungeliebte, von seinen Eltern abgelehnte Sohn beispielsweise kann ein solches Maß an bitterem Groll verinnerlichen, daß er schließlich die ganze Welt mit seiner Rache verfolgt. Indem er zuletzt die eigene Frau als angeblich schlechte Mutter zum Sündenbock macht, stellt er sich quasi schützend vor seine Eltern, indem er seine Rachegefühle an einer anderen Person ausläßt. Unbewußt vermeidet er dadurch, daß er sich illoyal verhält gegenüber der eigenen Frau, eine Befleckung seiner Erinnerung an die Eltern.

Es ist kein Zufall, daß detaillierte Verzeichnisse subjektiver Gerechtigkeitsordnungen besser versteckt und länger in der unsichtbaren Struktur der Familienbeziehungen aufbewahrt werden als in jeder anderen Gruppe – vermutlich, weil Aufgabe der Familie in erster Linie die Zeugung von Nachwuchs ist. Das ist ein Langzeitziel und ein nicht wieder aufzuhebender Akt mit weit größeren ethischen Konsequenzen als jede andere menschliche Funktion.

Lebenssituationen außerhalb der Familie mögen zeitweilig ungerecht sein. Wir hetzen von Job zu Job, ziehen von einer Stadt in die andere. Was zählt schon Treue gegenüber dem früheren Arbeitgeber, wenn wir uns erstmal in die neue Stellung eingearbeitet haben? Wer denkt noch an die Ungerechtigkeiten, die er anderen zugefügt hat, sobald er nur eine Stufe höher geklettert ist? In der Familie hingegen bleiben Handlungen und ihre Folgen im tiefsten Unbewußten der generationenübergreifenden Buchführung verzeichnet, und die Eltern erblicken oft im Schicksal ihrer Kinder das eigene Geschick wie in einem Spiegel. Die entscheidenden Regulatoren der Familienbeziehungen sind Rechenschaftspflicht und Vertrauenswürdigkeit.

Hie Macht – dort Verpflichtung

Im Unterschied zu anderen Modellen vertritt unsere Theorie nicht den Standpunkt, daß sich Familiendynamik und -therapie in einer Arena der Machtmotivationen abspielen. Ein solcher machttheoretischer Ansatz würde die Bedeutung der Auseinandersetzung zwischen Freiheit und Unterordnung in Familienbeziehungen betonen und in Ehe und Familie in erster Linie Schauplätze des Kampfes um Vorherrschaft und Macht des einen über die anderen sehen – also etwa den brutalen Vater oder die dominierende Mutter als machthungrige Schuldige an der Familienpathogenese bezeichnen.

Dieses Bild entsprach vielleicht dem Trend der beiden antiautoritären Dekaden vom Ende der vierziger bis zum Ende der sechziger Jahre. Autoritäre und antiautoritäre Tendenzen halten einander in jeder Gesellschaft auf sehr labile Weise die Waage. In der amerikanischen Gesellschaft sind alle Führer- und offenkundigen Machtrollen seit langem besonders angreifbar – was zur Folge hat, daß man im freimütigen Auf-sich-Nehmen verantwortlicher Führerschaft ein weniger wirksames Manipulationsinstrument sieht als etwa im Gebaren der Reichen, die von ihrem Reichtum sehr wenig, von ihrer Kritik an der Regierung (an jeder Regierung) fortgesetzt reden.

Die Überbewertung der Macht als Regulator der Gesellschaft führt zwangsläufig zu einer Unterschätzung der Bedeutung von Verpflichtungen und innerer Bindung als Steuerungsfaktoren. Ist der Zerfall der heutigen Gesellschaft eine Folge nachlassender Kontrolle durch Macht oder abnehmender innerer Verantwortlichkeit gegenüber eingegangenen Verpflichtungen? Dicks deutet einen möglichen Zusammenhang zwischen den gesellschaftlichen und den innerfamiliären Aspekten dieses Zerfalls an: »Wenn die Desintegration der Zellen des gesellschaftlichen Organismus in diesem Tempo fortschreitet, welche Kettenreaktionen wird sie dann für unser künftiges Gemeinwesen nach sich ziehen? Nicht nur in Form von frustrierten Wünschen nach Stabilität, nach ausdauernder Liebe und gegenseitiger Unterstützung der Partner selbst, sondern vor allem in der geometrischen Progression vernachlässigter Kinder, die kein Vertrauen kennen und denen man infolgedessen auch nicht zutrauen kann, daß sie in ihren Ehen oder in ihren allgemeinmenschlichen Beziehungen dauerhafte, ungeteilte emotionale Verpflichtungen eingehen. Eine Gesellschaft ist nur so gut, wie der emotionale Zustand der darin zusammengeschlossenen Individuen ihr gut zu sein erlaubt. Ein deutlich sich abzeichnender, steigender Prozentsatz zerbrochener oder schwer gestörter Ehen muß notwendigerweise dazu führen, daß die Zahl der von Konflikten zerrissenen, potentiell destruktiven Kinder immer größer wird: Kinder, für welche die Welt, deren Kultur und deren Institutionen ein nachgerade natürlicher Feind sind.« (31, S. 5)

Daraus folgt, daß ein einseitiges Macht-Rechnungswesen viel oberflächlicher signalisiert, wie ein Gesellschaftsgefüge beschaffen sei, als die Buchführung über Verpflichtungen. Eine leichtsinnige Auflockerung der Loyalitätenhierarchie ist dem Fortbestand von Gesellschaften abträglicher als ein scheinbares Übermaß an Autorität.

Die Verletzlichkeit des Menschen durch sein Gebundensein ist etwas anderes als seine »ontische Abhängigkeit«, hängt aber mit dieser zusammen. Das Verletztwerden durch existentielles Voneinander-abhängig-Sein ist weitaus schwieriger zu definieren als das durch Ausbeutung auf Grund von Macht. »Gerade weil der Mensch von dieser Welt ist, ist es ihm, obgleich er für die Liebe lebt, unmöglich, nicht auch irgendwie die Subjektivität des anderen zu zerstören« (Lujpen). Das Ich und der andere, wenn auch in der Dialektik der Beziehungen einander aufbauend, sind doch ebenso imstande, durch aktive oder passive Ausbeutung einander auszulöschen.

Der folgende Brief einer Sechzehnjährigen an den Therapeuten erhellt den Überlebenskampf der Familienmitglieder, die sich jählings konfrontiert sehen mit den verzweifelten Ablösungsbemühungen der achtzehnjährigen Schwester. Alle leiden unter ihren existentiellen Abhängigkeiten, die freilich nur die Kehrseite sind ihrer Loyalitätsverpflichtungen gegen einander und gegenüber der Familie.

Was Sie da eben gesehen haben (wie ich Lucille eine Zigarette gab), war typisch dafür, wie Lucille die anderen als Werkzeuge für ihre Rache an unseren Eltern benutzt. Ich wollte sie ihr gar nicht geben, aber es ist so eine Art von »Wie man's macht, ist's falsch«: Wenn ich ihr eine Zigarette gebe, dann tut es Mutter weh, sie rauchen zu sehen; gebe ich ihr keine, wäre Mutter verletzt, wenn sie mit anhören müßte, wie Lucille mich beschimpft, oder wenn Lucille aufstehen und fortgehen würde. Ich habe vergessen, wie man das Spiel nennt, das sie spielt, aber es steht in Eric Bernes »Spiele für Erwachsene«.

Sie benutzt ständig andere, um ihre eigenen Ziele zu verfolgen (das heißt, um völlig ledig aller Verantwortung sich selbst oder anderen gegenüber dazustehen). Mein Vater möchte sie am liebsten ohne einen Pfennig hinauswerfen, also piesackt er sie ganz schön raffiniert, bis sie auf und davon geht oder davonzulaufen droht oder sich durch einen hysterischen Anfall aus der Affäre zu ziehen versucht. Irgendwann einmal wird sie vielleicht den Mumm haben, sich umzubringen, aber ich glaube es eigentlich kaum – wenn sie tot wäre, könnte sie sich ja nicht mehr an der Reue unserer Eltern (vor allem unserer Mutter) weiden. So ist sie immer am Rande eines Zusammenbruchs, aber es kommt nie ganz so weit. Und das ist nur einer der Widersprüche in ihrem Leben. Um mit ihren Worten zu sprechen: »Was ist falsch daran, einen Haufen widersinniger Gedanken zu haben?« Meine Antwort: »Alles!«

Nach dem Brief ihrer Schwester könnte es so aussehen, als kämpfe Lucille um die Macht und wolle als Sieger aus diesem Kampf hervorgehen; aber irgend etwas kommt ihr dabei widersinnig vor. Für uns liegt ein Widerspruch in der antithetischen Beziehung zwischen dem Sieg auf Grund von Macht und dem Schuldgefühl über einen solchen Sieg. Der Furcht, den anderen zu zerstören, steht die Gefahr, sich selbst dabei zugrunde zu richten, gegenüber – und beide halten einander die Waage.

Die Antithese zwischen Oberfläche und Tiefe

Das Verhältnis zwischen Macht und dem Schuldgefühl auf Grund von Machtbesitz kennzeichnet die Dialektik, die beide Dimensionen verbindet. Ein Zug auf der manifesten, der Verhaltensebene (in Richtung auf mehr Machtbesitz) bewirkt meist einen antithetischen, hemmenden Zug auf der Gefühlsebene (Schuldgefühl wegen Machtausübung). Monothetisches Denken dagegen nimmt an, daß Macht durch eine andere, überlegene Gegenkraft aufgehalten werde. Die Prinzipien der dynamischen Selbstbeherrschung der eigenen Aggression und des Erfolgs durch Ausbeutung sind ihrem Wesen nach dialektisch.

Dieses inhärente dialektische Regulationsprinzip des Lebensgeschehens muß von einem bloßen Kommunikationsmuster unterschieden werden, das durch einander widersprechende Botschaften auf zwei Bedeutungsebenen gekennzeichnet ist: von der »Beziehungsfalle«. Die dialektische Orientierung betont die dualistische Motivationsstruktur jeglichen (»psychischen«) Beziehungsgeschehens, des offen im Verhalten zutage tretenden ebenso wie des verdeckten, verpflichtungsbezogenen. Dementsprechend müssen alle Beziehungen als ihrem Wesen nach mit zwei Aufrechnungssystemen verbunden gesehen werden: dem der offenen, machtbestimmten Motivationen und dem der Hierarchie der Verpflichtungen. Diese Art zweifacher Determination und Buchführung kann bei Individuen, Kernfamilien, Mehrgenerationen-Ketten erweiterter Familienbeziehungen und ganzen Gesellschaftsgruppen beobachtet werden. Unbeglichene Loyalitätskonten beeinflussen das Leben der nachrückenden Generationen. Das ausgebeutete Kind entwickelt sich häufig zu einem symbiotisch besitzergreifenden Elternteil. Längsschnittstudien an Familien könnten wahrscheinlich das Bibelwort bestätigen, daß die Sünden der Väter heimgesucht werden an den Kindern bis ins dritte und vierte Glied. Wenn die Hauptbücher von fortgeschriebenen Schulden durch Ausbeutung sozusagen überquellen, erleiden die späteren Generationen mehr und mehr Schaden. Die geschickten Ausbeuter sind zum Schluß die höchsten Verlierer. Wie in der Gesellschaft überhaupt, erringen die Sklaven schließlich den Sieg über die Sklavenhalter.

Das wechselvolle Hin und Her zwischen machtbesitzenden und schuldbelasteten Rollen in einem »Sündenbock-System« kann diese antithetische Beziehung zwischen Macht und Schuldgefühl auf Grund von Machtausübung erhellen. Könnte man deren dialektisches Verhältnis zueinander nicht voraussetzen, würde man nur dic Herrschaft durch Macht in absolutem Sinne sehen: der Sieger obenauf und der Verlierer hoffnungslos am Boden. So betrachtet wäre das Familienleben der wirtschaftlichen und politischen Szene angeglichen, auf der, zumindest zeitweilig, Reichtum und Macht gewöhnlich zu mehr Reichtum und mehr Macht führen. Im Familienleben sind die einzelnen Mitglieder jedoch der unerbittlichen Gerechtigkeitsbuchführung zu stark verhaftet, als daß sie Schuldgefühlen wegen des Mißbrauchs von Macht ausweichen könnten.

Wenn der Therapeut das unfaire In-die-Enge-Treiben des zum Sündenbock ausersehenen Familienmitglieds miterlebt, reagiert er zunächst unwillkürlich auf die Machtdimension der Beziehungsdynamik des Systems. Er versucht dann vielleicht, die Partei des Opfers zu ergreifen und es gegen seine unfairen Verfolger zu verteidigen, um auf diese Weise – theoretisch korrekt – in einer einseitig belasteten Situation das Gleichgewicht wiederherzustellen. Er mag ganz richtig spüren, wo der Projektionsschwerpunkt der Verzerrung liegt. Gewöhnlich wird das nur allzu deutlich, sobald jemand zum Sündenbock gemacht werden soll – besonders, wenn sich mehrere Familienangehörige zu diesem Behufe untereinander verschwören. Schließlich mag der Therapeut dann, seiner eigenen Neigung folgend, versuchen, die menschliche Gerechtigkeitsordnung wiederherzustellen, die durch eine unzulässige Machtausbeutung im Beziehungssystem aus den Angeln gehoben worden war.

In der Praxis jedoch wird das Bemühen des Therapeuten um Wiederherstellung der Gerechtigkeit und Wiedergutmachung des dem Sündenbock zugefügten Unrechts nur selten belohnt. Häufig verfängt er sich selbst in den kollusiven Systemkräften, welche die Anprangerung eines Familienmitglieds als eine notwendige, immer wiederkehrende Situation verewigen helfen. Oft wird der unerfahrene Therapeut sich zu seiner eigenen Überraschung sogar vom Sündenbock selbst zurückgewiesen fühlen, der von dieser Spielleidenschaft ebenso gepackt ist wie seine Verfolger. Dann wird der Therapeut geneigt sein, das Verhalten des Sündenbocks als das eines leidenssüchtigen Masochisten zu interpretieren. Bald scheint das Opfer nicht einmal mehr zu leiden, scheint im Gegenteil von den übrigen Familienmitgliedern eher zärtlich geliebt als verachtet zu werden. Begreiflicherweise schwindet dann deren Respekt vor dem Behandelnden angesichts seiner zunehmend wirkungslosen therapeutischen Intervention.

Hätte der Therapeut die Wirkung des durch den Erfolg hervorgerufenen Schuldgefühls in seine Strategie miteinbezogen, dann hätte er das Sündenbock-Spiel erheblich besser begriffen. Da jeder, dem es liegt, einen anderen Menschen zum Sündenbock zu machen, unweigerlich von Schuldgefühlen heimgesucht wird, kann sich das Opfer meist in Besitz des Schlüssels zu der Schuld-Erzeugungs-Hierarchie bringen und der Verlierer damit zum Gewinner werden; simple Rückerstattung seiner Rechte wäre somit ein allzu monothetisches, eingleisiges Ziel. Daher sollte man, angesichts der dialektischen Implikationen seiner Rolle, dem Sündenbock Anerkennung zollen und ihn in seiner Eigenschaft als Hauptmitspieler und Anführer beglückwünschen. Umgekehrt sollten die Sündenbock-»Macher« auf Grund ihrer Haftung für die durch ihr unfaires Verhalten stetig wachsende Schuldenlast als künftige Verlierer behandelt werden. Gelingt es dem Therapeuten nicht, die Spirale der in letzteren aufsteigenden Schuldgefühle abzubrechen, muß er mit einer zyklischen Fortdauer des Prozesses rechnen. Überdies besitzt der Sündenbock als Märtyrer keine innere (Überich-)Kontrolle mehr, bei gleichzeitigem Versagen der Kontrolle von außen. Er wird infolgedessen dazu neigen, sich dergestalt auszuagieren, daß er die Kontrolle von außen in Form neuerlicher projektiver Beschuldigung durch die anderen Familienmitglieder in dem Maße provoziert, als diese sich von ihren Schuldgefühlen zu erholen versuchen. Dieser Prozeß wiederholt sich dann immer wieder von neuem. In der Regel dürfte es ohne Vertrautheit mit dem Verdienstkontensystem der jeweiligen Familie unmöglich sein, das wahre Ausmaß jedes scheinbaren Beziehungsgewinns oder -schadens festzustellen. Was zum Beispiel wie ein brutaler Kampf zwischen den Mitgliedern aussehen mag, kann in Wirklichkeit, auf Grund des gegenseitig zugefügten, also gemeinsam ertragenen Elends und Leidens, einen Zuwachs an Vertrauen und Loyalität bedeuten; dabei läuft dann alles auf eine Art von »Zusammenrücken« hinaus.

Wesen und Ausmaß persönlichen Verpflichtetseins bestimmen, was in der jeweiligen Beziehung Ausbeutung darstellt. Die eine Ehefrau kann sich nach dreißigjähriger Ehe ausgebeutet und betrogen fühlen, wenn sie erfährt, daß ihr Mann bei den weiblichen Angestellten in seinem Büro als flotter Draufgänger galt, während eine andere stolz darauf sein und sich bestätigt fühlen mag. Gelegentliche »Seitensprünge« können die eine Ehe zermürben, die andere festigen.

Ähnlich wie Schuld- und Machtgefühle können auch Scham und Selbstwertgefühle eine antithetische Position zwischen den manifesten und tieferen Ebenen der Beziehungsstruktur einnehmen. Die gemeinsamen Familientherapiesitzungen werden oft wie ein Tribunal empfunden, vor dem beschämende und schuldhafte Handlungen bekannt werden müssen. Die Anwesenheit des Therapeuten als »Eindringling« und Außenseiter verstärkt dieses Empfinden ganz entschieden. Aber die offene Konfrontation mit der Wahrheit kann eine Würde haben, die das offenkundig Beschämende der Bekenntnisse bei weitem überwiegt, etwa der eines Vaters oder einer Mutter vor den Kindern und den berufsmäßigen »Eindringlingen«:

Während der einzeltherapeutischen Behandlung einer jungen Frau mit Wahnvorstellungen erwies sich zusätzlich eine familiendynamische Exploration als notwendig. Die Einzeltherapie war in diesem Fall ziemlich unergiebig gewesen und hatte nur zu unfruchtbaren Grübeleien geführt. Der Kollege versuchte, durch ein paar gemeinsame Sitzungen mit einigen der Familienmitglieder Aufschlüsse zu erhalten, und beschloß, um eine Beurteilung der Familiendynamik zu bitten.

Bei der ersten Familiensitzung, an der die Patientin, ihre Mutter und sechs ihrer Geschwister teilnahmen, kam es zu einem bemerkenswerten Ereignis: Der hinzugezogene Familientherapeut ermutigte die Familienmitglieder immer wieder zu größtmöglicher Offenheit. Plötzlich brach es aus der Mutter heraus: »In unserer Familie hat es Inzest gegeben.« Nach kurzem verlegenen Schweigen berichtete der älteste Bruder von seinen inzestuösen Erfahrungen. Nun folgten Bekenntnisse mehrerer anderer Familienmitglieder über ihre inzestuösen Beziehungen. Es schien, als habe die Mutter erlaubt, dieses beschämende Geheimnis zu lüften. Was anfangs wie eine Bloßstellung der Mutter selbst und der Familie gewirkt hatte, erwies sich nun als äußerst anerkennenswertes Bemühen, der ganzen Familie zu fachmännischer Hilfe zu verhelfen. Die Wertschätzung der Suche nach Wahrheit und Gerechtigkeit verdrängte die der Loyalität durch Verschwiegenheit.

Kurzum, das Wechselspiel zwischen Oberfläche und Tiefe sowohl in der individuellen wie in der Beziehungsdynamik zeigt, daß Zug auf der einen Ebene Gegenzug auf der anderen bewirken kann. Das ist einer der Gründe, weshalb es für den Außenseiter fast unmöglich ist zu entscheiden, wo oberflächliches Einander-Verletzen aufhört und echte Schädigung der Beziehungen beginnt.

Die Dynamik der ausgleichenden Gerechtigkeit als Grundlage des Lernens

Die Theorie, daß Lernen beziehungsweise Lernunfähigkeit abhängig sei vom familiären Beziehungssystem, erklärt weitgehend, weshalb in bestimmten Wohngegenden aufgewachsene Kinder sich nach der Einschulung als milieubedingt lernunfähig erweisen. Setzt man voraus, daß Lehren dem elterlichen Geben analog ist, dann entspricht das Lernen dem Empfangen. Also müßte letzteres – durch den damit einhergehenden Gerechtigkeitsausgleich im persönlichen Bereich – einer Verringerung von Frustration gleichkommen. Wir allerdings stehen auf dem Standpunkt, daß, zumindest in den Fällen, in denen das frühkindliche Gerechtigkeitsempfinden übermäßig strapaziert wurde, Lernen eher einem Geben an den Lehrer entspricht als einem Empfangen von ihm.

Lernen erfordert ein Bereitsein für die Aufnahme neuen, ichfremden Wissens. Ebenso wie die Berichtigung von Wirklichkeitsverzerrungen und die Korrektur narzißtischer Projektionen im Laufe der Einzeltherapie bedarf auch das Lernen einer gebenden Haltung, einer Bereitschaft, nachzugeben, innezuhalten, zuzuhören, zu respektieren, aufzunehmen, zu behalten, zu verdauen, dem Ich einzuverleiben und so fort. Soweit Lernen solch eine gebende, vertrauende Haltung erfordert, hängt die Fähigkeit des Kindes zur Aufnahme neuen Wissens von der Bilanz der belohnend-vergeltenden Soll- und Haben-Konten ab. Frustration in der frühkindlichen Entwicklungsphase führt zu Überempfindlichkeit des Kindes gegenüber Ungerechtigkeit. Ihm wird die Welt vor allem als frustrierend, nicht-gebend und daher einseitig in seiner Schuld stehend erscheinen. Infolgedessen ist es gefühlsmäßig auch gar nicht darauf eingestellt, durch Empfangen, das heißt durch Lernen und Aufnehmen, zu »geben«. Therapeutisch ist daraus die Folgerung zu ziehen, daß man dem Kind zunächst die Anerkennung und, wenn möglich, die Wiederherstellung seines Rechtes zugestehen sollte, um es in die Lage zu versetzen, sich selbst zu entscheiden, ob es nicht doch lieber lernen möchte als zu einem selbstzerstörerischen und lernunfähigen Menschen heranzuwachsen. Es ist nicht leicht, die Entwicklung, die zu einem unbewußt vergeltungs- und rachsüchtigen Widerstand gegen das Lernen und jedes intellektuelle Wachstum führt, abzuwenden. In Anbetracht der starken unsichtbaren Loyalität jedes Kindes muß der Therapeut dem kindlichen Gerechtigkeitsbedürfnis in einer Weise Geltung verschaffen, daß nicht etwa die Eltern schließlich als Sündenböcke dastehen. Erfährt man zum Beispiel, daß der Vater, der die Familie verlassen will, selbst in einem frustrierenden, ihm sein Recht vorenthaltenden Familiensystem aufgewachsen ist, und vermag man dennoch die Herkunftsfamilie vor Anschuldigungen zu bewahren, kann sich der Wertzuwachs an positivem Verdienst für das ganze System in zunehmender Bereitschaft des Kindes für das Lernen ausdrücken.

Individuation oder Loslösung?

Selbständigkeit ist ihrem Wesen nach dialektisch, und ihr Mißbrauch als therapeutisches Endziel ist an vielen Mißerfolgen in der Therapie schuld. Wenn auch nur wenige Therapeuten Autonomie ganz einfach mit räumlicher Trennung gleichsetzen, wird in der therapeutischen Praxis gleichwohl Allein-Leben als Ziel und Beweis seelischer Emanzipation oft nachdrücklich empfohlen. Aus der Sicht unserer heutigen Zivilisation erscheint Ablösung ganz allgemein wünschenswert: Wenn Kind und Eltern räumliche Trennung ertragen können, werden sie auch Mechanismen entwickeln, mit deren Hilfe sie schließlich seelisch unabhängiger voreinander werden. Auf einer unbewußten Beziehungsebene kann räumliche Trennung jedoch ein innerliches Sich-»Absetzen« und damit eine kontraautonome Verschiebung in der Bilanz der Verdienstkonten innerhalb des Familien-Loyalitätssystems bewirken. Trennung in diesem Sinne vermag im »Täter« Schuldgefühle zu erzeugen, und diese sind das größte Hindernis für eine echte autonome Emanzipation. Wenn das gesamte seelische Gleichgewicht schließlich am Bewältigen der schuldbelasteten Verpflichtung hängt, für die Eltern (oder das Kind) verfügbar zu sein, dann ist die Gefahr auch des geringsten Schuldzuwachses ein zu hoher Preis für den Erwerb der Selbständigkeit.

Es mag paradox klingen, wenn wir behaupten, daß durch eine gemeinsam mit der Familie betriebene Erforschung der wechselseitigen schuldbelasteten Verpflichtungen mehr Individuation erreicht werden kann als durch abrupte Loslösung. Dazubleiben und zugleich die möglichen Lösungen der Verpflichtungsproblematik zu untersuchen und offen zu erörtern, führt zu mehr Selbständigkeit als ein verfrühtes Weglaufen, um sich vor der »Abrechnung« zu drücken.

Das Ineinandergreifen von Verdienst-Buchführungssystemen

Da die Eheschließung nun in der Tat eine Begegnung zweier Familiensysteme darstellt, ist es wichtig zu ergründen, wie diese ihre gegenseitigen Chancen beeinflussen, die Verdienstkonten der jeweiligen Mitglieder zu saldieren. Das eine Familiensystem steckt vielleicht in einem regelrechten circulus vitiosus ununterbrochener Dekompensation in Form von Ausbeutung, Sündenbock-Suche, Entfremdung, Inzest oder lähmender Selbstaufopferung; infolgedessen rücken seine Chancen für einen wachstumsfördernden Kontenausgleich in immer weitere Ferne. Einheirat eines Mitglieds in ein anderes Familiensystem läßt die Hoffnung wieder aufleben.

Es ist anzunehmen, daß die Partnerwahl auf der individuellen Ebene – unbewußt – durch einen der folgenden Faktoren bestimmt wird: erstens den Wunsch, durch den Partner und den Eintritt in dessen hoffentlich gebefreudigere Familie Zugang zu einer gerechteren »Ordnung der menschlichen Welt« zu erhalten; zweitens die Hoffnung, eine empfänglichere Gruppe vorzufinden, in der man selbst anderen gegenüber gerechter handeln und Schulden der Vergangenheit tilgen kann; drittens die Möglichkeit, den Partner und dessen Familie als Projektionsobjekte zum Zwecke der Rehabilitierung der eigenen Familie zu benutzen. Natürlich sind mit solchen Beziehungswünschen und -wagnissen beträchtliche Gefahren und existentielle Schwierigkeiten verbunden. Viele mit unauflöslichen Schuldkonten belastete Menschen wählen auch andere Wege humanitären Wirkens: missionarische Aufgaben oder ähnliche aufopferungsvolle Tätigkeiten; sie bleiben alleinstehend und entsagen dem Familienleben als Möglichkeit eines ethisch bedeutsamen Vergangenheitskonten-Ausgleichs.

Ein junges, streng katholisches Paar kam wegen seiner zunehmend sich verschlechternden Ehe zur Behandlung. Jeder warf dem anderen sexuelle Unfähigkeit und moralisch verdammenswertes Verhalten vor. Jeder versuchte dem anderen die Verantwortung für die von ihnen praktizierte Empfängnisverhütung zuzuschieben.

Dem ersten Eindruck zufolge hatte die Familie der Frau offenkundig versagt: der Vater trank und wurde unablässig von der Mutter beschimpft. Die Eltern des Mannes wurden als rigorose, gefühlsarme Puritaner beschrieben. Im Laufe einer Sitzung, an der die Mutter der Frau teilnahm, ergaben sich wichtige Hinweise bezüglich der Wechselwirkung der beiden Familiensysteme aufeinander. Unter Tränen erzählte die Mutter der Frau, die »Gegen-Schwiegermutter« habe ihr nahegelegt, das Haus des jungen Paares niemals wieder zu betreten, da sie moralisch einen schlechten Einfluß auf die jungen Leute ausübe; schließlich sei ihre Tochter ja schon im Alter von zwölf oder dreizehn Jahren mit Männern ausgegangen. Wegen dieser Vorhaltungen habe sie, die Mutter, ihre Tochter tatsächlich auch nie mehr besucht und sei auch nicht imstande gewesen, über diese Angelegenheit mit ihrer Tochter zu reden.

Der Ehemann reagierte auf diese Eröffnung sichtlich verlegen und ergriff zunächst die Partei seiner Schwiegermutter; die eigene Mutter habe Krach mit allen ihren Schwiegertöchtern. In der nächsten Sitzung, eine Woche später, verhielten die Eheleute sich als kooperatives Team, indem sie ihre scheinbare Übereinstimmung in den Hauptpunkten dieses Vorfalls bestätigten und die schlechten Seiten ihrer Mütter erörterten. In der folgenden Sitzung begann die Frau jedoch, ihren Mann inzestuöser Neigungen zu beschuldigen, etwa wegen seiner Gewohnheit, sich für eine halbe Stunde mit der siebenjährigen Tochter (aber auch mit den acht und zwölf Jahre alten Söhnen) ins Bett zu legen, bevor alle endgültig schlafen gingen. Der Mann war außer sich vor Wut und rächte sich umgehend, indem er seiner kleinen Tochter barsch verbot, jemals wieder in das elterliche Bett zu kriechen; noch werde er jemals wieder an ihr Bett kommen. In den folgenden Wochen entwickelten beide Ehepartner immer offener eine zunehmend leidenschaftliche, kritische Einstellung gegenüber der Herkunftsfamilie des anderen.

Offensichtlich tragen in solchen Fällen die Ehepartner die ganze Bürde der überzogenen Mehrpersonen-System-Konten ihrer gesamten Herkunftsfamilien. Sie können die eheliche Harmonie nur dadurch wiederherstellen, daß sie Zug um Zug das Gefüge der innerfamiliären Dynamik in ihrer jeweiligen Herkunftsfamilie wieder ins Gleichgewicht bringen. Der unerfahrene Therapeut könnte diese Determinanten der komplexen Mehrpersonen-System-Dynamik übersehen und mit seinem ganzen therapeutischen Gewicht bei den beobachtbaren Symptomen des sexuellen und des religiösen Konflikts anzusetzen versuchen.

Allgemeine Implikationen

Die dialektische Komponente unseres Denkmodells ermöglicht es uns, Beziehungen strikt unter dem Aspekt ihrer Mehrseitigkeit zu betrachten. Mag auch unsere Methode als eine – auf menschliche Beziehungen angewandte – allgemeine Relativitätstheorie angesehen werden, so empfehlen wir sie doch in erster Linie wegen ihres heuristischen und erkenntnistheoretischen Wertes.

Das Modell bietet nicht nur einfache funktionelle Gegensätze an, sondern vor allem Möglichkeiten, die ihrem Wesen nach dialektische Natur der Lebenserscheinungen im allgemeinen und der menschlichen Beziehungen im besonderen zu definieren. Im Gegensatz dazu sind die Kommunikationsmodelle zwar deskriptiv für die Verbindungsglieder der zwischenmenschlichen Existenz, aber monothetisch und vermögen daher die Vielfalt der Beziehungssysteme nicht zu erklären.

Die dialektische Beziehungstheorie läßt das Individuum als Mittelpunkt seines Universums bestehen, sieht es aber in ontologisch abhängiger Interaktion mit den seine Welt ausmachenden anderen. Wir meinen, daß das dynamische Hauptmoment dieser Gegenseitigkeit in den Gerechtigkeitskonten verankert ist. Jenseits der subjektiven Antithese von Ich und Du besitzt jede enge Beziehung eine Verdienstbuchführung als synthetisches, quasiquantitatives und quasi-objektives Systemmerkmal. Diese Buchführung erfaßt die kurzfristigen wie die langfristigen Folgerungen sowohl aus dem offen zutage tretenden als auch aus dem verdeckten Beziehungsgeschehen.

Wir haben darauf hingewiesen, daß Verdienste eher durch persönliche, beziehungsbedingte Wertkriterien bestimmt werden als durch solche, die von der Außenwelt auferlegt sind. Wir verwenden den Ausdruck Verdienst, um die Bilanz zwischen den ihrem Wesen nach ausbeuterischen und den einander steigernden Aspekten jeder Beziehung zu beschreiben. Schon offene Ausbeutung ist schwer zu beurteilen; noch schwerer ist das bei der verdeckten, so wie sie in der Struktur enger Beziehungen liegt. Die dynamisch-psychologische Theorie versäumte es bisher, das wechselvolle Auf und Ab von Gerechtigkeit und Ungerechtigkeit in engen menschlichen Beziehungen zu erklären.

Die dialektische Beziehungstheorie indes strebt eine Synthese der psychodynamischen und der existential-phänomenologischen Konzepte an, welche das Ringen des Menschen um ein gutes und gesundes Leben zu erklären bemüht sind. Das Hauptanliegen der Psychodynamiker war die rationale, realitätsorientierte Beherrschung der elementaren Natur des Menschen; die Existentialisten dagegen betonten ihre Besorgnis über die entmenschlichenden Wirkungen des materiellen Fortschrittes in unserem Industriezeitalter. Unsere Beziehungstheorie bemüht sich, jenes im eigentlichen Sinne menschliche Gebiet zu definieren, in dem nicht so sehr die Kriterien funktioneller Leistungsfähigkeit, sondern vielmehr das innere Gleichgewicht zwischen verborgenen Loyalitätsbindungen und Ausbeutungen die »Realität« ausmachen.

Falscher kindlicher Respekt kann die Tabus und Verbote, die einer aufrichtigen Erforschung der Beziehung zwischen dem Ich und den Eltern entgegenstehen, dauerhaft zementieren. Dabei könnte die Kenntnis der Kämpfe der älteren Generation möglicherweise zu echtem Respekt führen. Die Eröffnung eines Dialogs zwischen Kind und Eltern, in dem offen gefragt und mutig geantwortet wird, läßt aus den letztgenannten wirkliche Eltern werden.

Gerade die große Wahrscheinlichkeit, daß ihre Beziehung nicht frei von Ausbeutung ist, macht das Kind-Eltern-Verhältnis so empfindlich gegenüber jeder Exploration. Wenn es sich um sehr enge Beziehungen handelt, ist die Frage, wer da wen ausbeute, äußerst relativ. Wird die Schuld ständig der anderen Partei zugeschoben, so führt dies in jedem Fall zu einer Verstärkung der Ausbeutungssituation – konstruktive Lösungen sind nicht zu erwarten. Die Kette wird erst unterbrochen, wenn der Freisprechung des Ichs die Freisprechung des anderen vorangeht. Nach dem Gesetz der beziehungsdynamischen Dialektik läßt sich Fortschritt zuweilen gerade dann erzielen, wenn er aus der diametral entgegengesetzten Richtung angestrebt wird.

Das wechselseitige moralische und existentielle Verpflichtetsein von Eltern und Kind macht die Familienbeziehungen zu einem klassischen Beispiel der Beziehungsdialektik. Die unbestimmbaren Grenzen zwischen Bedürfnis und Verpflichtung auf seiten beider Partner machen es einem Dritten unmöglich, die Gerechtigkeit und Fairneß irgendeines Aktes zu beurteilen. Der Außenseiter vermag nicht einmal eine Spur von dem zu erkennen, was sich als falscher Respekt, Betrug, märtyrerhaftes Schulderzeugen, krankhafte Parentifizierung und so fort bezeichnen ließe.

Obwohl es leichter wäre, die allen Beziehungen innewohnende Moral der ausgleichenden Gerechtigkeit außer acht zu lassen und Begriffe der Stärke, Gesundheit und Normalität statt dessen auf den Boden monothetischer Kriterien wie Macht, Leistungsfähigkeit, Anpassung, Symptombesserung und sexuelle Funktionsfähigkeit zu stellen, würde eine derart traditionelle Einstellung doch zweifellos unser Vermögen beeinträchtigen, Beziehungen und Menschen im tiefsten zu begreifen. Ohne ein gewisses Maß an projizierter Identifikation können wir die Grenzen unserer eigenen Identität nicht aufrechterhalten.

Kein auf Gesundheit und Krankheit bezogenes theoretisches Modell kann die Hierarchie der Erwartungen in Beziehungssystemen außer acht lassen. Die Buchführung über die Fluktuationen innerhalb einer solchen Hierarchie muß freilich einhergehen mit der Selbstdefinition jedes einzelnen Mitglieds auf einer quasi-quantitativen Skala der Verdienste, wo Geben und Nehmen zwischen dem Ich und den anderen deutlich fixiert sind. Wahre Stärke bedeutet Offenheit bei der Erforschung der Verpflichtungshierarchie im persönlichen Bereich. Zu glauben, es sei nicht nötig, der fundamentalen Verdienstbuchführung des Systems Beachtung zu schenken, ist trügerisch und selbstzerstörerisch. Weglaufen oder räumliche Trennung ohne Rücksicht auf den Saldo führt bestenfalls dazu, daß der individuelle Reifungsprozeß sich verzögert.

Schließlich und endlich: nur wenn wir uns offen zeigen auf eine dialektisch flexible Weise, kann uns die volle Erforschung des unendlichen, bisher brachliegenden Potentials menschlicher Beziehungen gelingen – und deren Verwertung im Interesse der Leidvermeidung und der dringend benötigten Revision von Gesetzgebung, Erziehung, Verwaltung, Nachrichtenwesen und Städteplanung – um nur einige wenige Aufgabenfelder zu nennen.

3 Loyalität

Loyalität ist ein für das Verständnis von Familienbeziehungen wesentlicher Begriff. Loyalität kann viele Bedeutungen haben: sie kann vom individuellen Treue-Empfinden bis zum Gefühl der Zugehörigkeit zu einer Gesellschaft reichen, ja bis zur staatsbürgerlichen Treuepflicht gegenüber der Nation. Der Begriff muß also gemäß den Erfordernissen unserer Beziehungstheorie definiert werden.

Das unsichtbare Gewebe der Loyalität

Loyalität läßt sich in moralischen, philosophischen, politischen und psychologischen Begriffen definieren. Im hergebrachten Sinne wird Loyalität als eine positive Haltung der Zuverlässigkeit des einzelnen gegenüber einem sogenannten Loyalitäts-»Objekt« verstanden. Dagegen setzt das Konzept eines Mehrpersonen-Loyalitätsgewebes das Vorhandensein strukturierter Gruppenerwartungen voraus, zu deren Erfüllung alle Mitglieder aufgerufen sind. In diesem Sinne gehört Loyalität zu dem, was Martin Buber die »Ordnung der menschlichen Welt« nennt. Ihr Bezugsrahmen setzt sich eher aus Vertrauen, Verdienst, Auftrag und Erfüllung als aus den »psychischen« Funktionen des »Fühlens« und »Wissens« zusammen.

Unser Interesse für Loyalität als Gruppenmerkmal und persönliche Einstellung geht über die einfache behavioristische Vorstellung eines gesetzestreuen Verhaltens hinaus. Wir setzen voraus, daß der Mensch, um loyales Mitglied einer Gruppe zu sein, den Geist ihrer Erwartungen verinnerlichen und ganz bestimmte Verhaltensweisen an den Tag legen muß. Letztlich ist der einzelne sowohl den Ge- und Verboten der von außen an ihn herangetragenen Erwartungen wie den der verinnerlichten Verpflichtungen unterworfen. In diesem Zusammenhang ist von besonderem

Interesse, daß Freud die dynamische Basis von Gruppen als mit der Funktion des Überichs verwandt begriff.

Die ethische Verpflichtungskomponente der Loyalität ist zunächst an unser Pflichtbewußtsein und unseren Sinn für Fairneß und Gerechtigkeit gebunden. Nichterfüllung von Verpflichtungen führt zu Schuldgefühlen, die dann einen sekundären systemregulierenden Kräftemechanismus bilden. Die Homöostase des Verpflichtungs- oder Loyalitätssystems hängt also von einer regulativen Aufladung mit Schuldgefühlen ab. Selbstverständlich haben die verschiedenen Mitglieder des Systems unterschiedlich hohe Schuldschwellen, und ein lediglich durch Schuldgefühle reguliertes System ist zu qualvoll, als daß es auf die Dauer bestehen könnte. Während also die Loyalitätsstruktur durch die Geschichte der Gruppe, die Gerechtigkeit ihrer menschlichen Ordnung und ihre Mythen bestimmt wird, sind für das Ausmaß der Verpflichtung und die Art und Weise ihrer Erfüllung die psychische Veranlagung und Verdienstposition jedes einzelnen Mitglieds im multipersonalen System mit ausschlaggebend.

Die Frage nach dem Loyalitätsgewebe einer Familie ist eng verknüpft mit der in der Literatur der Familientherapie, speziell bei Wynne, so häufig erörterten Problematik der Ausrichtungen, Spaltungen, Bündnisse und Untergruppen. Wynne hat Ausrichtung funktionell definiert als die »Erkenntnis zweier oder mehrerer Personen, daß sie verbunden sind durch ein gemeinsames Bestreben, ein gemeinsames Interesse, eine gemeinsame Haltung oder ein gemeinsames Wertsystem und daß sie auf diesem Sektor ihres Erlebens, was ihre Gefühle anlangt, positiv zueinander eingestellt sind« (92, S. 96). Ausrichtungen auf dieser Erlebnisebene sind bei Veränderungen im Familienleben zweifellos bedeutsam; weitaus bedeutungsvollere Beziehungsdimensionen indessen rufen schuldbelastete Loyalitätskonflikte hervor, wie sie von der Bilanz wechselseitiger Schulden und Verdienste erfaßt werden.

Bedürfnisse des einzelnen
Bedürfnisse des Mehrpersonen-Systems

Das tiefverwurzelte Verlangen nach positiver Reaktion des Partners – von der rein heterosexuellen Anziehung einmal ganz abgesehen – wird in der psychodynamischen Literatur in Begriffen der Oralität und der Abhängigkeit beschrieben. Das unangepaßte Individuum, so heißt es dort, hungere nach Anerkennung, Aufmerksamkeit, Liebe und Zuwendung und sei außerstande, seine Fähigkeiten für eine reifere, selbständigere Zielorientierung im Leben einzusetzen. Folgerichtig gelten Abhängigkeitsmotivationen beim Erwachsenen gewöhnlich als infantil und regressiv.

Gewisse höherentwickelte Bedürfnisse pflegt besagte Literatur den schuldbelasteten Gefühlen des Verpflichtetseins, des Dienenmüssens und des selbstverleugnenden Altruismus zuzuschreiben. Im Fall der altruistischen Selbstverleugnung wird gemeinhin angenommen, daß das Streben nach Anerkennung sich zunächst zwischen dem Ich und seinem verinnerlichten, Zensur ausübenden Elternteil abspiele (dem Überich) und sodann zwischen dem verpflichteten Ich und dem jeweils anderen.

Während die Entfaltung und Formierung unserer individuellen Bedürfnisse, herkömmlich betrachtet, in bestimmten Entwicklungsphasen verläuft, setzt das Konzept des Mehrpersonen-Systems voraus, daß ständig Rechenschaft abgelegt wird über die Ereignisse innerhalb der Hierarchie unserer wechselseitigen, quasi-ethischen Verbindlichkeiten. Damit wollen wir nicht etwa sagen, der Familientherapeut müsse sich mit der moralisch-religiösen Wertorientierung der einzelnen Mitglieder oder der Familie als ganzer befassen, sondern unser Interesse gilt in diesem Falle den sittlichen Grundlagen persönlicher Fairneß und Gegenseitigkeit. Obgleich es heute zum guten Ton zu gehören scheint, dies außer acht zu lassen, muß jede soziale Gruppe sich auf eine moralische Grundstruktur stützen können; andernfalls sieht sie sich einem Zerfallprozeß ausgesetzt, für welchen Durkheim die Bezeichnung »Anomie« geprägt hat.

Das Loyalitätsprinzip ist eine grundlegende Voraussetzung für das Verständnis der Moral, das heißt der tieferliegenden Beziehungsstruktur von Familien und anderen sozialen Gruppen. Im Hinblick auf das vorliegende Kapitel ist die Bedeutung des Begriffs Loyalität entsprechend ihren tragenden Prinzipien eigens zu definieren. Die Mitglieder einer Gruppe können sich aus sehr verschiedenen Motiven loyal verhalten, zum Beispiel infolge Druckes von außen, aus bewußtem gemeinnützigen Interesse, bewußt erkanntem Verpflichtungsgefühl und unbewußt verbindlichem Zugehörigkeitszwang. Während äußerer Druck von Unbeteiligten beobachtet und über bewußt empfundenes Interesse von den Betroffenen berichtet werden kann, lassen sich unbewußte Bindungen an eine Gruppe lediglich aus versteckten, indirekten Andeutungen und meist erst nach längerer Bekanntschaft mit der beteiligten Person oder mit ihrer Gruppe erschließen. Letztlich wird die Loyalität in einer Familie von der Position jedes einzelnen innerhalb seiner menschlichen Gerechtigkeitsordnung abhängen, die wiederum Teil der generationenübergreifenden Familien-Verdienstbuchführung ist. Hat der Therapeut die Bedeutung der Loyalitätsbindungen erst einmal erkannt, dann befindet er sich in einer günstigen Ausgangsposition: er vermag nunmehr sowohl die individuellen wie die systembezüglichen Wirkungen der Beziehungskräfte zu beobachten.

Loyalitätsbindungen gleichen unsichtbaren, aber starken Fasern, welche die komplizierten Teilchen des Beziehungs-»Verhaltens« in Familien wie auch in der Gesellschaft zusammenhalten. Um die Funktionen einer Gruppe zu verstehen, muß man vor allem wissen, wer mit wem durch Loyalität verbunden ist und was Loyalität für die so Verbundenen bedeutet. Jeder einzelne führt Buch und saldiert vergangenes, gegenwärtiges und künftiges Geben und Nehmen, so wie er es wahrnimmt. Was in Form von Verfügbarkeit des eigenen Selbst in das System »investiert« und was in Gestalt von erhaltener Unterstützung oder ausbeuterischem Gebrauch anderer aus ihm herausgeholt wurde, ist und bleibt in dieser unsichtbaren Schuld- und Verdienstbuchführung verzeichnet.

Zu keiner Zeit sind so viele Kinder ohne verantwortliche elterliche Führung aufgewachsen wie heute. Wenn dies so weitergeht, das heißt, wenn Eltern nicht die Absicht haben oder emotional unfähig sind, für ihre Kinder zu sorgen, wird das Ergebnis eines Tages womöglich sein, daß unsere Gesellschaft überwiegend aus unzufriedenen, zu Recht illoyalen Bürgern besteht. Was Wunder, daß denen, die schon in der Wiege um das Wesentliche betrogen wurden, später jegliche Umwelt, jede staatliche Institution, ja die Welt selbst zur Zielscheibe der Vergeltung wird. Selbstverständlich ist das Im-Stich-Lassen nur eine von vielen Alternativen, wie man Kinder ausbeuten kann – es gibt raffiniertere, verdecktere Arten. Jeder pädagogische Akt, der ein Kind in einem Beziehungsungleichgewicht gefangenhält, kommt einer Ausbeutung gleich – auch dann, wenn keinerlei böse Absicht dahintersteht.

Wenn wir von einer »Loyalitätsbindung« sprechen, meinen wir damit mehr als nur die verläßliche Bereitschaft mehrerer Mitglieder, sich gegenseitig zur Verfügung zu stehen; denn sie schulden darüber hinaus auch den Grundsätzen und symbolischen Definitionen der Gruppe Loyalität. Die biologische Basis der Familienloyalität besteht aus den Banden der Blutsverwandtschaft und der Ehe. Völker, religiöse Gruppen, Familien, Berufsgruppen – sie alle besitzen ihre eigenen Mythen und Legenden, denen auf spezifische Weise Loyalität zu bezeigen ist. Nationale Loyalität beruht auf kultureller Identität, gemeinsamem Lebensraum und gemeinsamer Geschichte. Religiöse Gruppen haben ihren Glauben, ihre Überzeugungen und ihre Regeln gemein. Die Geschichte trägt zur Festigung der Loyalität innerhalb jeder dieser Gruppen dadurch bei, daß sie Buch führt über erlittene Verfolgungen und andere Ungerechtigkeiten. Ebenso wie in anderen Gruppen gehört es auch im Familienverband zu den vornehmsten Aufgaben der Loyalität, um die Erhaltung der Gruppe selbst bekümmert zu sein. Wir müssen bewußte, spezifische Verhaltensweisen durchschauen können, wenn wir die Bedeutung grundlegender Loyalitätsverpflichtungen verstehen wollen. Was sich als erschreckend destruktives und aufreizendes Benehmen eines Mitglieds gegen ein andres darstellen mag, wird vielleicht von beiden gar nicht als solches empfunden, sofern ihr Verhalten grundsätzlich im Einklang steht mit der Familienloyalität. So mögen etwa zwei Geschwister einander übertreffen an eifersüchtiger Rivalität, nur um auf diese Weise abzulenken vom ehelichen Versagen der Eltern.

Der therapeutische Neuling ist in der Regel über das Problem der Familienloyalität noch nicht so umfassend orientiert, daß er in der Praxis wirksam damit umgehen könnte. So läßt er sich's irgendwann einfallen, den sich befehdenden Eltern einer achtzehnjährigen Tochter dadurch helfen zu wollen, daß er in ihre scheinbar höchst verworrenen und beängstigend feindseligen Kommunikationsmuster Klarheit zu bringen versucht. Dabei entgeht ihm dann höchstwahrscheinlich, daß die »konfuse« Interaktion der Eltern einem klaren loyalitätsorientierten Zweck dient, nämlich die emotionale Ablösung der Tochter hinauszuzögern – deren Inanspruchnahme durch andere, außerfamiliäre, heterosexuelle Interessen zu hintertreiben. Darüber hinaus könnten die Eltern aber auch darauf bedacht sein, durch ihr Verhalten ein

Gegengewicht zu schaffen, welches die Schuldgefühle der sich emanzipierenden »undankbaren« Jugendlichen auszugleichen vermag. Die unausgesprochene Zuwendungsforderung der Eltern könnte schließlich auch das Gefühl der Tochter neutralisieren, sie sei durch ihre Hingabe an die Elternrolle ausgebeutet worden. Dabei wird der Grad ihrer tatsächlichen Ausbeutung natürlich mitbestimmt durch die Höhe der unbeglichenen Konten bei ihren jeweiligen Herkunftsfamilien. Das unbewußt parentifizierte Kind könnte dann zu einer verspäteten Konten-Bereinigung der Eltern bei deren Eltern benutzt werden.

Wie weit die Bereitschaft eines jeden Menschen geht, auch außerhalb der Familie Verpflichtungen zu übernehmen, läßt sich nur schwer feststellen. Mag sein, daß obenhin alles so aussieht, als sei er reif genug, das Elternhaus zu verlassen und Liebesbeziehungen mit dem andern Geschlecht aufzunehmen; dennoch kann er im Innern zögern, mit jemandem außerhalb der Familie eine Loyalitätsbindung einzugehen. Nur schwer läßt sich beurteilen, welche Akte scheinbarer Ablehnung in einer Familie dazu dienen, die verfrühte Individuation des Jugendlichen – die die Familie als Treuebruch und damit als Gefahr empfindet – zu verhindern. Aggressives Verhalten, kränkende Vernachlässigung, Weglaufen, Aufkündigung des Respekts können zwar die Eltern sehr verletzen, müssen aber nicht notwendigerweise an den Grundfesten der Loyalität rütteln. Oberflächliche Rollenverteilung und verbale Äußerungen lassen nur selten Rückschlüsse auf die wahre Natur der zugrundeliegenden Tiefenbindungen zu. Ein »krankes« oder »schlechtes« Familienmitglied kann durchaus ein hervorragendes, sozial kreatives anderes Mitglied in dessen Rolle wirksam ergänzen. Die Loyalitätsethik steht oft in Konflikt mit der Ethik der Selbstkontrolle. Eine Mutter, die etwa zu ihrer Teenager-Tochter sagt: »Du kannst ausgehen und dich amüsieren, solange du mir alles erzählst«, will möglicherweise ihre Tochter nur zur Loyalität verpflichten und lebenslang an sich binden – selbst um den Preis sexueller Permissivität.

Loyalitätssysteme können sowohl auf einer vorbewußten, nicht in Begriffe gefaßten Kollaboration unter den Mitgliedern als auch auf formulierten Familien-»Mythen« beruhen. Ihre Macht mag die längste Zeit verborgen bleiben, aber ihre Auswirkungen können, wenn ein Mitglied abzuspringen droht oder wenn der therapeutische Prozeß das homöostatische Gleichgewicht des Systems zu erschüttern beginnt, zutage treten und greifbar werden. Wachstum oder Reifung eines Mitglieds hat per definitionem stets ein Mehr an persönlichem Verlust und Beziehungsungleichgewicht zur Folge.

Loyalitätsbindungen sind, operational betrachtet, Erscheinungsformen einer bestimmten Beziehungstechnik; ihrem Wesen nach sind sie jedoch eher den *Zwecken* als den *Mitteln* des Beziehungslebens zuzuordnen. Sie sind das A und O des Fortbestands der Gruppe. Zuverlässige Verfahren, das Ausmaß von Loyalitätsbindungen zu messen, gibt es nicht, da wir noch nicht einmal ihre Hauptdimensionen kennen.

Wie sehr auch Existentielles hineinspielt in die Frage des Loyalitätsausmaßes, läßt sich verdeutlichen an dem (vielleicht bekannten) Witz vom Schwein und vom Huhn. Als beide entdekken, daß sie lediglich zur Erzeugung von Schinken und Eiern gehalten werden, beklagt sich das Schwein bitter über die ungerechte Aufteilung des zu leistenden Tributs: »Von dir wird nur ein kleiner Obolus gefordert, ich aber soll mich mit Haut und Haaren hingeben!«

Um die Tiefenstruktur, die Dynamik einer Gruppe zu verstehen, muß man die Loyalitätsbande kennen, die sie zusammenhält. Das loyale Mitglied wird bestrebt sein, seine eigenen Interessen denen der Gruppe anzupassen. Es macht nicht nur die Zielsetzungen der Gruppe zu seinen eigenen und teilt deren Standpunkt, sondern es billigt auch ihre moralischen Verhaltensgrundsätze oder berücksichtigt sie zumindest gewissenhaft. Die Beziehungskriterien der Loyalität sollten aus dem Benehmen, dem bewußten Denken und dem unbewußten Verhalten des Mitglieds erschlossen werden. Für den Außenstehenden zeigt sich die Loyalität des Mitglieds entweder offen oder verdeckt. Die offenkundigen Muster, Mythen und Riten haben stets ihre wichtigeren verdeckten Pendants in unbewußt verschleierten oder ausbeuterischen Gruppenfunktionsmustern.

In ihrem Ursprunge geht Loyalität auf verschiedene Quellen zurück. Familienloyalität beruht ihrem Wesen nach auf der biologischen, erblichen Verwandtschaft. Verschwägerung hat normalerweise ein schwächeres Loyalitätsgewicht als Blutsverwandtschaft. Druck von außen kann bei vielen Gesellschaftsgruppen Loyalität bewirken, ohne sie im echten Sinne zu erzeugen. Bisweilen führt die Erkenntnis gemeinsamer Interessen zur freiwilligen Identifizierung mit der Gruppe. Andererseits kann Loyalität zu Familie, Schule oder Arbeitsplatz verstärkt werden durch Dankbarkeit für die – oder durch Schuldgefühle wegen der nicht vergoltenen – verdienstvollen Leistungen jener Älteren, die der jüngeren Generation selbstlose Fürsorge und großzügige Liebesbeweise schenkten. Dankbarkeit gegenüber der älteren Generation und Anerkennung dessen, was sie zu bieten hat, führen häufig zur – bewußten oder unbewußten – Übernahme ihres Wertsystems und damit zur Verinnerlichung von Verpflichtungen.

Die Etymologie des Wortes Loyalität verweist auf die französische Wurzel loi, Gesetz, und bedeutet gesetzestreues Verhalten. Familien haben ihre eigenen Gesetze in Gestalt ungeschriebener gemeinsamer Erwartungen. Jedes Familienmitglied ist ständig wechselnden Erwartungsmustern unterworfen, denen es entspricht oder nicht entspricht. Bei kleinen Kindern wird die Erfüllung dieser Erwartungen durch äußere Erziehungsmaßnahmen erwirkt. Größere Kinder und Erwachsene gehorchen aus verinnerlichter Loyalitätsverpflichtung.

Loyalität als Haltung des *einzelnen* schließt also Identifizierung mit der Gruppe, Vertrauen, Verläßlichkeit, Verantwortungsgefühl, gewissenhafte Pflichterfüllung, Treue und unerschütterliche Ergebenheit ein. Die Erwartungshierarchie der *Gruppe* hingegen ist gleichbedeutend mit einem ungeschriebenen Code gesellschaftlicher Regeln und Sanktionen. Die Verinnerlichung von Erwartungen und Geboten verleiht dem loyalen einzelnen psychisch strukturierende Kräfte, die für ihn ebenso zwingend sein können wie äußerer Druck für die Gruppe. Ohne einen berechtigten Anspruch auf das Tiefen-Loyalitätsempfinden ihrer Mitglieder vermag keine Gruppe einen stark motivierenden Druck auf dieselben auszuüben.

Mit unserer Meinung, das Verstehen von Loyalitätsbindungen liefere den Schlüssel zu wichtigen verdeckten Systemdeterminanten der menschlichen Motivation, weichen wir natürlich von der herkömmlichen Meinung ab, daß die Tiefen-Motivationen auf die Psychologie des Individuums beschränkte Triebfedern seien. Aus unserer Auffassung folgt, daß es einer befriedigenden Beziehungstheorie gelingen muß, das individuelle Motivationskonzept mit dem des Mehrpersonen- oder Beziehungssystems zu vereinigen.

Abhängigkeit wird gewöhnlich durch die Bedürfnisse der in

sie verstrickten Individuen definiert. Seit Freud denken wir, wenn wir von Motivation sprechen, an Bedürfnisse, Triebe, Verlangen, Wunschdenken und Instinkt – also an Begriffe, die sämtlich auf den einzelnen bezogen sind. Der Familientherapeut muß sich jedoch immer vor Augen halten, daß die Brücke zwischen eng aufeinander bezogenen Personen eher aus Handlungen und Absichten als aus Gedanken und Gefühlen besteht. Eine Beziehung wird zusammengehalten durch eine moralische Substanz, welche die Absichten und Handlungen der Mitglieder durchdringt.

Hast du bewiesen, daß du auf mich hören, auf mich Rücksicht nehmen, für mich sorgen kannst? Wenn deine Handlungen das beweisen, dann ist es für mich selbstverständlich, dir gegenüber loyal zu empfinden und zu handeln, das heißt, auf dich und deine Bedürfnisse Rücksicht zu nehmen. Du verpflichtest mich durch deine Aufgeschlossenheit mir gegenüber. Selbst wenn wir einem Außenstehenden wie zwei sich bekämpfende Feinde vorkommen mögen, können doch nur wir allein beurteilen, ob, wann und wie einer von uns die uns verbindende Loyalität gebrochen oder verraten hat. Mit unserem scheinbaren Kampf können wir schließlich nur unsere Gegenseitigkeitskonten auf unsere Art wieder zum Ausgleich bringen wollen.

Die Implikationen des eben skizzierten Gedankengangs für die Familientherapie sind einleuchtend. Psychoanalytiker und Psychotherapeuten neigen zu der Annahme, daß sich nur in der Intimität der Einzeltherapie ein Höchstmaß an Intensität, Tiefenwirkung und Angemessenheit der Behandlung erreichen lasse und daß jeder Abstrich an dieser Vertrautheit unter vier Augen einen oberflächlicheren, lediglich symptomkorrigierenden therapeutischen Einsatz bedeuten müsse. Aber erfahrungsgemäß bringt die Beziehungs- oder Familienbehandlungsmethode nicht nur eine Erweiterung, sondern in erster Linie auch eine Eskalation des therapeutischen Einsatzes mit sich. Die Arbeit mit allen Beteiligten in einem Beziehungsnetz umfaßt unweigerlich auch »Tiefen«-Probleme und -Zusammenhänge, vorausgesetzt, der Therapeut besitzt Einfühlungsvermögen und ist sich der subjektiven Bedeutung der Bande wechselseitigen Verpflichtetseins hinreichend bewußt, auch wenn sie verleugnet und dadurch verschleiert werden.

Der Familientherapeut muß lernen, zwischen der Grundstruktur von Loyalitätssystemen und deren sekundären Manifestationen und Ausformungen zu unterscheiden. So muß etwa die überstarke symbiotische Bindung zwischen einer verheirateten Frau und ihrer Mutter als solche erkannt und therapeutisch exploriert werden, auch wenn sie sich im Bewußtsein der Beteiligten als feindliche Ablehnung äußert. Der sichtbare Charakter der Beziehung (zum Beispiel, daß man einander aus dem Weg geht, Sündenböcke sucht, einander leidenschaftlich bekriegt) ist weniger bedeutsam für den Therapieerfolg als das Ausmaß der uneingelösten und verleugneten Verpflichtungen bei jedem Partner.

Das dynamische Aufeinander-bezogen-Sein von Individuum und menschlicher Umwelt ist etwas Persönliches und läßt sich mit Begriffen wie »kulturspezifisches Verhalten« und so fort nicht zutreffend charakterisieren. In den Kapiteln 4 und 5 werden wir darlegen, daß für die Beziehung des Menschen zu seiner Umwelt ein Gleichgewicht der Fairneß beziehungsweise Gerechtigkeit maßgebend ist. In der soziologischen Literatur wird die Tatsache, daß Gesellschaften und Familien über Verdienste Buch führen, unterschätzt. Ethische Werte gelten heutzutage nicht mehr als dynamische Faktoren. Zu einer pragmatischen, positivistischen Überbewertung der Wissenschaft erzogen, sind wir geneigt, daran zu zweifeln, daß es zwischen Heuchelei auf der einen und neurotischen Schuldgefühlen auf der anderen Seite überhaupt noch vertretbare ethische Werte gebe.

Unter den Psychoanalytikern hat Erikson den genetisch begründeten Gesellschaftscharakter des menschlichen Individuums betont: »Das Phänomen und der Begriff der sozialen Organisation und dessen Auswirkung auf das individuelle Ich wurde damit lange Zeit auf ein Nebengleis geschoben, wobei man der Existenz ›sozialer Faktoren‹ gelegentlich in gönnerhaftem Ton Erwähnung tat« (34, S. 19). Über die Quellen des Urvertrauens sagt er: »Das Vertrauensgefühl des Kindes zur Mutter wird durch eine Versorgung erweckt, die mit der sensitiven Befriedigung der individuellen Bedürfnisse des Kindes zugleich auch ein starkes Gefühl seiner eigenen Vertrauenswürdigkeit innerhalb des zuverlässigen Rahmens des herrschenden Lebensstils erzeugt« (34, S. 63).

Vertrauenswürdigkeit birgt also den Begriff erwiesenen Verdienstes in sich. Darüber hinaus verweist der Ausdruck »zuverlässiger Rahmen des herrschenden Lebensstils« auf eine Quelle des Vertrauens in der sozialen Umwelt, außerhalb der Zweiheit Mutter-Kind. In dem Maße, in dem sich die elterliche Umwelt in den Augen des Kindes Vertrauenswürdigkeit »verdient«, wird das Kind zum Schuldner seiner Mutter und aller derjenigen, die ihm durch die Würde ihrer Absichten und Taten Vertrauen einflößen. Das System selbst beginnt, strukturierte ethische Forderungen und Erwartungen an das Kind zu stellen, lange bevor diese als solche von ihm bewußt wahrgenommen und als Verpflichtungen erkannt werden können. Darüber hinaus wird das Kind zeit seines Lebens seinen Eltern und seiner Familie gegenüber in dieser existentiellen Dankesschuld stehen. Je vertrauenswürdiger die Umwelt war, um so mehr ist man ihr verpflichtet; je weniger man die empfangenen Wohltaten zu vergelten vermochte, um so höher wird die auflaufende Schuld.

Möglicherweise sähe der Leser diesen Punkt lieber in einem psychologischen als in einem existentiell-beziehungsbedingten Rahmen gedeutet, aber wir sprechen hier nicht von einer »Pathologie« neurotischer Schuldgefühle. Was wir meinen, ist einfach die existentielle Dankesschuld, die daraus erwächst, daß Eltern und andere Betreuer sich auf vertrauenerweckende Weise des Kindes angenommen haben. Eriksons »zuverlässiger Rahmen des herrschenden Lebensstils«, aber auch Bubers »Gerechtigkeit der menschlichen Welt« besagen, daß eine Vielzahl von mehrere Generationen umspannenden, persönlichen Beziehungen erforderlich sein kann, um eine Atmosphäre des Gleichgewichts zwischen Vertrauen und Mißtrauen herzustellen.

Bei einer Ehetherapie gestand der junge Ehemann ein, er fühle sich durch unein-lösbare Dankesschuld fortdauernd an seine Eltern gebunden. Der Grund hierfür sei nicht nur darin zu suchen, daß die Eltern versucht hatten, ihm die beste Erziehung angedeihen zu lassen etc., sondern auch darin, daß er ein rückfälliger Tunichtgut war, dem sein Vater mehrmals vor Gericht, bei der Polizei, in der Schule hatte aus der Patsche helfen müssen. Darauf reagierte die junge Frau: »Glaubst du, daß uns unsere Kinder auch so viel zu danken haben werden?« Es sei erwähnt, daß es sich bei dem Problem dieses Paares um eine Art von Loyalitätskonflikt handelte, wie ihn andere Paare nur allmählich erkennen lassen: Der Mann war hin- und hergerissen zwischen den Verpflichtungen gegenüber den Eltern und denen gegenüber der eigenen Frau. Zudem gab es zwischen den beiden Herkunftsfamilien offene, akute Reibereien. Der Loyalitätskonflikt der Frau äußerte sich auf eine etwas komplexere Weise: Sie schien erpicht, mit den Schwiegereltern Krieg zu führen, gestand aber auch, daß sie Frustrationsgefühle habe wegen der Kontaktarmut in ihrer eigenen Herkunftsfamilie.

Bei den meisten Familien läßt sich herausbekommen, wer die »Opfer« sind, wie sie es wurden – sei es durch unausgewogene Loyalitätserwartungen, sei es dadurch, daß sie in rachsüchtige, abwegige Ausgleichsbemühungen hineingezogen wurden. Es ist Sache des Familientherapeuten, dieses verwirrende, destruktive Gezerf in einer Mehrgenerationen-Perspektive zu sehen. In dem Maße, in dem die Familienmitglieder verstehen lernen, daß ein scheinbarer Tyrann einst selbst ein Opfer war, wird sich dann allmählich eine ausgewogenere Auffassung einstellen. Verdienstbuchführung und Loyalitätsverpflichtung tragen dazu bei, das Ineinandergreifen von Systemerwartungen und »Bedürfniskatalogen« der einzelnen Mitglieder zu erhellen.

Mit unserem Systemkonzept läßt sich durchaus vereinbaren, welche Bedeutung die verinnerlichten Muster (etwa der immer wiederkehrende Wunsch nach einer Wiederholung gewisser frühkindlicher Beziehungserlebnisse) für die Motivation jedes einzelnen Familienmitglieds haben mögen. Viele Handlungen und Haltungen lassen sich nur aus ihrer jeweiligen verinnerlichten Beziehungsorientierung erklären. Die Schuld- und Verdienst-Buchführung innerhalb des Gesamtsystems besitzt indes eine eigene faktische Realität und eine entsprechende generationenübergreifende Motivationsstruktur. Bei jeder Eheschließung vereinigen sich eben nicht nur Braut und Bräutigam, sondern zwei Familien mit ihren Schuld- und Verdienstsystemen. Ohne die Fähigkeit, den künftigen Gatten intuitiv als Knotenpunkt in einem Loyalitätsgewebe zu erkennen, heiratet man bestenfalls in die verbesserte Neuauflage der eigenen Herkunftsfamilie hinein. In diesem Falle wird dann jeder der beiden Gatten den anderen unbewußt zu zwingen suchen, für Ungerechtigkeiten aufzukommen, die er in der eigenen Herkunftsfamilie erlitten hat.

Generationenübergreifende Schuld- und Verdienstbuchführung

Loyalitätsverpflichtungen sind ihrem Wesen nach dialektischen Ursprungs. Normalerweise beschränken sie sich auf bestimmte Funktionsbereiche, die in der Regel mit der Aufzucht und Erziehung der Kinder zusammenhängen. In dem Maße, in dem der Erwachsene bestrebt ist, die eigene normative Wertorientierung seinem Kind zu vermitteln, wird er in dem sich entspinnenden Dialog von Verpflichtungen zum »Gläubiger«, sein Kind zum

»Schuldner«. Der Schuldner wird eines Tages durch Verinnerlichung der in ihn gesetzten Erwartungen, durch deren Erfüllung und schließlich durch deren Weitervermittlung an seine eigenen Kinder seine Schuld innerhalb des zwischen den Generationen bestehenden Rückkopplungssystems begleichen müssen. Jeder schuldbegleichende Akt trägt zur Hebung des Loyalitäts- und Vertrauensniveaus innerhalb der Beziehung bei.

Das familiäre Verpflichtungssystem ist »gesund«, wenn die Möglichkeit besteht, Verpflichtungen auf Kinder auszudehnen und sie in Einklang zu bringen mit der schließlichen emotionalen Individuation der Familienmitglieder. Individuation läßt sich weniger in funktionalen oder in Leistungsbegriffen erfassen als in der Fähigkeit, alte und neue Loyalitätsverpflichtungen miteinander in Einklang zu bringen. Das Potential in Aussicht stehender neuer Bindungen (zum Beispiel Verlobung, Heirat, Elternschaft) muß abgewogen werden gegen alte Verpflichtungen, die uns zu dauerndem symbiotischen Beieinanderbleiben bewegen.

Das Ausmaß der symbiotischen Bindung an die Herkunftsfamilie ist schwer abzuschätzen, wenn die Verpflichtungen – bei ohnehin bestehender Vernachlässigung der Familienbeziehungen – verinnerlicht wurden und zur Struktur erstarrt sind. Hierzu ein Beispiel:

Ein Sechzehnjähriger wurde uns vom Gericht zur Behandlung überwiesen wegen »chaotischer Lebensführung, permanenten Schuleschwänzens und Drogenmißbrauchs bis zur Persönlichkeitszerstörung«. Das erste Familieninterview, an dem auch die getrennt lebenden Eltern des Jungen und seine beiden verheirateten Schwestern teilnahmen, ergab ein völlig anderes Bild. Die gesamte Familie litt unter einer Vielzahl persönlicher und ehelicher Probleme, die jeder als mit den anderen nichts zu tun habend hinzustellen versuchte. Alle schienen, zumindest unausgesprochen, besorgt über die eheliche Entfremdung der Eltern. Wer war schuld daran, daß vor zehn Jahren die damals zwanzigjährige Ehe der Eltern zur Trennung führte? In fast regelmäßigen Abständen hatte ein Familienmitglied nach dem anderen das Haus verlassen: erst der Vater, dann die ältere Tochter, dann die jüngere, dann zog der ältere Sohn in eine andere Stadt. Der jetzt sechzehnjährige Jüngste blieb als einziger bei der deprimierten, ängstlichen, übergewichtigen Mutter.

Während also, von außen gesehen, dieser Junge ein leichtsinniges, vergnügungssüchtiges Leben führte, brachte er auf der Loyalitätsebene der Familie ein Opfer für sie alle. »Ich weiß, ich lebe verantwortungslos«, sagte er, »Verantwortung macht keinen Spaß. Aber wenn ich tatsächlich Verantwortung übernehmen muß, übernehme ich sie auch.« Und wirklich diente seine selbstzerstörerische Lebensweise als Bürgschaft dafür, daß er als letztes Mitglied der Familie nicht imstande sein würde, die Mutter zu verlassen.

Die therapeutische Wirkung einmal der Sichtbarmachung der Loyalitätsaspekte im Verhalten dieses Jungen, zum anderen der Untersuchung der direkten, persönlichen Folgen, die sich aus der Beziehung der Eltern ergaben, führte innerhalb weniger Wochen zu einer bemerkenswerten Verhaltensänderung. Der Junge suchte und fand einen Arbeitsplatz, in dem er sich dann monatelang halten konnte. Gleichzeitig wurde die Mutter, allerdings nur vorübergehend, arbeitslos und war damit eine Zeitlang auch äußerlich von ihrem Sohn abhängig. Schließlich bekam sie eine viel befriedigendere Arbeit, von der sie immer schon geträumt, um die sich zu bewerben sie aber nie gewagt hatte.

Im Leben der Töchter war der Verzicht auf Individuation zunächst sogar noch weniger als loyalitätsbedingt erkennbar. Die jüngere Tochter war anfangs eher bereit zuzugeben, daß sie Hilfe brauchte, um mit ihrem Leben fertigzuwerden. Sie berichtete, sie habe einen Alkoholiker geheiratet, und ihre Ehe sei der ihrer Eltern geradezu erschreckend ähnlich. Die ältere Tochter zögerte zuerst einzugestehen, daß sie Hilfe brauchte. Im Laufe der nächsten Behandlungsmonate war sie jedoch diejenige, die sich am aktivsten an den Familientherapiesitzungen beteiligte. Sie gab zu, daß ihre Ehe sehr gestört und in eine Sackgasse geraten sei, und konnte schließlich sogar ihren Ehemann bewegen, an den Sitzungen teilzunehmen. Wie sich herausstellte, hatte sie das Gefühl, ihre Mutter zehre von ihrem, der Tochter, Leben, und zwischen ihr und ihrer Mutter herrsche ständig eine Atmosphäre angstvoller Spannung. Sie hatte jedoch nie den Mut aufbringen können, die Gefühle ihrer Mutter zu verletzen und mit ihr über die Entfremdung zwischen ihnen zu sprechen. Als sie schließlich diese amorphe emotionale Dreierbeziehung offen zu erörtern vermochte, berichtete sie über große Fortschritte.

Je stärker es durch unsichtbare Loyalitätsverpflichtungen an die Eltern gefesselt ist, um so schwerer wird es für das heranwachsende Kind, die alten Loyalitätsbande durch das Eingehen einer neuen Bindung zu ersetzen. Führt diese neue Bindung zu Eheschließung und Elternschaft, so ist es wesentlich leichter für den jungen Menschen, eine zutiefst loyale Zuneigung zum eigenen Kind zu entwickeln als zum Ehepartner. Der absolut legitime Anspruch des hilflosen Säuglings auf Pflege und Betreuung und das daraus entstehende Verdienst erlauben es dem Erwachsenen wie nichts sonst, sein Schuldgefühl wegen der nurmehr unzulänglichen Erfüllung der Kindespflicht gegenüber den eigenen Eltern zu kompensieren. Zu den Vorzügen der Elternschaft gehört daher neben dem offenkundigen Besitzzuwachs auch die Entbindung von der Schuld der Illoyalität: Man erfüllt ja schließlich eine lohnende Pflicht. Die Elternschaft ist eine einzigartige Chance, die innerlich empfundene, sich selbst angelastete Schuld der Illoyalität wiedergutzumachen.

Schuldgefühle und ihre moralischen Implikationen

Unter dem Gesichtspunkt des Loyalitätssystems betrachtet, kann also die Verpflichtung gegenüber dem Ehepartner zurücktreten hinter einer impliziten Verpflichtung gegenüber dem noch ungeborenen Kind. In allen früheren Gesellschaften dürften junge Ehepaare weit weniger unter Schuldgefühlen wegen Illoyalität gelitten haben, als das heute in den verstädterten, industrialisierten Gemeinwesen der Fall ist. Die jungen Leute vermochten sich schon deshalb frei von Schuld zu fühlen, weil die Wahl des Gatten von den Eltern getroffen wurde – ein Umstand, auf den sie überdies die Schuld an ihren ehelichen Reibereien schieben konnten.

Verfolgt man diese Argumente weiter, so ergibt sich eine interessante Einsicht in die Ursprünge sexuellen Schuldgefühls und sozialer Tabus im Zusammenhang mit heterosexuellen Bindungen. Eine der tiefsten Wurzeln *sexueller Hemmungen* gründet zweifellos in der Furcht, man könne sich illoyal zeigen gegen die eigene Herkunftsfamilie. Da heterosexuelle Bindung mit der Aussicht auf Zeugung von Nachwuchs einhergeht, sollte sie in der Tat die kindespflichtige Loyalität des jungen Erwachsenen gegenüber seinen Eltern zerstören. Die Struktur des daraus resultierenden Schuldgefühls unterscheidet sich vom ödipalen Schuldgefühl, das auf der Dreieckskonstellation heterosexueller Eifersucht zwischen Kind und Eltern beruht.

Es ist nichts Ungewöhnliches, daß symbiotisch-loyale junge Menschen ein schweres Debakel erleben, wenn sie sich zum erstenmal verlieben. Ein junges Mädchen erklärte sich seine plötzliche akute Psychose mit massiven sexuellen Schuldgefühlen: Wann immer es spät abends mit seinem Freund »schmusen« wollte, mußte es die Tür zum Elternschlafzimmer schließen. Indessen bestand in der Familie die Gepflogenheit, nachts die Türen offenzulassen. Symbolisch gesprochen, waren die Loyalitäten hier in den Türangeln aufgehängt.

Viele Jungverheiratete entdecken erst, nachdem sich das Feuer der ersten sexuellen Leidenschaft gelegt hat, daß sie zu keiner

Loyalitätsbindung an ihren Ehepartner fähig sind. Es bedarf dann möglicherweise einer Familientherapie, damit sie volle Klarheit gewinnen über das Ausmaß der unsichtbaren Verpflichtungen, die sie noch immer an ihre Herkunftsfamilie fesseln. Sie haben das Gefühl, daß eine unbezahlte Dankesschuld gegenüber den Eltern ihnen das Recht zur Freude am Genuß nehme, selbst wenn die Eltern sich, genaugenommen, gar nicht verdient gemacht haben.

Dagegen haben die meisten so gearteten Menschen keinerlei Schwierigkeiten, ihre Loyalität gegenüber ihren Kindern zu erkennen und zu bejahen. Die ethischen Forderungen der Elternschaft sind so stark, daß sie, selbst wenn große persönliche Opfer damit verbunden sind, kaum je verletzt werden. Nur selten wird (wie etwa bei Kindesmißhandlung) ein Kind geopfert, um die Illoyalität der Eltern gegenüber deren eigenen Eltern aufzuwiegen. Es ist viel üblicher, daß die Sündenbockrolle dem Ehepartner oder den Schwiegereltern zugeschoben wird.

Der Kampf um die Loyalitätsverpflichtungen tobt meist in der Tiefe, und selbst für die unmittelbar Beteiligten sind nur seine sekundären Merkmale in Form von Rationalisierungen erkennbar. Bei einer Familie glaubten wir anfangs, der Vater sei wahrhaftig ein völliger Versager – bis wir entdeckten, daß alle sechs Geschwister der Mutter Ehepartner hatten, welche als untüchtig galten. Gleichzeitig war den Geschwistern Hilfsbereitschaft untereinander absolut vorrangig, und sie gaben sich auch gar keine Mühe zu verbergen, daß sie aufeinander stärker hörten als auf ihre jeweiligen Ehepartner.

Durch Ehen, Liebesaffären, Liebhaber und homosexuelle Partner wollen Jugendliche und junge Erwachsene – oft unbewußt – die Loyalitätsverpflichtung ihren Eltern gegenüber eher stärken als ersetzen. Wenn sie mit diesen Beziehungen vor den Eltern paradieren, so wollen sie vielleicht die alte Anhänglichkeit nur verstärken, indem sie sie einer Herausforderung aussetzen und die Eifersucht der Eltern provozieren. Aus den lautstarken Auseinandersetzungen, die oft auf eine unmittelbar bevorstehende Trennung des jungen Erwachsenen von seiner Herkunftsfamilie hinzudeuten scheinen, kann der außenstehende Beobachter das Ausmaß der darunter verborgenen unverbrüchlichen Loyalität häufig nicht erkennen.

Nun noch ein Wort zur Frage der Religion, gesehen unter dem

Blickwinkel von Mehrpersonen-Systemen: In gemischt-religiösen Familien erreicht dieses Problem oft hohe Brisanz. Wenn beide Ehepartner ihren ursprünglichen Glauben aufgeben, so gehen sie miteinander eine Loyalitätsbindung ein auf Kosten der Religion und, symbolisch, ihrer Herkunftsfamilien. Indem sie ihre alten Familienbande radikal durchtrennen, bilden sie, sozusagen auf Grund der Nichterfüllung ihrer Verpflichtungen, eine neue Loyalitätsstruktur. Allerdings muß der Familientherapeut sich dann fragen, ob die Verschiebung des Ablösungsproblems auf die religiöse Ebene nicht vielleicht darauf zurückzuführen ist, daß die Eltern dieser jungen Menschen die Trennung von ihren eigenen Eltern nicht zu vollziehen vermochten, wodurch ihre Kinder nun in eine noch komplexere unsichtbare Loyalitätsverstrickung hineingezogen worden sind.

Die generationenübergreifende Struktur von Loyalitätskonflikten

In der Abfolge der Generationen geraten vertikale Loyalitätsverpflichtungen ständig mit horizontalen in Konflikt. Die vertikalen Verpflichtungen werden entweder der vorangegangenen oder der nächsten Generation, die horizontalen dem Ehegatten, den Geschwistern oder den Altersgenossen ganz allgemein geschuldet. Das Eingehen neuer Beziehungen, vor allem im Falle von Heirat und der Geburt von Kindern, bringt zwangsläufig neue Loyalitätsverpflichtungen mit sich. Je starrer das Loyalitätssystem der Herkunftsfamilie, desto schwerer fällt dem Individuum die Wahl. (Für wen entscheidest du dich: für mich – oder für ihn beziehungsweise für sie?)

Im Verlauf der Entwicklungsphasen, welche die Kernfamilie durchmacht, stehen alle Mitglieder vor immer neuen Anpassungsforderungen. Anpassung bedeutet hier nichts Endgültiges, keinen Abschluß einer vorangegangenen Phase, sondern den fortwährenden Zwang, alte, nie erloschene Erwartungen mit neuen in Einklang zu bringen. Geburt, Wachstum, Geschwisterrivalität, Individuation, Loslösung, Vorbereitung auf die Elternschaft, Altwerden der Großeltern und schließlich Trauer um die Verstorbenen sind Beispiele für Situationen, die jeweils ein neuerliches Gegeneinander-Abwägen der Loyalitätsverpflichtungen erfordern.

Folgende Loyalitätsübertragungen werden – entwicklungsbedingt – zu irgendeinem Lebenszeitpunkt notwendig:

1. Junge Eltern müssen ihre Loyalität von ihrer Herkunftsfamilie auf ihren Ehepartner übertragen; sie schulden einander nun sexuelle Treue und gegenseitige Versorgung. Sie sind überdies ein Team zur Erzeugung von Nachwuchs geworden.
2. Sie schulden ihren jeweiligen Herkunftsfamilien und damit ihrem nationalen, kulturellen und religiösen Herkunftsbereich und seinen Werten eine nunmehr neu abzusteckende Loyalität.
3. Sie schulden den aus ihrer Verbindung hervorgehenden Kindern Loyalität.
4. Kinder schulden ihren Eltern und der älteren Generation Loyalität.
5. Geschwister sind einander Loyalität schuldig.
6. Blutsverwandte Familienmitglieder sind zwar verpflichtet, sexuelle Beziehungen zueinander zu vermeiden, schulden einander aber dennoch Zuneigung.
7. Väter schulden der von ihnen gegründeten neuen Kernfamilie Unterhalt, bleiben aber zugleich weiterhin zur Unterstützung ihrer alternden oder kranken Eltern und Verwandten verpflichtet.
8. Mütter haben Hausarbeit und Kindererziehung in ihrer Kernfamilie zu übernehmen, müssen aber auch noch für ihre Herkunftsfamilie verfügbar bleiben.
9. Familienmitglieder schulden einander Solidarität gegenüber Freunden und Fremden, sind aber auch der Gesellschaft gegenüber zu einem Verhalten als gute Bürger verpflichtet.
10. Von allen wird erwartet, daß sie sich dem gesamten Familiensystem gegenüber loyal verhalten und damit seinen Fortbestand sichern, aber auch bereit sind, neue Beziehungen in das System einzugliedern und die daraus sich ergebenden Systemveränderungen zu bewältigen.

Klassisches Beispiel eines ungelösten Loyalitätskonflikts ist die Geschichte von Romeo und Julia. In seinem Prolog faßt Shakespeare die familienbezogene Bedeutung des tragischen Todes der beiden Liebenden folgendermaßen zusammen:

Wie diese Liebe nun dem Tod verfiel,
Der Eltern Eifern, immerfort erneut,
Erst in der Kinder Ende fand sein Ziel,
Das lehrt zwei Stunden euch die Bühne heut' ...

Loyalität, ein Schlüsselbegriff des vorliegenden Bandes, ist von uns als Motivationsdeterminante beschrieben worden, die eher multipersonale, dialektische als individuelle Wurzeln hat. Obwohl Loyalität etymologisch vom französischen loi, Gesetz, abgeleitet ist, liegt ihr wahres Wesen doch in dem unsichtbaren Geflecht der Gruppenerwartungen und nicht im sichtbaren Gesetz. Die unsichtbaren Fasern der Loyalität sind in der Blutsverwandtschaft, der Erhaltung biologischen Lebens und der Sicherung des Fortbestands der Familie auf der einen, in den erworbenen Verdiensten der Mitglieder auf der anderen Seite verankert. In diesem Sinne ist Loyalität verwandt mit einer Familienatmosphäre des Vertrauens, gegründet auf zuverlässiger Verfügbarkeit und erwiesenen Verdiensten der Mitglieder. Die nächsthöhere Begriffsebene erfordert die Definition der Gerechtigkeit als eines Systembereichs, in welchem der Ausgleich von Loyalitätserwartungen erfolgt.

4 Gerechtigkeit und Gesellschaftsdynamik

Unsere Terminologie wird dem Leser vermutlich unvertraut sein und seinem eigenen wissenschaftlichen Begriffssystem nicht entsprechen. Wir könnten uns zum Beispiel auch der Sprache der Interaktions- beziehungsweise Verhaltensforschung oder der psychodynamischen, das Individuum betrachtenden Psychologie bedient haben. Wir hätten die unvermeidlichen Elemente des »Machtspiels« hervorheben können, die in der Unterdrückung des Ehepartners, eines älteren Familienmitglieds oder des Therapeuten unausgesprochen enthalten sind, so wie sie im Verlauf einer Familientherapie oft hintereinander in Erscheinung treten. Wir hielten es aber doch für wichtiger, die Schicht der Motivationen zu untersuchen, welche Hoffnung auf Wiederherstellung der verletzten menschlichen Gerechtigkeit zuläßt.

Der Grund, weshalb wir die Gerechtigkeit als dynamischen Hauptbegriff in die Familientheorie eingeführt haben, liegt in der Bedeutung der Loyalitätsmuster für Gestaltung und Regulierung enger Beziehungen. Um Loyalität nicht nur als Bereitschaft des einzelnen, sondern als Systemkraft zu begreifen, mußten wir die Existenz eines unsichtbaren Hauptbuchs in Betracht ziehen, in dem die vergangenen und gegenwärtigen Verbindlichkeiten der Familienmitglieder untereinander erfaßt sind. Das Wesen dieses Hauptbuches hat multipersonale, systemische Faktizität. Dem Nächsten Gutes zu erweisen als persönliches Ziel, übersteigt per definitionem die Bedürfnisse des Individuums. Das Konto des einzelnen Familienmitglieds ist sozusagen schon belastet, bevor es selbst zu handeln beginnt. Je nachdem, ob seine Eltern übermäßig zärtlich oder nachlässig waren, wird es in einen Bestand größerer oder geringerer Verpflichtungen hineingeboren. Die Tatsache, daß seine Eltern und deren Ahnen es bereits mit ähnlichen Erwartungen zu tun und kindliche mit elterlichen Verpflichtungen in Einklang zu bringen hatten, macht es notwendig, von diesem »Hauptbuch« als einer über die Generationen hinwegreichenden Konstruktion zu sprechen. Das Gefüge der Erwartungen macht das Geflecht der Loyalitäten und, zusammen mit den Handlungskonten, das Hauptbuch der Gerechtigkeit aus.

Das unsichtbare Familienhauptbuch der Gerechtigkeit ist ein Beziehungskontext und die dynamisch wichtigste Komponente des persönlichen Bereichs des Individuums, die nicht als außerhalb von diesem existierend betrachtet werden darf. Der persönliche Bereich ist im wesentlichen verwandt mit der Ethik von Beziehungen und läßt sich mit Intelligenz oder Schlauheit allein nicht bewältigen. Manche sehr mißtrauische und ungerechte Menschen mögen mit ihrer menschlichen Umwelt hauptsächlich mittels kalkulierender Vernunft fertigwerden, die jedoch letztlich ihren wahren Bedürfnissen als menschliche Wesen nicht gerecht werden kann.

Überdies ist Gerechtigkeit eine existentielle Gegebenheit. Das Verpflichtetsein des Kindes gegenüber den Eltern wird bestimmt durch das Vorhandensein der Eltern, die Quantität und Qualität ihrer Zuwendung und aktiven Fürsorge. Ähnlich muß Ausbeutung nicht notwendigerweise auf Grund bewußter Böswilligkeit des anderen geschehen, sie kann sich aus der strukturellen Eigenart enger Beziehungen ergeben. Die subjektiv als ungerecht empfundene Position eines Mitglieds im Beziehungssystem der Familie kann weitgehend schuld sein an dem, was als paranoide Persönlichkeitsentwicklung diagnostiziert wird.

Obwohl wir also hinsichtlich der Motivation auch andere Faktoren für die Loyalitätsbindung heranziehen müssen – Blutsbande, Liebe, Ambivalenz, gemeinsame Interessen, Gefahr von außen –, haben wir uns vornehmlich für die Struktur der wechselseitigen Verpflichtungen interessiert. Wir vertreten die Ansicht, daß tiefere, lang anhaltende Motivationen ihre eigene, im Familiensystem begründete Homöostase haben, auch wenn ihre Kriterien weniger erkennbar sind als etwa die der problemlösenden beziehungsweise offenkundigen Symptomträger-Rollenverschiebungen. Die Kenntnis der tieferen Beziehungsdeterminanten wird dem Familientherapeuten für seine Arbeit nützlich sein.

Wir glauben, daß der Begriff »Gerechtigkeit der menschlichen Ordnung« ein gemeinsamer Nenner für die Einzel-, Familien- und Gesellschaftsdynamik ist. Menschen, denen in ihren Familienbeziehungen kein Gefühl für Gerechtigkeit beigebracht worden ist, haben meist auch ein gestörtes Verhältnis zur sozialen Gerechtigkeit. Der Familientherapeut kann sein Wahrnehmungsvermögen für jene Ordnung der Gerechtigkeit, Fairneß und Gegenseitigkeit schärfen lernen, die das Ausmaß an Vertrauen und Loyalität in Familienbeziehungen bestimmt. Gerechtigkeit kann als ein Gewebe unsichtbarer Fasern betrachtet werden, welche die Geschichte der Familienbeziehungen längs und quer durchlaufen und das System durch alle Phasen des räumlichen Miteinanders und Getrenntseins in einem sozialen Gleichgewicht halten. Wahrscheinlich ist nichts so bedeutsam für die Beziehung zwischen Eltern und Kind wie der Fairneß-Grad der Erwartungen im Hinblick auf kindliche Dankbarkeit.

Hier könnte der Leser fragen, ob er denn nicht mit Begriffen konfrontiert werde, die der traditionellen Psychotherapie und psychologischen Theorie fremd seien, selbst wenn man diese im weiteren Sinne verstehe. Ist Gerechtigkeit ein Begriff, der eher auf Justiz oder Religion beschränkt bleiben als zur Untersuchung menschlicher Motivationen dienen sollte? Nachdem wir Begriffe mit einzeltherapeutischer oder lediglich oberflächlich interaktioneller Nebenbedeutung als unbefriedigend eliminiert haben, hätten wir den Begriff »Unausgewogenheit der Gegenseitigkeit« wählen können, um die wertende Bedeutung des Wortes Gerechtigkeit auszuklammern. Wir entschieden uns aber für das Wort Gerechtigkeit, weil es nach unserer Meinung menschliche Verpflichtung und menschlichen Wert mit all ihrer reichhaltigen Motivierungskraft und Bedeutung wiedergibt.

Die Auffassung von Gerechtigkeit als einer beziehungsdynamischen Komponente entspringt den Systemimplikationen und existentiellen Bedeutungen von Schuldgefühl und Verpflichtung. Die einzeldynamische Theorie vertritt den Standpunkt, das Schuldgefühl rühre von der Verletzung von Tabus her, die das Individuum von den Eltern übernommen und verinnerlicht hat. Aus der Sicht des Gerechtigkeitsbegriffs jedoch befindet sich das Individuum in einem weitgefächerten ethischen und existentiellen Gleichgewicht mit anderen. Das Individuum »erbt« generationenübergreifende Verpflichtungen. Es ist jenen verpflichtet, die es aufzogen, und befindet sich mit seinen Altersgenossen auf einer Ebene wechselseitigen Gebens und Nehmens. Schließlich stellt es sich auch seinen im wesentlichen einseitigen Verpflichtungen gegenüber den von ihm abhängigen Kindern.

Für das Familienleben hat Gerechtigkeit eine besondere Bedeutung. Gleiches Maß für alle, der herkömmliche Bewertungsrahmen für Gerechtigkeit unter Erwachsenen, kann nicht als Richtschnur dienen, wenn es sich um das Abwägen der Eltern-Kind-Beziehung handelt. Jeder Elternteil befindet sich in einer asymmetrisch verpflichteten Position dem neugeborenen Sprößling gegenüber. Das Kind besitzt eine Quelle nicht selbstverdienter Rechte. Die Gesellschaft erwartet nicht von ihm, daß es die Wohltaten der Eltern in gleichem Maße vergilt.

Die Gesellschaft als Ganzes kann in jeder neu heranwachsenden Generation mit einer von dieser nicht selbst verursachten Schuld vorbelastet sein. Während die heute lebenden weißen Amerikaner kaum die Schuld an der mehrere Generationen zurückliegenden Versklavung Hunderttausender Afrikaner auf sich nehmen würden, hat der Druck der Sklaverei das Gerechtigkeitsempfinden von Generationen schwarzer Kinder verletzt und gestört. Man muß vernünftigerweise annehmen, daß der Weiße, der die ununterbrochen fortdauernden Auswirkungen der ehemaligen Sklaverei auf das Rechtsempfinden seiner schwarzen Mitbürger leugnen oder außer acht lassen wollte, sich eben dessen schuldig mache, was Martin Luther King »das Bedecken der Missetaten mit dem Mantel des Vergessens« nannte. Freilich könnte Gerechtigkeit als soziale Determinante immer noch in die eingleisigen und monothetischen Begriffe des Guten und des Bösen gefaßt werden. Ein Beziehungskonzept des einfühlsamen Interesses für die Fairneß von Verpflichtungen sollte jedoch nicht mit abstrakten Vorstellungen ökonomischer Machtverteilung auf Grund einer angenommenen Gleichheit verwechselt werden.

Die Tatsache, daß das Individuum nicht durch eigenes Zutun entstandene, aufgelaufene Gerechtigkeits- und Ungerechtigkeitskonten zum Ausgleich bringen muß, läßt es als notwendig erscheinen, eine implizite Quantifizierung von Billigkeitsansprüchen vorauszusetzen – ein unsichtbares Hauptbuch, eine generationenübergreifende Verdienstbuchführung. Verdienst bedeutet ein subjektiv bewertetes Gut, das sich nicht, wie materielle Verdienste, objektiv quantifizieren läßt. Websters Third International Dictionary definiert Verdienst als »seelisches Guthaben oder angesammelten moralischen Überschuß, der als durch Leistung oder gute Taten erworben und das künftige Wohlergehen sichernd betrachtet wird«. Jede loyale Beziehung beruht auf erworbenem oder nicht selbsterworbenem Verdienst, und Gerechtigkeit hat mit der Verteilung der Verdienste im gesamten Beziehungssystem zu tun.

Fairneß und Gegenseitigkeit

Soziologen haben die entscheidende Bedeutung der Gerechtigkeit für den Zusammenhalt sozialer Strukturen anerkannt. Gouldner analysiert die Bedeutung der »Gegenseitigkeit« von Transaktionen und definiert sie als wechselseitige Gewinne beziehungsweise Wohltaten. Nach Gouldner ist »die *Norm* der Gegenseitigkeit ein konkreter, spezifischer Mechanismus, dessen Funktion in der Aufrechterhaltung jedes stabilen sozialen Systems besteht« (47, S. 174). Obwohl wir mit der Meinung der Soziologen übereinstimmen, daß eine »allgemeine Norm der Gegenseitigkeit« von den Mitgliedern eines sozialen Systems verinnerlicht wird, möchten wir uns als Familientherapeuten auf ein Mehrpersonen- oder systemisches Gerechtigkeitshauptbuch konzentrieren, das dem zwischenmenschlichen Gewebe der menschlichen Ordnung, dem »Zwischenreich«, innewohnt. Das Hauptbuch erfaßt alle in der Geschichte der Interaktionen der Gruppe auflaufenden Abweichungen von der Gegenseitigkeitsnorm. Es ist die Grundlage für die ausgleichenden Rückzahlungen. Das Gewicht in der Vergangenheit unvergoltener Verdiensttransaktionen modifiziert die Gleichwertigkeit des wechselseitig bedingten Austauschs von Wohltaten in gegenwärtigen zwischenmenschlichen Beziehungen. Nicht-annehmende Eltern belasten das Hauptbuch und damit die Persönlichkeitsentwicklung ihrer Kinder anders als nicht-gebende Eltern.

Untersucht man die dynamische Bedeutung von Gerechtigkeit, Verpflichtung, Loyalität und den moralischen Charakter von Gruppen, dann ist *Ausbeutung* eines der wichtigsten Probleme. Gewöhnlich wird Ausbeutung mit Begriffen wie Macht, Reichtum und Herrschaft in Verbindung gebracht. Um die eigentliche Dialektik der beziehungsbedingten Ausbeutung in Familien begreifen zu können, ist ein wesentlich erweiterter und angemessenerer begrifflicher Rahmen vonnöten. Wir beabsichtigen, über den Begriff der Ausbeutung als einer Grundlage für die quasi-quantitative Behandlung der Verdienstbuchführung zu diskutieren. Ausbeutung ist ein relativer Begriff, der eine stillschweigende Quantifizierung einschließt. Verschiebungen in den Machtpositionen sind unzuverlässige Maßstäbe der Ausbeutung; denn auch Eltern, Vorgesetzte oder Prominente können durch ihnen Unterstehende ausgebeutet werden.

Der Vorwurf der Ausbeutung ist in spontanen Auseinandersetzungen zwischen Familienmitgliedern häufig – wenn auch nicht ausdrücklich vorgebracht – unüberhörbar. Eltern neigen dazu, das »Ausmaß« an Sorge und Zuwendung, das sie erwartungsgemäß ihren Kindern angedeihen lassen sollten, an demjenigen zu messen, das sie ihrer Meinung nach von ihren eigenen Eltern empfangen haben. Sie scheinen nach einer Art inneren Ausgleichs zu suchen. Erwachsene vermögen rückblickend Betrachtungen darüber anzustellen, wie sie ihrer Kindheit dadurch »beraubt« wurden, daß sie ständig zum Schiedsrichter über ihre sich streitenden Eltern aufgerufen wurden. Sexualbeziehungen werden oft als selbstsüchtig und ausbeuterisch bezeichnet von Ehefrauen, die über mangelnde Befriedigung klagen, und von Ehemännern, die sich von ihren Frauen sexuell manipuliert fühlen. Inzest wird herkömmlicherweise als Ausbeutung des Kindes durch einen Elternteil betrachtet. Ein näherer Blick auf die dem Inzest zugrundeliegende Familiendynamik läßt jedoch mindestens ein Dreipersonen-Interaktionssystem erkennen, das als zusätzliche Komponente die mißlungene Ehe der Eltern einschließt.

Es ist besonders wichtig, die Bedeutung der Rolle des Kindes als des unwissentlich potentiellen Ausbeuters der Eltern zu begreifen, da das Kind ja einen »Anspruch« darauf hat, zu empfangen, ohne geben zu müssen. Viele Eltern glauben, daß sie ihrem Gefühl, ausgebeutet zu werden, keinen Ausdruck verleihen und sich nicht beklagen dürfen; daher verbergen sie dieses Gefühl unbewußt hinter übertriebener Fürsorge, übermäßiger Permissivität, märtyrerhafter Hingabe und anderen Abwehrmechanismen. Zusammen mit dem Empfinden, von ihrer Herkunftsfamilie ausgebeutet worden zu sein, können diese Gefühle einen Motivations-Überdruck zugunsten schwerer Kindesmißhandlung erzeugen. Darüber hinaus unterminieren Eltern, die es ihren Kindern schwermachen, deren Dankesschuld abzutragen, eine weitere Dimension des Systems ausgewogener Gegenseitigkeit innerhalb der Familie. Der echte Dialog erfordert Gegenseitigkeit sowohl von Geben als auch von Annehmen des Gegebenen.

Wichtige Überlegungen zur Ausbeutungsthematik können sich auch zwischen ungleich engagierten Partnern in heterosexuellen Beziehungen ergeben. So hat etwa die überkommene restriktive, überprotektive Einstellung zum weiblichen Sexualverhalten die Bereitschaft unterstützt, ein abgewiesenes Mädchen als ausgebeutet zu betrachten, besonders wenn seine romantische Verliebtheit nicht auf ein entsprechendes Gefühl bei seinem Partner gestoßen war. Und doch behaupten viele abgewiesene Liebende, daß es trotz des schmerzenden Verlusts besser sei, umworben und verlassen als vom Gegenstand ihrer Leidenschaft überhaupt nicht umworben worden zu sein. Das Gleichgewicht zwischen Empfangen und Benutztwerden gehört zum Wesen jeder Beziehung und kann nur relativ zu allen anderen Gerechtigkeits-Gleichgewichten verstanden werden.

Persönliche versus strukturelle Ausbeutung

Gegenseitigkeit als dynamischer Begriff des Beziehungssystems kann zweierlei Arten der Ausbeutung beinhalten. Erstens kann ein Familienmitglied offen oder versteckt durch ein anderes dadurch ausgebeutet werden, daß letzteres nicht gibt oder unerwidert annimmt. Diese Ausbeutung zwischen zwei Personen muß unterschieden werden von einer zweiten Art, der strukturellen Ausbeutung. Diese hat ihren Ursprung in systemeigenen Besonderheiten, die beide Beteiligten gleichzeitig zu Opfern macht.

Der Ausdruck »ausgleichende Gerechtigkeit« bedeutet sowohl erteilte als auch als Vergeltung geforderte Belohnung wie Bestrafung. Zwischen zwei Menschen kann sich eine Beziehung auf eine Art und Weise entwickeln, die beiden Beteiligten die Chance für gewisse oder alle Aspekte ausgleichender Vergeltung versagt. Nicht abreagierte Rachegefühle sind nur ein Aspekt solch eines festgefahrenen Beziehungs-Ungleichgewichts. So kann ein Elternteil unter seinem Verlangen nach Anerkennung und Dankbarkeit leiden, während sein Kind gleichzeitig an dem unausgesprochenen und nicht zur Kenntnis genommenen Wunsch, kindliche Dankbarkeit zu zeigen, erstickt. Ähnlich mag ein Kind sich nach einer erzieherischen, zornig strafenden Reaktion seitens seiner Eltern sehnen, zu der diese sich nicht aufraffen wollen oder können. Nicht abreagierte Liebe und Rache sind grundsätzlich ausschlaggebend für die Strategie in Beziehungen;

Fragen wie die, ob Eltern vor den Kindern immer einig sein sollten oder wie gut sie als »Team« erzieherisch auf die Kinder einzuwirken vermögen, sind dabei von sekundärer, rein taktischer Bedeutung.

Wir müssen nachdrücklich betonen, wie wichtig es vor allem bei Familienbeziehungen ist, die spezifischen Faktoren der Gegenseitigkeit zu definieren – insbesondere diejenigen, die über das rein Materielle hinausgehen. Macht ist hier in anderen Begriffen zu definieren als in der Gesellschaft als Ganzes. Was so aussehen mag wie schwache, chaotische oder fragmentarische Familienbeziehungen, kann, wegen der eingefleischten Schuldgefühle und übermäßigen Ergebenheit der Mitglieder, das stärkste Band für diese sein. Die aufgelaufenen Verdienstkonten sowohl der gegenwärtigen als auch der vorangegangenen Generationen sind maßgebend für den Ausgangspunkt der Konten dessen, was als gegenwärtige Bilanz der laufenden funktionalen Gegenseitigkeit erscheint. Gouldner erwähnt Abweichungen von der Gegenseitigkeit, die auf Grund der unterschiedlichen Machtpositionen der Mitglieder in jeder sozialen Gruppe vorkommen. So kann etwa der mächtige Partner eine asymmetrische Beziehung aufrechterhalten, obwohl er dem schwächeren weniger gibt, als er von diesem bekommt. Andere Kompensationsmechanismen zur Aufrechterhaltung der Ungleichheit von Gegenseitigkeit schließen Verhaltensweisen wie »die andere Wange hinhalten«, »Noblesse oblige« und Nachsicht ein.

Wir wissen, daß in Familien unbeglichene Verpflichtungen aus der Vergangenheit weiterleben und diese entschädigend wirken können für gegenwärtige Unausgewogenheiten wie Außenstände an Dankbarkeit, Schuldgefühle wegen nichterfüllter Verpflichtungen, Wut über Ausbeutung und so fort. Unausgewogenheit hinsichtlich der Verdienst-Gleichwertigkeit oder des Austauschs von Wohltaten zwischen zwei oder mehreren Partnern in Beziehungen wird subjektiv als Ausbeutung durch den anderen registriert.

Quantitative Aspekte

Gouldner deutet an, daß Gegenseitigkeit einen ihr eigenen quantitativen Maßstab besitze, der durch das Ausmaß der Gleichwertigkeit im Austauschen bestimmt werde. Am einen Extrem steht volle Gleichwertigkeit wechselseitigen Gewinns, am anderen eine Situation, in der die eine Partei für den erhaltenen Gewinn nichts wiedergibt. Zwischen diesen beiden Extremen liegt eine Vielfalt scheinbarer oder echter Formen von Ausbeutung.

Die Frage, wie man Gleichwertigkeit der einander wechselseitig erwiesenen Wohltaten definieren soll, ist eine Schlüsselfrage in der Eltern-Kind-Beziehung. Der Säugling stellt, was Fürsorge und Zuwendung anlangt, die höchsten Anforderungen an die Mutter, und dennoch finden paradoxerweise die meisten Frauen eine sehr viel größere Befriedigung in der Fürsorge für Säuglinge als in der für ältere Kinder. Aber wie vermag der Säugling dem Erwachsenen zu geben, und wie können wir den Grad der Gleichwertigkeit des gegenseitigen Gebens und Nehmens in ihrer tagtäglichen Beziehung messen? Die Sprache der Soziologie unterscheidet da zwischen *heteromorpher* Gegenseitigkeit (»wie du mir, so ich dir«) und *homöomorpher* Gegenseitigkeit, welche »Gleiches mit Gleichem« vergilt. Homöomorphe Gegenseitigkeit muß nach Gouldner in primitiven Gesellschaften als für Bestrafung und Wiedergutmachung von Verbrechen wichtig gewesen sein. Gouldner fügt hinzu: »Man sollte auch erwarten, Mechanismen zu finden, welche die Menschen veranlassen, einander sozial zu Dank verpflichtet zu *bleiben*, und die eine völlige Begleichung der Dankesschuld verhindern.« Er zitiert die Aussage eines Seneca-Indianers (Irokesen), um diese Annahme zu belegen: »Wer ein Geschenk allzu rasch durch eine Gegengabe aufwiegen will, ist ein unwilliger Schuldner und ein undankbarer Mensch« (47, S. 175). Wie viele Formen elterlicher Weigerung, vom Kinde Gegengaben anzunehmen, entsprechen diesem Modell?

Systemebenen der Buchführung

Die Betrachtungen über Gerechtigkeit und Gegenseitigkeit lassen uns wieder auf das Problem der Erforschung der Tiefenebenen zurückkommen. Gleichwertigkeit ausgetauschter Wohltaten läßt sich am leichtesten feststellen, wenn der Austausch sichtbar stattfindet respektive wenn es sich um materielle Dinge handelt. Die wichtigeren Motivationsschichten hängen jedoch mit einem intimen, unwägbaren Interaktionsbereich zusammen. Um wachsen zu können, muß man die in der eigenen prägenden

Entwicklungsphase wurzelnden und aus ihr übernommenen unsichtbaren Bande erkennen und verarbeiten. Andernfalls besteht die Wahrscheinlichkeit, daß man sie in allen künftigen Beziehungen in Form von Wiederholungsmustern auslebt. Ein lediglich die beobachtbaren Verhaltensweisen der Familie berücksichtigender, vernunftdiktierter therapeutischer Einsatz wird notwendigerweise unbewußt Elementen der Realitätsflucht und -verweigerung in die Hand spielen. Desungeachtet lassen sich, zumindest zeitweilig, Verhaltensweisen ändern, ohne daß auf die motivierenden Komponenten eingewirkt werden müßte. Der innere therapeutische »Vertrag« wird letztlich das Ausmaß der Veränderung im System bestimmen. Sowohl der Therapeut als auch die Familie haben viele Möglichkeiten der Wahl, inwieweit sie eine Veränderung eher in den Oberflächen- als in den wesentlichen Tiefendimensionen der Familienbeziehungen herbeiführen wollen.

System- und individuumbezogene Betrachtungen über Sozialethik

Um zwischen der multipersonalen, systemischen und der individuellen Verpflichtungsebene in Familien zu unterscheiden, unterstellen wir, daß Gerechtigkeit als verallgemeinerte moralische Norm ein grundlegender sozialer Mechanismus sei und als solcher die Wirkungen der Motivationen und Verinnerlichungsprozesse des Individuums transzendiere. Ein Vergehen, begangen von einem Familienmitglied gegen das Mitglied einer anderen Familie, ist ein offenkundig individueller Akt, der aber eine Systemreaktion hervorrufen kann, wenn es zu einer Vendetta zwischen den Familien kommt. Als Individuum kann jedes Familienmitglied die Gegenseitigkeitsfolgen der Vendetta verinnerlichen, aber das Ganze ist mehr als die Summe der Teile aller Verinnerlichungen. Gerechtigkeit setzt sich aus der Synthese der Gegenseitigkeitsbilanz aller derzeitigen individuellen Interaktionen plus dem die vergangenen und gegenwärtigen Gegenseitigkeitskonten der Gesamtfamilie erfassenden Hauptbuch zusammen.

Der Begriff einer bilanzierenden Gerechtigkeitsbuchführung ist geradezu symptomatisch für den Unterschied zwischen den theoretischen Modellen der individuellen und der Beziehungs-, das heißt der Familiendynamik. Solange eine Veränderung lediglich der Einzelpersönlichkeit durch Analyse ihrer Erlebnisse und ihrer Charakterentwicklung angestrebt wird, kann der Therapeut irgendwelche Veränderungen im Beziehungssystem ignorieren. Erst durch Berücksichtigung der Verpflichtungshierarchien im Gesamtsystem und der Motivationen aller Einzelmitglieder können wir den ganzen Kontext der aufeinander bezogenen Personen verstehen lernen und auf ihn einzuwirken beginnen.

Individuum-bezogene psychodynamische oder Motivationstheorien sind ungeeignet, wenn man sich mit der sozio-ethischen Wirklichkeit der Folgen menschlichen Handelns beschäftigen will. Selbstsicherheit, hervorragende Leistung oder sexuelles Draufgängertum eines Menschen sind zwar für seine eigenen Selbstverwirklichungsziele von zentraler Bedeutung, geben aber keine Auskunft darüber, wie sie sich auf die Bedürfnisse anderer Menschen auswirken. Durchaus mit Recht hebt die klassische Freudsche Theorie die Selbstverantwortung des einzelnen als therapeutisch wichtiges Ziel hervor; indes bedarf sie, was ihre Mißachtung der Ethik der gesellschaftlichen Wirklichkeit anlangt, dringend einer rückbesinnenden Überprüfung. Wie wertvoll auch immer ihr Beitrag zum Verständnis des Menschen als eines geschlossenen Ganzen sein mag, jede nur denkbare psychodynamische Theorie, die ihren Motivationsradius allein auf das Individuum beschränkt, muß potentiell sozial destruktiv sein. Eine solche Theorie entspricht nicht mehr unserer Zeit mit ihren wachsenden ethischen Forderungen, die Bedürfnisse anderer zu erkennen und auf sie einzugehen.

Man könnte aus all dem folgern, daß die dialektische Beziehungstheorie einzeldynamischen oder existentialistischen Ideen ablehnend gegenüberstehe und ihre volle Unterstützung nur jenen »Systempuristen« gewähre, die alle Überlegungen der Einzeltherapie in den Wind schlagen und höchstens noch im Zusammenhang mit Gruppenzielen gelten lassen wollen. Nichts läge uns ferner. Wir glauben, daß jedes Individuum durch Exploration und Integration seiner Bedürfnisse und Verpflichtungen eine neue persönliche Würde und Bedeutung erhält und dadurch auch der sozialen Gruppe zu größerer Stabilität und Entwicklungsfreudigkeit zu verhelfen vermag. Eine dialektische Beziehungstheorie kann durchaus zugleich am Sozialsystem wie am Individuum orientiert sein.

Was wir brauchen, ist eine Theorie für die Integration der ineinandergreifenden Werte individueller Motive und der Gruppenethik. Die Dialektik des gesellschaftlichen Lebens bewegt sich in einer unablässigen Ebbe und Flut von Konflikt und Lösung im Geben und Nehmen, Loyalität und Illoyalität, Liebe und Haß. Die sozialen Systeme als höhere Organisationsebenen haben ihre eigenen Überlebens- und Stabilitätserfordernisse, die von der Erfüllung der Bedürfnisse aller ihrer Mitglieder abhängen.

Wie läßt sich die Gerechtigkeitstheorie auf die Arbeit des Familientherapeuten anwenden? Während er sich auf die emotional am stärksten besetzten Verhaltensweisen der Familienmitglieder einstimmt, sollte er sich darin üben, die zugrundeliegenden ethischen Probleme mit ihren Gerechtigkeitsimplikationen zu erkennen. Er sollte sich in Gedanken, zugleich mit dem Aufriß des Familienstammbaums, ein Gerechtigkeitshauptbuch anlegen. Wie wurde das jetzt offen Anstoß erregende Mitglied selbst verletzt? Durch wen? Wie läßt es sich vermeiden, in den Kreuzzug gegen den manifesten Missetäter mit hineingezogen zu werden? Welche Faktoren bestimmen die Haltung des Missetäters gegenüber dem scheinbaren Opfer? Wie ergänzen die anderen Familienmitglieder das Gesamtbild?

Auf unserer Suche nach den dynamischen Dimensionen des moralischen Gewebes einer sozialen Gruppe bedeutet Wert für uns keine objektiv definierbare Norm und keinen durch Konsens gültig gemachten Verhaltenskanon. Die Werte jedes Individuums lassen sich nur aus der Perspektive seines subjektiven persönlichen Lebensbereichs erschließen. Gerechtigkeit stellt für uns ein persönliches Prinzip der Gleichwertigkeit wechselseitigen Gebens und Nehmens dar, nach dem sich das Einzelmitglied einer sozialen Gruppe im Hinblick auf die letztlichen Folgen seiner Beziehung zu anderen richtet. Die Gesamtsumme der subjektiven Korrektheitsbewertungen aller Mitglieder hinsichtlich ihrer Beziehungserfahrungen entscheidet über jenes Klima des Vertrauens, das für eine soziale Gruppe charakteristisch ist. Ein solches Klima ist auf die Dauer bedeutsamer für die Qualität der Beziehungen innerhalb der Gruppe als irgendwelche besonderen Interaktionsmuster.

Die letzten ethischen Folgen menschlichen Handelns können lange Zeit hindurch unsichtbar bleiben. Manche Menschen sind so veranlagt, daß sie sich der Schuld, die sie dadurch auf sich luden, daß sie anderen zugefügte Ungerechtigkeiten ignorierten, so lange weder bewußt werden noch sich ihr stellen, bis ihre Kinder und Kindeskinder plötzlich die Strafe dafür auf sich nehmen müssen. Bei systematischem Durchdenken der kausalen Zusammenhänge der Familienbeziehungen innerhalb der Generationen und durch die Generationen hindurch erkennen wir aber rasch, daß die vergeltende Gerechtigkeit ein Schlüsselprinzip aller Familiendynamik ist.

Das Bedürfnis jedes Individuums nach Gerechtigkeit im Namen einer wissenschaftlich-»wertfreien« Haltung ist nicht minder destruktiv, als Ordnung starr autoritär zu definieren und seinen dogmatischen Standpunkt durchzusetzen. Der Zynismus der Korruption einerseits und der Tyrannei andererseits – sie sind beide Symptome sozialen Verfalls, die aus einer weitverbreiteten Furcht vor der Konfrontation mit dem natürlichen Interesse jedes Menschen an einem Ausgleich von Recht und Unrecht herrühren: vor einer Konfrontation, der man daher auszuweichen sucht. Der kürzeste Weg zur Korrektur und zur Verhütung von Vorurteilen führt allemal über die Erforschung des subjektiven ethischen Verständnisses jedes Voreingenommenen; nur eine selektive, mutige Konfrontation mit den Grundproblemen hilft uns weiter – nicht aber Verleugnung, Ausweichen, lauwarmer Kompromiß.

Die Tabelle auf Seite 98 verdeutlicht die semantischen Bestandteile der Verdienststruktur und die quantitativen, normativen Dimensionen der menschlichen Gerechtigkeitsordnung in einem Mehrpersonen-Beziehungssystem. Im oberen Teil jeder Spalte findet der Leser mit Verdienst und Rechtfertigung gesättigte Stellenwerte, im unteren Teil solche, bei denen fortlaufend geringere Verdienste und höhere Verpflichtungen gegeben sind.

Die erste Spalte enthält die *Bilanz der Verpflichtungen*, die von moralischen Kategorien (hie Recht, dort Pflicht) über quantitativ rechnerische bis zu religiös-ethischen Dimensionen reichen. In der zweiten Spalte veranschaulicht die Rubrik *Verdienstbuchführung* das Ausmaß an Achtung, das dem Mitglied eines Beziehungssystems entgegengebracht, respektive das von ihm angesammelt wird. Vertikal betrachtet, ist die mittlere Position neutral, während sich positive und negative Werte an den Enden polarisieren.

Semantische Komponenten der Verdienst-Struktur

Tab. 1

Quantitative Dimensionen der menschlichen Gerechtigkeitsordnung

	Bilanz d. Verpflichtungen	Verdienst-Buchführg.	Persönl. Identität	Gefühlsbed. Verhalten	Rollen-Beispiele
Geschuldet an ↑	Recht Guthaben Anspruch Verdienst	Positiv + Hochangesehen	Zorn Rachsucht Energisch fordernd	Gut Rechtschaffen Stolz	Säugling Unterlegener Opfer
	Entlastung			Pfandgläubiger	Märtyrer
	Segen			Bittend	
		Neutral	Gutes Gewissen		
Erwartet von ↓	Fluch	Verrufen	Schlechtes Gewissen (geschuldete) Dankbarkeit	Schuldend	Nutznießer Empfänger
	Dankesschuld Dankverpflichtg.	Negativ –	Furcht vor Vergeltung	Pfandschuldner	Überlegener, Sieger
	Schuldverbindlichk. Verpflichtg.			Beschämt	Eltern(teil)
	Debet		Schuldgefühl	Wertlos (obwohl gebend)	
	Pflicht			Schlecht	

Die dritte und die vierte Spalte geben hauptsächlich psychische Dimensionen an. Die *persönliche Identität* des hochangesehenen Mitglieds ist gut, rechtschaffen, stolz oder wie die eines Pfandgläubigers, der mit Recht fordern kann und nicht zahlen muß. Am entgegengesetzten Ende der Verdienstskala steht die schlechte, wertlose oder sich schämende beziehungsweise beschämte Identität, die etwa die eines Pfandschuldners sein könnte, der verschuldet ist und nichts fordern darf. Die *gefühlsbedingten Verhaltensweisen* gruppieren sich um den Gewissenszustand des Mitglieds. Ein niedriger Verdienststatus geht mit Schuldgefühlen einher, während ein hoher Verdienststatus für den zornig Entrüsteten typisch ist. Schlechtes Gewissen und Verschuldetsein koinzidieren mit Furcht vor Vergeltung oder unfreiwillig geschuldeter Dankbarkeit, während gutes Gewissen mit Handlungsfreiheit, sogar mit der Freiheit zur Rachsucht und dem Bewußtsein verdienten Anspruchs an den Partner vereinbar ist.

Die umgekehrte Beziehung zwischen hohem Ansehen respektive Verdienst und Macht respektive Besitz wird in der fünften Spalte an der Verteilung der *Rollen* durch Beispiele veranschaulicht. Der Säugling oder der Unterlegene, wenngleich in einer verletzbaren Machtposition, verfügen über die Unterstützung und Sympathie der meisten anderen. Wir sind besorgt um die Rechte des Unterprivilegierten und passen auf, daß Vorgesetzte, Sieger oder Eltern ihren Pflichten gegenüber den ihnen Unterstellten nachkommen.

Die Abwärtsrichtung der Dimensionen deutet auf zunehmende Belastung mit Schuld, die Aufwärtsrichtung auf zunehmende Abzahlung der Schuld hin. Wenn in mehreren aufeinanderfolgenden Generationen Eltern in ihrem Verhalten gegenüber ihren Kindern den unausgesprochenen Verdacht zum Ausdruck bringen, diese könnten sich »ungestraft einfach alles erlauben«, dann führt das von Generation zu Generation zu einer fortschreitend schwereren Belastung mit Schuld. Haben sie nach dem Grundsatz gehandelt, daß ihre Kinder ja nicht darum gebeten haben, geboren zu werden, und daß sie Fürsorge und Leitung verdienen, dann führt dieser Einsatz von Glauben und Vertrauen zu einer die Generationen durchziehenden Abzahlung von schuldbelasteten Verpflichtungen. Das Diagramm illustriert das Prinzip, daß in der Beziehungsdynamik die Macht in umgekehrtem Verhältnis zum Verdienst steht.

Der Maßstab der »Wertgerechtheit« (Angemessenheit von Belohnung und Strafe) in jedem menschlichen Austausch ist in der wechselseitig ineinandergreifenden subjektiven Bewertung des Verdiensthauptbuchs durch zwei oder mehrere Personen verankert. Auf der einzelpsychologischen Ebene stellt Alexanders Konzept der »Bestechung des Überichs« ein innerpersönliches Aushandeln dessen dar, was eine angemessene Überich-Vergeltung von innen ausmacht. Die puritanisch-protestantische Ethik bot als Ausgleich für die Schuldgefühle wegen Befriedigung durch Besitzerwerb den Verzicht auf Genüsse im Alltagsleben an.

Unser Konzept der Verdienst- oder Wertgerechtheitsdimensionen ähnelt zwar in der Form, nicht aber im Wesen dem interaktionalen *Quidproquo* von Lederer und Jackson. Wir beabsichtigen keine Untersuchung bloßer Aktions-Interaktions-Muster. Statt das Prinzip »Wie du mir, so ich dir« etwa in der ehelichen Situation rein aufs aktuelle Verhalten zu beschränken, beziehen wir in die Verdienstgleichwertigkeit alle vergangenen, gegenwärtigen und künftigen Interaktionen mit ein. Die Nörgelei einer Ehefrau oder die Versuche ihres Ehemannes, sie zu einer Änderung zu bewegen, sind dynamisch verknüpft mit nicht zum Ziel gekommenen Ausgleichsbemühungen der Vergangenheit, die aus den Herkunftsfamilien in die Ehe übernommen wurden.

Zweierlei Maß für die Gruppenloyalität

Die Definition einer jeden sozialen Einheit – Familie, Nation, Religion, Rasse – ist nicht zu trennen von der voreingenommenen, sie insgeheim bevorzugenden inneren Einstellung der Mitglieder: man glaubt, daß die eigene Gruppe allen anderen überlegen sei. Selbst in Fällen, in denen die Definition differenziert genug ist, die Überlegenheit der eigenen Gruppe nicht zu behaupten, sind die ethischen Normen doch so gesetzt, daß das Mitglied der eigenen Gruppe Loyalität schuldet, ja daß ihm Verachtung oder Ausbeutung anderer Gruppen nicht zur Last gelegt werden.

Die typische Familie erzieht ihre Kinder dazu, die Ungerechtigkeit der Welt scheinbar »guten Mutes« zu verkraften, sich aber auch soviel wie möglich »herauszunehmen«, wenn ihr Tun dem eigenen oder dem Nutzen der Familie förderlich ist. Traditionsgemäß wird von den Männern erwartet, sich ihren Frauen und Kindern gegenüber loyal, im Wettbewerb mit Außenseitern jedoch so rücksichtslos wie möglich zu verhalten. Die Familie lehrt das Kind, verschiedene Gerechtigkeitsmaßstäbe anzulegen. Ausnahmslos, wenn auch gewöhnlich unterschwellig, wird ihm ein Gefühl schuldbeladener Verpflichtung gegenüber seinen Eltern eingeimpft, während ihm gleichzeitig beigebracht werden mag, sich seinen Altersgenossen gegenüber weniger rechenschaftspflichtig zu fühlen. Die Haltung der Eltern mag zum Teil für die Art jugendlicher Rebellion verantwortlich sein, welche die Loyalitätssituation umkehrt, so daß es eine Zeitlang so aussieht, als ersetze Loyalität gegenüber den Altersgenossen vollständig die Loyalität gegenüber der Herkunftsfamilie. Die Wurzeln der Verpflichtung eines Kindes gegenüber der Familie, die es aufzog, mögen zwar nicht immer leicht aufzuspüren sein, aber es kann kein Zweifel bestehen, daß eine Grundstruktur von Verpflichtungen die Familie aneinanderbindet.

Die menschliche Gerechtigkeitsordnung und die Fortschreibung der Schulden auf der »Drehtafel«

Martin Bubers Konzept der menschlichen Gerechtigkeitsordnung läßt es zu, Ausbeutung begrifflich zu quantifizieren in Anbetracht der Tatsache, daß der, dessen Handeln eine existentielle Schuld gegenüber dem anderen zeitigt, »eine Ordnung der menschlichen Welt verletzt, die er als Grundlage seiner eigenen und aller menschlichen Existenz begreift und anerkennt« (25, S. 117).

Um die Kriterien dieser Ordnungsverletzung zu objektivieren, müssen wir auf das Geben und Nehmen in menschlichen Beziehungen achten und sie – wann immer möglich – quantifizieren. Dazu ist es von der Warte des außenstehenden Beobachters aus keineswegs nötig, nach »objektiver« Meßbarkeit zu trachten. Wohl aber sollten wir uns an einer zwischenmenschlichen einverständlichen Gültigkeitserklärung orientieren.

Die Hervorhebung der Gerechtigkeitsfrage als eines Motivs ist nicht neu. Schon der englische Romancier Charles Dickens bemerkte: »In der kleinen Welt, in der Kinder leben – wo immer sie erzogen werden – gibt es nichts, was sie so feinsinnig aufnehmen und empfinden wie Ungerechtigkeit« (30, S. 59). Und heute stellt Jean Piaget fest: »Die einfache Gegenseitigkeit hat in den Augen des Kindes ein so großes Prestige, daß es sie auch da anwendet, wo sie sich für uns der Rache zu nähern scheint ...« (70, S. 260).

Ein Auszug aus einer Familientherapiesitzung vermittelt uns einen tieferen Einblick in dieses Problem:

Während der Sitzung sagte die Ehefrau zu ihrem Mann: »Du hast mich mein ganzes Leben lang ausgenutzt – mein ganzes Eheleben lang.« Diese Fehlleistung ist signifikant: Das verletzte Gerechtigkeitsgefühl dieser Frau ist übermächtig geworden und kommt nun in ihren ungerechten Anklagen zum Ausbruch. Wir erfahren weiter, daß ihre Mutter sie immer für undankbar gehalten und in ihr Schuldgefühle gegenüber allem und jedem erzeugt habe. Da sie, wie sie in Übereinstimmung mit dem Therapeuten meinte, diese Angelegenheit mit ihrer Mutter nicht ins reine bringen konnte, hat sie ihr »Konto« wahrscheinlich über ihren Ehemann auszugleichen versucht. Sie benahm sich so, als sei ihr Ehemann schuld an der Art ihrer lebenslangen Beziehung zu ihrer Mutter. Der Ehemann seinerseits äußerte: »Wenn ich ihr Vorhaltungen mache, sie sei unordentlich, vernachlässige den Haushalt und so fort, erwidert sie, sie hätte mir auch nicht gerade wenig anzukreiden.«

Wir nennen dieses Phänomen die »Drehtafel«, in Anlehnung an die einstige Gepflogenheit von Gastwirten und Ladenbesitzern, die Schulden ihrer Kunden mit Kreide auf einer Tafel anzuschreiben: In unserem Fall muß man sich diese Tafel, worauf verzeichnet ist, welche Schulden der »Schuldige«, also der »in der Kreide Stehende«, bei einem Menschen hat, gewissermaßen rund und drehbar vorstellen, so daß ein und dasselbe Konto nicht nur zwischen dem Menschen und seinem Schuldner, sondern auch zwischen ihm und einem Dritten weitergeführt werden kann. Ein unschuldiger Dritter kann also, zum Sündenbock gemacht, dazu herhalten müssen, das unbereinigte Konto auszugleichen. So ist Gerechtigkeit ein historisch fortgeschriebenes Hauptbuch, in dem der jeweils augenblickliche Stand der Salden des gegenseitigen Gebens und Nehmens verzeichnet ist: ein dynamisches Prinzip, welches das scheinbar Irrationale unserer Projektionen und Vorurteile erklärt. Jeder einzelne ist nach seinem eigenen existentiellen Kontenstand programmiert, einen fairen Ausgleich des Gebens und Nehmens zwischen sich und der Welt zu suchen. Seine menschliche Umwelt erstreckte sich zunächst auf seine Beziehung zu den Eltern, hat sich aber nach und nach auf andere emotional bedeutsame Beziehungen ausgedehnt. Je nachdem, wie stark er die Gerechtigkeitsbilanzierung als unausgewogen empfindet, wird er alle seine späteren Beziehungen ausbeuten.

Ein Vater, der in seiner Kindheit selbst unter den schmerzlichen Entbehrungen des Ausgestoßenseins gelitten hatte, empfing seine leicht aufsässige Tochter bei ihrer Rückkehr aus der Klinik, wo sie wegen Schizophrenie behandelt worden war, mit den Worten: »Erst mußt du bereuen, dann Gutes tun.« Wie die »Symptomträger« so vieler Familien wurde dieses Mädchen nicht nur als verrückt, sondern auch als schlecht betrachtet.

Eine Frau, die in ihrer Ehe die Konten-Drehtafel zunächst akzeptiert zu haben schien, entdeckte eines Tages, daß sie unter der ihr zugemuteten Ungerechtigkeit sehr litt, und gab diesem Gefühl in höchst dramatischen Worten Ausdruck: »Ja, das bedrückt mich jetzt seit meiner Heirat! Alle meinen immer, ich hätte eine wunderbare Kindheit gehabt. Ich hatte Eltern – aber doch nur bis zu meinem dreizehnten Lebensjahr! Mein Mann hatte keine Eltern und ein sehr schweres Leben. Seit wir verheiratet sind, erwartet er von mir, daß ich ihm alles gebe, weil er doch nie was hatte. Ich versuche es ja auch, ich will ihn glücklich machen, ihm viel Liebe geben, ihm zeigen, daß er mir etwas bedeutet. Aber wer kümmert sich um *meinen* Durst? (weinend:) *Ich bin auch durstig*!«

Daß junge Menschen versuchen, ihre Eltern zur Zielscheibe ihrer Vergeltungsprojektion zu machen, kann eine wichtige Komponente der in allen Zivilisationen zwischen der Jugend und der älteren Generation herrschenden Feindseligkeit sein. Das Problem ist nicht so sehr fehlende Information oder mangelndes Verständnis als vielmehr das Verlangen nach der erhofften Gerechtigkeit. In älteren Kulturen wurde diese Spannung vermutlich durch Praktiken gelöst, die den unbedingten Respekt vor dem Alter betonten, und durch Kanalisierung der Rachegelüste in die Bahnen kriegerischer Auseinandersetzungen oder der Abwanderung zu neuen Grenzen. Die Energie dieser Konflikte kann auch in Vorurteilen münden, die bis zur faktischen Unterjochung anderer eskalieren können, wie durch die Diktaturen im Laufe der Geschichte hinreichend bewiesen. Da mit der Industrialisierung, Übervölkerung und zunehmenden Aufgeklärtheit der modernen Gesellschaft einige dieser Ventile weggefallen sind, wendet sich die Jugend nunmehr gegen das »Establishment«, um dieses an Stelle der Eltern zu bestrafen. Die Tendenz zum Vandalismus scheint dabei sowohl in den demokratischen als auch in den repressiven politischen Systemen auf dem Vormarsch zu sein.

Mit der Drehtafel-Schuldenfortschreibung setzt in der Familie eine Kette von *Verlagerungen ausgleichender Vergeltung* ein; sie ist eine Quelle ständig sich wiederholender Rückkopplungsmechanismen, eine dynamische Systemkraft, die besondere Beachtung verdient. Ist die Ursache für die zornigen Anklagen eingebildet oder real? Oder vielmehr: auf Grund welcher Kriterien ist sie relevant oder irrelevant? Freud interessierte sich für die »Verzerrung« nur insoweit, als diese durch »Projektion« beziehungsweise negative Übertragung, also durch krankhaftes Verhalten des Individuums selbst, in eine andere Beziehung hineingetragen wird. Diese Beschränkung war eine Folge von Freuds mangelndem Interesse an der Gegenseitigkeit der Beziehungs-Gerechtigkeit, soweit sie nicht im Individuum verinnerlicht ist. Sein Begriff des Überichs beschreibt im Grunde eine verinnerlichte Instanz zur Aufrechterhaltung einer historisch überholten Verdienstbuchführung zwischen dem Individuum und seiner prägenden Umgebung.

Ricoeur kommentiert in seinem klassischen Essay über Freud verschiedene Aspekte des Schuldgefühls: »Die Furcht, ungerecht zu sein, ist schon keine tabuisierte Furcht mehr; die Beschädigung der zwischenpersönlichen Beziehung, das einer anderen Person zugefügte Unrecht, die als Mittel behandelt wird und nicht als Zweck, fallen mehr ins Gewicht denn das Gefühl einer Kastrationsdrohung. Damit bezeichnet das Bewußtsein der Ungerechtigkeit eine Sinnschöpfung gegenüber der Furcht vor Rache, der Angst, bestraft zu werden« (74, S. 559).

Gerechtigkeit transzendiert also die Psychologie des einzelnen und seiner Beziehungspartner. Wir betrachten Gerechtigkeit als ein multipersonales homöostatisches Prinzip mit ausgewogener Gegenseitigkeit als Idealziel. Aber das Pendel schwingt ständig zwischen vielfältigen Ungerechtigkeiten hin und her. Der einzelne kann durch die Handlungen anderer in die »Falle« existentieller Schuld hineingeraten, etwa wenn er auf einen Platz im Mehrgenerationen-Verpflichtungsnetz nachrückt und dadurch für die Kette der aus der Vergangenheit stammenden Traditionen rechenschaftspflichtig wird. Er wird sich nicht so rasch der weitreichenden Erstattungspflichten, vielmehr zunächst nur der kurzfristigen Verpflichtungen und Tilgungen bewußt werden. Je weniger er der in der Vergangenheit, zum Beispiel durch seine Eltern, angehäuften unsichtbaren Verpflichtungen gewahr wird, desto stärker ist er diesen unsichtbaren Kräften ausgeliefert. In Familien sind von einer einzigen systemischen Rechnungseinheit meist mehrere Generationen betroffen. Schon nach der Bibel, nachzulesen im 2. Buch Mose, werden die »Missetaten der Väter heimgesucht an Kindern und Kindeskindern bis ins *dritte und vierte* Glied«.

Der Familientherapeut sollte versuchen, eine mindestens drei Generationen umfassende Saldierung der Gerechtigkeitskonten vorzunehmen. Sehr oft zum Beispiel kommt es vor, daß Kindern die Solidarität mit den Eltern verargt wird von den Großeltern, weil diese der Meinung sind, die Eltern hätten sich ihnen, den Großeltern, und ihren Familien gegenüber illoyal verhalten, zum Beispiel in Fragen der Religion oder anderer Traditionen. Dann mag das Kind sich unbewußt in eine Strategie zur Entlastung der Eltern einpassen oder die Last der Schuld durch Abwälzen auf die nächste Generation verewigen. Es gibt auch Beispiele von Töchtern, die, wegen der »liederlichen« Lebensführung ihrer Mütter von »anständigen« Verwandten erzogen, später den Entschluß fassen, ihre Mütter zu suchen, und dann bei ihnen bleiben, oder von Söhnen, die leiden, weil sie insgeheim den Verdacht mit sich herumschleppen, ihre Mutter sei von der Geliebten des Vaters »umgebracht« worden. Letztlich liegt die größte Erleichterung, welche diese Kinder sich verschaffen können, darin, daß sie die Umstände verstehen lernen, die dazu führten, daß ihre Eltern diese verwerflichen Handlungen begingen: vielleicht gelingt es ihnen auf diese Weise sogar, für das Verhalten ihrer Eltern eine Rechtfertigung zu finden.

Soweit Gruppen durch Werte zusammengehalten werden, ist Gerechtigkeit der am stärksten bindende Wert. Wenn aber Gerechtigkeitsbedürfnis eine vorrangige regulierende und motivierende Kraft der sozialen Gruppe ist, dann ist es unsere Aufgabe zu verstehen, welche sozialen Einrichtungen dieser Gerechtigkeit dienen. Welche sozialen Mechanismen bewerten und regeln Fragen wie: Was ist jedes Mannes Pflicht innerhalb seiner Familie? Worauf hat ein Kind Anspruch? Was sind ihm seine Eltern schuldig? Wieviel Dankbarkeit schuldet jedes Kind seinen Eltern?

Durch Anwendung des Gerechtigkeitsprinzips können wir das soziale System auf einer tieferen Motivationsebene definieren, als wenn wir nur ein Interaktionsmodell benutzten. Die menschliche Ordnung ist ein auf dem subjektiven normativen Gefühl für Gerechtigkeit und Billigkeit beruhendes Konzept. Die Tatsache, daß ich meinen Freund oder sein Vertrauen verraten habe, ist offenkundig ein struktureller Beziehungsaspekt, der auf einer anderen Ebene liegt als auf jener der bloßen Rollendefinition.

Holmberg beschreibt den Indianerstamm der Siriono in Ostbolivien als einen Verbund von »primitivsten halbnomadischen« Horden, deren Kräfte sich in der Nahrungssuche erschöpften und die deshalb keine gesellschaftliche Solidarität über die engste Familie hinaus besäßen. Nach dieser höchst vereinfachenden Behauptung deckt der Autor desungeachtet die dieser primitiven Gesellschaft zugrundeliegende und sie beherrschende soziale Struktur auf: »Allgemein gesprochen hat es den Anschein, als beruhe die Aufrechterhaltung von Gesetz und Ordnung weitgehend auf dem Prinzip einer grundlegenden Gegenseitigkeit (wie erzwungen auch immer), der Furcht vor übernatürlichen Straf- und Vergeltungsmaßnahmen und dem Wunsch nach allgemeiner Zustimmung« (55, S. 60, 61).

Unserer Meinung nach gründen rein technische beziehungsweise institutionalisierte Systeme gesellschaftlicher Gerechtigkeit, so wie wir sie in den sogenannten fortschrittlichen Zivilisationen antreffen, längst schon nicht mehr auf den Prinzipien der Gegenseitigkeit und Billigkeit. In unserem pseudoaufgeklärten Bemühen, jedes Wert-»Vor«urteil von vornherein auszuschließen, neigen wir dazu, von den großen Fragen die zu leugnen und zu übergehen, die den ethischen Unterbau auch der heutigen Gesellschaft bilden.

Vom Talionsgesetz zur göttlichen Gerechtigkeit

Eine kurze, notgedrungen unvollständige Übersicht über den Platz der ausgleichenden Gerechtigkeit in der Menschheitsgeschichte soll zeigen, wie Familien-Gerechtigkeit hineinwirkt in die weitere soziale Dynamik. Mit Sicherheit haben primitive Gesellschaften kein anderes Rechtsverfahren gehabt als jenes der – notfalls grausamen – Vergeltung. Je mehr sich nun die Zivilisation fortentwickelte, desto besser, wenn auch nicht unbedingt angemessener, vermochten sie zweifellos das Prinzip der ausgleichenden Gerechtigkeit zu handhaben.

Die Illusion des modernen Menschen, es lasse sich ausgleichende Gerechtigkeit durch Humanität nicht nur mildern, sondern sogar ersetzen – diese Illusion könnte sich als eine der größten Heucheleien und als eine Gefahr für die dynamische Grundstruktur der Gesellschaft erweisen.

Um eine gesunde soziale Ordnung bemüht, handelte der Mensch schon früh nach dem Gesetz der sogenannten Talions-Gerechtigkeit, gemäß dem biblischen Spruch: »Aug' um Auge, Zahn um Zahn«. Die Entwicklung steht im Zusammenhang mit der Entwicklung der Religion beziehungsweise des Glaubens an eine göttliche Gerechtigkeit. Nach Kelsen kann »nur eine Religion, deren göttliche Wesenheit als gerecht betrachtet wird, im sozialen Leben eine Rolle spielen« (57, S. 25). Mit der Entwicklung höherer Religionsformen wich die Faustregel des »Aug' um Auge, Zahn um Zahn« einem komplizierteren Verdienst-Rechnungssystem. Man gelangte zu der Überzeugung, die göttliche Gerechtigkeit als unsichtbares Gesetz des Alls müsse sich auch auf das Leben nach dem Tode erstrecken. Damit wurde das unmittelbare Sich-Rächen am Übeltäter für den Gläubigen weniger dringlich. Das primitive Talionsgesetz der absoluten Vergeltung, das in die Hände der Gottheit gelegt war, erfuhr von nun an folgerichtig seine entscheidende Abschwächung: die sofortige Abrechnung durch Menschenhand war hinfort nicht länger mehr nötig.

Kelsen stellt fest, daß in der frühen griechischen Mythologie und Philosophie das Kausalitätsdenken gleichzeitig mit dem sozialen Rechtsdenken auftauchte. Folglich lassen sich die Anfänge der Suche nach einem Kausalgesetz für Naturereignisse bis zu dem Prinzip zurückverfolgen, daß der Mensch Gutes mit Gutem und Böses mit Bösem zu vergelten habe. Kelsen zitiert den vorsokratischen Philosophen Anaximander: »Anfang und Ursprung der seienden Dinge ist das *ἄπειρον* (apeiron: das Grenzenlos-Unbestimmbare). Woraus aber das Werden ist den seienden Dingen, in das hinein geschieht auch ihr Vergehen nach der Schuldigkeit; denn sie zahlen einander gerechte Strafe und Buße für ihre Ungerechtigkeit nach der Zeit-Anordnung« (58, S. 301). So koinzidiert die früheste Aussage über Kausalität mit einer über ausgleichende Gerechtigkeit – die Ungerechtigkeit ist die Ursache, und die Strafe dafür ist die Wirkung. Kelsen fügt hinzu, daß der griechische Ausdruck für kausale Notwendigkeit etymologisch von Wörtern abgeleitet sei, welche soviel wie Verdienst und Zuteilung nach Verdienst bedeuten.

Das anthropomorphe Weltbild der griechischen Mythologie stellte die Sonne als bewacht von den Rachegöttinnen dar, welche strafend eingreifen würden, wann immer die Sonne von ihrer vorgeschriebenen Bahn am Himmel abweichen wollte. Nichts und niemand im Universum schien dem Talionsgesetz entgehen zu können. Das Wort *talio* kommt vom lateinischen *talis* = dasselbe; es besagt in unserem Zusammenhang nichts anderes, als daß die Strafe dem Vergehen zu entsprechen habe. Aus dem einfachen »Wie du mir, so ich dir« ist im Laufe der römischen Rechtsentwicklung das »Suum cuique« geworden: jedem das Seine.*

Die Vorstellung eines quantitativ angemessenen (billigen) Strafmaßes beziehungsweise Lohnes ist wesentlich für die Entwicklung des Gerechtigkeitsbegriffs einer Gruppe. Seit prähistorischen Zeiten wurden Vergehen gesühnt, wobei die Höhe der Strafe je nach Schwere der Rechtsverletzung festgesetzt wurde. Ethik und Gerechtigkeit laufen auf das Prinzip gegenseitiger Billigkeit hinaus. Ethisches Verhalten setzt voraus, daß man keine unerlaubte Handlung begeht; Billigkeit verlangt, daß keiner mit einseitiger Genugtuung davonkommt. Jede dauernde Schädigung des Prinzips der Billigkeit trägt zugleich die Möglichkeit expliziter oder impliziter Ausbeutung bestimmter Mitglieder einer gesellschaftlichen Gruppe in sich.

Ethik wird gewöhnlich auf das Individuum und seine Verpflichtungen bezogen – beziehungsweise auf sein Verhältnis zu dem, was gut oder schlecht ist. Insoweit Ethik Lustbeschränkung und moralische Pflicht bedeutet, bezieht sich das Individuum auf sein Gewissen oder auf Gott. Wenn seine Vergehen die Rechte und Interessen anderer nicht verletzen, trägt es nicht unmittelbar zur Handhabung der ausgleichenden Gerechtigkeit bei.

---

* Eine grandiose Ausgeburt dieses Prinzips war die Vorstellung, das Römische Reich habe den Auftrag, allüberall als Hüter der Gerechtigkeit unter den Völkern zu wirken: »*Parcere subiectis et debellare superbos*« – die Unterworfenen schonen, die Übermütigen besiegen. Die überlieferte frührömische Sorge um Recht und Gerechtigkeit für alle Bürger wurde als Vorwand benutzt, ausbeuterische, imperialistische Strategien im Hinblick auf die Eroberung und Beherrschung der Welt auszubrüten.

Selbstsüchtige Lustorientierung, die niemandem schadet, verletzt lediglich den abstrakten Code der gleichwertigen Verteilung von Glück unter allen Menschen, also ein Konzept, das keinerlei Bedeutung für die einzelne Beziehung hat.

Im Gegensatz zur ausgleichenden Gerechtigkeit ist die vergeltende Gerechtigkeit überaus relevant für die Beziehungstheorie. Tugenden und Laster, unter eng aufeinander bezogenen Menschen ausgetauscht, sind für deren Dasein von erheblicher Bedeutung. Vergeltende Gerechtigkeit setzt die Interaktion wenigstens zweier Menschen voraus, zwischen denen verdienter Lohn und verdiente Strafe gerecht oder ungerecht verteilt sein können. Ethik reguliert die Funktionsprinzipien des Individuums, Gerechtigkeit die der sozialen Gruppe.

Gerechtigkeit, die auf dynamische Weise den Gruppenzusammenhalt sichert, ist ein umfassenderes Prinzip als jede Ethik – besonders dann, wenn wir Ethik definieren im Sinn von Triebbeherrschung des Individuums. Nach Freud ist »Gewissen die innere Wahrnehmung von der Verwerfung bestimmter in uns bestehender Wunschregungen« (43, S. 68). Dennoch haben wir gesehen, daß Gerechtigkeit etwas mit Handlungen innerhalb der menschlichen Ordnung zu tun hat. Die »unehelich schwangere« Tochter, die ihr Kind noch vor der Geburt – also ohne es überhaupt gesehen zu haben – zur Adoption freigibt, fühlt sich in erster Linie nicht wegen des »Wunsches«, ihr Kind umzubringen, schuldig. In der Beziehungsrealität besteht ihr Vergehen darin, sich vor der elterlichen Verantwortung gedrückt und nicht für ihr Kind gesorgt zu haben. Selbst wenn ihre Handlungsweise von ihren Eltern stillschweigend geduldet werden sollte, wird sie das Gefühl nicht loswerden können, daß sie das Kapitalverbrechen verweigerter existentieller Verantwortung einem anderen, hilflos von ihr abhängigen Wesen gegenüber begangen habe.

Mit der Entwicklung der großen Religionen und dem verstärkten Glauben an gerechte Gottheiten scheint der Ausdruck des menschlichen Bedürfnisses nach einer letztlich obsiegenden Gerechtigkeit deutlichere Formen angenommen zu haben, zumal der Glaube an einen allmächtigen und gerechten Gott dazu führte, daß die Bestrafung diesem zugebilligt und damit aufgeschoben wurde. Die unsichtbaren Konten Gottes gelten als unausweichlich. »Mein ist die Rache« ist eine dem gerechten Gott zugeschriebene Feststellung. Er wird am Ende alle aufgeschobenen Abrechnungen im Himmel und in der Hölle begleichen. Die göttliche Schuld- und Verdienstbuchführung zieht sich in Form zahlloser Gleichnisse durch die Schriften aller großen Religionen: »Wer ein Gebot erfüllt, erwirbt sich einen Fürsprecher; wer eine Sünde begeht, erwirbt sich einen Ankläger«, heißt es in den »Sprüchen der Väter« (52, S. 562). Gott wurde zum Symbol einer unsichtbaren Gerechtigkeitsbuchführung, und er ist auch in jedes Unrecht, das sich zwischen zwei Menschen ereignet, als geschädigter Partner miteinbezogen.

Mit der Ausbreitung des Christentums erhielten die Begriffe Vergeltung, Wiedergutmachung und Sühne einen neuen Inhalt. Hauptaspekt der Vorstellung, der ans Kreuz genagelte Heiland sei für die Sünden aller Menschen gestorben, wurde das Element des Ausgleichs. Die Betonung wurde auf liebendes und vergebendes Verhalten gelegt. Religiöse Praktiken (Reue, Beichte, Buße, Freisprechung) traten allmählich an die Stelle des Richtens von Mensch zu Mensch. Um das zehnte Jahrhundert waren die öffentlichen Bekenntnisse geheimer Sünden fast völlig durch die private Beichte abgelöst, durch welche nunmehr die Sünden mit Gott und gleichzeitig, zumindest in Fällen geheimer Sünden, auch mit dem Geschädigten beglichen wurden. Der Geschädigte erhielt keine Wiedergutmachung, es sei denn, diese war Teil der dem Sünder im Beichtstuhl auferlegten Buße.

Es ist jedoch eine historische Tatsache, daß die Pufferfunktion, die der Glaube an eine göttliche Gerechtigkeit ausübte, das Verlangen nach greifbaren Vergeltungsmaßnahmen und nach Ausmerzung allen Übels nicht für immer unterdrücken konnte. Es kam schließlich zu äußerst grausamen Ahndungen, wie die kirchlich sanktionierten Hexenprozesse zur Genüge beweisen. Andererseits trug die historische Entwicklung des Gerichtswesens ebenfalls dazu bei, die Religion ihres Amtes als Wächter über die greifbaren Wiedergutmachungen zu entheben, welche der Schuldige seinem Opfer zu leisten hatte. Das Waltenlassen vergeltender Gerechtigkeit wurde mit der Zeit weitgehend Sache der säkularen Strafgerichtsbarkeit.

Ohne Zweifel erscheint das Gesetz strenger, ja absoluter Vergeltung dem heutigen Abendländer als abstoßend und schrecklich. Im Lauf der Geschichte sind durch falsche Rechtfertigung der absoluten Macht und durch Terrorherrschaft mehr Ungerechtigkeiten in die Welt gesetzt worden als durch ein Ablassen vom Prinzip der Gerechtigkeit. Desungeachtet kann das Prinzip der Gerechtigkeit auch verletzt werden durch einen naiven permissiven Liberalismus, der eine gründliche Untersuchung dessen überflüssig zu machen sucht, was fair und billig wäre. Im Zeitalter der Aufklärung begann die Grundlage der Gesellschaft, der Glaube an die göttliche Gerechtigkeit, ein für allemal zu schwinden, das dadurch entstandene Vakuum hat der moderne Mensch bisher noch nicht zu füllen vermocht.

In dem Maße, in dem die streng religiöse Regelung der Lebensführung verblaßt, nimmt die Dringlichkeit der Frage zu: Was wird nun den Platz des Glaubens an die göttliche Gerechtigkeit einnehmen? Eine ernsthafte Untersuchung des dynamischen Charakters der Loyalität und des ihr zugrundeliegenden Prinzips, der Gerechtigkeit, scheint für die moderne Gesellschaft unumgänglich. Menschen mit rationaler, religiös ungebundener Einstellung haben sich oft kritisch mit den Sündenbock-Aspekten des Vergeltungsprinzips im Strafrecht auseinandergesetzt. Es wäre wahnwitzig, eine selbstgerechte Massengewalttätigkeit zu dulden, die letztlich darin gipfelte, Opfer zu lynchen, deren hauptsächliche Schuld nur darin bestünde, daß sie »auf der falschen Seite stehen.« Selbst die Bestrafung überführter Verbrecher durch die Strafjustiz könnte für unerwünscht gehalten werden, da sie immerhin die sadistischen Bedürfnisse mancher Leute befriedigt. Wir müssen jedoch auch die möglichen Auswirkungen einer völligen Abschaffung des Prinzips vergeltender Gerechtigkeit und Wiedergutmachung untersuchen. Während die Zubilligung strafmildernder Umstände wie Unzurechnungsfähigkeit und die Vorstellung, dem schuldig Gewordenen »noch einmal eine Chance« zu geben, einen großen und wahrhaftigen Fortschritt in der Geschichte der Menschheit darstellen, könnte sich die konsequent wissenschaftliche Verwässerung der Bedeutung des Gerechtigkeitsbegriffs als ein Rückschritt erweisen. Was wir brauchen, ist unablässige Wachsamkeit im Hinblick auf Verbesserungen der Grundsätze und Verfahren des Gerichtswesens. Versuche, die Kriterien der Gerechtigkeit durch solche der Wissenschaft zu ersetzen, sind unwissenschaftlich.

Gesellschaftliche Implikationen der Gerechtigkeit als dynamisches Moment

Ein pseudokritisch eingestellter moderner Soziologe könnte geneigt sein, das Gerechtigkeitskonzept im Rahmen der Motivationstheorie für moralisierend zu halten. Wenn »moralisieren« dabei soviel heißen soll wie: auf voreingenommene, blind sich selbst beglückwünschende Weise ein Urteil fällen, dann gestehen wir allerdings gern zu, daß Moralisieren für wissenschaftliche wie humanitäre Bemühungen ungeeignet und unproduktiv ist. Andererseits möchten wir betonen, daß es ohne eine Klarstellung der ethischen Prinzipien, nach denen Handlungen in einer bestimmten Beziehung als korrekt oder unkorrekt zu bezeichnen sind, keine angemessene Motivationstheorie des Gruppenverhaltens geben kann.

Das zwanzigste Jahrhundert hat die Relativierung des Konzepts absolut gültiger Kausalgesetze selbst in den Naturwissenschaften (wie etwa bei Einstein und Heisenberg) erlebt. Die Entwicklung der Sozialwissenschaften ließ viele unserer traditionellen Werte als fragwürdig erscheinen. Zugleich ist aber kein Anzeichen vorhanden, daß die Dynamik unseres gesellschaftlichen Gefüges die ausgleichende Gerechtigkeit, die seine Basis darstellt, auszuschalten vermöchte. Ein manifestes Beispiel verlagerter beziehungsweise verdrängter Vergeltungsdynamik stellt das gesellschaftliche Vorurteil dar. Loyalität gegenüber der eigenen Gruppe und voreingenommene Ablehnung der Außenstehenden sind seit eh und je das am tiefsten verwurzelte »Leitmotiv« aller Gesellschaften. Überzeugt von der Rechtmäßigkeit ihres nationalen Anliegens, wagen Menschen ihr Leben auf dem Schlachtfeld und opfern sich aus Protest gegen die mächtige Außengruppe. Der Eroberer meint lediglich die Ungerechtigkeiten der Vergangenheit heimzuzahlen; damit aber schafft er die Rechtfertigung für seinen eigenen Sturz. Wer kann diesen Circulus vitiosus der Vergeltung durchbrechen? Und kann es ohne ein Forum, zumindest zur Untersuchung der Kriterien der Gerechtigkeit, Hoffnung geben, es ließe sich die Kettenreaktion wechselseitiger Vergeltung je unterbinden?

Ein klassisches Beispiel der Vergeltungsdynamik stellt Amerikas Rassenproblem dar. Wahrscheinlich müssen alle ökonomischen, politischen und soziologischen Ansätze so lange unfruchtbar bleiben, bis die dominierende weiße, von der Mittelklasse beherrschte amerikanische Gesellschaft willens ist, die Neger, Indianer und alle anderen rassischen Minderheiten in ihr aktives Interesse für Fairneß und Gleichheit einzubeziehen. Ein Großteil der heutigen politischen Dynamik wird auf ein verspätetes Streben nach Billigkeit verwendet, das sich zum Beispiel auch auf den historischen Kontext von Sklaverei und andere typische Formen der Ausbeutung erstreckt.

Es ist wichtig, hier zwischen *persönlichen Verantwortlichkeiten einzelner* und *kollektiver Verantwortlichkeit* für eine mehrere Generationen hindurch aufgelaufene System-Schuld zu unterscheiden. Letztere resultiert in noch umfangreicheren Verpflichtungs- und Verschuldungs-Hauptbüchern, von denen die ganze Gesellschaft betroffen ist. Der heutige weiße Bürger würde mit Recht die persönliche Verantwortung für den mehrere Generationen zurückliegenden Sklavenimport aus Afrika ablehnen. Andererseits muß er sich seines Anteils an der kollektiven Verpflichtung der Gesellschaft bewußt sein, die Folgen jener Sklaverei wiedergutzumachen, unter denen viele Abkömmlinge der ehemaligen Sklaven bis zum heutigen Tage privat und beruflich leiden.

In ähnlicher Weise läßt sich unschwer erkennen, daß die Organisation der Vereinten Nationen trotz ihrer ergreifenden Grundsatzerklärung ihre Ziele nicht verwirklichen kann, weil sie, selbst in ihrer Eigenschaft als Vermittler zwischen großen und kleinen Mächten, eine rechtliche Gleichstellung der Kleinen nicht zu bieten und zu garantieren vermag. Die UNO hat imperialistische Eroberungen durch militärische Brachialgewalt ganz offensichtlich nicht verhindern können. Überdies dient die scheinbar getreulich beobachtete Gesinnung des »gleichen Rechts für alle«, so wie sie heute in den industriell hochentwickelten westlichen Demokratien gang und gäbe ist, weitgehend als bequemer Deckmantel für die verächtliche, gönnerhafte Einstellung zu industriell weniger entwickelten Nationen. Selbst pazifistisches Engagement entspringt zuweilen eher der gönnerhaften Besorgnis, es könne ein Krieg gewisse Grausamkeiten heraufbeschwören, als dem ehrlichen Interesse am menschlichen Freiheitsstreben und an der Toleranz gegenüber irgendwelchen armen unbekannten Völkern in unterentwickelten Ländern.

Zu den größten kulturellen Aufgaben unserer Zeit gehört es, zu erforschen, welche Rolle die Gerechtigkeit nicht nur für die wirtschaftlichen, sondern in erster Linie für die menschlichen Beziehungen in unserer modernen Gesellschaft spielt. Der wunde Punkt in unserer Sozialwissenschaft ist die Leugnung der dynamischen Bedeutung der Vergeltung. Vor allem Szasz hat auf die Tendenz unserer Gerichte hingewiesen, sich vor ihrer Vergeltungsfunktion dadurch zu drücken, daß sie die Lösung des Problems den Psychiatern zuschieben. Eine pseudo-aufgeklärte Leugnung der Bedeutung des Billigkeits- und Fairneß-Prinzips verwirrt und untergräbt die Rolle der Gerichte, so daß diese keine Lust mehr haben, selbst rückfällige Täter zu bestrafen. Unser Zeitalter wird möglicherweise in die Geschichte eingehen als eines, das selbst gegen kalt berechnende Mörder die größtmögliche Rücksicht geübt hat. Die mangelnde Bereitschaft der Gesellschaft, sich auf Kriterien der Gegenseitigkeit festzulegen, verbirgt sich hinter der Maske »wissenschaftlicher« Neugier hinsichtlich der psychischen Motivationen von Verbrechern. Die durch das Ringen um Verständnis legitimierte Erforschung der Verbrecherpsyche sollte nicht dazu mißbraucht werden, das noch größere soziale Problem zu vernebeln, nämlich die Wahrung der Prinzipien einer gerechten Gesellschaft.

Es ist schon immer die Funktion der Eltern und der älteren Generation überhaupt gewesen, über die gerechte menschliche Ordnung im Familienbereich Buch zu führen. Häuptlinge, Könige und Kaiser pflegten dies, tatsächlich oder symbolisch, für ausgedehntere gesellschaftliche Einheiten zu tun. Da man in den Göttern sowohl die Hüter des natürlichen Rechts als auch die höchsten Instanzen der menschlichen Gerechtigkeit sah, beriefen sich die Könige auf die Gottheit als Quelle ihrer Autorität. In der heutigen demokratischen Gesellschaft unterstellt man, daß die Gerechtigkeit durch das kodifizierte Recht und durch eigens dazu eingesetzte Beamte aufrechterhalten werde. Je größer jedoch die wahre oder geargwöhnte Tendenz zur Ungerechtigkeit in einer Gesellschaft ist, desto mehr ist diese bedroht von politischen Gewaltakten, von Chaos und Entfremdung durch Mißtrauen gegen ihre gewählten Führer. In fast allen Kulturen wird überliefert, daß vom Volke begangenes schweres Unrecht durch die Götter geahndet werde; heute haben wir es mit unserer modernen Technologie so weit gebracht, daß eine Gruppe eine andere ohne körperliche Anstrengung versklaven oder ausrotten kann.

Was ist in der Vorstellung des heutigen Menschen an die Stelle der göttlichen Vergeltung getreten? Besteht überhaupt ein Interesse an den Kriterien der Gerechtigkeit, und wenn ja, wo werden die Gerechtigkeits-Hauptbücher aufbewahrt? Eine implizite Verdienstbuchführung stellt, oft außerhalb des kodifizierten Rechts, ja sogar ohne daß es den Beteiligten bewußt wäre, ein automatisches Regulationsmoment dar. Wachsende Ungerechtigkeitskonten und auflaufende Schuld vernichten schließlich den ohnehin nur scheinbaren Gewinnzuwachs des erfolgreichen Ausbeuters. Ausbeuterische Eltern bringen ausbeutende Kinder hervor, und die über Generationen reichende Kettenreaktion führt zu immer frustrierteren und immer weniger gebenden Eltern – bis diese Kettenreaktion schließlich in der Zerstörung des schöpferischen Potentials des Familienlebens mündet.

Verpflichtungen oder Verdienste können in einer Beziehung einseitig anwachsen und periodisch durch Worte und – tatsächliche oder symbolische – Handlungen ausgeglichen werden. Nichtgebendes oder nicht-annehmendes Verhalten einzelner Mitglieder kann diesen Ausgleich jedoch verhindern.

Ein junger Mann hatte die schwerwiegende Entscheidung zu fällen, wie er seine Verpflichtungen gegenüber dem Vater ausgleichen und verrechnen sollte mit den in der gleichen Beziehung erworbenen Verdiensten. Dem Sohn gehörte ein größeres Unternehmen, das er mit Hilfe väterlicher (finanzieller) Unterstützung und mit eigener Hände Arbeit unter konsequentem Einsatz seiner geistigen Fähigkeiten aufgebaut hatte. Im Verlauf der Familientherapie wurde des öfteren deutlich, wie seine scheinbar bedingungslose Loyalität gegenüber dem Vater seiner Frau Sorge bereitete. Sie fragte: »Werden uns unsere Kinder eines Tages auch soviel schulden?« Als der junge Mann nun unmittelbar vor der Legalisierung seiner geschäftlichen Beziehung zu seinem Vater stand, wurde er sich seiner Ambivalenz bewußt. Er gab zu, daß er es als eine gerechte Lösung betrachte, wenn sein Vater mit fünfzig Prozent an dem Unternehmen beteiligt wäre. Er konnte jedoch zu keinem Schluß kommen, ob er mehr dabei gewänne, wenn er die tatsächliche materielle Gleichstellung mit seinem Vater herbeiführte (wobei er sich ihm letztlich aber immer noch verpflichtet fühlen müßte) – oder ob er sich lieber finanziell schlechter stellen solle, um sich so von allen persönlichen Verpflichtungen gegenüber einem dann erwiesenermaßen ungerechten Vater frei fühlen zu können. Die Alternative zeigte offenbar zwei Möglichkeiten innerhalb der Vater-Sohn-Beziehung auf, einen gewissen Billigkeits-Ausgleich herzustellen.

Riten sind überlieferte Verhaltensmuster, die herkömmlicherweise mit den vertraglichen Verpflichtungen der Menschen untereinander und denen zwischen Gott und den Menschen zu tun haben. Viele alte Riten hatten den Sinn, unbeglichene Konten durch Opfer und Dankesgaben zum Ausgleich zu bringen. Hochzeitsriten bestätigten in aller Form die Rechte derer, die die Braut übergaben, und dessen, der sie übernahm. Begräbnisfeierlichkeiten und Grabsteine waren Abreaktionen der Furcht vor unbeglichenen Konten der Lebenden mit den Toten. Die spukenden Geister mußten durch Grabbeigaben besänftigt werden. Die Hinterbliebenen hatten dem Verlust ins Auge zu sehen und ihn hinzunehmen. Das Glück, mit einem Sohn gesegnet worden zu sein, mußte ebenfalls durch Opfergaben vergolten werden. Das Zeremoniell der Gerichte erinnert uns an die überlieferte rituelle Bedeutung ihrer gesellschaftlichen Funktion, das Fordern oder Geben von angemessenen Wiedergutmachungen oder Vergeltungen rechtskräftig zu machen. Selbst ein so unverblümt machtmotiviertes Staatsoberhaupt wie Hitler hielt es für notwendig, sich – inkonsequenterweise – auf die Vorsehung als traditionelle Wahrerin der höchsten Gerechtigkeit zu berufen.

Die auffallende Neigung der heutigen Jugend, neue Riten zu ersinnen, kann mit ihrer Reaktion auf den Verfall der traditionellen Riten infolge der wissenschaftlichen Aufklärung in Zusammenhang gebracht werden. Was mit den Ausdrücken Rollenverwirrung oder »Identitätsdiffusion« der Jugend (Erikson, 34) in Begriffe gefaßt worden ist, kann ebenso auch als Suche danach betrachtet werden, wie vergeltende Gerechtigkeit in der heutigen Gesellschaft funktioniere. Identität ist im wesentlichen etwas Kognitives, während Gerechtigkeit nicht losgelöst werden kann von einem handelnd-experimentierenden Zusammenhang. Wenn einem Jugendlichen die Welt als hoffnungslos korrupt und uninteressiert erscheint, dann wird er versuchen, durch provozierendes Handeln der Gesellschaft eine wertorientierte Reaktion zu entlocken. Bei manchen Jugendlichen wird das bis zu selbstzerstörerischen oder »kriminellen« Handlungen gehen.

Wenn wir Methoden entwickeln wollen, um der entfremdeten Jugend zu helfen, müssen wir uns bewußt sein, daß sowohl ein handlungsunfähig machendes, »nicht annehmendes« Jugendlichenverhalten als auch ein ausbeuterisch »nicht gebendes« Elternverhalten vorliegen kann. Unfähigkeit der älteren Generation, anzunehmen, kann zu feindseliger, schuldbelasteter Entfremdung der jüngeren Generation führen. Umgekehrt können Schuldgefühle auf Grund des Unvermögens, den Eltern zu geben, in den Kindern beim Tod der Eltern plötzlich aktiviert werden. Schuldgefühle wegen unterlassener Gegenleistungen an die Eltern können bewußte und unbewußte Komponenten haben. Falls der Tod des Vaters oder der Mutter endgültige Autonomie bedeutet, wird mit Sicherheit die bereits erwähnte »kontraautonome Überich-Funktion« im Kind entfesselt werden, ungeachtet seiner unbewußten Todeswünsche gegen diesen Elternteil.

Das Verhältnis des Menschen zu anderen Lebewesen und zur Natur überhaupt beruhte schon immer auf Macht und Ausbeutung. Nicht nur bedient sich der Mensch, wie andere Lebewesen auch, der Tiere und Pflanzen als Nahrung, sondern er schädigt durch seine technischen Fähigkeiten die ausgewogene Ordnung von Werden und Vergehen in der Natur. Freilich gab es einige – allerdings kaum ins Gewicht fallende – Bemühungen von einzelnen oder Gruppen, dieses Verhältnis des Menschen zur Natur wieder ins Gleichgewicht zu bringen. So wurden manche Leute grundsätzlich Vegetarier aus Mitgefühl mit den Tieren, die zu einer allzu leichten Beute des Menschen geworden sind. In bestimmten Gesellschaften sind gewisse Tiere heilig und unverletzlich. In anderen Gesellschaften bilden sich Gruppen, um Tiere vor der menschlichen Grausamkeit zu schützen. Die den modernen ökologischen Tendenzen zugrunde liegende sittliche Einstellung zielt darauf ab, die Macht des Menschen, die Natur zu verändern, zugunsten des Überlebens der Tier- und Pflanzenwelt und der Aufrechterhaltung eines ausgeglichenen Recyclings aller Lebensprozesse einzuschränken. Man ist dabei, eine ökologische Gegentechnologie zu entwickeln, um die Machtexzesse der ausbeuterischen, allzu erfolgreichen Herrschaft des Menschen über die Natur einzudämmen. Gefühlsmäßig wird durch diesen Trend die Dankbarkeit des Menschen gegenüber der Natur abreagiert und seine uneingestandene Schuld wegen der unnötigen Metzelei vermindert.

Individuelle und kollektive Verantwortlichkeit

Wir haben in diesem Kapitel immer wieder betont, daß Gerechtigkeit als eine der entscheidenden regulierenden Kräfte und motivierenden Determinanten für Partner in engen Beziehungen anzusehen sei. Dabei haben wir zwar eine scharfe begriffliche Grenze zwischen der Psychologie des einzelnen und zwischenmenschlichen Interaktionsmustern gezogen, aber in Wirklichkeit sind beide Systemebenen menschlichen Verhaltens eng miteinander verquickt.

Diese beiden System-Funktionsebenen können als zwei Arten der Buchführung über Verpflichtungen dargestellt werden. Die Psychologie befaßt sich mit den Reaktionen eines Menschen auf seine elementaren Triebe, sein Gewissen und seine »Außenwelt«. Seine persönliche Verdienstbuchführung färbt sein Erleben, seine Gefühle, Gedanken und Wünsche, so wie sie in ihm aufsteigen; sie werden in seinem Gedächtnis aufbewahrt und in seinen bewußten und unbewußten Denkprozessen symbolisch ausgearbeitet. Ein negatives Ergebnis der persönlichen Buchführung des Individuums ist das Auftauchen von Schuldgefühlen, ein positives das Zustandekommen eines Gefühls des Vertrauens.

Umgekehrt beruht die zwischenmenschliche Buchführung eines Beziehungssystems auf den Handlungen seiner verschiedenen Mitglieder, wie sie aus den wechselseitigen persönlichen Reaktionen herausgearbeitet werden, und auf den gegenwärtigen Langzeit-Systemeigenschaften der Gruppe. Die Folgen der Handlungen einer Person schlagen sich nieder in dem sozialen System, dem sie angehört. So wird etwa die durch eine tiefgreifende Verletzung der menschlichen Ordnung entstandene existentielle Schuld folgenreich für das Leben der Gruppe bleiben. Wenn einige Mitglieder in einer Gruppe sich ungestraft einfach alles erlauben können, wirkt sich das auf das gesamte soziale Klima der Gruppe aus. Ein allgemeiner Verlust an Gleichwertigkeit im Gerechtigkeitssystem kann die Kreativität, ja sogar das Überleben der Gruppe gefährden; die Aussichten der Mitglieder, Urvertrauen zu entwickeln, werden sich gefährlich dem Nullpunkt nähern.

Psychoanalyse und akademische Psychologie teilen die Auffassung, daß die menschliche Beziehungs-Umwelt des einzelnen sich im wesentlichen als eine Konstante konstruieren lasse, als ein geometrischer Ort durchschnittlicher, normaler Erwartungen, dem der einzelne sich mehr oder weniger erfolgreich angleiche. Unser dialektischer Standpunkt setzt nicht nur voraus, daß das Individuum eingebettet sei in einen dynamisch ausbalancierten, fluktuierenden Verdienstkontext, sondern daß dieser auch unentbehrlich sei zum Verständnis der Dynamik und Motivation des Individuums. Folglich kann man zwar die *Schuldgefühle* des einzelnen ohne Berücksichtigung der Gefühle und Reaktionen seiner Partner verstehen, nicht aber die zugrunde liegende *existentielle Schuld.*

Unser nachaufklärerisches wissenschaftliches Erbe hat zu einer Begriffsbildung geführt, welche die ethische Bedeutung zwischenmenschlicher Verpflichtungen schlichtweg leugnet. Wir haben gelernt, uns in der Prägung eleganter psychologischer Formeln zu gefallen, etwa in symbolhaften Übertragungen, die für das Verständnis der individuellen Dynamik durchaus ihren Nutzen haben mögen. Zugleich aber haben wir die Kette der Aktionen und Reaktionen vergessen, die das soziale System durchziehen und sein Gerechtigkeits-Gleichgewicht bestimmen. Selbst die Bedeutung des Wortes »Reaktion« ist aus der Sphäre des Handelns in die des psychischen Erlebens oder Reflektierens abgewandert.

Es besteht eine historische Parallele zwischen dem Prozeß, welcher zu einer zunehmend milderen Bestrafung von Verbrechen führt, und der fortschreitenden Konzentration auf individuelle Aspekte der Verantwortlichkeit. Die Gesellschaften der Antike zogen, nach dem Talionsgesetz verfahrend, nicht nur den einzelnen unmittelbar zur Verantwortung, sondern sie machten oft die ganze Familie für die Fehltritte eines einzelnen haftbar. Unleugbar scheint dabei, daß die Menschheit in ebendem Maß Fortschritte machte, in dem sie das Ideal persönlicher rechtlicher Verantwortlichkeit dekretierte. Kein normaler Mensch würde eine Rückkehr zu den Tagen der sanktionierten Vendetta herbeisehnen; kollektive gesetzliche Haftbarmachung ist der erste gefährliche Schritt auf dem Weg zurück zu Vorurteilen, Hexenjagd und Völkermord.

Paradoxerweise bleibt es dem Familientheoretiker überlassen, auf motivierende Faktoren hinzuweisen, welche die Frage nach der *Verantwortung der Familie* vor dem Gesetz aufwerfen könnten. Es ist durchaus möglich, daß der Begriff individueller Verantwortlichkeit, bis in seine letzten Konsequenzen durchdacht, zu einer umgekehrten Sündenbock-Suche führt. Wenn wir das unschuldige Kind nicht verantwortlich halten für die Sünden des Vaters oder die Eltern nicht für das Vergehen ihres Kinds, dann übersehen wir möglicherweise tatsächlich vorhandene, aber im Verborgenen existierende, familiensystemeigene Kräfte der Komplizenschaft. Die dynamische Bedeutung des Familien-Verdiensthauptbuchs bringt ineinandergreifende Motivationen mit untergründig gemeinsamer ethischer Verantwortung in Zusammenhang. In gewissem Sinne müßte man die Eltern durchaus als Komplizen haftbar machen, wenn sie, selbst unbeabsichtigt, die unbewußten Impulse ihres Kindes so manipulieren, daß das Kind sich kriminell und gewalttätig ausagiert. Aber wer wollte sich so gefährlich weit vorwagen und unbewußte Motive und Absichten bestrafen? Wenn ferner die Eltern selbst Opfer der unbewußten Motivationen ihrer Eltern gewesen sind, und so fort, bei wem liegt dann schließlich die letzte Verantwortung? Wohin würde dann die gesetzliche Verantwortlichkeit von Kindern führen? Was könnte unser Rechtssystem mit dem impliziten Beweismaterial heimlicher Komplizenschaft anfangen?

Welche gesetzlichen und gerichtlichen Maßnahmen kann der Familientherapeut vorschlagen, wenn doch laufend klinische Beobachtungen ergeben, daß Erwachsene an jugendlicher Kriminalität unbewußt stellvertretend beteiligt sind? Ein wichtiger Schritt wäre, in derartigen Fällen nicht nur eine gemeinsame Familienverpflichtung auf therapeutische oder sonstige Hilfsprogramme zu erwarten, sondern auch gesetzlich rechtfertigen zu können. Das Fallbeispiel einer Familienbehandlung soll dies veranschaulichen. Wir beobachteten, daß ein Vater sich in einer höchst anstößigen, feindseligen Weise verhielt und versuchte, seine Tochter zum Sündenbock zu machen. Es gelang uns, die sadomasochistischen Charakteristiken und die komplizierten Abwehrmechanismen des Kampfes zwischen den Generationen aufzudecken; wir konnten die verletzten Gefühle des Opfers und das Schuldgefühl des Täters registrieren. Aber das Konzept der verletzten Gerechtigkeitsordnung hat noch umfassendere, weiterreichende Systemfolgen für die therapeutische Praxis. Der Familientherapeut wird die Erfahrung machen, daß gewisse alte Beziehungskonten, die weder durch selbstreflektierende Analyse noch durch Übertragung oder Einsicht beglichen werden können, sich schließlich durch zwischenmenschliche Initiative und korrigierende Handlung, oft in einem drei Generationen umfassenden Kontext, bereinigen lassen.

Wo die menschliche Gerechtigkeitsordnung verletzt wurde, kann die Psychologie der Schuld völlig irrelevant sein, insbesondere dann, wenn der Täter das Gefühl hat, daß die Tat unvermeidlich war. Ein Beispiel für das Extrem dieser Situation ist der

Fall des Mörders, der beim Begehen seiner Tat keine Schuld, sondern nur eine enorme Spannungserleichterung empfindet. Er mag behaupten, der Mord habe für ihn die Lösung eines anhaltenden seelischen Konflikts bedeutet, denn er habe sich einerseits ausgebeutet gefühlt und sei andererseits nicht in der Lage gewesen, irgendeine Verpflichtung anderen gegenüber zu empfinden. Durch die angeblich ungerechte Ausbeutung in der Vergangenheit war der Mörder praktisch immun geworden gegen Schuldgefühle, Angst vor Bestrafung und selbst gegen Furcht vor dem Todesurteil. In seinem eigenen Gewissen betrachtet er die Welt vielmehr als in seiner Schuld stehend und fühlt sich von vornherein freigesprochen. Sein seelischer Zustand und selbst der motivierende Beitrag seiner subjektiven, existentiellen Gerechtigkeit sind jedoch irrelevant für die Verpflichtung der Gesellschaft, Gerechtigkeit walten zu lassen für das Mordopfer und für die allgemeine menschliche Ordnung.

Der Fall des subjektiv schuldlosen Mörders beweist, wie wichtig es für den Therapeuten ist, individuelle und Mehrpersonenkonzepte ausgewogen zu integrieren. Wer neue Ungerechtigkeiten begeht, hatte aller Wahrscheinlichkeit nach in der Vergangenheit unter einem früheren System-Ungleichgewicht zu leiden. In seinem »Verkennen« gegenwärtiger Verantwortlichkeiten wird er von zurückliegenden Umständen beeinflußt, die ihn zum hilflosen Opfer einer Beziehungsausbeutung machten. Gewöhnlich kann man als Therapeut den Täter erst dann bewegen, verantwortungsbewußt über seine Handlungen nachzudenken, wenn man zuvor über die Vergehen nachgedacht hat, unter denen der Täter selbst unschuldig zu leiden hatte.

Nach dem gleichen Prinzip wird der Täter seine ambivalenten Gefühle gegenüber seinen angeblich (bewußt oder unbewußt) ausbeuterischen Eltern nicht eher aufgeben, als bis er sich klargeworden ist, ob sein – auf dem Verhalten und Tun der Eltern beruhender – Groll berechtigt sei oder nicht. Seine Unfähigkeit, diese Elemente voneinander zu trennen, erklärt sich vermutlich daraus, daß sie für ihn in einem aus Mystifizierung und echtem Nichtwissen bestehenden Nebel verschwimmen. Erst wenn er diese beiden Bereiche voneinander getrennt hat, kann er seine wahre Schuld begreifen und die im Rahmen seiner Beziehungen gebrauchten Abwehrmechanismen erkennen.

In einem glänzenden Resümee der klassischen psychoanalytischen Theorien stellt Fenichel ein Verzeichnis der Abwehrmechanismen gegen Schuldgefühle zusammen. Er erklärt: »Absicherungen gegen Schuldgefühle können aus vielen Quellen geschöpft werden. Gewisse Charaktere bedienen sich anderer Menschen einzig zu diesem Zweck; sie benehmen sich schlecht und provozieren damit Strafe, um ›es schnell hinter sich zu haben‹ oder, falls ihnen nicht sofort verziehen wird, um dann zumindest das Gefühl zu haben, daß ihnen eine schreckliche Ungerechtigkeit widerfahren sei« (36, S. 500). Obwohl diese Strategie unter Familienmitgliedern häufig praktiziert wird, müssen wir betonen, wie wichtig die auf früheren Ungerechtigkeiten beruhenden schuldreduzierenden Mechanismen sind. Ungerechtigkeiten, die man am eigenen Leibe erlitten hat, können an sich schon die Schuldbelastung wegen persönlicher feindseliger Gefühle aufwiegen. Benützt man freilich einen anderen Menschen zur Abwehr einer alten Schuld, so wird diese Beziehung kaum ausgewogen sein und zu neuer Ausbeutung und zum Mißbrauch des anderen als Sündenbock führen.

Durchdrungen von der Bedeutung der Mehrgenerationen-Verdienstkonten, raten wir, auch die ältere Generation in den Prozeß der Familientherapie einzubeziehen. Dank der Möglichkeit, Verdienste durch Handlungen zum Ausgleich zu bringen, stoppt die Therapie den Prozeß des Auflaufens und der Verewigung bereits belasteter, unbereinigter Konten, die sonst die Chancen künftiger Generationen beeinträchtigen würden.

Wie objektiv kann die Verdienstbuchführung sein?

Vom Standpunkt des einzelnen betrachtet, ist der Wunsch nach einer völlig gerechten Welt, wie Waelder (87) betont, nichts weiter als der subjektive Ausdruck eines sehnsuchtsvollen Bedürfnisses. Im Rahmen der auf das Individuum konzentrierten Psychoanalyse ließe sich ein solcher Wunsch auf andere grundsätzliche Bestrebungen zurückführen. Da jeder einzelne zu einer den eigenen Wünschen entsprechend »frisierten« Bewertung seiner Beziehungen neigt, könnte man annehmen, daß die Idee von der Gerechtigkeit ihrem Wesen nach gänzlich illusorisch sei. Gemäß einem dazugehörigen ethischen Subjektivismus könnte das jeweils stärkste Mitglied einer Gruppe für sich in Anspruch nehmen, daß es berechtigt sei, sich über die Rechte aller anderen hinwegzusetzen.

Betrachtet man indes die Gesellschaft als Ganzes, so kann man feststellen, daß ein unsichtbares dynamisches Gleichgewicht zwischen allen miteinander rivalisierenden individuellen Gerechtigkeitsvorstellungen besteht. Solch ein geheimer Konsens über die Grundsätze subjektiver Gerechtigkeit, das heißt, wie man jedem das Seine zumessen solle, bildet die Grundlage der »objektiven« kritischen Buchhaltung der Gruppe. Eine imaginäre Extrapolation der Gesamtsumme aller (durch das Überich bestimmten) regulierenden Motivationen der Individuen ist nur Teil dieses gruppeneigenen Systems. Das Gerechtigkeitshauptbuch einer sozialen Gruppe berücksichtigt neben ihren gemeinsamen ethischen Prinzipien ihre gesamte Interaktionsgeschichte.

Die systemeigene Gerechtigkeit jeder Gruppe besteht aus zwei Komponenten: der Hierarchie beziehungsweise dem Hauptbuch der Verpflichtungen und der Gesamtheit aller Vergeltungsmotivationen. Da jedes Mitglied sich bewogen fühlt, alle bedeutenderen Rache-(oder Dank-)Impulse auszuagieren, kann mit einem fortlaufenden, ständig hin- und herpendelnden Prozeß vergeltender Gerechtigkeit gerechnet werden. Der einzelne ist jedoch, wie wir sahen, nicht immer imstande, die Quellen der Ungerechtigkeit auseinanderzuhalten. Das Phänomen der »Drehtafel« bewirkt, daß er seine Rachegefühle am falschen Objekt ausläßt, ohne sich der Verschiebung des Zieles bewußt zu werden. Die Genauigkeit der Bewegungen der vergeltenden Gerechtigkeit existiert lediglich statistisch. Was für den Gruppenprozeß im ganzen richtig ist, muß nicht notwendigerweise auch für die Besonderheiten des persönlichen Bereichs des Individuums gelten.

In seiner Antwort an Waelder beschreibt Morris (87) den inhärenten Prozeß der Gerechtigkeit, der sich nach und nach in der menschlichen Zivilisation herausgebildet und von manifester Ungleichheit und Ausbeutung zu allmählich wachsender Chancengleichheit für zunehmend größere Teile der Menschheit geführt habe. Die Debatte zwischen dem Psychoanalytiker und dem Rechtswissenschaftler erhellt die Dichotomie zwischen der individuum-bezogenen klinischen, wenn auch wissenschaftlich geschulten Sicht und dem umfassenderen gesellschaftsbezogenen

Standpunkt. Während das Idealziel von juristischen Systemen in einer Annäherung an eine gerechte Gesellschaft besteht, die im wesentlichen auf allseits geteilten Gleichheitsprinzipien beruht, wird die Gerechtigkeit der alltäglichen menschlichen Interaktionen fortlaufend in den Köpfen und Herzen der Beteiligten gewertet. Materielle Ausbeutung läßt sich quantifizieren, aber persönliche Ausbeutung ist nur auf einer subjektiven, zu der Vorstellung des einzelnen vom Sinn seines Daseins gehörenden Skala meßbar. Die Besonderheiten einer gegebenen Mischung zwischen subjektiven und zwischenmenschlichen Konten-Realitäten lassen sich aus der folgenden, frei entworfenen Skizze schließen:

Daß du mich eine ganze Woche lang nicht angerufen hast – ist das unfair? Vielleicht brauchte ich es nicht als Verletzung der Gerechtigkeit meiner menschlichen Welt zu empfinden. Da dies aber geschehen ist, nachdem ich mich dir – eben in diesen vergangenen Wochen –, als du meine Aufmerksamkeit und meinen Trost brauchtest, intensiv gewidmet hatte, registriere ich dein Desinteresse als einen schmerzlichen Akt der Ungerechtigkeit.

Infolgedessen habe ich das Gefühl, daß mein Hauptbuch unausgeglichen ist, daß ich mehr gab, als ich empfing; und wenn ich glauben muß, daß du mich absichtlich so behandelt hast, dann bin ich ausgebeutet. Selbst wenn diese Ungerechtigkeit sich nur in meinem subjektiven Erleben so darstellt, könnte die Bedeutung dieses Vorfalls desungeachtet auch irgendwie in deinem Innern registriert worden sein. Vielleicht haben sich in deinem Bewußtsein Schuldgefühle eingestellt, oder es ist dir wenigstens eine dunkle Ahnung gekommen, daß du unfair mir gegenüber gewesen, mir zumindest auf die Zehen getreten bist. Auch wenn du dir nicht bewußt sein solltest, ein uns gemeinsames ethisches Prinzip verletzt zu haben – unsre gemeinsamen subjektiven Reaktionen haben bestätigt, daß die Ungerechtigkeit, die ich erfahren zu haben glaube, objektiv gegeben ist.

Die Bedeutung des in dieser Skizze illustrierten Arguments liegt eben darin, daß sie die Beidseitigkeit eines Handlungsdialogs betont, der mehr ist als die Summe der subjektiven Erfahrung zweier Menschen. Während also das Konzept der Realitätsprüfung in der Psychologie vergleichsweise monothetisch ist (man ist entweder realitätsbezogen oder Opfer der eigenen Wirklichkeitsverzerrung), ist das Konzept der gerechten Ordnung der menschlichen Welt dialektisch. Um seinen eigenen Freund zu verraten, braucht's mehr als bloß Kindheitsverdrängungen, Depressionen et cetera. Wollte man das Ausmaß der Verzerrung bewerten, müßte man auch die Einstellung des Freundes kennen.

Folgerichtig möchten wir den Familientherapeuten warnen, seinen tatsächlichen Anteil an den persönlichen und ethischen Problemen der Gerechtigkeit zu unterschätzen; er hüte sich auch, sein Blickfeld auf den innerpsychischen und psychologischen Bereich zu beschränken. Sollte er sich aber in einen Meinungsaustausch hineinziehen lassen darüber, ob jemand das Recht habe, seine Eltern zu beschuldigen beziehungsweise sie freizusprechen von Schuld, so hieße das, sich in einer nichtdialektischen Schlinge zu verfangen. Eine dialektische therapeutische Einstellung würde verlangen, die Bereiche abzustecken, innerhalb derer die eigentliche, subjektive Gerechtigkeitsbuchführung jedes Beteiligten stattfindet. Durch offene Erörterung dieser einzelnen Konten ließe sich ein Weg finden, sie durch zielgerichtetes Handeln zum Ausgleich zu bringen.

In Fällen offener, eindeutig böswilliger Sündenbockjagd wird sich der Familientherapeut von Anfang an in einer schwierigen Position befinden. Die übrige Familie wird zu erkennen geben, daß, wenn der Therapeut nicht gewillt ist, die Vorstellungen von der Schlechtigkeit des Sündenbocks zu teilen, sie auf seine Hilfe verzichten wird. Andererseits mögen allein schon die Härte und Grausamkeit der Anschuldigungen eine Anklage der Sündenbockjäger geradezu herausfordern. Das Mittel der Wahl für den Therapeuten wäre in einem solchen Fall, sein Erkennen beider Möglichkeiten deutlich zu machen: daß es ihm offensteht, Partei zu ergreifen, oder von seiner Fähigkeit, die Kehrseite beider Positionen zu erforschen, Gebrauch zu machen. Könnten nicht etwa die Verfolger als hilfsbedürftig und der Sündenbock als potentieller Helfer betrachtet werden?

Die Sonderstellung der Familie

Familienbeziehungen scheinen herkömmlicherweise von den streng vergeltenden Gerechtigkeitsprinzipien befreit zu sein. In vieler Hinsicht besitzen Familienmitglieder eine gemeinsame Grenze, die sie von der Außenwelt trennt. Redensarten wie »Blut ist dicker als Wasser« veranschaulichen diese elementare Gegebenheit der menschlichen Existenz.

In der Regel kann man damit rechnen, von seiner Familie einfach auf Grund der blutsverwandtschaftlichen Loyalität, ungeachtet eigener Verdienste, akzeptiert zu werden. Selbst die

Versager, die Schwachen, die Kranken und geistig Zurückgebliebenen können in den meisten Fällen Fürsorge von ihren Angehörigen erwarten. Der Wohlfahrtsstaatsgedanke dehnt dieses Prinzip auf die Gesellschaft als ganze aus, in scharfem Gegensatz zu der Idee des krassen wirtschaftlichen Individualismus, die das scharf kalkulierende Wettbewerbsmodell erworbener Verdienste vertritt. Das Wohlfahrtsstaatsideal kann daher gewissermaßen als nationale Vetternwirtschaft betrachtet werden.

Die Familiengerechtigkeit hat eine ihrer gesellschaftlichen Geschichte entsprechende Entwicklung durchgemacht. Im Altertum und zeitweise auch im Mittelalter hatten Eltern absolute Gewalt über ihre Kinder. Das römische Recht erteilte den Eltern die Machtbefugnis, ihre Kinder in die Sklaverei zu verkaufen oder sie sogar mit dem Tode zu bestrafen. Das Christentum und später der aufgeklärte Liberalismus haben zu einer milderen Einstellung gegenüber kindlichen Vergehen beigetragen. Unser Zeitalter sieht sich mit dem entgegengesetzten Extrem konfrontiert, dem besorgniserregenden Dahinschwinden elterlicher Verantwortlichkeit und dem Umsichgreifen übermäßiger Permissivität. Emotionales Ausgedörrtsein und Lethargie treiben eine wachsende Zahl moderner Eltern zur Parentifizierung ihrer Kinder durch Permissivität. Der technische Fortschritt steigert noch die Auswirkungen dieses Verhaltens, das die völlige Enthemmung begünstigt. Der enormen Mobilität und Kommunikationsfreiheit, die Auto und Fernsehen ermöglicht haben, steht keine entsprechend mitgewachsene kompetente menschliche Autorität gegenüber. Das Preisgegebensein und die daraus folgende Entfremdung der Jugend werden sich vermutlich in allen Bereichen der Gesellschaft noch weiter verschärfen.

Überpermissivität als Form elterlichen Imstichlassens der Kinder grenzt nicht nur an Vernachlässigung, sondern ist wahrscheinlich eine der verbreitetsten Formen ausbeuterischer Parentifizierung. Sie bildet eine echte »Beziehungsfalle«, da sie etwas zu geben scheint (Handlungsfreiheit), während sie doch ihrem Wesen nach ein einseitiges Nehmen ist (sie gibt keine Anteilnahme, setzt keine Grenzen, erwartet vom Kind, daß es sich aus freien Stücken selbst voranbringe). Häufig bestehen die Mythen der Permissivität und des Familienzusammenhalts nebeneinander und verstärken sich gegenseitig (vgl. auch Wynne u. a., 93, und deren Konzept der »Pseudowechselseitigkeit«).

Für das Wertsystem einer ganzen Familie können gewisse, seit Generationen von allen Mitgliedern geteilte Mythen kennzeichnend sein. Manche dieser Wertmythen sind in religiösen oder nationalen Vorstellungen verankert. Infolge der dialektischen Natur der Ich-Identitätsgrenzen ist eine unvoreingenommene Beurteilung von Außenseitern praktisch gar nicht möglich. Die Mitglieder von Außengruppen, welche die Werte der eigenen Gruppe nicht teilen, sind per definitionem minderwertig. Loyalität gegenüber dem familieneigenen Wertsystem stellt eine unsichtbare, aber sehr wichtige Dynamik im Hinblick auf die Verdienstbuchführung der einzelnen Mitglieder dar. Loyale Anhänglichkeit vermag viele Vergehen aufzuwiegen.

Die Familie als ganze neigt dazu, die voreingenommene Definition ihrer Werte auf Kosten der Sündenbock-Außenseiter in ihre laufende Verdienst-Buchführung aufzunehmen. Zu einer besonders starken Festigung der Familien-Wertmythen kann es jedoch dann kommen, wenn ein Mitglied von der eigenen Gruppe zum Sündenbock gemacht wird. Durch die gemeinsame Verdammung des illoyalen Mitglieds können sich die übrigen Familienmitglieder dem gemeinsamen Wertsystem um so stärker verbunden fühlen. Im Altertum, ja, in gewissen Gebieten des Nahen Ostens auch heute noch, ist das Familienoberhaupt verpflichtet, die Ehre der Familie zu wahren und die Schwester oder Tochter zu töten, die ihre Jungfräulichkeit an einen Fremden verliert.

Es ist faszinierend, in Familien, die sich einer Familientherapie unterziehen, das Mehrgenerationen-Muster der Sündenbockjagd zu beobachten. In manchen Fällen kehrt das gleiche Muster, nach dem ein Mitglied zum Sündenbock gemacht wird, wieder durch die Generationen hindurch. So konnten wir bei einer Familie in drei aufeinanderfolgenden Generationen die freiwillige Übernahme der Sündenbockrolle durch jeweils ein weibliches Mitglied feststellen. In einer anderen Familie wurden ebenfalls drei Generationen hindurch die Töchter dazu gebracht, die »Schlechtigkeit« ihrer männlichen Partner zu bekämpfen. Dies führte in zwei Generationen zu vorbedachtem Mord, in der dritten zum Mordversuch.

Ein anderes Muster, jemanden zum Sündenbock zu machen, kann in der allmählichen Steigerung von illoyalen Akten über mehrere Generationen hinweg bestehen. Wir haben erlebt, wie in einer strenggläubigen Familie die zweite Generation zu rebellischen Atheisten wurde. Nachdem einer der Männer aus dieser Generation ein Mädchen aus einer ähnlich traditionalistisch eingestellten Familie geheiratet hatte, erzog er seine zwei Töchter in einer extrem liberalen, permissiven Atmosphäre nach der Ideologie des Freidenkers. Der ungelöste Konflikt zwischen der ersten und der zweiten Generation blieb so lange davon unberührt, bis beide Mädchen die Absicht äußerten, junge Männer anderen Glaubens und gänzlich andersgearteter Wertorientierungen zu heiraten. Das nun einsetzende Bestreben der gesamten weitverzweigten Familie, die beiden Mädchen zu »Sündenböcken« zu machen, veranlaßte die Eltern schließlich, einen verantwortungsbewußten Standpunkt zu beziehen, sich dem Problem der Illoyalität zwischen sich und der älteren Generation zu stellen und es, soweit möglich, zu bereinigen.

Das Eltern-Kind-Hauptbuch

Im folgenden Abschnitt möchten wir etwas über die Hauptdimensionen der zwischenmenschlichen Gerechtigkeitsbuchführung sagen, eines Prinzips, das für das Familienleben, für die Ehe und für menschliche Beziehungen ganz allgemein Gültigkeit hat.

Während die soziologische Forschung sich weitgehend auf die komplementären Rollen, die Verhaltensmuster und die psychologischen Motivationen elterlichen Handelns konzentrierte, blieb die grundlegende Frage der gegenseitigen Gleichwertigkeit der zwischen Eltern und Kind ausgetauschten Wohltaten relativ unbeachtet. Nach welchen Kriterien können wir beurteilen, wann die Elternliebe zur Last und für Eltern und Kind schädlich wird? Welches Maß an kindlicher Liebe kann das elterliche Zur-Verfügung-Stehen aufwiegen? Inwieweit ist Parentifizierung eines Kindes »normal« und unvermeidlich? An welchem Punkt werden die Bedürfnisse der Eltern zur Ausbeutung, an welchem zum Mißbrauch des Kindes? Wie sieht eine Symmetrie des Gebens und Nehmens zwischen Eltern und Kind aus? Was ist ausschlaggebend für die Wahl des Zeitpunkts zur Einlösung von Verpflichtungen oder zur Suche nach einem Ersatzempfänger für die Rückzahlungen? Wie verbucht ein Familiensystem als ganzes die naturgemäß asymmetrischen Eltern-Kind-Konten im Rahmen seiner Gesamt-Verdienst-Buchführung?

Die gesellschaftliche Ordnung der Antike setzte voraus, daß

die Eltern dem Kinde das physische Leben gaben und, während seiner verletzlichen Entwicklungsphasen, materiellen Lebensunterhalt und Schutz boten. Im Gegenzug waren die Eltern damals berechtigt, den Großteil der Lebensreserven des Kindes auszubeuten und es bei Ungehorsam aufs härteste zu bestrafen. Das Kind schuldete den Eltern immerwährenden Gehorsam und Respekt. Im Erwachsenenalter konnte es dann seinerseits die gleiche Ergebenheit und Unterwerfung von seinen Kindern beanspruchen. In unserer Zeit sind die Eltern-Kind-Beziehungen eingebettet in eine Mischung aus wissenschaftlichen Erkenntnissen und anachronistischen, oft geheuchelten und pseudo-ethischen Wertsetzungen, was die Rechte der Eltern und der Kinder anlangt. Ein Fortschritt, das heißt die Erwirkung von mehr Gerechtigkeit in Eltern-Kind-Beziehungen, wird davon abhängen, wie klar wir die wesentlichen ethischen Probleme definieren, die sich heute aus der Rollenverschiebung zwischen Eltern und Kindern ergeben.

Von der Warte der Eltern aus betrachtet, scheint das Kind dann mehr Rechte zu haben, wenn die Eltern selbst hinreichend aufmerksam und liebevoll erzogen wurden – und das setzt sich als Kettenreaktion fort. Jede Generation erhält das, was der vorangegangenen Generation zuteil wurde, und der an jede Generation gestellten Erwartung steht das gegenüber, was ihr an Fürsorge und Zuwendung gegeben wurde.

Eine Generations-»Lücke« in der Kontinuität der ineinandergreifenden Kette sowohl elterlicher Hilfeleistungen als auch elterlicher Dankbarkeitserwartungen kann das Gerechtigkeitsgleichgewicht zwischen Eltern und Kind empfindlich stören. Um die Bilanz so komplizierter Hauptbücher überprüfen zu können, müßten wir mehr vom Wesen der zwischen den Generationen herrschenden Gerechtigkeit wissen.

Heute noch ist es so, daß Eltern ihre Bedürfnisse nachdrücklicher bekunden dürfen als ihre Kinder, wenngleich die Stellung der Eltern heutzutage gesellschaftlich weniger gefestigt ist als früher. Was häufig – bei allen sonstigen sozialen Zugeständnissen – von der Gesellschaft übersehen oder offen ignoriert wird, das ist die tiefsitzende Überzeugung der Eltern, sie hätten ein Recht darauf, von ihren Kindern Dankbarkeit und eine zumindest begrenzte Rückvergütung ihrer Hilfeleistungen zu erwarten.

Die Rechte der Kinder sind nicht so deutlich formuliert, und kleine Kinder sind noch weniger imstande, sie zu artikulieren. Kinder haben ein Recht darauf, physisch aufgezogen und zu Lebensmustern geführt zu werden, mit deren Hilfe sie sich entwikkeln und sich schließlich von übermäßiger Verpflichtung gegenüber ihren Herkunftsfamilien befreien können. Die Gesellschaft, die einerseits übermäßige Grausamkeit an Kindern zu verhindern trachtet, indem sie den Eltern Einschränkungen auferlegt, kann andererseits die Eltern hinsichtlich des Vorrangs der ethischen Werte auch verwirren. Die primäre moralische Verpflichtung, die Kinder bis zur Reife großzuziehen, wird oft weniger betont als etwa so sekundäre Werte wie Einschränkung der Freiheit zur Abtreibung, Scham wegen der Sexualfunktionen, Scham über voreheliche Sexualität und Schwangerschaft und so fort. Selbst die zunehmende Erleichterung der Ehescheidung ist ein fragwürdiges Ziel ohne das Gegengewicht einer obligatorischen Klärung, inwieweit der elterliche Zwist zur Ausbeutung der Kinder führen wird.

Jede Tendenz, sekundäre moralische Werte überzubetonen, wird nur ablenken von der vornehmsten menschlichen Verpflichtung: einem hilflosen Säugling, wenigstens eine Zeitlang, zu *geben,* ohne Gegenleistungen zu erwarten. Hier bedürfen Eltern, deren eigene Herkunftsumgebung ihnen kein Vertrauen in die Gerechtigkeit der Welt einzuflößen vermochte, der größten Unterstützung durch die Gesellschaft. Denn man kann nicht von jedem Vater, jeder Mutter erwarten, daß sie die widersprüchliche Aufgabe bewältigen, einem Kind mehr zu geben, als sie selbst als Kind empfangen haben.

Verantwortungsbewußt großgezogen zu werden, ist ein Geburtsrecht des Kindes und nicht eine Belohnung für erworbenes Verdienst. Paradoxerweise kann jedoch die privilegierte Position des Kindes im Extremfall zu seiner Ausbeutung führen – eben dadurch, daß es für immer von seinen Eltern symbiotisch abhängig wird. Der sichere Besitz eines verpflichteten Partners, besonders wenn dieser ein stets verfügbarer Elternteil ist, kann den unbezähmbaren Wunsch erwecken, diese Beziehung nie zu lösen. Überdies kann die schuldbelastete Verpflichtung gegenüber dem allzu hingebungsvollen Elternteil im Kinde jeden Gedanken an eine Änderung im Keim ersticken und seine Entwicklung hemmen. Übermäßiges Verwöhnen kann also ebenso einer Ausbeutung gleichkommen wie offene Kindesmißhandlung.

Eine Vielzahl von Faktoren kann die Eltern-Kind-Buchführung komplizieren. Ein Beispiel hierfür sind Zweitehen, die Kinder von unterschiedlichen Elternteilen zusammenbringen. Ein anderer verwirrender Faktor ergibt sich bei Adoptionen. Weitere Schwierigkeiten können auftreten, wenn wohlhabende Eltern es sich leisten können, ihre Kinder durch Ersatzpersonen erziehen zu lassen.

Da kleine Kinder bedingungslos der Autorität ihrer Eltern unterstehen, bemerken sie oft gar nicht die Ungerechtigkeit gewisser Handlungen und Versäumnisse der Eltern. Kinder sind nicht in der Lage, sich unmittelbar zu rächen, selbst wenn ihr Gerechtigkeitsgefühl – sei es bei einer einmaligen Gelegenheit, sei es kumulativ während ihrer gesamten Entwicklung – verletzt wird. Oft entdeckt der Erwachsene erst dann, wenn er selbst Vater oder Mutter geworden ist, seinen Groll über die seinerzeit erlittene Verlassenheit, Ungerechtigkeit oder Ausbeutung. Viele Eltern haben uns berichtet, daß sie sich beim Gewahrwerden der eigenen, so lang verdrängten Kindheitserlebnisse geschworen hätten, ihren Kindern nicht das gleiche anzutun. Aber wie viele von ihnen mußten später entdecken, daß sie trotz ihres bewußten Entschlusses, die eigenen Kinder doch ähnlich ungerecht behandelt hatten. Um welche »Beträge« die Eltern im Rückstand sind mit ihrer Fürsorgeschuld, wird sich natürlich niemals exakt angeben lassen. Kinder sind verschieden; manche sind von Geburt schwach oder krank und brauchen mehr Bestätigung, um sich sicher zu fühlen. Auch die Zuwendung der Eltern kann erheblich differieren; manche Eltern können ihren Kindern nur relativ kurze Zeit zur Verfügung stehen, sie dann aber durch die Qualität ihrer Zuwendung entschädigen. Diese Qualität hängt erfahrungsgemäß von Ausmaß und Aufrichtigkeit der elterlichen Zuwendung ab, die diese Eltern selbst als Kinder erhielten. Die jeweilige Bilanz der Mehrgenerationen-Buchführung wird letztlich über das Gleichgewicht der neuen Beziehung entscheiden.

Die angeborenen Rechte der Kinder

Die Rechte der Kinder sind ein äußerst wichtiges Thema, da Eltern nicht von der gleichen Moral der Verdienst-Gegenseitigkeit geleitet werden, welche die Beziehungen zwischen Gleichaltrigen beherrschen. Die Gefahren einer ungewollten Ausbeutung der Kinder werden daher meist übersehen. Selbstverständlich vermag auch das Wissen um diese Gefahr nicht immer der unbewußten Vergeltungsmotivation entgegenzuwirken, welche Eltern bewegt, die in ihrer eigenen Kindheit mehr Entbehrung und Ausbeutung erleiden mußten, als sie verarbeiten konnten, und die daher niemals mehr zu der vernünftigen Anschauung gelangt sind, daß es auch Fairneß in der Welt gibt.

Nachstehend einige praktische Konsequenzen aus diesen Erwägungen:

1. Niemand sollte Menschenleben in die Welt setzen, der sich nicht zugleich verpflichtet fühlt, das Neugeborene bis zu seiner Reife großzuziehen. Abgetrieben zu werden, kann für ein Embryo ein freundlicheres Geschick sein als unerwünscht geboren zu werden.
2. Das Kind hat ein Recht darauf, in einer Atmosphäre großgezogen zu werden, welche bestimmt wird von der allzeit spürbaren elterlichen Verantwortung. Ebenso hat es ein Recht darauf, daß ihm keine verzerrten moralischen Prioritäten eingeimpft werden wie etwa: Oberstes Gebot müsse sein, den Geschlechtstrieb »zu bändigen« und Treue zu üben in einer sexuellen Partnerschaft – was alles hohle Werte sind, wenn sie in keinen Zusammenhang gebracht werden mit der viel grundlegenderen Verpflichtung, den Lebensinteressen der eigenen Kinder zu dienen.
3. Das Kind hat ein Recht auf elterliche Zuwendung, die nicht ausarten darf in überängstliche Behütung, totale Schrankenlosigkeit, übermäßige Parentifizierung. Oft verbirgt sich hinter permissiven, behütenden oder märtyrerhaft pseudo-gebenden Haltungen eine psychische Ausbeutung der Kinder, die einer Preisgabe gleichkommt. Verdeckte Parentifizierung kann nach außen hin wie größtmögliche Fürsorge wirken. Mit anderen Worten, es entspricht dem Recht und dem Bedürfnis eines Kindes, daß man ihm nicht zu viel nachsieht.
4. Das Kind hat ein Recht darauf, von Erwachsenen erzogen zu werden, die sich im Leben behaupten können, die ihrerseits wissen, was sie vom Kinde verlangen dürfen, und ihm damit eine Vorstellung vom Aufbau der Gesellschaft zu vermitteln vermögen.
5. Das Kind hat ein Recht darauf, nicht in unverhohlener Grausamkeit ausgebeutet zu werden oder aus verschobener Vergel-

tungsrache, die eigentlich der Herkunftsfamilie gilt, zum Sündenbock gemacht zu werden. Diese Art der Ausbeutung wird von den Eltern selten bewußt betrieben, es sei denn in Fällen schwerer Kindesmißhandlung.

6. Das Kind sollte sich darauf verlassen können, ohne Rücksicht auf selbsterworbene Verdienste von der Familie geliebt und akzeptiert zu werden. Gleichzeitig sollte aber auch vom Kind die Leistung eines sinnvollen Beitrags erwartet werden.

7. Das Kind hat ein Recht darauf, daß man ihm beibringt, mit seinen Geschwistern gerecht umzugehen, das Inzesttabu zu beachten und den anderen Angehörigen in ihrem Kampf ums Dasein als ständiger Kraftquell zur Verfügung zu stehen.

Das Heranwachsen ist an sich schon eine große Belastung für die menschliche Gerechtigkeitsordnung. Was das Kind in seinen Entwicklungsjahren an verantwortlicher elterlicher Zuwendung erhält, kann nie mit gleicher Münze vergolten werden. Im Hinblick auf die Bewältigung dieser stillschweigenden Verpflichtung oder »Erbsünde« des Wachsens hat der einzelne eine Reihe von Möglichkeiten:

a) Er kann diese Schuld an seinen eigenen Kindern ebenso eingleisig abtragen, wie ihm einst gegeben wurde. Manche unerkannten Spannungen haben ebendarin ihre Ursache, daß die Eltern sich verpflichtet fühlen, das den eigenen Eltern Geschuldete »zurückzuzahlen« durch Wiedergutmachung an den Kindern. So fühlen sie sich gewissermaßen auch gezwungen, auf alle Unterstützung, die sie von ihrer weiteren Familie erhalten könnten, zu verzichten.

b) Er kann seinen Eltern auf immer verpflichtet bleiben und seine Schuld durch krankhafte Formen der Loyalität begleichen, etwa durch das Unvermögen, emotionell erwachsen zu werden oder sich loszulösen. In diesem Zusammenhang entspricht eine seelische Erkrankung oder permanente Unreife der Abzahlung geschuldeter Dankbarkeit und Loyalität.

c) Wir fanden, daß bei einer Anzahl von Familien das Therapieziel darin bestehen mußte, die Asymmetrie einander widerstreitender Verpflichtungen auszugleichen. Scheinbar totales Nicht-Geben an die eigenen Eltern wird häufig wettzumachen versucht durch maßloses Geben an die Kinder. Die Therapie muß dann darauf abzielen, ein ausgewogenes Verhältnis herzustellen zwischen Geben und Nehmen in der Beziehung zu den eigenen Kindern, bei gleichzeitig begrenztem »Rückzahlen« an die eigenen Eltern. In vielen Fällen ergab sich mit der zum Tode führenden Krankheit alter Eltern die Gelegenheit, die Verpflichtung zu begleichen und so alle drei Generationen von ihrer Schuld zu »befreien«.

Wie bedrückend es für eine Mutter sein kann, wenn sie zwischen dem, was sie als Kind empfing, und dem, was sie den eigenen Kindern gibt, keine rechte Ausgewogenheit fühlt, dokumentiert der folgende Auszug aus einem Familientherapiegespräch:

Ehefrau: »Mein Vater hat nie zu mir gesagt, ich sei hübsch, und meine Mutter hat mich nie geliebt (weint) ... Ich habe mir gestern abend den Kopf darüber zerbrochen, wie viele Gute-Nacht-Küsse ich Tommy und Jerry geben sollte ... Du weißt ja, Charles, was ich schließlich getan habe ... Ich habe sie angeschrien, endlich Ruhe zu geben (weint heftiger) ... Ich gebe ihnen mehr, als ich jemals bekommen habe ... Ich versuche etwas zu tun, was ich nie am eigenen Leibe erfahren habe ... Charles, du spielst mit Tommy auch nicht öfter Fußball, als dein Vater mit dir gespielt hat ... Du kannst dein Leben nicht mit dem meinen vergleichen (schreit). Ich habe überhaupt niemals etwas gehabt, verdammt nochmal! Das einzige, was meine Mutter je gemacht hat, war der Haushalt, und den mache ich schließlich auch. Wenn ich dir ein gutes warmes Abendessen koche, was meine Mutter für meinen Vater übrigens niemals tat ... Hat deine Mutter dir beim Zubettgehen einen Gute-Nacht-Kuß gegeben?«

Ehemann: »Ja, bis ich dreißig Jahre alt war.«

Ehefrau: »Meine Mutter nie ... Sie ließ mich am ausgestreckten Arm verhungern!« (Elternmuster des Nichtgebens)

Ehemann: »Und meine hat mich geradezu erstickt!« (Elternmuster des Nichtnehmens).

Diese Ehefrau hatte große Schwierigkeiten in ihrer Ehe, sowohl was ihre eigene sexuelle Befriedigung anlangte, als auch im Hinblick auf ihren schüchternen, gehemmten Ehemann, dem sie seelisch wenig zu geben vermochte. Vor Beginn der Therapie schien sie vergraben in so abgrundtiefem, hoffnungslosem Groll gegen die chronisch kranke, in einer Anstalt untergebrachte Mutter, daß sie ernsthaft erwog, sich umzubringen. Im Verlauf der Familientherapie gewann sie erneut ein engeres Verhältnis zu ihrem einsamen, geschiedenen Vater und zu ihrer fünfhundert Kilometer entfernt lebenden Schwester. Schließlich begann sie auch wieder, trotz der großen Entfernung, ihre Mutter in der psychiatrischen Anstalt zu besuchen. Dadurch, daß sie nun fähig war, sich ihrer kranken Mutter mehr und besser anzunehmen, schien sie unendlich viel zu gewinnen – mehr als sie gewonnen hätte, wenn sie lediglich Einsicht erlangt und ihrem Groll gegen die eigene Mutter Ausdruck verliehen hätte.

Gedanken über Paranoia

Daß manche Menschen sich zu argwöhnischen, paranoiden Persönlichkeiten entwickeln, rührt, wie schon angedeutet, oft daher, daß gewisse Posten im familiären Verdienst-Hauptbuch nicht ausgeglichen worden sind. Es liegt im Wesen der menschlichen Gerechtigkeitsordnung, daß ein Kind, dessen Eltern mit ihren elterlichen Pflichten, wie es meint, »im Rückstand« sind, sich in all seinen späteren menschlichen Beziehungen stets als Gläubiger fühlen wird. Dieses Kind wird die ganze Welt als in seiner Schuld stehend betrachten und alle Menschen als seine Schuldner behandeln. Eine unausgeglichene Verdienstbilanz zeitigt grundsätzliches Mißtrauen: »Da ich auf Grund meiner Erfahrung keine Veranlassung habe, der Welt zu trauen, muß die Welt mir erst beweisen, daß sie vertrauenswürdig ist.« Der Paranoiker ist gewissermaßen überzeugt, daß die Welt sich ihm gegenüber permanent »im Rückstand« befinde.

Für die Wahl der Therapie ist es wichtig, sich über die »Ich-Stärke« des Paranoikers klarzuwerden. Entsprechend der herkömmlichen Folgerung wird sich jemand, der ohne Urvertrauen aufgewachsen ist, als wenig fähig erweisen, eine verantwortungsbewußte (»der Prüfung durch die Wirklichkeit sich unterziehende«) Haltung einzunehmen. Deshalb kann solchen Menschen nicht geholfen werden mit bloßer Einzeltherapie: die Methodik einsichtsvollen Durcharbeitens schafft allein noch keinen Fundus an zuverlässigen Persönlichkeitsquellen. Nach den Erkenntnissen der traditionellen dynamischen Theorie sind ichschwache Paranoiker schlechte Analyse-Kandidaten; sie reagieren besser auf stützende als auf rekonstruierende Psychotherapie.

Ausbeutung ist wesentlich beteiligt an der Strukturierung von Familienbeziehungen; infolgedessen liegt hier auch der Punkt, an dem der Therapeut anzusetzen hat bei der von ihm intendierten Neugestaltung. Ein Mensch kann die Wirklichkeit verzerrt sehen oder Wünsche projizieren, aber die Tatsache, daß er eine echte

Ungerechtigkeit tatsächlich erlitten hat, geht als Realität über den Bereich seiner Psyche oder seiner Krankheit hinaus. Ist ein Mensch zu tief verletzt und ausgebeutet worden, um damit fertigzuwerden, dann hat er ein Recht auf die therapeutische Anerkennung der Realität seiner Wunden und auf eine ernsthafte Prüfung der Bereitwilligkeit der anderen, den Schaden wiedergutzumachen. Nur auf Grund eines solchen »Entgegenkommens der Welt« wird auch er bereit sein, über die mögliche Ungerechtigkeit seiner eigenen Handlungen nachzudenken. Der Leser mag sich fragen, ob diese »Technik« tatsächlich die übliche therapeutische Forderung nach kritischer Selbstprüfung ersetzen könne. Nun, dem zutiefst verletzten Paranoiker sollte in jedem Fall eine Extrachance gegeben werden – zumindest, indem man das unfaire Ungleichgewicht seiner Gerechtigkeitsordnung anerkennt.

Hier ein Fall aus unserer Praxis, der Fall eines Mannes, den man als von seiner Frau »pathologisch abhängig« hätte bezeichnen können. Ständig quälte er seine Frau mit Vorwürfen und beschuldigte sie, den beiden Kindern eine schlechte Mutter zu sein. Er legte ein so auffälliges Verhalten an den Tag, daß man es diagnostisch nur als paranoide Psychose bezeichnen konnte. Dennoch hatte sein Wahn offensichtlich eine innere Logik. Wir erfuhren, daß er als Kind von seinen Eltern abgelehnt und verlassen worden war. Als er nach einigen Jahren in sein Elternhaus zurückgeschickt wurde, fand er dort ein von den Eltern wärmstens begrüßtes kleines Geschwisterchen vor. Bald darauf kamen seine Eltern in der Massenvernichtung von Krieg und Völkermord um. Wie hätte er also seine Eltern anklagen können, ohne zugleich sich selbst schuldig fühlen zu müssen? Wer hätte angesichts des Elends so vieler Menschen seine »kleine« Tragödie anhören mögen? So mußte er sich mit seinem unbereinigten Gerechtigkeitskonto allein abquälen. Und fühlte sich nun seinerseits von seinem subjektiven Gefühl erlittener Ungerechtigkeit getrieben – und zugleich entlastet –, jemand anderen, seine Frau, ungerechterweise zum Opfer zu machen. Er war indes völlig unfähig, die objektive Realität seines Tuns und Handelns einzusehen, und erwartete von den Therapeuten allen Ernstes, daß sie seine Partei ergriffen.

Folgerungen für die Therapie

Unsere Betrachtungen sollten das Augenmerk des Familientherapeuten auf jene Aspekte lenken, die in allen familiären Beziehungen am bedeutsamsten sind. Das Gerechtigkeitshauptbuch ist eine umfassendere und wesentlichere Beziehungsdimension als die der Machtansprüche oder die der Kommunikationsfähigkeit. Während manche Therapeuten in erster Linie versuchen würden, etwa die emotionalen Wurzeln und zugrunde liegenden Hemmungen von Zorngefühlen zu explorieren, erfordert unsere Einstellung, daß wir zunächst einmal ergründen, welches die Kriterien für Fairneß und Ausbeutung in einem vorgegebenen Drei-Generationen-Kontext sind. Unserer Vorstellung entsprächen aktive Dispute über die Bedürfnisse, die verletzten Gefühle und die Rechte der Partner. So haben wir Eheleute oft ermutigt, Verhandlungslisten zusammenzustellen, wie sie von Gegnern im Arbeitskampf bei deren Auseinandersetzungen vorgelegt werden. Aber wir haben uns ebenso bemüht, diese Kämpfe in das sehr viel umfassendere Gefüge der zugrunde liegenden Verpflichtungen – unter Einbeziehung auch der abwesenden Familienangehörigen – einzugliedern.

Manchen Lesern mögen unsere Erklärungen zu stark hierarchieorientiert klingen. Wir geben durchaus zu, daß wir der familieneigenen Hierarchie der Verpflichtungen größte Beachtung schenken; aber die Feststellung, daß Familien keine demokratischen Systeme seien, heißt ja noch nicht, daß wir etwa die Unterwerfung unter eine autokratische Disziplin befürworteten. Die echte Alternative zum antiautoritären Verhalten besteht ebendarin, daß man Eltern und Kinder ermutigt, sich gegenseitig anzuerkennen als Führer beziehungsweise als Verhandlungspartner beim Ermitteln der Bedeutung, welche der Gerechtigkeit und der Fairneß in einer Familie zukommt. Nachdrücklich empfehlen wir, in eine Familie so hineinzuwirken, daß eine konstruktiv sich selbst behauptende, in Handlungen zum Ausdruck kommende Reaktion herausgefordert wird; um diese Empfehlung begreiflich zu machen, möchten wir unsere therapeutischen Richtlinien noch einmal skizzieren:

1. Wir glauben nicht, daß therapeutische Arbeit, selbst wenn sie angemessen aktiv und handlungsorientiert ist, wirklich erfolgreich sein kann, sofern sie auf die Beachtung des Gegenseitigkeitsprinzips verzichtet. Meine geheimen negativen Gefühle meinen Eltern oder meinen Kindern gegenüber einem Dritten unter vier Augen zu offenbaren, ist nicht annähernd so beschämend für mich, wie dies in Gegenwart des Angehörigen selbst oder eines anderen Verwandten tun zu müssen. Auch jene Familienthera-

peuten, deren Technik darin besteht, die Familie mit irgendwelchen selbsterfundenen wirkungsvollen Aufgaben zu bombardieren, entäußern sich in unseren Augen ihrer besten Chance: nämlich einzuwirken auf den Kontext der tief verwurzelten, existentiellen Schuld- und Dankverpflichtungen. Wir ziehen es vor, die Familienmitglieder zu Handlungen zu ermutigen, die keine Aufgabenerfüllung darstellen, sondern Bemühungen sind im Sinne von Schritten auf dem Weg zu maximaler Beziehungswirksamkeit. Selbst wenn ein solches Bemühen keine sichtbaren Resultate zeitigt, ist sein unvermeidliches Endergebnis doch eine Konfrontation mit der Bilanz gegenseitiger Verpflichtungen und nicht deren Leugnung.

2. Darüber hinaus unterscheidet die Bedeutung, die wir dem Handeln beimessen, unsere Technik von der eines Bemühens um bloßes *Verstehen* von Gefühlsäußerungs- oder Kommunikationsmustern (dies ist ohnehin Teil unserer Familienbeziehungsarbeit). Wir halten nichts von der wunderwirkenden therapeutischen Kraft vermehrten Wissens oder bewußten Wahrnehmens, wenn diese Kraft nicht in neuen Mustern mutigen Handelns zum Ausdruck kommt. Kognitive Gewinne, selbst wenn von mehreren Mitgliedern gleichzeitig erzielt, führen nicht zur Korrektur von Beziehungsunausgewogenheiten, solange sie nicht auch in Handlungen umgesetzt werden.

Anteilnahme und deren Akzeptierung führen nicht nur zu größerer persönlicher Einsicht, sondern vor allem zu Veränderungen im Handlungsdialog. Berechtigte Sorge und Dankbarkeit aufzudecken, gehört zu den schwierigsten, aber entscheidenden therapeutischen Aufgaben. Simples Leugnen der Existenz einer Verpflichtungshierarchie kann den Anschein erwecken, als sei ein Mensch bar allen Taktes und völlig unempfindlich für die Gefühle anderer. Die Furcht, andere zu verletzen und selbst verletzt zu werden, ist charakteristisch für viele Familien, die es aufgegeben haben, sich um gerechtes Verhalten zu bemühen.

Eine Mutter bringt ihre sieben Kinder zu einer familientherapeutischen Voruntersuchung. Es stellt sich heraus, daß die Kinder drei verschiedene Väter haben, von denen keiner auch nur den geringsten Kontakt zu der Familie unterhält. Es liegt in der Natur dieser Situation, daß entweder die Mutter gerügt werden muß, weil sie ihren Kindern soviel Leid und Entbehrungen verursacht hat, oder daß, will man ihre Gefühle schonen, die ganze Exploration praktisch sinnlos ist. Der Therapeut wird die Bloßstellung der Mutter früher oder später riskieren und auf sich nehmen müssen, will er nicht die Achtung der Familienmitglieder vor seinem Mut und seiner Kompetenz verlieren.

Die Kinder reagieren verlegen, verletzt und schuldbewußt, als die Mutter sich einverstanden erklärt, ihren »Fehltritt« explorieren zu lassen. Es kann für die Mutter in einem solchen Augenblick ungeheuer tröstlich sein, wenn sie merkt, daß ihre Schuld- und Schamgefühle von den Kindern erkannt werden und daß die Kinder sie beschützen möchten. Ohne Erlaubnis der Mutter sind die Kinder indes nicht fähig, auch nur den leisesten Ton herauszubringen, welcher einem Eingeständnis ihrer chronischen Entbehrungen und Verluste gleichkäme.

Wenn in einem solchen Fall die Mutter den Kindern zu sprechen erlaubt, sollte man diese ermutigen, ihrer Rücksicht auf die Gefühle der Mutter Ausdruck zu verleihen. Gleichzeitig sollte man der Mutter helfen, den Kindern zu sagen, daß sie sich jener rücksichtsvollen Schonung bewußt sei, und so fort. Es hängt von der Geschicklichkeit und Erfahrung des Therapeuten ab, wie rasch und sicher er in die empfindlichen Bereiche potentieller Scham-, Schuld- und Schmerzgefühle eindringen kann.

Früher pflegten wir die Familienmitglieder zu ermahnen, den Behandlungsraum nicht als Gerichtssaal und uns selbst nicht als Richter zu betrachten, die sie darüber belehren, wer nun im Recht sei und wer nicht. In letzter Zeit denken wir freilich anders über unsere Rolle als Familientherapeuten. Wir sind mittlerweile der Ansicht, daß es für unsere Arbeit wichtig ist, eine Vorstellung davon zu bekommen, was jedes einzelne Familienmitglied von der menschlichen Gerechtigkeitsordnung in seiner Gesamtfamilie – also nicht nur in seiner Kernfamilie – hält. Darüber hinaus ist es für den Therapeuten nur möglich, Zugang zu den tiefliegenden familieneigenen Mehrgenerationen-Verdienstkonten zu bekommen, wenn er sich selbst in dieser Beziehung und im Hinblick auf seine eigene Familie erforscht.

Generationenübergreifende Vergeltungskonten können die wichtigsten Strukturkräfte darstellen, auf die der Familientherapeut bei seiner Arbeit stößt. Verglichen mit diesen Langzeitbindungen sind andere Beziehungen, etwa beruflicher oder gesellschaftlicher Art, eher kurzlebig. Die Zugehörigkeit zu mehr oberflächlich verbundenen Gruppen ist austauschbar, und die zwischenmenschlichen Manipulationen reichen selten über die Sphäre der Machtrealitäten hinaus. Ein Angestellter kann ungerecht behandelt, entlassen oder ersetzt werden, aber auch der ungerechte Chef kann gehen müssen, ohne daß das System die Folgen ungerechter menschlicher Handlungen zu tragen hätte. Vor den familiären Konsequenzen existentieller Schuld gestattet das Leben eine derart leichte Flucht nicht. Die Beobachtung von Familien beweist, daß zugefügtes und erlittenes Unrecht stets auf einem persönlichen Kontenblatt im unsichtbaren Gerechtigkeitshauptbuch verzeichnet bleibt. Ferner wird das bereinigte Konto nach dem Drehtafelprinzip die folgende Generation belasten. Darum vermag kein theoretischer Rahmen, er sei kommunikations-, interaktions- oder bedürfnismotiviert, die Motivationen eines einzelnen, geschweige denn die Motivationen von Mehrgenerationen-Mustern hinreichend zu erklären, sofern er nicht dem Verdiensthauptbuch Rechnung trägt.

Die therapeutische Exploration von Mehrgenerationen-Verdienstkonten wird durch die Einbeziehung von Mitgliedern dreier aufeinanderfolgender Generationen in die Gespräche erheblich erleichtert. Starke Widerstände bei allen Mitgliedern mögen die Einleitung einer solchen Exploration zunächst blockieren. Wo sie sich überwinden lassen, kann sich das Angebot des Therapeuten, der bankrotten, ambivalenten oder emotional unerreichbaren Eltern-Großeltern-Beziehung zu Hilfe zu kommen, als ein mächtiger motivierender Faktor erweisen.

Wenn der Therapeut auf ein Gespräch der Generationen untereinander hinarbeitet, muß er allerdings auf die Gefahr unerwarteter, heftiger Gefühlsausbrüche bei allen Beteiligten vorbereitet sein. Ein plötzliches Wiederaufleben der Sehnsucht nach Liebe und Treue zu den Eltern kann den Ehemann zeitweilig gegen seine Frau aufbringen. Dann kann es zu impulsiven Wünschen nach außerehelichen Beziehungen, Trennung oder Scheidung kommen. In anderen Fällen ist der Groll gegen die bejahrten Eltern so intensiv, daß quälende Anklagen gegen sie unvermeidlich zu einer verstärkten, schuldbelasteten gegenseitigen Entfremdung führen. Die therapeutische Beziehung kann auch gefährdet werden durch eine plötzliche verführerische Eingebung: die Familienmitglieder suchen ihr quälendes Dilemma dadurch zu lösen, daß sie dem Therapeuten die Rolle des Sündenbocks zuschieben. Dem Therapeuten alle Schuld aufzuladen, erscheint ihnen plötzlich als die einzige Chance, wie sie der Last von Schuld und Anklage innerhalb der Familie entrinnen können.

Trotz dieser entmutigenden Aspekte haben wir die Erfahrung gemacht, daß es sich lohnt, die Familienmitglieder zu diesem schwierigen Schritt zu bewegen, vorausgesetzt, der Familientherapeut ist in der Drei-Generationen-Methode hinreichend erfahren. Einer ihrer größten Vorzüge liegt in der Möglichkeit, ein quälendes und beschämendes Elternbild zu korrigieren beziehungsweise die Eltern zu rehabilitieren. Wir haben noch nie erlebt, daß ein Patient von einer Therapie profitieren konnte, in deren Verlauf er sich seiner Verachtung und seines Hasses gegenüber seinen Eltern lediglich bewußt wurde und diesen Gefühlen Ausdruck gab. Die Erfahrung hat uns gelehrt, daß bei dieser Art der Behandlung alle Beteiligten verlieren.

Bei der Mehrgenerationen-Methode sieht sich jedes Mitglied aufgefordert, die Entwicklung seiner Eltern zu erforschen. In vielen Fällen führt dies zu einer nachträglichen Schuldentlastung der Eltern dadurch, daß die Kinder erfahren, unter welchen nachgerade unüberwindlichen Schwierigkeiten der Vater oder die Mutter aufwachsen und Eltern werden mußten, ja, daß Vater oder Mutter nicht aus Bosheit »schlecht« waren. Nur durch die Wiederherstellung von Beziehungen läßt sich die Mehrgenerationen-Kette der Ungerechtigkeiten unterbrechen; nicht aber dadurch, daß man das einzelnen Mitgliedern zugefügte Unrecht aufzubauschen oder herabzumindern versucht.

In manchen Fällen ergab sich durch den bevorstehenden Tod hochbetagter Eltern die Gelegenheit, das Konto zwischen Eltern und Kind noch einmal nachzurechnen und auszugleichen. Als ein gereifter Erwachsener in die Lage kam, etwas für seinen sterbenden Vater zu tun, war es ihm zugleich möglich, sein Vaterbild zu korrigieren. In anderen Fällen vermochte der drohende Tod eines überlebenden Elternteils die Mauer grollender Entfremdung zum Einsturz zu bringen, so daß die lang verdrängte, nicht verarbeitete Trauer um den anderen, längst verstorbenen Elternteil sich noch einmal Bahn brechen und schließlich bewältigt werden konnte. Die wiedererwachte Erkenntnis der Zusammengehörigkeit führte zu dem Entschluß, daß es nicht nur Trauerarbeit zum Abschluß zu bringen galt, sondern daß auch etwas für den Vater getan werden mußte, ehe es zu spät war. So kann selbst ein während der Therapie eintretender Todesfall in der Familie eine Neueinstellung bewirken.

Weitere Folgerungen

Da die Motivationstheorie keine Kausaltheorie im eigentlichen Sinne ist, können Bedürfnis und Verhalten niemals in ein einfaches klassisches Ursache-Wirkung-Schema gepreßt werden. Die Vorstellung eines ständig fortgeschriebenen, wenn auch unsichtbaren Kontos gegenseitiger Verpflichtungen und Verantwortlichkeiten fügt dem individuumbezogenen Entwicklungskonzept vom angeborenen Bedürfnis nach Liebe und Liebesobjekten eine wichtige Dimension hinzu. Das Billigkeitskonzept begreift das Individuum als einen in einem ständigen Handlungsdialog befindlichen und mit den anderen verantwortlich umgehenden Menschen. Es unterstreicht, wie sehr wir alle uns – wenn auch unbewußt – einer subjektiven, freilich auf Quantifizierung angelegten Skala bedienen, um zu bestimmen, wo wir in der Mehrgenerationen-Verpflichtungshierarchie unserer Familie stehen.

Es wäre interessant, den Gründen nachzugehen, weshalb die Betrachtung der Gerechtigkeit in der traditionellen dynamischen Theorie so sehr gemieden und geleugnet wurde. Eine der Ursachen ist vielleicht die banale Furcht vor der Verwechslung des Prinzips der Rechtsgleichheit mit impulsiver, rachsüchtiger Rechthaberei einerseits und heuchlerischen Pseudogrundsätzen andererseits. Wir sind uns der Grenzen und Fallstricke des Gerechtigkeitskonzepts in seiner Eigenschaft als objektivierbare Realität bewußt. Wir wissen, daß alle Menschen ein ihren subjektiven Bedürfnissen, Interessen, Vorurteilen entsprechend verzerrtes Bild von ihren Beziehungen haben. Wir sind auch darauf gefaßt, daß einige das Gerechtigkeitskonzept in zynischer Heuchelei zur Ausbeutung anderer benutzen werden. Desungeachtet wäre ohne Berücksichtigung der Gerechtigkeit als eines dynamischen, gesellschaftseigenen Prozesses unser Verstehen von Beziehungen ganz wesentlich beeinträchtigt.

Wir haben in diesem Kapitel einige der Gründe dargelegt, die dazu führten, daß wir im Gerechtigkeitskonzept einen geeigneten begrifflichen Rahmen zur Untersuchung ganz wesentlicher, schuldbelasteter Verpflichtungs- und Loyalitätsbindungen sahen. Innerhalb einer dynamischen klinischen Beziehungstheorie mag die Erörterung des Gerechtigkeitsbegriffs geradezu als abwegig erscheinen. Dennoch ist Gerechtigkeit, ebenso wie »Urvertrauen«, ausschlaggebend für das emotionale Klima eines Beziehungssystems. Beide Begriffe liegen jenseits des Bereichs der Psychologie des einzelnen, beide berühren sich dort, wo in einem Beziehungssystem grundlegende einzeldynamische Dimensionen konvergieren. Sie sind relevant für die Überprüfung der Theorien von Projektion, Realitätsprüfung, Fixierung, Verschiebung, Übertragung, Veränderung, Ich-Stärke und Selbständigkeit, um nur einige wenige zu nennen.

Die Selbständigkeit eines Menschen hängt ja nicht nur ab von seiner Ich-Stärke und seinem innerpsychischen Kräftepotential. Dynamisch gesehen, ist das Ringen um Selbständigkeit antithetisch zur Loyalität gegenüber der Herkunftsfamilie. Die Loyalitätsverpflichtungen der einzelnen Mitglieder sind Indikatoren für das familieneigene Gerechtigkeitshauptbuch: sie bestimmen auf unsichtbare Weise die Aktions-Reaktions-Ketten unter den Familienmitgliedern über Generationen hinweg.

Menschen, die aus der Sicht der individuellen Triebabwehrtheorie als Individuen mit pathologischer Charakterentwicklung bezeichnet werden, sind in unseren Augen »fixiert« darauf, ihr vermeintliches Recht in der Manier von Kreuzzüglern geltend zu machen. Ihre Gerechtigkeitsformel mag vage, auch ihnen selbst verborgen oder explizit und scharf formuliert sein. Als einzelne mögen sie als kriminell, psychotisch, paranoid, sadomasochistisch gelten, womöglich enden sie im Gefängnis oder in der psychiatrischen Klinik. Ihr Rachefeldzug kann sie bis zum Mord oder Selbstmord treiben.

Andere Menschen geben unter dem Druck der impliziten Familienerwartungen ihren Kampf um Selbständigkeit auf. Das unsichtbare Verdiensthauptbuch zwingt sie zum Scheitern. Einige könnten ihre Lebenssituation in der Einzeltherapie neu überprüfen, andere reagieren beleidigt auf die Erwartung des Therapeuten, ihr Leben selbst in die Hand zu nehmen. Diese Patienten haben das Empfinden, daß eine individuumbezogene entblößende Therapie ihr Gefühl des Verschuldetseins nur verstärken würde. Sie besitzen nicht die für eine introspektive Analyse notwendige Ich-Stärke.

Unsere wachsende Überzeugung von der Bedeutung des Loyalitäts- und des Gerechtigkeitsgeflechts für die Familie entwickelte sich gleichzeitig mit unserer Auffassung, daß der Minimalkontext für eine Therapie die Drei-Generationen-Familieneinheit sein sollte. Ausschließlich mit Kernfamilien zu arbeiten, hieße letztlich die Eltern zu Sündenböcken zu machen, nämlich sie als die Urheber der schädigenden, ungerechten Behandlung ihrer Kinder anzusehen. Die Erfahrung hat uns gelehrt, daß alle krankheitserzeugenden Beziehungsmuster eine Mehrgenerationen-Struktur haben.

Man kann viel von den Einsichten unserer großen Dramatiker lernen. So ist etwa das klassische griechische Drama in der Regel eine Mehrgenerationen-Familientragödie, die in einem katastrophalen Ausgang für den einzelnen gipfelt: In Aischylos' *Orestie* ruft Aigisthos beim Anblick des von Klytaemnestra getöteten Agamemnon:

O freundlich Licht des Tages, der Vergeltung bringt!
Nun glaub ich endlich, daß, der Menschen Richter, hoch
Die Götter auf die Qual der Erde niederschaun,
Da ins Gewand, das die Erinnyen woben, ich
Den Mann hier sehe hingestreckt zu meiner Lust,
Die Ränke büßend, die sein Vater angebahnt.

Wir sind der Meinung, daß jeder theoretische Rahmen letztlich auch einen programmatischen, richtungweisenden Beitrag zur Kunst der Lebensführung enthalten sollte. Was kann der Therapeut den Familien als Weg der Wahl zu Wachstum und Gesundheit anbieten? Den meisten Theorien der Psychopathologie fehlt ein anleitendes Wertsystem, das als Vorbild dienen könnte. Viele Gesundheitsmodelle sind den Bemühungen von Autoren der zweiten Generation zu verdanken, durch Umkehrung der Krankheitsbegriffe eine Vorstellung vom Normal-Ideal zu vermitteln. Heutzutage wäre es jedoch allzu naiv, das Gesundheitsmodell etwa der Psychologie Freuds durch einfache Aufhebung der Sexualhemmungen konstruieren zu wollen.

Wir können nicht für uns in Anspruch nehmen, eine umfassende Formel für Familiengesundheit angeboten zu haben, meinen aber doch, daß unsere theoretische Arbeit an Bedeutsamkeit über den Bereich der Psychotherapie hinausgeht. Eine Mehrgenerationen-Exploration der verborgenen Kräfte von Familienloyalität und Gerechtigkeitsbuchführung ist ein unentbehrlicher Teil der Rekonstruktionsbemühungen, durch welche die jüngere Generation vom übertriebenen Rechtfertigungszwang entlastet werden könnte. Diese Zusammenhänge dadurch aufzudecken, daß man sich ihnen stellt, ist das mindeste, was eine Familie tun kann, um Unausgewogenes auszugleichen und damit die emotionale Gesundheit künftiger Generationen zu sichern. Dann wird der einzelne in seinem Ringen um Selbständigkeit fortschreitend weniger von verborgenen Fesseln gehemmt sein. In diesem Sinne unterstellen wir auch keineswegs, daß alle Forschungsergebnisse über instinktgebundene, triebbedingte und unbewußt abwehrgesteuerte innerpsychische Mechanismen beim Individuum damit gegenstandslos würden. Wir kennen ja noch nicht einmal die Kriterien, die darüber entscheiden, ob der Mensch in seinem steten seelischen Kampf ums Überleben, preisgegeben der Gewalt unsichtbarer Beziehungskräfte, von seinen Trieben (dem »Es«) unterstützt wird – oder ob er von diesen Trieben gehemmt wird wie von listigen, aus dem Hinterhalt angreifenden Feinden.

Abschließend möchten wir noch einige Bemerkungen anfügen über die Anforderungen, die eine solche Arbeit an die Person des Therapeuten stellt. Wir sahen uns mit zwei Faktoren konfrontiert, die durchzuarbeiten wir gleichermaßen schwierig fanden: der Hierarchie der unsichtbaren Familienverpflichtungen und dem Spektrum der innerpsychischen Kräfte und Gegenkräfte. Während der Therapeut einer Familie hilft, ihre eigene »Vergangenheit zu bewältigen«, findet in seiner Seele und in seiner Familie eine ähnliche Vergangenheitsbewältigung statt.

5 Gleichgewicht und Ungleichgewicht in Beziehungen

Fehlfunktion und Pathogenese des Beziehungssystems

In diesem Kapitel soll der Versuch gemacht werden, die Psychopathologie des Mehrpersonensystems – gewissermaßen als Gegenstück zu der des Individuums – zu formulieren.

Wenn wir hier die systembedingten Aspekte einer Beziehungspathogenese hervorheben, wollen wir doch keineswegs die Gültigkeit der individuellen Psychopathologie und die der normativen Interaktionsmodelle bestreiten. Diese beiden konventionellen Wissensbereiche bieten ergänzende Beiträge zu der systembezogenen Auffassung von Gesundheit und Fehlfunktion an. Wir haben auch nicht im Sinn, mit weiteren »Spielen für Erwachsene« à la Berne (7) aufzuwarten. Wir sind der Überzeugung, daß ethischen Hauptbüchern eine tiefere Schicht existentieller Determinanten zugrunde liegt als Spielen, wenngleich die Möglichkeit, Spiele zu spielen, ein wichtiger Aspekt dessen ist, was wir als die »ontische Abhängigkeit« eng aufeinander bezogener Menschen bezeichnen (12, S. 37).

Die theoretischen Überlegungen dieses Kapitels sind ebenso wichtig wie ihre erwiesene Brauchbarkeit in der therapeutischen Praxis. Das Konzept des Beziehungsgleichgewichts ersetzt nicht das der individuellen Tiefenpsychologie, sondern ergänzt dieses sowohl in dessen Erlebnis- als auch in dessen Entwicklungsaspekten. Eine ausgewogene Beziehung fördert das gesunde Wachstum des Individuums. Die Kriterien für ein solches Gleichgewicht sind jeweils beziehungsspezifisch. Sie schließen weder Konflikt noch Enttäuschung aus, noch lassen sie ein gewisses Maß dessen unberücksichtigt, was eine Beziehung aus dem Gleichgewicht bringen kann. Das Individuum trägt schließlich selbst durch seine Verfügbarkeit, seine Handlungen und seine Persönlichkeit zum Gleichgewicht seiner Beziehungen bei.

Begriffe wie Gleichgewicht und Ungleichgewicht besagen, daß es einen wechselnden Gerechtigkeits- und Billigkeitsstand in Beziehungen gibt. Im Hauptbuch werden die Folgen des Ungleichgewichts und die Bemühungen der Beteiligten, das Gleichgewicht wiederherzustellen, festgehalten. Die seelische Belastung eines Elternteils durch die unglückliche Ehe der eigenen Eltern, seine Verbitterung auf Grund der daraus resultierenden eigenen frühkindlichen Entbehrungen, sein Neid auf die vergleichsweise glücklichere Kindheit des Ehepartners, sein Zorn über seine Rolle, immer das vernünftige, friedliche Mitglied der Familie sein zu müssen, und so fort – all dies schlägt zu Buche und muß, zumindest teilweise, in seinen gegenwärtigen Beziehungen zum Ausgleich gebracht werden.

Die Tatsache, daß die Bilanz im Endergebnis jederzeit auch einen Fehlbetrag ausweisen kann, ist letztlich nicht entscheidend für Gesundheit oder Krankheit einer Beziehung. Ein vorübergehendes Ungleichgewicht trägt dadurch, daß es ein neues Bemühen um Ausgleich erfordert, zum Wachstum in Beziehungen bei. Nur festgefahrenes, unwandelbares Ungleichgewicht mit dem daraus folgenden Verlust an Vertrauen und Hoffnung sollte als pathogen betrachtet werden.

Da sich unser Konzept des dynamischen Ausgleichs mit der Gerechtigkeitsbuchführung in Familien befaßt, schließt es in erster Linie Verdienst, Verpflichtung und andere ethisch bedeutungsvolle Beziehungsaspekte ein. Daher kann Gleichgewicht, obzwar wesentlich für die Gesundheit der einzelnen Mitglieder, niemals nur am psychischen Streß oder an der Befriedigung des einzelnen gemessen werden; vielmehr gilt es, stets auch der Gerechtigkeit aus der Sicht der anderen Rechnung zu tragen. Die Beziehungspathologie einzelner muß also in Systembegriffe der Pathogenese übersetzt werden.

Wenn wir auch das Verdiensthauptbuch der Gerechtigkeit als den vornehmsten Beziehungsbereich erachten, in dem ein Ausgleich unerläßlich ist, sind wir uns doch der zahlreichen individuellen Bedürfnisse und Bestrebungen bewußt, die ebenfalls in diesem Hauptbuch ausgeglichen werden müssen. Selbstbehauptungs-, Trieb- und Sicherheitsbedürfnisse der einzelnen sind Beispiele solcher zusätzlicher Faktoren, die sich auf die jeweils derzeitige Bilanz eines Beziehungshauptbuchs auswirken.

Zu einer ausgeglichenen Beziehung sind Gesundheit oder

Normalität aller Mitglieder nicht unbedingt erforderlich. So kann sich etwa ein geistig Zurückgebliebener durchaus in eine Beziehung einfügen, die entsprechend seinen Bedürfnissen und denen der anderen als ausgewogen gelten darf. Da Ausgewogenheit immer Gegenseitigkeit bedeutet, wird der Austausch des Gesunden mit diesem Zurückgebliebenen asymmetrisch verrechnet werden müssen, damit die Bilanz stimmt. Das zugrundeliegende Prinzip der Fairneß kann die Beteiligten dazu führen, eine befriedigende Gleichwertigkeit in ihrem Austausch zu etablieren. Das gleiche gilt für Beziehungen zwischen zwei oder mehreren Partnern mit ungleichen Machtbefugnissen, vorausgesetzt, die Bücher werden ehrlich und rückhaltlos geführt.

Bleibende Beziehungsunausgewogenheit ist auf die Psychopathie zumindest eines der Hauptbeteiligten zurückzuführen. Unausgewogenheit in der Gegenseitigkeit einer Beziehung ist niemals statisch oder stagnierend und führt, sofern das Gleichgewicht nicht wiederhergestellt werden kann, zu Spannung mit fortschreitender Explosionsgefahr.

Obwohl es schwer ist, die schädlichen Folgeerscheinungen des Ungleichgewichts von denen der Ausbeutung zu trennen, ist für Ungleichgewicht stets eher eine Kette sozialer Abläufe kennzeichnend als die Initiative oder die Handlungsfolge eines einzelnen. Ungleichgewicht transzendiert bewußtes Tun und Unterlassen.

Pathologie ist ein auf den einzelnen bezogener medizinischer Begriff. Sein Gegenstück auf der Ebene des Mehrpersonen-Systems muß als pathogene Beziehungskonfiguration definiert werden. Wir besitzen zur Zeit noch kein Vokabular zur Beschreibung der familienbedingten Pathogenese, da bisher lediglich deren Auswirkungen an Einzelpersonen beobachtet und untersucht und daher mit psychopathologischen Begriffen bezeichnet wurden. Als Familientherapeuten müssen wir jedoch eine entsprechende strukturelle, kausale und deskriptive »Gestalt« entwerfen und dürfen uns nicht einfach auf ein Aggregat pathologischer Begriffe aus der Einzelanalyse stützen. Unser Unterfangen erfordert es, daß wir Begriffe wie Loyalität, Gerechtigkeit und menschliche Ordnung als Bausteine verwenden.

Die Unordnung der System-»Gestalt« einer Verdienstbuchführung ist nicht minder real als die psychische oder physische Krankheit des Individuums. Wie wir bereits in den vorausgegangenen Kapiteln darlegten, ist das Individuum auf Grund seiner Loyalitätsverpflichtungen ein Glied in einem Beziehungssystem. Es ist an die Familie gebunden durch sichtbare und unsichtbare Verpflichtungen, die wiederum durch die Interaktionen der Mitglieder reguliert und ständig gegeneinander abgewogen werden. Es entspricht der menschlichen Natur, einen fairen Gegenwert für geleistete Beiträge zu erwarten und sich für Wohltaten, die man von anderen empfangen hat, zu fairen Gegenleistungen verpflichtet zu fühlen. Desungeachtet gibt es Faktoren, welche die Mitglieder eines Beziehungssystems überfordern und veranlassen können, auf eine faire Gerechtigkeitsbuchführung zu verzichten. Im vorliegenden Kapitel soll beschrieben werden, auf welche Weise Familien sich dieser Verantwortung zu entziehen oder sie zu umgehen suchen und wie dadurch pathogene Beziehungsmuster bei den Familienmitgliedern zustande kommen. Wir halten daran fest, daß die Kenntnis der Eigenheiten des Hauptbuchs dabei wichtiger ist als die Kenntnis der manifesten Muster.

Die Last des Buchführens über Verpflichtungen

Viele mögen es ganz natürlich finden, den einfachen Verpflichtungen des alltäglichen manifesten Gebens und Nehmens nachzukommen. Die fortdauernde Verantwortung für das »Buchführen« belastet jedoch mit der Zeit den einzelnen durch die Anforderungen sowohl an sein Gedächtnis als auch an seine Fähigkeit zum – womöglich mehrfachen – nachträglichen Hauptbuch-Ausgleich. Diese Anforderungen sind entsprechend größer, wenn es sich um die aufgelaufenen Verpflichtungen einer ganzen Familie handelt. Je ausgedehnter die Gesamtfamilie, desto größer der Spielraum möglicher emotionaler Wohltaten für die Mitglieder, aber auch jener der Hierarchie der Verpflichtungen. Die Wurzeln der Verpflichtung können über mehrere Generationen zurückreichen und der lebenden Generation gar nicht mehr bewußt sein.

Hieraus ergibt sich, daß ein gesundes und wachstumförderndes Familienbeziehungssystem relativ verständliche Regeln und Kriterien für Verpflichtungen und einzuräumende individuelle Selbständigkeit haben muß. Eindeutige Regeln, nach denen das Hauptbuch geführt wird, tragen zu einer Atmosphäre von Urvertrauen in jeder sozialen Gruppe bei. Fehlt es an dieser Eindeutigkeit, dann kommt es zu Manipuliersucht und Argwohn und zum Zusammenbruch der Gerechtigkeit. Die zwangsläufigen Folgen sind Chaos oder starre Autorität als Schutz vor dem Chaos.

Loyalitätskonflikte in der Ehe

Loyalitätskonflikte liegen in der Natur des Familienlebens. Alle Selbstbehauptung des einzelnen stellt eine Herausforderung an die gemeinsame Familienloyalität dar. Weitere Loyalitätskonflikte treten hinzu, wenn der junge Erwachsene soweit ist, neue, verantwortliche Beziehungen zu Gleichaltrigen aufnehmen zu können. Eheschließung provoziert häufig Konfrontationen zwischen den beiden Loyalitätssystemen der Herkunftsfamilien; überdies müssen beide Ehepartner der Anforderung gerecht werden, ihre eheliche Loyalität mit der ihrer Herkunftsfamilie geschuldeten Loyalität in Einklang zu bringen.

Wir behaupten, daß die tiefsten Beziehungsdeterminanten einer Ehe in dem Konflikt der beiden Ehepartner zwischen der Loyalität gegenüber ihrer jeweiligen Herkunftsfamilie und gegenüber der eigenen neugegründeten Kernfamilie wurzeln. Wir bezeichnen die unaufgelöste Verpflichtung gegenüber der Herkunftsfamilie als »ursprüngliche Loyalität«. Diese steht nicht notwendigerweise in einem angemessenen Verhältnis zu der von den Eltern empfangenen Zuwendung; auch kann sie sich auf eine Großmutter oder Tante, auf Geschwister, auf ein Haus, eine Stadt, eine kulturelle Untergruppe, ein Land, ja sogar auf eine hilflos kranke und als völlig unmütterlich empfundene Mutter konzentrieren.

Wenn ein Mann und eine Frau vor der Eheschließung stehen, muß ihre Loyalität zu der von ihnen geplanten Kernfamilie eine so überragende Bedeutung gewinnen, daß sie ihre ursprünglichen Loyalitätsbindungen überwinden können. Andere Komponenten ihrer Motivation und Fähigkeit, alte und neue Verpflichtungen miteinander in Einklang zu bringen, ergeben sich aus dem Fortpflanzungstrieb, der aus heterosexueller Anziehung und einer damit verbundenen Loyalität gegenüber den künftigen Sprößlingen besteht. Die Fähigkeit, zu lieben und sich lieben zu lassen, ist ein weiterer Faktor, noch ein anderer der Wunschtraum, eine bessere Familie zu gründen als die, aus der man selber kam. Dieser weitet sich in gewissen Fällen zu einem bewußten Gefühl aus, den Partner aus einer unerwünschten, schädlichen, beschämenden oder schmerzlichen Familiensituation retten zu müssen – oder selbst von ihm daraus gerettet werden. Zusätzliche Faktoren sind: den Erwartungen der Gesellschaft zu entsprechen, sich das Wertsystem anderer Jungverheirateter zu eigen zu machen, an der Würde der Elternschaft und an den Familienrechten teilzuhaben, sich geborgen zu fühlen und Befriedigung zu empfinden im Umsorgtsein durch den anderen.

Nur wenn alle diese Faktoren versammelt sind, finden beide Partner einen Ausgleich für die ursprünglichen Loyalitätsbindungen. Aber selbst bei optimaler gegenseitiger Bestärkung durch diese Faktoren können die ursprünglichen Loyalitätsverpflichtungen nur teilweise und zeitweise ignoriert werden. Ohne die Chance, zu einer Art »Vergleichung« oder »Verarbeitung« zu gelangen, drohen diese ursprünglichen, meist unbewußten Loyalitäten die neuen Bindungen zu unterminieren. Die Vorahnung eines solchen Konflikts veranlaßt manchen, entweder vor einer ehelichen Bindung überhaupt zurückzuschrecken oder im Augenblick der Eheschließung den Kopf zu verlieren oder seine Zuflucht zu selbstaufopfernden (neurotischen) Abwehrmechanismen zu nehmen, im Bemühen, den Konflikt »ethisch« (also gewissermaßen durch Sühne) auszutragen, oder die bereits geschlossene Ehe wieder zu lösen.

Ein junges Mädchen, Siegerin in mehreren Schönheitswettbewerben, bereitete ihren konservativen Eltern großen Kummer, als sie sich ein eigenes Appartement nahm und durchblicken ließ, daß sie zahllose Liebesaffären habe.

Nach mehreren Monaten der »Rebellion« verlobte sie sich mit einem jungen Mann. Am Vorabend der Trauung löste sie jedoch die Verlobung mit der Begründung, sie »verdiene« es nicht, geheiratet zu werden. Auf Grund ihres Verhaltens wurde eine Psychose diagnostiziert und eine stationäre Einweisung angeordnet.

Nach mehrmonatiger Familientherapie wurde die junge Frau aus der Klinik entlassen, aber nun wurde die Mutter wegen anhaltender Depressionen der Hauptpatient. Die Tochter erkannte jetzt ihre Fähigkeit zu nützlicher Arbeit und einem geordneten geselligen Lebenswandel; ihre Wahl fiel jedoch immer wieder auf Männer, die dann doch nicht zu heiraten sie jedesmal eine glaubhafte Ausrede hatte. Ihren Eltern stand sie nun aber voll und ganz zur Verfügung.

In einer anderen, traditionsbewußten Familie heiratete keiner der drei aktiven, ungewöhnlich erfolgreichen Brüder vor seinem dreißigsten Lebensjahr. Alle entschlossen sich erst zur Ehe, als die Eltern ihnen dazu geraten hatten. Interessant dabei war: der Vater brachte den Söhnen, als sie ihr zwanzigstes Lebensjahr schon längst überschritten hatten, jeden Morgen warme Milch ans Bett.

In wieder einer anderen Familie, diesmal mit vier Kindern, alle über dreißig, war nur ein Sohn verheiratet, verfiel aber nach einigen Ehejahren in eine depressive Psychose. Er verlor infolgedessen seine Stellung und kehrte, trotz seiner Intelligenz und seines abgeschlossenen Universitätsstudiums, ins elterliche Geschäft zurück, wo er als Expedient und Lieferwagenfahrer arbeitete. Der Vater zahlte ihm nur ein geringes Gehalt und nahm ihn auch nicht als Partner in die Firma auf. Seine Frau unterstützte ihn – erfolglos – in seinem Kampf um Selbständigkeit und um gerechte Behandlung in seiner Familie. Schließlich wurde er unheilbar krank, lehnte aber jede Betreuung durch seine Frau ab und bekannte sich ausschließlich zur Loyalität gegenüber seiner Herkunftsfamilie.

Die Ehe kann auf vielerlei Weisen als Übergangsdepot für Loyalität oder Vertrauen dienen. In früheren Zeiten war die Grundlage des Ehekontrakts eine Vereinbarung zwischen den beiden Herkunftsfamilien; nach den »Mythen« unserer Zeit soll er sich auf sexuelle Anziehung und Zuneigung zwischen den Partnern gründen. Die Ehe beruht zwar nicht auf Blutsverwandtschaft, sollte aber im Hinblick auf die Zeugung von Nachkommen zu einer dieser ähnlichen Loyalität führen. Im Idealfall bilden die Eltern ein solides Loyalitäts-Team und unterstützen einander in der Verantwortung, während sie sich von ihren Herkunftsfamilien emanzipieren. Die vertikalen (von einer Generation auf die nächste übertragenen) Loyalitätsbündnisse sind jedoch – wenn auch oft geleugnet oder unterschätzt – wahrscheinlich wegen der ethischen Implikationen der Abhängigkeit tiefer fundiert und stärker als die horizontalen.

Das therapeutische Potential der Loyalitätsverpflichtungen

Jedes Loyalitätssystem läßt sich als eine ununterbrochene Buchführung über Verpflichtungen mit abwechselnd positiver und negativer Bilanz bezeichnen. Zuwendung und Fürsorge vermehren die Aktivposten, jede Form von Ausbeutung schlägt auf der Seite der Passiva zu Buche. Die Bilanz zwischen Eltern und deren Herkunftsfamilien gilt herkömmlicherweise als abgeschlossen. Es gehört zu unseren Mythen, daß Elternschaft einseitiges Geben, Kindsein einseitige Abhängigkeit bedeute. Von den Eltern wird angenommen, daß sie sich, was ihre eigenen kindlichen Frustrationen anlangt, mit dem Status quo abgefunden hätten. Andererseits wird erwartet, daß sie alles, was sie emotional zurückzuzahlen imstande sind, ihren Kindern geben.

Gemäß unserem Beziehungskonzept führt das Individuum einen modifizierten, jedoch voll verantwortlichen und feinfühlig-besorgten Dialog mit den Mitgliedern seiner Herkunftsfamilie. In diesem Sinne kann sich das Individuum nur insoweit befreien und in eigenen persönlichen Beziehungen aufgehen, als es fähig geworden ist, auf die Liebe seiner Eltern mit Rücksichtnahme und mit der Erkenntnis zu reagieren, daß Empfangen eo ipso mit einer Schuldverpflichtung verbunden ist. Loyalität ist daher nicht gleichbedeutend mit Liebe oder mit positiven Gefühlsregungen, wenngleich emotionale »Wärme« nicht getrennt werden kann vom Empfinden für das Gerechte oder Ungerechte menschlicher Situationen. In der Famlientherapie bemühen wir uns aktiv darum, daß jeder Elternteil eine Chance zu einem günstigeren gegenseitigen Loyalitätsaustausch mit seiner Herkunftsfamilie hat. So kann eine aufgeschlossenere Einstellung zum Geben auch dem Geber selbst etwas einbringen, ungeachtet der Möglichkeit, daß seine eigenen Abhängigkeitsbedürfnisse von der Herkunftsfamilie niemals ganz befriedigt werden können. Um seine ursprüngliche Schuld zu begleichen und sich von seinen Schuldgefühlen wegen mangelnder Anteilnahme zu befreien, kann der reife Erwachsene lernen, Befriedigung aus seiner verbleibenden, zunehmend gebenden Beziehung zu den alten oder kränklichen Eltern zu gewinnen, als wären diese seine Kinder.

Verpflichtungsbilanzen sind ihrem Wesen nach dialektisch insofern, als mehr zu geben in einer bestehenden Beziehung dazu führen kann, daß man mehr erhält. Diese für die Beziehungsdynamik charakteristische ständige Bewegung beruht zum Teil auf der antithetischen Beziehung zwischen Macht und Verpflichtung. Was bei der Erfüllung von Verpflichtungen einem anderen gegenüber an selbstbestätigenden Machtpositionen allem Anschein nach aufgegeben wird, erbringt gleichzeitig eine Verbesserung der eigenen Position hinsichtlich der Schuldkonten.

Aus der dialektischen Natur der Eltern-Kind-Beziehung folgt, daß Eltern, je mehr echtes Interesse sie für die Entwicklung ihres Kindes aufbringen, mit um so größerer Wahrscheinlichkeit emotionale Befriedigung ernten werden. Vernachlässigung oder Ausbeutung von Kindern durch die Eltern sind Pseudokurzschlüsse in der Energiezufuhr – Fehlzündungen, die sich in narzißtischen Kränkungen und Schuldgefühlen bei den Eltern und in Verlusten für alle auswirken. Obwohl das Loyalitäts- und Vertrauenssystem zwischen Eltern und Kind absolut selbstverstärkend sein müßte, bedarf es der Aufladung durch die Geschicklichkeit, mit der die Eltern ihre Loyalitätsverpflichtungen gegenüber dem Kind mit denen gegenüber ihren Herkunftsfamilien in Einklang bringen. Die Eltern können die angeborene Liebesfähigkeit des Kindes dazu benutzen, ihr Urvertrauen wieder »aufzutanken«.

Die Entwicklung des Kindes zur Selbständigkeit

Mit zunehmender Selbständigkeit des Kindes entsteht im vertikalen Loyalitätssystem eine Konfliktsituation. Selbständigkeit ist ein irreführender Begriff, sofern er nicht im Kontext von Beziehungen, das heißt als die Fähigkeit verstanden wird, die vertikalen Verpflichtungen nicht aufzugeben, sondern zwischen diesen und den horizontalen Verpflichtungen ein Gleichgewicht herzustellen. Das Kind findet nicht in einem Vakuum zu sich selbst. Die Entwicklung zur Selbständigkeit erfordert, daß das Kind sich von der ausschließlichen Loyalität gegenüber seiner Herkunftsfamilie befreit und Beziehungen zu Altersgenossen respektive künftigen Ehepartnern knüpft. Während der junge Mensch sich bemüht, diese alten und neuen Loyalitäten miteinander in Einklang zu bringen, scheint er in der Lage, in der Gesellschaft als ganzer in fortschrittlichen Ideen, Wissenschaft, Kunst et cetera Substitute für menschliche Beziehungen sehen beziehungsweise sich mit ihnen identifizieren zu können.

In gewissen Familiensystemen wird jeder Schritt des Kindes in Richtung auf mehr Selbständigkeit als unverzeihlicher Akt der Illoyalität betrachtet. Umgekehrt wird das Versagen im Ringen um Selbständigkeit zwar laut beklagt, insgeheim aber als Beweis loyaler Bindung an die Herkunftsfamilie gewertet. Um in der Familie ein lebensfähiges Beziehungssystem aufrechtzuerhalten, muß die wachsende Unabhängigkeit der Kinder laufend durch reifere Formen der dankbaren Wiedergutmachung an die Eltern wettgemacht werden.

Selbständigkeit, so wie wir sie verstehen, läßt sich nicht in Leistungs- oder Tüchtigkeitsbegriffen zum Ausdruck bringen. Totale Autonomie würde die Antithese zu Loyalität, Anteilnahme, Verpflichtung, ja sogar zu Beziehung an sich bedeuten und den einzelnen in eine Position der totalen Isoliertheit versetzen.

Emanzipation von der übermäßigen Bindung der Kindheit

hängt davon ab, ob es dem Jugendlichen gelingt, seine Loyalitätsverpflichtungen miteinander in Einklang zu bringen. Dies muß nachdrücklich betont werden angesichts der großen Bedeutung, welche die Einzeltherapeuten dem einseitigen Beenden von Abhängigkeitsäußerungen und -beweisen während des Individuationsprozesses Heranwachsender beimessen. Es stimmt zwar, daß der Jugendliche in der Reifungsphase lernen muß, allzu starr bindende Verpflichtungen, den Eltern ihre Verfügbarkeit und Hilfsbereitschaft zu vergelten, nicht überzubewerten. Ohne »Befreiung« von solchen Verpflichtungen wird der Jugendliche nicht in der Lage sein, sich selbst zu befreien und seine Möglichkeiten zum Beispiel in dem Prozeß zu nutzen, sich gegenüber Altersgenossen und potentiellen Geschlechtspartnern in seinem Wert zu erkennen und Verpflichtungen einzugehen. Um aber ein neues Gleichgewicht zu erreichen, ist ein langwieriges *Aushandeln von Kompromissen* zwischen dem Jugendlichen und seinen Eltern unvermeidlich. Dieser Prozeß wird oft durch Handlungen zu umgehen versucht, welche die Emanzipationskonflikte wie durch einen Zauberspruch lösen sollen. Plötzliche räumliche Trennung oder die unausgesprochene Bitte um Schuldentlastung durch selbstzerstörerisches Verhalten des Jugendlichen können diese Bedeutung haben. Solche überstürzten Akte verdunkeln das Problem und bewirken, daß der Kampf um Selbständigkeit im Untergrund weitergeführt und erst wieder offen ausgefochten wird, wenn es noch schwieriger geworden ist, die Verpflichtungen zu bewerten und miteinander in Einklang zu bringen.

Während Loyalitätskonflikte bei der Reifung und Ablösung des Jugendlichen eine wichtige Rolle spielen, gibt es noch viele andere wichtige psychologische Probleme (siehe Stierlins dialektisches Modell, 84). Die achtbarste und logischste Form, sich von den Verpflichtungen gegenüber den Eltern zu befreien, ist die eigene Elternschaft. Wird der junge Erwachsene selbst ein Vater, eine Mutter, so erwirkt er eine Entschuldigung dafür, daß er den Verpflichtungen gegenüber seinem Kind statt gegenüber seinen Eltern nachkommt. Aber diese Lösung ist bei weitem nicht so erfolgreich, wie unsere Mythen von Elternschaft uns das glauben machen möchten. Die Annahme, daß junge Eltern die Schuld gegenüber ihren Eltern dadurch zurückzahlen könnten, daß sie für die folgende Generation sorgen, ist falsch, beruht teilweise auf Verleugnung und muß zu weiteren Konflikten führen.

Es kann sein, daß die starre, unveränderbare Fortdauer von Ungleichgewichtsmustern im familieneigenen Verdienst-Hauptbuch keinem der Familienmitglieder jemals bewußt wird. Der Aufschub einer Lösung oder eines neuen Ausgleichs kann sich ferner hinter dem Interesse eines der Mitglieder für einen Außenstehenden verbergen. Eine unausgewogene emotionelle Überinvestierung in den eigenen Partner oder die eigenen Kinder kann zu einer unerwarteten Explosion von Vergeltungsmaßnahmen führen. Es ist hinlänglich bekannt, daß Morde am häufigsten unter Menschen vorkommen, die durch Verwandtschaft oder Liebe miteinander verbunden sind. In dem Mehrgenerationen-Verdienst-Hauptbuch findet sich oft die Erklärung für scheinbar rätselhafte Ausbrüche von Gewalttätigkeit.

Frau S., dreiundzwanzig Jahre alt, wurde von ihrem Vater erstochen, als sie nach einem erfolglosen Versuch, den Streit ihrer Eltern zu schlichten, im Begriff war, deren Haus zu verlassen. Es wurde auch erwähnt, daß Frau S., die zwei Kinder hinterließ, zu diesem Zeitpunkt gerade Pläne für die Feier ihres dritten Hochzeitstags machte.

Die Geschichte scheint insofern paradox, als die junge Frau in dem Moment getötet wurde, als sie die Rolle der guten Tochter spielte. Galt der Angriff des Vaters in Wirklichkeit der Mutter? Handelte es sich um einen Irrtum und wurde die Tochter versehentlich getötet? Aber da der Mord mit einem Messer begangen worden war, ist es kaum möglich, daß der Mörder Frau und Tochter verwechselt hatte. Wenn es aber um einen Streit der Eltern ging, weshalb wurde dann die Tochter bestraft?

Berücksichtigt man die dynamische Bedeutung der »Parentifizierung«, dann scheint die Geschichte keineswegs so paradox. Die Vorbereitungen der Tochter für ihren dritten Hochzeitstag könnten diesen Eltern wie eine unverdiente triumphierende Zurschaustellung der Desertion vorgekommen sein. Andere Eltern würden sich natürlich über die glückliche Ehe ihrer Kinder freuen. Wenn aber das Kind für die Eltern eine Personifizierung der eigenen Eltern war, von denen sie sich abhängig und nunmehr im Stich gelassen fühlten, dann mochten sie unbewußt ihre Tochter als den Schuldigen anklagen. Die ständigen Streitereien der Eltern konnten dann vielfältige Ursachen haben. Ein Grund zum Beispiel mochte ihr Wunsch sein, die verlorene Quelle der Abhängigkeit wiederzugewinnen: in diesem Fall würde ihr ständiges Streiten ihnen das ungebrochene fürsorgende Engagement ihres Kindes sichern.

Wenn die Tochter wiederholt herbeigerufen worden war, die nicht enden wollenden Zwistigkeiten ihrer Eltern zu schlichten, dann mußte der Gedanke an ihres Kindes glückliche eheliche Beziehung die Eltern mitten ins Herz treffen und in ihren Augen die parentifizierte Tochter als den eigentlich Schuldigen ausweisen. So gesehen, wäre die Ermordung der Tochter durch den Vater eine direkte Folge des verzweifelten Hungers beider Eltern nach Parentifizierung, obendrein noch verstärkt durch einen zutiefst als berechtigt empfundenen Anspruch, die Gerechtigkeit wiederherzustellen. Der Streit der Eltern beruhte möglicherweise primär auf der Projektion der eigenen verinnerlichten Elternbilder auf das Kind – und sekundär auf den verschobenen Projektionen aufeinander. Im Eifer des Gefechts mochte der Vater dann die sekundäre Verschiebung aus den Augen verloren haben. Wenn beide Eltern diesen »Rechtsanspruch« insgeheim teilten, konnte das beim Vater sogar jedes Schuldgefühl wegen seiner Tat auslöschen.

Kindlicher Respekt, Loyalität und Ich-Stärke

Wo finden wir in der Beziehungstheorie das, was in bezug auf das Individuum als »Ich-Stärke« beschrieben wird? Steht Verteidigung der Individualität im Widerstreit zur Rücksichtnahme auf Loyalitätsverpflichtungen, oder können beide einander verstärken? Bei fehlgesteuerten Beziehungen, insbesondere bei zerstörerischen Loyalitätsmustern, wird das Individuum eher ausgebeutet, als daß es gestützt würde. Ausbeutung bedeutet in diesem Zusammenhang Manipulation von Verlusten. Je nachdem, in welche Entwicklungsphase es trifft, und je nach dem Gesamtcharakter der Beziehung kann sich ein schlechtes Eltern-Kind-Verhältnis ebenso nachteilig auf das Kind auswirken wie der frühe Verlust der Eltern.

Wir alle wissen, daß der Verlust der Eltern und andere Formen frühkindlicher Entbehrungen es dem Kind oft schwermachen können, zur rechten Selbstachtung und Entfaltung seiner Persönlichkeit zu finden. Selbstverständlich lassen sich solche Verluste teils durch die angeborenen Reserven des Kindes, teils durch kompensierende Einflüsse aus anderen prägenden Beziehungen bis zu einem gewissen Grade ausgleichen. Günstige Umstände können dem einzelnen helfen, den Riß zu heilen und die Lücke an Vertrauen zu schließen.

Ein Kind hingegen, das gelernt hat, seine Eltern aus ganzem Herzen zu verachten, ist womöglich noch schlimmer dran als eines, das einen geliebten und geachteten Elternteil verliert. Ausbeuterische, manipuliersüchtige und beziehungsunfähige Eltern belasten das Kind mit der Vorstellung, die Eltern irgendwie rehabilitieren zu müssen, ehe es selbst überhaupt zu einer gewissen Gerechtigkeit im gegenseitigen Austausch finden kann. Die schwerste Belastung des persönlichen Verdienstkontos besteht vermutlich darin, die eigenen Eltern verachten zu müssen. Dadurch, daß man sich trotz der Verachtung, die man den eigenen Eltern entgegenbringt, loyal verhalten muß, erlebt man ein stetiges Dahinschwinden der eigenen Vertrauensreserven. In vielen tragischen Fällen protestieren Kinder gegen die Herabsetzung oder Verächtlichmachung ihrer Eltern, ohne daß ihnen dies je gedankt oder auch nur bemerkt würde: Die Loyalität des Kindes scheint vertan und vergeblich zu sein.

Loyalitätskonflikte sind also entscheidendere und tiefer greifende Hemmnisse in der individuellen Entwicklung als Kommunikations- beziehungsweise Interaktionskonflikte. Durch Verleugnung, rebellische Akte der Illoyalität oder durch Sündenbockjagd in anderen Beziehungen, etwa in seiner Ehe, sucht der Mensch seiner einseitigen Loyalitätsbindung zu entfliehen. Durch solche indirekten Lösungen verstrickt er sich jedoch immer tiefer in eine Unaufrichtigkeit, die schließlich sogar seine Integrität ins Wanken bringen kann. In einer mit projizierten Anklagen belasteten Ehe wird das Individuum zerrieben zwischen dem ständig wachsenden Schuldgefühl wegen seiner Zerstörungswut und der schwindenden Hoffnung auf angemessene Lösung des ursprünglichen Konflikts.

Wie sich der Tod eines Elternteils auf die Loyalität auswirkt

Mit dem Tod von Vater oder Mutter ist die Chance dahin, noch bestehende Verpflichtungen gegenüber diesem Elternteil einzulösen. Da nun keine Möglichkeit und somit auch keine Verpflichtung mehr besteht, durch unmittelbare Handlung einen Ausgleich herbeizuführen, könnte es so aussehen, als bedeute der Tod eine Erleichterung für den Schuldner. Er kann jedoch das Leiden auch verschärfen, da mit ihm alle Hoffnung dahinschwindet, sich der Schuldverpflichtungen gegenüber den Eltern zu entledigen.

In zwei Fällen, in denen Frauen erklärt haben, sie hätten wenig Achtung vor ihren »lieblosen«, ausbeuterischen Müttern, rief deren Tod völlig verschiedene Reaktionen hervor:

Bei der einzigen Sitzung, an welcher auch die Eltern teilgenommen hatten, griff Frau A. ihre Mutter mit rachsüchtigem Zorn und heftigen Vorwürfen an. Sie betonte, sie habe sich tief verletzt gefühlt, weil die Mutter sie und die drei Kinder, als der Ehemann an einem Feiertag verreist war, nicht zu sich eingeladen hatte. Ihr Gefühlsausbruch war so heftig, daß Frau A. kaum imstande war, die Argumente, die ihre Mutter zu ihrer Selbstverteidigung vorbrachte, anzuhören.

Wenige Monate später starb die Mutter ganz unerwartet. Zehn Tage vor diesem Tod hatte Frau A., wie sie angab, mit ihrer Mutter die einzige positive, angenehme Unterhaltung ihres Lebens gehabt. Nach dem Tod der Mutter brachte sie ihren Groll und ihre Enttäuschung damit in Zusammenhang, daß das Schicksal es ihr versagt habe, ein besseres Verhältnis zu ihrer Mutter zu finden. Sie erwog sogar ernsthaft, den behandelnden Arzt der Mutter wegen Fahrlässigkeit anzuzeigen.

Der Verlust veranlaßte Frau A., ihrer pikierten Aggressivität eine andere Zielscheibe zu suchen. Statt der Mutter griff sie jetzt andere Familienmitglieder an: den Vater, den Bruder, den Ehemann, die Kinder, schließlich auch die Therapeuten. Trost schien ihr allein der Besuch beim einzigen noch lebenden Bruder der Mutter bieten zu können, einem achtundsiebzigjährigen Mann. Sie hoffte von ihm Einzelheiten zu erfahren, welche die vermeintlichen Fehler der Mutter erklären und entschuldigen könnten. In dem Maße, in dem deren Fehlverhalten sich auf weit zurückliegende Ursachen zurückführen ließ, konnte Frau A. die Mutter von einem Teil ihrer Schuld und Schande freisprechen. Im übrigen versuchte sie auch wiederholt, die Therapeutin zum Sündenbock zu machen.

Frau B. hatte ziemlich ähnliche Gefühle gegenüber ihrer Mutter und war sehr pessimistisch, ob ihrer beider Verhältnis sich jemals bessern würde. Im Verlauf der Familientherapie entdeckte sie, daß die Mutter an einer tödlichen Krankheit litt. Dieser Umstand beschränkte zwar die Zeitspanne für eine erfolgreiche Rekonstruktion ihrer Beziehungen, wirkte aber auch als Ansporn, die noch verbliebenen Möglichkeiten zu überdenken und zu nutzen. Als die Mutter physisch zunehmend abhängiger von der Tochter wurde, vermochte Frau B. ihr Verhalten gegenüber der Mutter zu ändern: statt Geringschätzung und Groll brachte sie ihr nun Liebe und Achtung entgegen. Der Tod kam als Erlösung, und Frau B. konnte sagen: »Ich habe zwar meine Mutter verloren – aber ich habe auch eine Mutter gewonnen.«

Falsche Kontenführung im Hauptbuch

Wer sich um den mühevollen Ausgleich der Beziehungen drükken will, greift oft zu der Methode, eine bestimmte Atmosphäre zu schaffen oder »Spielregeln« zu erfinden, mit deren Hilfe sich die persönlichen Verpflichtungen verdunkeln und bis zur Undurchschaubarkeit mystifizieren lassen.

Die Krise der modernen Familie rührt von dem Bestreben her, Loyalitätsbindungen und innere Verantwortlichkeiten zu verschleiern und zu verleugnen. Unser Interesse an ethischen Problemen gilt nicht den religiös-ethischen Werten und Einstellungen des einzelnen, sondern der sozialen Gerechtigkeit von Beziehungen. Gerechtigkeit, das Gesamt kollektiver normativer Erwartungen, bildet den Kontext der Beziehungen. Kelsen sagt: »Es ist wichtig, so klar wie möglich zwischen Verpflichtung in diesem normativen Sinne des Wortes und der Tatsache zu unterscheiden, daß das Individuum die Vorstellung einer Norm als einer Verpflichtung hat und dadurch motiviert wird zu einem Verhalten, das dieser Norm entspricht« (57, S. 191). Mit anderen Worten, das Individuum ist in einen sozialen Kontext von Verpflichtungen eingebettet, ob es dies nun anzuerkennen bereit ist oder nicht. Die normativen Erwartungen der Mitwelt bilden das entscheidende Element im normalen oder pathologischen Funktionieren des Menschen.

Der Begriff der objektiven Gerechtigkeit der Beziehungswelt des Individuums läßt sich auf die Gesellschaft als ethisches System extrapolieren. Die reduktionistischen Ideale unserer westlichen Demokratien mögen eine freie Gesellschaft gleichsetzen mit der Gesamtsumme der konkurrierenden und auf Selbstbehauptung abzielenden Motivationen aller ihrer Mitglieder; es ist jedoch offenbar nicht angemessen anzunehmen, die Dynamik etwa der amerikanischen Gesellschaft bestehe aus den ziellos konkurrierenden, aggressiven, egoistischen Machtansprüchen ihrer Bürger und Gruppen. Eine solche Ansicht wäre gleichbedeutend mit der Leugnung der Grundstruktur von Beziehungen.

Jedes Volk wird gemessen und mißt sich selbst an der Gerechtigkeit und Fairneß seiner Zielsetzungen. Das ausgebeutete Volk, wirtschaftlich und politisch zwar der Verlierer, kann durch die existentielle Realität seiner Gerechtigkeit wieder erstarken. Viele erfolgreich ausbeuterische Großmächte der Geschichte unterlagen letztlich nicht den von außen kommenden Feinden, sondern den Angriffen von innen auf ihre Gerechtigkeit, ihre Ziele und Handlungen.

Viele große Religionen und revolutionäre Bewegungen begannen mit der idealistischen Zielsetzung, den Ausgebeuteten und

Unterdrückten zu helfen. Nach und nach verwandelten sich diese Bewegungen selbst in erfolgreiche, mächtige und reiche Organisationen. Gleichzeitig erzeugten sie Anomie, das heißt Gesetzlosigkeit; Loyalität und handelnde Hingabe der einzelnen Mitglieder wurden durch das Überhandnehmen der hierarchischen gegenüber den ethischen Verpflichtungen zunehmend verdunkelt, und es entstand ein Vakuum an Werten.

Mehr noch als ganze Kulturen oder Gesellschaften haben Familiensysteme ihre eigene Verdienstbuchführung zwischen den Generationen, derzufolge es entweder zu einer Akkumulation von Schuld und Verschuldetsein oder zu fortschreitender Entlastung kommt. Jede Mehrgenerationen-Familiengeschichte zeigt ein periodisches Schwanken zwischen Steigen und Abfallen der Lebenskraft. Der in eine schuldbelastete Phase hineingeborene einzelne befindet sich im Nachteil. Die Last der geheimen Erwartungen, daß es seine generationenübergreifenden Schuldverpflichtungen endlich begleiche, kann das Individuum zur Flucht aus der Familie und zu einem Leben im »Exil« veranlassen. Welche Mechanismen sind es nun, die zu einer progressiven Belastung der Konten in einer Familie führen?

Da die Probleme der Fairneß, der Gerechtigkeit und der Loyalität niemals ganz gelöst werden können, müssen wir alle von Zeit zu Zeit unsere Zuflucht zu defensiver Vermeidung und Verleugnung der Gegenseitigkeit nehmen. In manchen Familien werden diese Abwehrmechanismen jedoch zur beinah einzigen Möglichkeit, mit den Loyalitätskonflikten fertigzuwerden. Wachstum und Individuation sind in den Fesseln solcher Beziehungen nachgerade unmöglich. So können Familienmitglieder untereinander eine chaotische Sinnlosigkeit und Mystifikation kultivieren, um ihre Symbiose zu verewigen, als seien sie verpflichtet, niemals eine Aufgabe zu erfüllen oder einen Konflikt auszutragen. Familien können in geheimer Übereinstimmung jeder schmerzlichen Lösung aus dem Wege gehen und dadurch jeder Veränderung trotzen und das emotionelle Wachstum aller ihrer Mitglieder verhindern. Sie können sich in ausführlichen Erörterungen von materiellen Fragen, Erfolgen, Schulleistungen et cetera, in ständig sich wiederholenden, unproduktiven Debatten ergehen, nur um zu verhindern, daß das Band der Loyalitätsverpflichtungen gelöst wird.

Adoptivkinder stehen, wenn sie heranwachsen, vor einem fast

unvermeidlichen Problem. Das Freigeben eines Kindes zur Adoption, die Heimlichtuerei, mit der die meisten Adoptivstellen die Informationen über die biologischen Eltern behandeln, und die Schutzerfordernisse zugunsten der Adoptivfamilie – all diesen Erscheinungen eignet ein Element des Verweigerns und der Unaufrichtigkeit. Wegen dieses Schleiers der Unaufrichtigkeit ist es zahlreichen Adoptivkindern nahezu unmöglich, ihren Loyalitätskonflikt zu lösen, der darin besteht, zu entscheiden, welches Elternpaar ihnen nun wirklich etwas gibt und daher ihre Anhänglichkeit verdient. Welchen Elternpaares Partei sie auch immer ergreifen, sie müssen gegen das andere illoyal sein, oft ohne die Kriterien und das Ausmaß ihrer Dankesschuld dem einen oder dem anderen gegenüber zu kennen.

Während man vernünftigerweise annehmen sollte, daß eine frühe Adoption eine Situation zu schaffen vermöchte, die der natürlichen Elternschaft psychologisch einigermaßen gleichkommt, beweist die nähere Untersuchung von Adoptivfamilien, daß die Situation doch komplizierter ist. Sobald die Kinder von ihrer Adoption erfahren, erwacht in ihnen die Neugier: sie bemühen sich zu ergründen, was ihre leiblichen Eltern veranlaßt habe, sie wegzugeben. Wie kann man Adoptiveltern vertrauen, wenn man noch nicht einmal seinen leiblichen Eltern trauen kann? Überdies – muß das Kind, je nach seinen Phantasien von Zeugung, Geburt und frühkindlicher Aufzucht, nicht sogar glauben, es hätten die Adoptiveltern unverdientermaßen gewisse Rechte und Vertrauenspositionen usurpiert?

Das Adoptivkind neigt dazu zu glauben, seine wirklichen Eltern seien unerachtet ihrer liebenden Zuneigung gezwungen gewesen, das Kind wegzugeben. In seinem Wunschdenken werden die leiblichen Eltern zu verkannten Menschen, deren Güte das Kind mit einer ganz besonderen, mysteriösen Loyalitätsbindung beantworten darf. Blutsbande können also, selbst wenn das Kind seine leiblichen Eltern nie erlebt hat, den Sieg davontragen. Oft ist ein Adoptivkind oder Pflegekind lebenslang damit beschäftigt, den Mythos von der Überlegenheit der Blutsbande in Einklang zu bringen mit der Tatsache, daß es gegenüber den Adoptiv- oder Pflegeeltern eine Dankesschuld hat.

Die Adoptiveltern ihrerseits werden den Konflikt austragen müssen, daß sie einesteils zwar alle elterlichen Rechte und Pflichten auf sich genommen haben, andernteils aber nicht die biologischen Eltern sind. Sind in der Familie außerdem noch leibliche Kinder vorhanden, so fühlt letzten Endes jeder den Unterschied, den Blutsbande machen. Trotz besten Absichten bleibt den Adoptiveltern in aller Regel nichts anderes übrig, als ihre elterliche Liebe – zumindest partiell – auf eine Leugnung der Fakten zu gründen.

Formen der Beziehungsstagnation

Beziehungsstagnation bedeutet Pathogenese durch ein erstarrtes Lebensmuster. Die Beziehungsstagnation wird bestimmt durch Kriterien, die sowohl außerhalb als auch innerhalb der Psyche der Beteiligten liegen. Sie ist also etwa zu unterscheiden vom Rückzug eines Individuums aus einer Beziehungsrealität infolge persönlicher Krankheit. Der fortlaufende Austausch in den Beziehungen bleibt zwar auch weiterhin ein dynamisch programmiertes Hauptbuch, aber seine Möglichkeiten werden streng auf ein stagnierendes Muster eingeschränkt.

Familientherapeuten interessieren sich für die praktische Bedeutung der Beziehungsstagnation: Woran erkennt man sie, und was kann man dagegen unternehmen? Wie die anderen in diesem Kapitel beschriebenen Erscheinungen müssen wir auch die Beziehungsstagnation zunächst auf der Ebene des Mehrpersonen-Systems definieren und sie dann in ihre individuellen Manifestationen übertragen.

Familiensysteme zeigen nicht die gleichen Entwicklungsdimensionen wie Einzelpersonen. Das Individuum hat eine endliche Lebenszeit von der Geburt bis zum Tode, mit einem Ablauf in identifizierbaren Phasen. Das Familiensystem, wenn man mehr darunter versteht als nur die Kernfamilie, hat ein unendliches Dasein. Kernfamilien lösen sich auf, und neue Generationen fügen dem Stammbaum Familiennamen und Wurzeln hinzu. Dennoch ist das emotionale System der Familie meines Bruders mit dem meiner eigenen Kernfamilie verknüpft, selbst wenn wir uns seit zwanzig Jahren nicht mehr gesehen haben und unsere Kinder einander nicht kennen. Insofern wir zwei Pole einer Beziehungsposition darstellen, hat irgend jemand in seiner Familie eine ähnliche Position wie ich in meiner, und umgekehrt. Ferner sind ja die Kernfamilie meines Bruders und die meine durch unsere gemeinsame Herkunftsfamilie untereinander verbunden, und dieses System wurzelt wiederum in den Herkunftsfamilien unserer Eltern.

So ist also die Kontinuität der Verdienstbuchführung eines Mehrpersonen-Systems zeitlich unbegrenzt. Die Hauptaufgabe der Familie ist das Großziehen von Nachwuchs; soweit es diesen Zweck erfüllt, kann ein Familiensystem als lebendig, gesund und entwicklungsfähig angesehen werden. Es stagniert in seiner Entwicklung, wenn es in dieser seiner wichtigsten Funktion versagt. Stockt das Wachstum der Beziehungen in einer Familie, so kann sich dies in einer Vielfalt von Symptomen äußern – vom unverhohlenen Triumph bis zu verschiedenen Formen der Pseudo-Individuation. Es ist üblich, in der Entfremdung eines der Hauptprobleme des modernen Menschen zu sehen. Wir leben in einer Zeit, da jedermann großen Wert darauf legt, »engagiert«, »aufgeschlossen« und »in« zu sein. Dennoch hat sich gerade die Anomie in unserer Kultur seit Durkheims Tagen (32) sehr verstärkt. Der Verfall der Religion und anderer kultureller Werte, die Abkehr auch von der alten Großfamilie haben dazu geführt, daß das moralische Rückgrat des Individuums geschwächt ist. Die aus den Medien dringende »Informationsexplosion« hat gleichzeitig die Forderung wachsen lassen, die Daten, auf denen das Treffen von Entscheidungen beruht, jederzeit sich verfügbar zu machen. Wir sind längst keine »innengelenkten Menschen« (75) mehr.

Das rasche Zunehmen von Begegnungs- und Sensitivity-Gruppen-Methoden erklärt sich zum Teil aus der Hoffnung, es ließe sich hier – sofern die Mitglieder nur hinreichend »aufgeschlossen« seien – ein Gefühl sinnvoller Beziehung erzeugen, auch wenn der einzelne das Gefühl existentieller Zugehörigkeit zu seiner Herkunftswelt und Kernfamilie verloren hat. Indes, auch diese Methoden sind nicht immer geeignet, den einzelnen aus seiner Beziehungsstagnation herauszureißen.

Marcuse vertritt mit Nachdruck die Überzeugung, das Individuum sei durch die »Massenkultur« mit ihrer »technologischen Rationalität« überfordert. Er sieht im Bedürfnis nach Einsamkeit ebenjene Bedingung, die dem Individuum gegen seine Gesellschaft – und jenseits von ihr – Stärke verleiht (64, S. 71). Unserer Meinung nach wird der heutige Mensch keine Chance haben, seine existentielle Notlage zu verbessern, ja, er wird allemal und zumindest verurteilt sein zur Stagnation, wenn er sich nicht seiner Beziehungsverpflichtungen bewußt wird. Bei allem Fortschritt auf wissenschaftlichem und verhaltenspragmatischem Felde – unsere neuen Werte schaffen kein wirksames Pendant zu der Ungerechtigkeit und zum Verdienstungleichgewicht als den bedeutsamsten gesellschaftsstrukturierenden und -motivierenden Kräften im Leben.

Offenes Versagen

Es kommt vor, daß ein Kind in allen außerhäuslichen gesellschaftlichen Belangen versagt, und dies paradoxerweise nur, um seine Anhänglichkeit an die Familie zu bekräftigen. Das gesamte Spektrum individueller psychiatrischer Krankheitslehre wird möglicherweise in einem solchen Versagen erkennbar: Psychose, Schulangst, Lernhemmung, Kriminalität und so fort. Als Gegengabe für seine tiefverwurzelte Familienloyalität wird dem unentwegt anhänglichen Sprößling oft erlaubt, sich respektlos gegen die Eltern zu benehmen und sie zu beschimpfen.

Wenn jemand einen physisch, sozial oder intellektuell unterlegenen Partner heiratet, so mag er damit unbewußt auf Umwegen einen Kompromiß zwischen persönlichem Versagen und hoher Opferbereitschaft schließen. Zunächst wird die ihm zur Last gelegte Illoyalität – sein Elternhaus verlassen zu haben – durch selbstauferlegte Bürden und Aufopferung für den behinderten Ehepartner aufgewogen. Wir haben jedoch mit Frauen zu tun gehabt, die aus Trotz psychotische oder körperbehinderte Männer heirateten und die nach Jahren dann entdeckten, wie stark ihre ungelösten Loyalitätsbindungen an die Herkunftsfamilie noch immer waren. In solchen Fällen macht die moralische Selbstrechtfertigung in Form eines selbstaufopfernden Märtyrertums dann einer frustrierten Ambivalenz Platz. Sobald zunehmend Motivationen der Selbstbehauptung in die Ehe eindringen, wird das dargebrachte Opfer seine Wirkung verlieren und die innere Verdienstbilanz ein Minussaldo ausweisen: Schuldgefühle wegen Illoyalität gegenüber der Herkunftsfamilie. Zuvor war die Illoyalität hinter der aufopfernden Zuneigung verborgen, nun wird möglicherweise ein neuer Ausgleich angestrebt, indem man dem Ehepartner feindselig begegnet und seine Person aufs grausamste ablehnt und schmäht.

Kinder können echte oder vermeintlich kriminelle Handlungen verüben, um die zerstrittenen Eltern wieder zusammenzubringen und deren Aufmerksamkeit zurück auf die Kinder zu lenken. Um eine Familie mit offen rebellierenden Jugendlichen richtig behandeln zu können, muß der Therapeut vorab in Erfahrung bringen, auf welche Weise sie ihren Eltern doch die Treue bewahrt haben. Das Ineinandergreifen oberflächlich rebellischer und dennoch zutiefst loyaler Beziehungsmuster vollzieht sich immer vor dem Hintergrund einer komplexen Mehrgenerationen-Struktur.

Sexuelles Versagen infolge ungelöster Loyalitätskonflikte

Endloses Gezänk, ununterbrochene Streiterei zwischen Eheleuten wird normalerweise, sieht man einmal von den persönlichen Motivationen der Partner ab, mitbestimmt von den Regeln der »homöostatischen« Rückkoppelung, vom Loyalitätssystem der ehelichen Dyade. Indem sie einander ablehnen und die gemeinsame Ehe für unmöglich erklären, demonstrieren die Ehepartner unbewußt ihre ungebrochene Loyalität gegenüber den Herkunftsfamilien. Impotenz, Frigidität, Ejaculatio praecox – all das kann Ausdruck verdeckter Illoyalität gegenüber dem Ehepartner sein, um die unsichtbare Loyalität gegenüber der Herkunftsfamilie zu unterstreichen.

Manifeste Probleme in heterosexuellen Beziehungen hängen nachweisbar oft mit der verborgenen Loyalität gegenüber den eigenen Eltern zusammen. Wie stark mitunter Schuldgefühle wegen Illoyalität gegenüber den Eltern beteiligt sein können an einer unbewußt selbstzerstörerischen Partnerwahl beziehungsweise an sexuellem Versagen, mögen die folgenden Fälle zeigen.

Frau C., eine junge Farbige, kam mit dem Unfallwagen zu ihrem Psychotherapeuten. Sie hatte sich beide Pulsadern aufzuschneiden versucht (mit allerdings nur oberflächlichen Verletzungen) wegen der drohenden Trennung von ihrem Freund, einem jungen Weißen, der in eine andere Stadt zu ziehen beschloß, um ein Medizinstudium aufzunehmen. Sie klagte, sie sei völlig allein, ihre einzige Beziehung sei die mit Joe gewesen, von dem sie gehofft hatte, daß er sie heiraten würde. Sie deutete dann aber an, daß es ihr schon mehrmals mit jungen Männern so gegangen sei, insbesondere auch mit dem Vater ihrer jetzt drei Jahre alten Tochter.

Als der Familienberater fragte, ob sie ihre Mutter zur Exploration mitbringen könne, lehnte sie ab. Sie habe keine Beziehung zu ihrer Mutter. Ihre Mutter würde nur sagen, es täte ihr leid, daß ihre Tochter sich wieder einmal »ihr Leben verpfuscht« hätte. Aber sie ließ einfließen, daß die Mutter auf alle Freundschaften der Tochter mit Männern eifersüchtig sei.

Der Familientherapeut äußerte die Vermutung, daß Frau C. stärker an ihre Mutter gebunden sein könnte, als sie zugeben wollte. Vielleicht führte sie einen kalten Krieg gegen die Mutter mit dem Ziel, sie durch ihre Affären zu verletzen. An dieser Stelle berichtete Frau C. spontan von einem Traum, worin sie ihrer Mutter mit größter Wut begegnet sei, weil diese einer Freundin mehr Aufmerksamkeit geschenkt habe als ihr, der Tochter. Sie fügte hinzu, der Zorn, den sie im Traum gegen die Mutter empfunden habe, sei von der gleichen Art gewesen wie der, den sie empfand, als Joe zum erstenmal seine neue Freundin erwähnte.

Das selbstzerstörerische Liebesleben dieser jungen Frau läßt sich ohne weiteres als eine Reihe von Manövern deuten, welche in der Mutter eine Eifersucht erwecken sollten, die sie, die Tochter, berechtigt hätte, sich von ihrer Loyalität gegenüber der Mutter zu befreien. Wohl gelang es ihr, die Mutter tatsächlich eifersüchtig zu machen; aber um ein Gegengewicht zu schaffen zu ihren schuldbelasteten Loyalitätsverpflichtungen, traf sie die Wahl der Freunde in unbewußt selbstzerstörerischer Motivation. Die Freundschaften trugen ihre Strafe in sich.

Frau D. kam wegen ihrer Eheschwierigkeiten zur Familientherapie-Vorbesprechung. Sie war seit Jahren sexuell desinteressiert und trug sich mit dem Gedanken, den Ehemann zu verlassen, wobei sie behauptete, keine andere männliche Bekanntschaft zu haben. Zuvor war sie wegen »Unterleibsschmerzen« in psychiatrische Behandlung überwiesen worden. Sie schien fast belustigt, als sie sich erinnerte, daß sie ihre Schwangerschaft und sogar ihre Eheschließung vor ihren Eltern geheimgehalten hatte. Sie fügte hinzu, daß sie seit Beginn ihrer Ehe, wann immer ihre Mutter zu Besuch da war, zu keinem Geschlechtsverkehr mit ihrem Mann fähig gewesen sei. Ihre Frigidität war ihr erstes Abwehrmittel gegen ihre Schuldgefühle wegen der an ihren Eltern begangenen Illoyalität, und die geplante Trennung war das zweite.

Frau E., eine Frau von achtunddreißig Jahren, hatte gerade eine Hysterektomie überstanden. In Gegenwart ihrer zwanzigjährigen Tochter erzählte sie dem Therapeuten, daß der Verlust ihrer Sexualfunktion sie nicht weiter bekümmert habe. Sie beschrieb ausführlich einen Sexualtraum, den sie vor kurzem gehabt hatte, um zu beweisen, daß in dieser Hinsicht alles bei ihr in Ordnung sei. Die Tochter fügte eifrig hinzu, sie selbst habe ähnliche Erlebnisse im Traum und auch mit Männern gehabt, sei aber bei ihrem Ehemann ständig frigide. Sie sei ihrer Mutter dankbar, daß sie ihr ein so »gutes Vorbild« gewesen sei. Während der gesamten Exploration merkte man, wie abhängig die Tochter von der Mutter war. Der negative Aspekt ihrer gegenseitigen Ambivalenz wurde durch eine gemeinsame Abwertung der Männer und durch den Verzicht der Tochter in ihrer als hoffnungslos geschilderten Ehe aufgewogen. Ihre Unfähigkeit, eine wirkliche Ehe zu führen, war ein unbewußt freiwilliger Akt der Liebe zu ihrer Mutter.

Das Kind von Eltern, die ständig im Streit leben, kann sich verletzt, zurückgestoßen, übererregt oder deprimiert fühlen. Andererseits wird es jedoch das Gefühl haben, es müsse die Eltern und deren Ehe vor der Zerstörung retten:

Die Tochter eines ständig sich zankenden Paares konnte an der Familientherapie nur in den Ferien teilnehmen, da sie ein auswärtiges College besuchte. Über ihr etwas unstetes gesellschaftliches Leben im College befragt, erklärte sie, sie könne keine Freundschaften schließen oder mit jungen Männern ausgehen, weil sie ständig an ihre Eltern denken müsse. Da sie nicht länger zur Verfügung stand, um den Eltern zu helfen oder sie zu beschützen, beunruhigte sie der Gedanke an deren mögliche Scheidung oder Erkrankung.

Erstarrung des »inneren Ichs«

Eine weitere Form der Beziehungsstagnation äußert sich als Erstarrung des »inneren Ichs« und als Unfähigkeit, mit irgendeinem anderen eine enge Verbindung einzugehen. Obwohl von dieser Stagnationsform stets das Individuum betroffen ist, befinden sich ihre Determinanten im Drei-Generationen-Gerechtigkeitshauptbuch. Was in der einen Generation geschah, wird durch Ereignisse in den folgenden zwei oder mehr Generationen zum Ausgleich gebracht. Loyalität gegenüber der verinnerlichten Herkunftsfamilie schließt jedes andere tiefere persönliche Engagement aus. Allerdings vermag ein Muster produktiver funktionaler Leistung nach außen hin den Anschein von Verantwortlichkeit und Engagement zu erwecken.

Der Vater einer scheinbar sehr selbständig wirkenden, innerlich aber symbiotisch versteiften Familie hatte mit sechzehn Jahren die Eltern bei einem Autounfall verloren. Da er das einzige Kind gewesen war, hatte er somit seine gesamte Kernfamilie eingebüßt. Er reagierte auf diesen Verlust mit äußerlicher Unterordnung unter eine Tante mütterlicherseits, die ihn bei sich aufnahm. Aber er konnte sich nicht von irrationalen Schuldgefühlen befreien; ja, zuweilen fragte er sich, ob er nicht, da er doch auch in dem Auto gesessen war, irgendwie an dem Unfall schuld gewesen sei. War das nun wirklich ein psychisches Schuldgefühl, oder war es Ausdruck der irreparabel negativen Bilanz seiner Verpflichtungen? Er würde niemals imstande sein, seine Dankesschuld an die Eltern zu begleichen, und er war doppelt schuldig, weil er überlebt hatte. Er war innerlich zu erstarrt, als daß er – wenngleich ein guter Hausvater und Ehemann – sich gefühlsmäßig hätte seinen Kindern und seiner Frau zuwenden können, ohne ein Gefühl von Betrug und Untreue seinen toten Eltern gegenüber haben zu müssen. Paradoxerweise sagte die Ehefrau, sie habe ihn geheiratet, weil er zu so »absoluter Hingabe« fähig sei. Innere Erstarrung und Beziehungsstagnation kann von manchen Menschen als Gefestigtsein und Zuverlässigkeit empfunden werden.

Zahlreiche frigide Frauen scheinen die Sklaven ambivalenter Verpflichtungen ihren alternden Müttern gegenüber zu sein, wie das Beispiel einer Familie zeigt, die wegen der Schulangst zweier Halbwüchsiger überwiesen wurde:

Frau A., eine berufstätige Frau, lebte mit ihrem praktisch veranlagten, keineswegs aggressiven Mann in einer emotionell unterkühlten, wenig harmonischen Ehe. Sie verbat sich seine Einmischung in ihre Haushaltsführung (Vorwürfe wegen Unordnung, Gleichgültigkeit bei der Zubereitung des Essens, und so weiter). Wie sie berichtete, sei sie während der ganzen Ehe frigide gewesen. Gleichzeitig fühlte sie sich verpflichtet, ihre Mutter fast jeden Abend zu sich einzuladen. Paradoxerweise behauptete Frau A., den Forderungen der Mutter gegenüber gleichgültig geworden zu sein, da sie ihre Verpflichtungen in jahrelanger Einzeltherapie aufgearbeitet habe. Bei der Aufforderung, ihre gegenwärtige Beziehung zu ihrer Mutter zu schildern, brach sie jedoch jedesmal in Tränen aus.

Im zweiten Jahr der Familientherapie erklärte sich Frau A. schließlich bereit, ihre Mutter und ihre verheiratete Schwester zur Teilnahme an einem Sondergespräch aufzufordern, bei dem der Ehemann und die Kinder nicht anwesend waren. Wir erfuhren, daß die Großmutter im Alter von siebzehn Jahren in die Vereinigten Staaten eingewandert war, ihren Vetter ersten Grades geheiratet und ein Leben geführt hatte, das in ihren Augen in ununterbrochener aufopfernder Hingabe bestand. Sie und ihr Mann hatten einen kleinen Laden gehabt und zwei Töchter großgezogen. Nachdem sie ihren Mann verloren hatte, lebte sie zunächst abwechselnd bei jeder der Töchter, was aber nicht gut ging. In den letzten Jahren hatte sie in einer Wohnung für sich gelebt und ganztags gearbeitet.

Die familientherapeutische Behandlung hatte das Dilemma, welches Frau A. zermürbte, ans Licht gebracht: wie sollte sie ihre einsame, frustrierte, selbstaufopfernde Mutter, die keine Freunde hatte, zufriedenstellen? Sie wußte, daß die Mutter ihr jederzeit bedingungslos helfen und nur allzu bereitwillig kommen würde, wann immer ihre Dienste gebraucht würden. Andererseits konnte sich Frau A. nie von dem Gefühl befreien, in der Schuld ihrer Mutter zu stehen. Sie wußte, daß sie ihrem Mann und ihren Kindern mehr Zeit widmen sollte, aber jedesmal, wenn sie beschloß, einige Zeit mit ihnen zu verbringen, überkamen sie Schuldgefühle, weil ihre Mutter dabei übergangen wurde.

Als es Frau A. schließlich gelang, ihr Widerstreben und ihr Gefühl der Ausweglosigkeit zu überwinden, lud sie ihre Mutter und ihre Schwester zur Teilnahme an einem Sondergespräch ein; sie war nun gewappnet, der triadischen Konfrontation mit dem Loyalitätssystem ihrer Familie standzuhalten.

Im folgenden geben wir Auszüge bezeichnender Äußerungen der drei Frauen bei diesem Gespräch wieder:

Schwester: Ich wollte aus New York herkommen, aber es brachte mich ganz durcheinander, auch Mutter hier zu wissen. Ich wollte nicht, daß meine Schwester ihr weh tut... Ich fürchtete, ich würde meiner Schwester schwere Vorwürfe machen. Es vergiftet unser Verhältnis, wie du (Frau A.) unsere Mutter behandelst.
Mutter: Unsere Beziehung ist am Ende. Es macht mir auch nichts mehr aus. Melitta (Frau A.) hat keine Zeit für mich, aber ich fühle mich manchmal auch bei meiner anderen Tochter überflüssig. Ich bin froh, daß ich ganztags arbeite, wenn ich auch schon siebzig bin. (Weint.)
Schwester: Mutter, bei mir ist immer ein Platz für dich.
Mutter: Melitta, 1952 war ich sehr krank und lag in der Klinik, aber du hattest Wichtigeres im Kopf. Ich habe immer alles für deine Kinder getan.
Frau A.: Aber Mutter, ich bin doch jeden Tag zweimal im Krankenhaus gewesen.
Mutter: Das mag schon sein, aber als ich dich wirklich brauchte, als ich wieder gehen lernen sollte, bist du nicht gekommen, um mir zu helfen.
Frau A.: Aber woher sollte ich das denn wissen? Du hast es mir ja nicht gesagt.
Mutter: Mir mußte man nicht sagen, wann meine Kinder mich brauchten. Ich war da. Als ich sie brauchte, waren sie nicht da. Mir ist es egal, wenn ich sterbe.
Schwester: Ich finde, Melittas Kinder behandeln Mutter nicht nett; ihre Tochter benimmt sich genauso wie Melitta. Zu einem Fremden bist du nett, Melitta, aber deiner Schwester zeigst du die kalte Schulter. Ich bin sehr böse. Du bist Mutter gegenüber undankbar.
Mutter: Melitta, ich habe nicht das Gefühl, als ob du jemals etwas für mich tätest. Von Liebe will ich ja gar nicht reden, aber du könntest doch wenigstens rücksichtsvoll sein.
Frau A.: O Mutter, wie kannst du glauben, daß ich dich nicht liebe? Ich finde, ich tue soviel für dich wie du für mich. Weißt du denn, wie oft wir am Wochenende unsere Pläne umstoßen, um dich dabeihaben zu können? Ist es meine Schuld, daß ich nicht weiß, wann du mich brauchst? Wo du es mir doch niemals selbst sagst?
Mutter: Ich war stets und ständig da. Du warst nicht da, als ich dich brauchte. Wenn ich dich bitte, mit mir einen Mantel zu kaufen, hast du keine Zeit, aber wenn du willst, daß ich mit dir gehe, komme ich fast jedesmal mit.

Vermutlich infolge der offenen Konfrontation mit so vielen schmerzlichen, tiefsitzenden Problemen, muß Frau A. nach diesem Gespräch eine gewisse Erleichterung empfunden und sich etwas beruhigt haben. Drei Tage später kam sie aus eigenem Antrieb mit ihrer Mutter wieder zu einem weiteren Sondergespräch. Es begann damit, daß Frau A. ihrer Befriedigung darüber Ausdruck gab, daß ihre

Mutter ihr Verletztsein und ihren Ärger so unumwunden geäußert hatte. Die Mutter betonte erneut, es sei besser, wenn Frau A. sich aus ihrem Leben zurückzöge, denn sie hätte ihrer Mutter Liebe getötet. Sie fügte hinzu, sie schäme sich zu gestehen, wie schlecht sie sich nach der letzten Sitzung gefühlt habe, sie habe nicht geschlafen und sei zwei Tage lang sehr deprimiert gewesen. Irgendwie schien es, als bräche der Schuld-Zyklus allmählich zusammen.

Die Kotherapeuten konnten die verärgerte und verzweifelt einsame Großmutter dazu bewegen, über ihr eigenes Leben und ihre Herkunft zu sprechen. Sie schien den Therapeuten stumme Dankbarkeit entgegenzubringen für deren mitfühlendes Verständnis dafür, daß sie, die Großmutter, soviel Kraft und Mühe in ihre Familie investiert und sowenig Erfolg und Genugtuung für sich selbst geerntet hatte. »Wenn mir jemand etwas gibt, habe ich das Gefühl, daß ich ihm viel schulde«, bekannte sie den Therapeuten. Sie gab zu, nur schwer etwas von jemandem annehmen zu können. Nach ihrer Darstellung war sie auf kurzfristiges Ableisten programmiert und wenig fähig, Vertrauen zu investieren beziehungsweise Gegenleistungen aufzuschieben.

Es wurde deutlich, daß diese Frau die längste Zeit ihres Lebens nach einem bestimmten, festumrissenen Muster gehandelt hatte. Man konnte sie als unter einem Arbeitszwang stehend und als Märtyrerin bezeichnen. Sie übertrug das ihr eingeimpfte Beziehungsverhalten von ihrer Herkunftsfamilie auf die Tochter. Damit wurde sie selbst zum Kind und verlangte Anerkennung ihrer Arbeit von ihrer parentifizierten Tochter, als sei diese die Mutter, die sie im Alter von dreizehn Jahren in Europa hatte zurücklassen müssen.

Über den Unterbau dieses verinnerlichten erstarrten Beziehungsungleichgewichts lassen sich Spekulationen anstellen: Wie sah das Beziehungsmuster der Herkunftsfamilie der Großmutter aus? Weshalb reagierte Frau A's Mutter mit so viel Überempfindlichkeit und Schuldgefühl auf jedes Angebot der Gegenleistung? Warum war sie blind gegenüber ihrem so durchschaubaren, unbeholfenen Bemühen, die Tochter zum Sündenbock zu machen? Warum mußte sie in ihren Kindern eine schuldgefühlbedingte Loyalität ihr gegenüber erzeugen? Was befähigte sie, sich einen unbewußt einverstandenen Ehemann auszusuchen, mit dem sie das System aufrechterhalten konnte? Zunächst hatte sie nur Worte des Lobes für ihre verstorbene Mutter; sie erzählte aber auch, daß, als sie neunundzwanzig Jahre alt war und ihr Mann ihr die Gelegenheit geben wollte, ihre Familie zu besuchen, sie diese ausschlug. Damals mußte ihr verinnerlichtes Mehrgenerationen-Loyalitätsmuster zur Aufrechterhaltung eines »inneren Dialogs« hinreichend ausgeprägt gewesen sein, ohne daß sie sich der Möglichkeit bewußt gewesen wäre, ihre Schulden tatsächlich begleichen zu können. Das Herkunfts-Buchhaltungssystem wurde daher teilweise auf ihre Kernfamilie projiziert.

Es ist interessant, das aus diesen beiden Sitzungen gewonnene Bild mit dem in Zusammenhang zu bringen, das sich aus einer mehr als einjährigen therapeutischen Behandlung der Familie A. ergab.

Ursprünglich war Frau A. fraglos die unverblümt fordernde Mutter und ausbeuterische Ehefrau, die unbeugsam auf ihren Bedürfnissen und Erwartungen bestand. Die einzige Erwartungshaltung, die ihr Mann auszudrücken vermochte, war seine ständige Unzufriedenheit mit ihrer schlampigen Haushaltsführung. Nach fortschreitender Behandlung traten die Schwierigkeiten zutage, die Frau A. mit ihrer Mutter hatte; es zeigte sich, daß sie ein übermäßig hingebungsvolles, parentifiziertes Kind gewesen und auch jetzt noch für ihre Mutter wie ein Sklave verfügbar war.

Frau A. neigte zu häufigem Weinen während der Gespräche, besonders wenn von ihrer Mutter die Rede war. Auch stellte sie paradoxe Betrachtungen über die Mutter an: die sei unordentlich im Haushalt und dennoch begierig, in Frau A.'s Heim Hausarbeit zu verrichten; sie erwarte Loyalität, sei aber unzuverlässig und halte nicht immer ihre Versprechen. »Meine Mutter hat keine eigentliche Persönlichkeit, sie hat keine Meinung, sie ist das, was man von ihr erwartet. Manchmal komme ich mir beinahe wie ihre Mutter vor. Sie lebt durch uns, sie hat kein Eigenleben. Ich fühle mich schrecklich, wenn ich sonntags in den Schwimmclub gehe und meine Mutter sitzt allein daheim. Manchmal denke ich, daß ich erleichtert sein werde, wenn sie nicht mehr ist.«

Frau A. sah in ihrer zwölfjährigen Tochter insofern eine Neuausgabe ihrer Mutter, als das Mädchen fast ständig Wut und Schuldgefühle in ihr hervorrief. Und die Tochter wiederum meinte, Frau A. halte sie durch ständiges schulderzeugendes »Herumnörgeln« unter Kontrolle. Mit ihrem Sohn dagegen, berichtete Frau A., vollziehe sie die Beziehung zu ihrem Vater nach, einem anregenden, impulsiven, interessanten Mann.

Nach zwei Jahren Therapie wurde Frau A. zunehmend fähig – in beinah direktem Verhältnis zu ihrer wachsenden Bereitschaft, sich ihrer Verpflichtung gegenüber der Mutter zu stellen und sie aktiv anzugehen –, sich als Frau und als verständnisvollere, aufgeschlossenere Mutter zu geben.

Ob stärker gebende eheliche Beziehungen möglich sind, hängt vom Grad der Erstarrung der generationenübergreifenden Loyalitätsmuster ab. Wie soll ein Ehepartner in ein dichtgeschlossenes Drei-Generationen-Loyalitätssystem einbrechen und es verändern, ohne selbst ausgebeutet und als Versager gebrandmarkt zu werden?

In von sklavischer Hingabe beherrschten Systemen hat den entscheidenden Einfluß der erfolgreiche Märtyrer.

In dem erörterten Fall besteht die Wahrscheinlichkeit, daß in jeder Generation eine Tochter in der Schuldfalle uneingelöster töchterlicher Verpflichtungen hängenbleibt. Die Mutter gibt zwar der Tochter, kann aber selbst nichts annehmen und macht deshalb das Abtragen von Verpflichtungen unmöglich. Der Schmerz über den daraus resultierenden Vorwurf führt dazu, daß die Tochter hilflos wird und ihre Beziehungsfähigkeit in anderen Situationen verliert. Damit wird das Muster verewigt, ein Selbst zum Erstarren zu bringen.

Loyalität in der Ehe auf Kosten der vertikalen Loyalität

Religiöse Mischehen sollten zu Anfang ungewöhnlich feste Loyalitätsbindungen erwarten lassen, da beide Partner, zu Parias ihrer Eigengruppe geworden, eine neue Eigengruppe bilden könnten. Aber hinter dem Loyalitätsbruch mit den Herkunftsfamilien, bei dem die Eheleute einander abstützen, könnte sich die mißlungene Ablösung von den Eltern verbergen.

Widerstand von Ehepartnern, sich den unsichtbaren Loyalitätsbindungen an die Herkunftsfamilien zu stellen und sie aufzudecken, ist in den Anfangsphasen jeder Therapie bezeichnend. Dieser Widerstand kann sich etwa im gemeinsamen Verleugnen der Bedeutung ihrer familiären Bindungen an die Familien äußern; ferner in der großen Bereitwilligkeit der Ehepartner, eheliche und sexuelle Schwierigkeiten als ihr persönliches Problem zu erörtern und die Herkunftsfamilien völlig auszuklammern. Erfahrene Therapeuten werden hinter dem fortgesetzten Preisgeben beschämender Aspekte individueller und ehelicher Streitfragen eine raffinierte Strategie erkennen, die nur darauf abzielt, keine Großeltern in die Sitzungen mit einbeziehen zu müssen. Die Absicht, ein Kind zum Sündenbock zu machen, und des Kindes Bereitwilligkeit, die Sündenbockrolle auf sich zu nehmen, können ebenfalls Widerstand gegen eine Mehrgenerationen-Exploration ausdrücken.

Familienmitglieder können im Sinne von starken überfamiliären kulturellen (etwa religiösen) Wertvorstellungen als verräterisch abgestempelt werden. So haben wir beobachtet, daß sich Generation auf Generation immer wieder gegen die Loyalität zur

Religion auflehnte. Je stärker die übrige Familie das als verräterisch empfundene Mitglied ablehnt, desto wahrscheinlicher wird dieses – wenn auch nur in Form negativer Loyalität – dem Loyalitätssystem verbunden bleiben. Das illoyale Mitglied kann auf seine Kosten durchaus die übrige Familie zusammenhalten.

Nur selten werden Eltern von ihren Kindern rundheraus als illoyal verurteilt. Aus der Sicht menschlicher Gerechtigkeit und elterlicher Verpflichtungen trifft dieses Urteil jedoch Eltern, die ihre Kinder vernachlässigen – welche Erklärung oder Entschuldigung sie auch immer dafür vorbringen mögen. Lang unterdrückter und subjektiv berechtigter Zorn darüber, zum Beispiel zur Adoption freigegeben oder auf andere Weise verlassen worden zu sein, kann beim Umzug in das neue Heim hervorbrechen und an den Adoptiveltern oder einem Gefährten ausgelassen werden.

Zwei »illoyale« Rebellen können sich – wie in religiösen oder rassischen Mischehen der Fall – zu gegenseitiger Loyalität und gemeinsamer Ablehnung ihrer Eigengruppen zusammentun. Beide Partner werden zu Ausgestoßenen der Eigengruppe, bilden eine neue kleine Bezugsgruppe und betrachten beide Herkunftsfamilien als Fremdgruppen. Solche Paare können jedoch nicht nur persönlich, sondern auch durch eine »gemeinsame Sache« miteinander verbunden sein. Ihre immer noch latent vorhandene Bindung an die Herkunfts-Eigengruppe verrät sich dann in einem leidenschaftlichen Kreuzzug gegen deren Vorurteile. Auch zwei »Deserteure« der gleichen Herkunftsfamilie können eine kleine Fremdgruppe bilden. Sorgfältige Untersuchung solcher Ehen läßt häufig einen »Adoptions«prozeß erkennen, wobei die Partner einander in der Hoffnung heiraten, ein stärkeres, loyaleres Familiennetz auf Kosten der aufgegebenen ursprünglichen Bindungen zu erwerben.

Letzten Endes sind solche kollusiv illoyalen Ehen überspitzte Modelle des »echten« Verschworenseins Jugendlicher auf der Ebene der Altersgleichheit. Teil jeder Verliebtheit ist das erregende Gefühl, Loyalität aus der Herkunftsfamilie auf eine künftige Kernfamilie übertragen zu können. Andere Quellen der Erregung sind: die sexuelle Anziehung, der Facettenreichtum einer Begegnung mit einem anderen Menschen, die Aussicht, neues menschliches Leben hervorzubringen, und so fort. Wahrscheinlich stehen jedoch zahlreiche derartige Heiratsentscheidungen in unmittelbarem Zusammenhang mit elterlicher Mißbilligung.

In solchen Ehen kommen meist sehr bald Kinder und vertreten die »Sache«, mit der das neue Loyalitätssystem seine ihm zur Last gelegte Illoyalität gegenüber den Herkunftsfamilien rechtfertigt. »Benutzte« Kinder werden in eine ambivalente Position gedrängt und dadurch zu bequemen Zielscheiben für die verborgenen Parentifizierungsbedürfnisse der Eltern gemacht. Wenn diese Kinder schließlich erwachsen geworden sind und sich anschicken, den Lebensbereich der Eltern zu verlassen, droht dies die Eltern ihrer gemeinsamen Sache zu berauben.

Wenn Eltern am Leben ihrer Kinder nicht mehr teilhaben, kann dies zu Depression und emotionaler Verarmung führen. Die drohende Trennung läßt in den Eltern latente ungelöste Schuldgefühle gegenüber den Herkunftsfamilien aufbrechen. Dabei haben sie freilich die Möglichkeit, ihre Loyalität gegen die Herkunftsfamilien symbolisch wiederaufleben zu lassen: sie intensivieren ihre ehelichen Streitigkeiten und bringen dadurch den von ihnen verlassenen Eltern sozusagen ihre Bereitschaft zu gegenseitiger Zerstörung als Opfer dar. Darüber hinaus werden durch solche Streitereien auch die das Elternhaus verlassenden Kinder nachhaltig und fortgesetzt an ihre Pflicht und Schuldigkeit erinnert, sich um die unglücklichen Eltern zu kümmern.

Leistung als Form der Beziehungsstagnation

Ein Familienmitglied kann unbewußt seine offenkundige persönliche Leistung dazu benutzen, Wachstum in allen Familienbeziehungen zu verhindern; es versucht dann, durch Geld, politischen Einfluß, Ruhm, Beziehungen und allgemeines Ansehen zu ersetzen, was es an persönlichem Einsatz zur Verbesserung der Familienbeziehung schuldig bleibt. Nicht selten haben wir beobachtet, daß prominente und zum Sündenbock gestempelte, sehr erfolgreiche und psychisch sehr kranke (oder kriminelle) Menschen ein und derselben Familie angehörten. Ungeachtet ihres divergierenden äußerlichen Verhaltens stellen sie zwei Komponenten des gleichen homöostatischen Stagnationssystems dar.

Finanzielle Erwägungen sind häufig für die Gestaltung des Familienlebens ausschlaggebend; sie können aber auch dazu benutzt werden, sich vor Familienbeziehungen zu drücken. Geld kann auf vielen Ebenen als Ersatz für persönliches Engagement dienen:

Der halbwüchsige Sohn eines einflußreichen Geschäftsmanns war in Kollision mit dem Gesetz geraten. Im Lauf der Behandlung wurde deutlich, daß der Junge von seinem Vater zurechtgewiesen werden mußte und dies insgeheim auch wünschte. Der Vater, der die meiste Zeit abwesend war und sich emotionell nicht engagierte, konnte sich nur zu allgemeinen und distanzierten Reaktionen aufraffen. Allerdings benutzte er seinen Reichtum nur allzu bereitwillig zur Bestechung von Gerichts- und Polizeibeamten, um »diese blöden Affen« davon abzuhalten, sich einzumischen. Die nachhaltig bestätigte Familienrolle dieses Vaters war die des erfolgreichen, mächtigen und einflußreichen Managers. Andererseits verhinderte er durch seine Bestechung von Beamten, daß der Sohn bekam, was er brauchte: das Gefühl, wirklich verantwortlich zu sein für sein Benehmen.

Der psychotische Sohn eines anderen finanziell erfolgreichen Geschäftsmanns war viele Jahre lang in den »besten und teuersten« Privatkliniken behandelt worden. Die Eltern verhielten sich dem kranken Sohn gegenüber hilfsbereit und selbstaufopfernd bis zum äußersten – für seine Behandlung gaben sie eine halbe Million Dollar aus. Selbst nachdem seine Genesung beträchtliche Fortschritte gemacht hatte, ersparte der Vater dem Sohn die mühevolle Aufgabe, sein völlig unproduktives Leben zu ändern, und entschuldigte ihn mit den Worten: »Ich mußte kämpfen, um mir mein Vermögen zu erwerben, du brauchst es nur noch zu bewahren.« Macht und Bedeutung finanziellen Wohlstands werden so zum Mythos, an dem jede Veränderung familiärer Beziehungen zuschanden kommt.

In manchen Familien werden persönliche Beziehungen nur dann erwähnt, wenn es finanzielle Probleme zu erörtern gibt. Man redet über Zuverlässigkeit und meint damit lediglich, daß man erwartet, sich im Notfall auf die finanzielle Unterstützung durch den anderen verlassen zu können.

Ein älterer Geschäftsmann brachte seine väterliche Einstellung in dem Wunsch zum Ausdruck, die Söhne sollten seinen Reichtum genießen, solange er noch am Leben sei. Er gewährte den Söhnen großzügige Darlehen für ihre Unternehmen und Aktienspekulationen, um von ihnen geliebt und geschätzt zu werden – und sie in der Hand zu haben.

Als der »gesunde Sprößling« einer Familie gilt meist derjenige, der dem krankheitserzeugenden System zu entrinnen vermag und von der lähmenden Bindung, die ein anderes oder mehrere andere Mitglieder zu ausgesprochenen Symptomträgern macht, unberührt bleibt. In diesem Sinne könnte der gesunde Sprößling als illoyal bezeichnet werden, als einer, der es mit dem System aufnimmt und ihm dadurch, daß er sich ein Gefühl der Vernunft und Individuation zu bewahren versucht, trotzt. Wir haben jedoch oft herausgefunden, daß sich der Gesunde auf einer tieferen Loyalitätsebene ebenso schuldbelastet und gelähmt fühlt, gebunden an das Gebot der unbedingten Verfügbarkeit. Seine Rolle mag sogar die schwerste sein, denn er ist beauftragt, sich mit Vernunft um die Bedürfnisse der gesamten Familie zu kümmern, auf daß sich die anderen Mitglieder in genüßlicher Sicherheit ihren Regressionen hingeben können.

Wenn wir die verschiedenen Formen betrachten, welche die – krankheitserzeugende – Beziehungstagnation annehmen kann, erhebt sich die grundsätzliche Frage nach dem Sinn und Stellenwert der einzelnen Existenz im Familienverband. Welches Maß an Freiheit besitzt das Individuum letztlich angesichts der Macht der Mythen und Überzeugungen? Wie realistisch ist überhaupt die Erwartung, daß sich ganze Beziehungssysteme jemals ändern werden? Wie oft können denn Mitglieder einer Familie ihre Loyalitätserwartungen und -verpflichtungen gemeinsam ausgleichen? Hat das Individuum tatsächlich eine Chance, frei zu sein, und was bedeutet diese Freiheit?

Autonomes Wachstum und Überwindung der Fixierung an frühkindliche Beziehungsmuster können gehemmt werden durch die charakterologischen Abwehrmechanismen innerhalb des emotionalen Systems des einzelnen, das heißt innerhalb seiner psychischen Struktur im klassischen Freudschen Sinne.

Wenn ein Familienmitglied in der Lage wäre, den Widerstand etwa gegen eine schmerzliche Lösung (einen schmerzlichen Entschluß) zu überwinden, bliebe es dennoch verpflichtet, diese Fähigkeit »einzufrieren«, damit die anderen nicht verletzt werden und Verlustgefühle empfinden. Seine unbewußte Verpflichtung, das System zu erhalten, wird den Erwartungen entsprechen, welche die anderen Mitglieder in ihn gesetzt haben.

Negative Loyalität

Um die Zusammenhänge eines Beziehungssystems zu erkennen, muß man wissen, daß Loyalität auch in scheinbar negativen Handlungen zum Ausdruck kommen kann. So sind etwa der Verräter und der Sündenbock nicht wirkliche Außenseiter, sondern wichtige Verbindungsglieder einer Kette von sich ergänzenden Positionen in einem Beziehungssystem.

Allem Anschein nach verräterische, im Grunde aber loyale

Familienbeziehungen lassen sich mit dem Paradoxon des »loyalen Verrats« umschreiben. Historisch gesehen fungierte die Hexe als Trägerin negativer Loyalitätsrollen für die Gesellschaft. Es sind uns zahlreiche Berichte von Hexen überliefert, die durchaus willig – wenngleich vielleicht unbewußt – in die Rollen schlüpften, die zu ihrem grausamen Ende führten. Negativ loyales Verhalten in ehelichen Beziehungen kann, wenn kein Außenstehender helfend einzugreifen vermag, die tiefere Liebesbindung der Ehepartner gefährden.

Eine aufgebrachte und zornig-rachsüchtige Ehefrau erklärte beim ersten Therapiegespräch mit ihrer Familie: »Das einzige, worauf ich mich bei meinem Mann verlassen kann, ist seine Unzuverlässigkeit.« Sie verweigerte ihrem Mann alle Zärtlichkeiten und Intimitäten und sagte ihm, er könne gehen, wohin er wolle. Trotzdem kam er immer wieder zu ihr zurück. Zuweilen ließ sie ihn dann gar nicht in die Wohnung, und er übernachtete in seinem Wagen vorm Haus.

Der Ehemann, ein maskulin wirkender, gut aussehender Fabrikarbeiter, berichtete, er habe sich in der Tat mit einer anderen Frau eingelassen, habe dies aber hauptsächlich getan, um seiner Frau die Quittung dafür zu geben, daß sie vor etwa fünfzehn Jahren, als er bei der Handelsmarine Dienst tat, sich mit einem anderen Mann abgegeben hatte. Obgleich diese Tatsache in der Therapiesitzung zu seiner Verteidigung hätte verwendet werden können, nahm der Mann davon Abstand. Die Ehefrau leugnete den damaligen Vorfall nicht und fügte hinzu, ihr würde es nichts ausmachen, wenn ihr Mann mit einer anderen Frau schlafe, solange er sie noch fünf oder sechs Monate in Ruhe lasse, damit sie sich beruhigen könne.

Die Grenzen zwischen Loyalität und Illoyalität bei diesen beiden Menschen wurden noch verschwommener, als herauskam, daß die Ehefrau sich seit frühester Kindheit ständig mit ihrer Mutter in den Haaren lag. In einem weiteren Familiengespräch, an dem auch die Mutter und die Großmutter teilnahmen, wurde deutlich, daß sie sich von ihrer Großmutter akzeptiert, von ihrer narzißtisch kalten und oberflächlichen Mutter aber zurückgestoßen fühlte; der Mutter konnte sie deshalb auch niemals ihre Liebe zeigen. Tiefer Groll brach aus ihr hervor bei der Erinnerung, daß ihre Mutter niemals auch nur versucht hatte, sie als Kind zurechtzuweisen. Sie beschrieb, wie sie mit ihrem aufsässigen Sohn kämpfte und ihn nicht etwa im Stich ließ, so wie die Mutter es mit ihr getan hatte. Vermutlich hätte die unmittelbare Konfrontation mit der Mutter und der Großmutter dieser Frau zu einer sehr viel toleranteren, weiblicheren und entgegenkommenderen Einstellung auch zu ihrem Ehemann verhelfen können.

Sobald die Konten im Gerechtigkeitshauptbuch eines Menschen bis in seine Herkunftsfamilie zurückverfolgt werden können, schwindet gewöhnlich sein Bedürfnis, mit dem Ehepartner eine Beziehung negativer Loyalität aufrechtzuerhalten.

Die in tieferen Schichten wirkende Beziehungsdynamik kann jedes Familienmitglied so weit bringen, daß es unablässig um einen Ausgleich seiner Beziehungen zum familiären System ringt: Auf der einen Seite steht das Bedürfnis nach Selbständigkeit und abgesicherter Identität, auf der anderen jenes nach schuldgefühlreduzierender Loyalität. Dem Individuum kann ein bestimmter Abschnitt im Gefüge zugewiesen sein, in das es sich einpassen soll. Seine Pflicht ist es mitzumachen und nicht etwa die »Gestalt« der miteinander verquickten persönlichen Bedeutungen durcheinanderzubringen. In manchen Familien äußert sich eine annähernd sinnvolle Interaktion unter den Mitgliedern darin, daß eines zum Sündenbock gemacht wird; jedes »gesunde« Wachstum eines der Mitglieder brächte die Beziehung aus dem Gleichgewicht.

In einem schuldmotivierten System spielt der Märtyrer stets die tragende Rolle, denn er ist der von Schuldgefühlen am wenigsten Belastete. Sein hingebungsvolles Leiden mildert jegliche vergangene, gegenwärtige oder zukünftige Illoyalität. Diesen Vorzug teilt er mit dem Sündenbock, wenngleich sich dessen Leidensweg von dem des Märtyrers unterscheidet. Von außen betrachtet, scheint jeder, der zum Sündenbock gemacht wird, durch Vorwurf und Verurteilung in diese Lage hineingedrängt zu werden. Kollektive Ablehnung und Verfolgung aber machen den Sündenbock zum Märtyrer, das heißt, er ist Herrscher über die Schuldgefühle der übrigen und hat somit die stärkste Ordnerposition inne.

Das wird noch offenkundiger, wenn wir die ineinandergreifenden Bedürfnisse derer betrachten, die Sündenböcke »machen« und die sie verurteilen. Indem sie ein bestimmtes Mitglied ablehnen und beschuldigen, stärken die übrigen Familienmitglieder ihr wechselseitiges Bündnis; jeder vermag seine Loyalität gegenüber der Familie wiederherzustellen. In einem homöostatischen Beziehungssystem kann ich meine Beziehung zu B nur verbessern, indem ich meine Beziehung zu A verschlechtere.

Auf Grund seiner negativen Rolle vermag der Sündenbock sein eigenes Schuldenkonto abzubauen. Wenn sich sämtliche Familienmitglieder turnusgemäß ablösen in der Sündenbock- beziehungsweise in der Märtyrerrolle, dann wird dadurch ein regelmäßiger Ausgleich aller Konten ermöglicht – vornehmlich, wenn die Mitglieder dies nicht durch positive Akte des Gebens zustande bringen oder die von einem Mitglied als Vergeltung angebotenen Wohltaten von den übrigen nicht akzeptiert werden. Die Empfindung, es seien gewisse Verpflichtungen zu begleichen, verstärkt sich und erzeugt in einem Mitglied das Gefühl zunehmender Schuld und in den übrigen das des Ausgebeutetwerdens. Da das Opfer gleichzeitig den Sündenbock »macht« und dazu gemacht wird, entlastet es sich teilweise von seinen Schuldgefühlen wegen nicht abgeleisteter Rückzahlungen, und die »Macher« empfinden eine momentane Erleichterung darüber, ausgebeutet worden zu sein. Aus unserer Sicht ist es wichtig, daß wir nicht nur die Bedeutung hervorheben, die der Versuch eines einzelnen Mitglieds hat, wenn es Schuld – möglicherweise unter Ausnutzung seiner masochistischen Neigungen – dadurch sühnen will, daß es sich zum Sündenbock machen läßt; wir wollen vielmehr auch ein Beziehungssystem aufzeigen, dessen Funktionieren auf einer immer wiederkehrenden Suche nach einem jeweils anderen Sündenbock beruht.

In einer Familie erlebten wir, wie sich der Sündenbock-Mechanismus durch drei Generationen hindurch in beinah identischer Weise fortsetzte. In jeder Generation gab es eine Schwester, die sich gegen die familiären Wertvorstellungen auflehnte, als »schwarzes Schaf« galt und aus der Familie ausgestoßen oder verbannt wurde. In zwei Generationen schlossen die verräterischen Töchter Ehen mit Partnern, welche anderen Glaubensgemeinschaften angehörten, und in der dritten Generation drohte die eine Tochter unablässig ihren empörten Eltern, eine solche Ehe einzugehen. Da alle übrigen Familienmitglieder ihren Glauben gewissenhaft ausübten, war dies eine unverzeihliche Sünde. Die Familie reagierte auf diese Frauen mit Ächtung, und sie ihrerseits führten ihr Leben in scheinbar selbstgewähltem Exil.

Interessant war der Kontrast zwischen der extremen Ablehnung des Sündenbocks und den durchweg »engen« Beziehungen der übrigen Familienmitglieder. Selbst bei wichtigen persönlichen Entscheidungen hielten sie an ihrer einzigartig kollektiven Lebensform fest. Auch die kleinste Abweichung von der Einstimmigkeit (etwa beim Planen eines kürzeren Urlaubs) kam einer unzumutbaren Illoyalität gleich. Wir dürfen annehmen, daß sich solch ein Übermaß an Loyalität nur aufrechterhalten läßt, wenn es durch ein extremes Abstandhalten vom Sündenbock aufgewogen wird.

In der jüngsten Generation wurde die *schlechte* (aufsässige, illoyale, rücksichtslose), aber emotional *gesunde* (unabhängige, geistreiche) Rolle der Tochter aufgewogen durch die Rolle des einzigen Sohnes mit seiner moralischen *Güte* (loyal, zuverlässig, verfügbar, mitfühlend, ergeben) und emotionalen *Krankheit* (chronisch psychotisch, unproduktiv, abhängig). Es hatte den Anschein, als habe dieser

Junge die Folgen übermäßiger Ergebenheit gegenüber seinen Eltern durch niemals endendes symbiotisches Zusammenleben zu tragen gehabt, da er sich nicht mit anderen diese Last hatte teilen können. Während die Tochter sich scheinbar illoyal gab und ein Ärgernis für die Eltern darstellte, war sie ihnen dennoch ergeben. Das heißt, sie spielte die negative Loyalitätsrolle nur, um sich dadurch den übrigen Familienmitgliedern als Gegengewicht beziehungsweise als Ergänzung zu deren positiver Loyalität anzubieten.

Viele Fälle von Kinder- und Jugendkriminalität beruhen darauf, daß sich junge Menschen hier dauerhaft auf eine negative Rolle verpflichtet haben, die durch die Mißbilligung seitens der Gesellschaft weiter untermauert wird. Erikson (34) spricht vom psychischen Gewinn »negativer Identität« eines jugendlichen Kriminellen im Gegensatz zur »Identitätsdiffusion« der furchteinflößenden Alternative.

Wir dürfen unterstellen, daß eine negative Loyalitätsverpflichtung gegenüber der Familie auch eine Rolle spielt bei jenem Phänomen, das Freud (39) als »negative therapeutische Reaktion« beschrieb – zum Beispiel, wenn der Therapeut dem Patienten seine Freude über dessen Fortschritte zu erkennen gibt und sich bei diesem daraufhin eine Verschlechterung der Symptome einstellt. Freud brachte dieses Phänomen mit dem unbewußten Schuldgefühl des Patienten und seinem Bedürfnis nach Bestrafung, das heißt mit masochistischen Regungen, in Zusammenhang. Aus unserer Sicht stellt sich der Kasus freilich anders dar: Wir meinen, daß eine negative Reaktion oft auch mitbestimmt wird von der Loyalität des Patienten gegenüber dem symbiotischen Familiensystem; seine Reaktion wäre in diesem Sinne tatsächlich »psychologisch unrichtig«, da das Phänomen eher dem Mehrpersonen-Verpflichtungssystem entspringt als der Psyche des Individuums.

Auf der Suche nach einer umfassenden systemorientierten Theorie der kriminalen Motivation kommen wir nicht umhin, den Bereich individuumbezogener Determinanten zu überschreiten, dürfen ihn aber auch keinesfalls ausklammern. Johnson und Szurek (56) erkannten im Mangel an verinnerlichter Impuls-Kontrolle bei den Eltern (in deren sogenannten »Überich-Lücken«) eine Determinante für Kriminalität. In der Tat entsprechen die Handlungen des Kindes, indem sie bestrafende Reaktionen seitens der Gesellschaft (durch Schule, Polizei, Gericht) provozieren, einer äußeren Verstärkung der Überich-Funktion innerhalb der Familie – auch zugunsten der Eltern.

Eine familienbezogene Definition der Kriminalität würde das Verhalten des Kindes, das in den Augen der Gesellschaft Anstoß erregt, als familienintern insgeheim sanktioniert darstellen. Demgemäß zieht das Kind Nutzen nicht nur daraus, daß es die von Erikson (34) beschriebene »negative Identität« gewinnt, sondern auch daraus, daß es seiner Herkunftsfamilie gegenüber eine *Verpflichtung zu negativer Loyalität* erfüllt. Die Erfüllung solcher Verpflichtungen mag übrigens erklären, weshalb Jugendliche so auffallend häufig jegliche Reue wegen ihrer Delikte vermissen lassen. Überdies kann der kriminelle Akt an sich – auch ohne kontrollierendes Eingreifen der Gesellschaft – schon die parentifizierenden und nach Abhängigkeit verlangenden Bedürfnisse der Eltern befriedigen. Durch das vorgeblich »verräterische« Verhalten des Kindes werden Familienzusammenhalt und Gefühl der Sicherheit bei den »guten« Familienmitgliedern verstärkt.

Therapeuten sollten ein wachsames Auge für Anzeichen solcher verborgenen Beziehungsmuster im Verhalten der Familie haben. Ein Kind kann zu einem insgeheim erwünschten negativen Verhalten durch wiederholte umgekehrte Gebote angehalten werden – dadurch, daß ihm beigebracht wird, was es *nicht* tun soll. Wenn Eltern ein großes Theater aus dem Untersagen kleiner, nebensächlicher Vergehen machen, bieten sie durch unbewußt und unausgesprochen erteilte Billigung ihrem Kind die negative Identitätsbestätigung als Weg der Wahl in seinen Beziehungen an. Der Kind-Eltern-Dialog wird auf diese Weise krankhaft, nicht allein wegen der vorhandenen negativen Bestätigung, sondern weil ausschließlich diese überbetont wird und weil der Kind-Eltern-Dialog dann im wesentlichen eindimensional ist.

Verzicht auf Sozialisation als Akt latenter Hingabe

Bestimmte Beziehungssysteme werden einzig zu dem Zweck aufrechterhalten, den unsichtbaren Loyalitäten zu entgehen oder, in erweitertem Sinn, die Mehrgenerationen-Verdienst- und -Verpflichtungskonten nicht zum Ausgleich bringen zu müssen. Ganze Familien können wegen der Ausbeutung einzelner Mitglieder unter Schuldgefühlen schier zusammenbrechen. Da die wesentlichen Posten in ihren Gerechtigkeits-Hauptbüchern für immer unüberprüft bleiben, sind diese Familien weniger widerstandsfähige Beziehungssysteme als andere, in denen von den Mitgliedern erwartet wird, daß sie die Gerechtigkeitsbilanz zur Kenntnis nehmen und sich mit den wechselseitigen Verpflichtungen befassen. Ein jüngeres Mitglied einer in diesem Sinne überforderten Familie kann intuitiv danach streben, »Stärke zu entlehnen« dadurch, daß es in eine »stärkere« Familie einheiratet, in der man sich weniger vor einer einfühlsamen, verantwortlichen Gerechtigkeitsbuchführung drückt.

Wenn wir von der »Stärke« von Familien sprechen, müssen wir gleichzeitig betonen, daß *Macht* im üblichen Sinne kein hinreichendes Kriterium dafür ist. Ein Index der (von uns gemeinten) Stärke ist das Ausmaß an Individuation, welches Mitglieder innerhalb einer Familie erreichen können. Die Herausbildung ihrer Eigenständigkeit (Selbstdifferenzierung) sollte sie in die Lage versetzen, gemäß dem inneren Gesetz ihres Selbst »wahrhaft« zu leben. Solche Menschen werden bemüht sein, ihre augenblicklichen Bedürfnisse mit den langfristigen Folgen ihrer Handlungen in Einklang zu bringen. Sie sind weder bloße, sich selbst aufopfernde Märtyrer noch leichtsinnige, selbstsüchtige Leugner der Bedürfnisse und Rechte anderer.

Bowen hat von einer Skala der »Selbstdifferenzierung« (22) gesprochen. Er begriff sie als eine Quantifizierungsskala, die von 0 bis 100 reicht und auf der 0 gleichzusetzen wäre mit dem, was er als »undifferenzierte Ich-Masse« bezeichnet, und 100 einem Idealzustand der Selbstdifferenzierung entspräche. Ohne auf Bowens theoretisches System eingehen zu wollen, meinen wir, daß den Merkmalen von Beziehungssystemen als ganzen mehr Bedeutung beigemessen werden sollte als der Überlegung, ob beim Individuum das Denken oder das Fühlen vorherrsche. Ohne die Fähigkeit, sich dem Hauptbuch gegenseitiger Verantwortlichkeiten zu stellen, läßt sich wahrhafte Eigenständigkeit nicht aufrechterhalten.

Das Bestimmen eines Sündenbocks kann in Familien dazu dienen, ungelösten Familienloyalitäten aus dem Wege zu gehen: Hinter der Zuweisung der Schuldigen-Rolle verbirgt sich möglicherweise schmerzliche eheliche Zwietracht der Eltern; das zum Sündenbock gemachte Kind kann auch als Parentifizierungsobjekt dienen, an dem die Eltern ihre aufgestaute Feindseligkeit auslassen und ihre verdeckte Abhängigkeit abreagieren. Ein Elternteil mag sich gar nicht bewußt sein, daß er die Interaktion mit dem Kind dazu benutzt, der Konfrontation mit seinen eigenen unbewältigten Loslösungs- und Reifekonflikten zu entgehen. Sein bewußtes Distanzhalten von den Eltern kann lediglich dazu dienen, die auf Grund seiner Illoyalität latent vorhandenen Verpflichtungs- und Schuldgefühle zu verschleiern. Und schließlich: der bereitwillige Sündenbock kann insgeheim den Vorteil genießen, das loyale, gute Familienmitglied zu sein.

Der Fall eines zwölfjährigen Mädchens mit Schulangst mag die Vielfältigkeit ineinandergreifender verborgener Motivationen veranschaulichen. Zum Zeitpunkt der Überweisung der Familie in die Familienpsychiatrie war Alice wegen plötzlich auftretender, nicht zu beherrschender Angstzustände mit darauffolgenden Übelkeitsanfällen ein Jahr lang nicht mehr zur Schule gegangen. Die Eltern übten starken Druck auf den Therapeuten aus, ihre Tochter wegen hochgradiger Erregungszustände stationär einzuweisen, da sie ständig drauf und dran war, ihre Kleider in Fetzen zu reißen, an die Wand des Nachbarn zu hämmern und so fort.

Einer der ersten offenkundigen Hinweise auf die Dynamik dieses Familiensystems war die hysterische Aggressivität der Mutter sowohl gegen ihren sanftmütigen, unterwürfigen Ehemann wie gegen den Therapeuten. Im Anschluß an die Vorbesprechung rief der Vater den Therapeuten an und klagte, er wisse nicht, wie er seine Frau dazu bringen könne, sich mit einer Familientherapie als Ersatz für Alices Einweisung in eine Klinik einverstanden zu erklären. Der Therapeut ermutigte ihn, sich stärker zu behaupten und seiner Familie dadurch zu helfen.

Am nächsten Tag erhielten wir die Nachricht, daß die Ehefrau in eine psychiatrische Klinik eingewiesen worden sei. Desgleichen erfuhren wir, daß Alice sich in dieser Zeit »einfach fabelhaft« verhalten habe. Nach den Berichten des Vaters kochte sie und versorgte den Haushalt besser als die Mutter. Nach zwei Tagen wurde diese aus der Klinik entlassen, und nach einer weiteren Woche konnten wir die Eltern überreden, Alices erneute Teilnahme am Schulunterricht durchzusetzen. Wir empfahlen, daß die Mutter einige Wochen lang freiwillige Arbeiten in der Schule übernehmen sollte, um Alice bei der Stange zu halten und um selbst besser mit ihren Einsamkeitsängsten während des Ablösungsprozesses fertigzuwerden. In denkbar kürzester Zeit war Alice wieder ebenso gut in der Schule wie früher. Und da sie sich durch die wachsende Teilnahme ihrer Mutter am Therapieprozeß getröstet und bestätigt fühlte, vermochte sie auch Freundschaften mit Gleichaltrigen zu schließen – etwas für Alice völlig Neues.

Als wir allmählich mehr über die Phantasien der Mutter zu erfahren begannen, stellte sich heraus, daß sie glaubte, ihre Tochter sei der Schule ferngeblieben aus Angst, die Mutter wäre nicht in der Lage, die Hausarbeit allein zu bewältigen. Im gleichen Zusammenhang erinnerte sie sich daran, daß, als sie selbst noch ein Kind war, ihre eigene Mutter die meiste Zeit nicht zu Hause gewesen war.

Im Laufe mehrerer Therapiemonate brachte die Mutter fast ausschließlich negative Erinnerungen an ihre Herkunftsfamilie hervor. Dann verwandelte sich das Bild ganz allmählich in sein Gegenteil. Die Mutter begann sich Gedanken zu machen, wie ihre Verwandten wohl über sie denken mochten. Sie begann sich zu fragen, ob sie selbst ihrer Mutter und ihren Schwestern gegenüber fair gewesen sei. Die Tatsache, daß die Mutter ihre Loyalitätsbindung an die Herkunftsfamilie wiederentdeckte, fiel in die gleiche Zeit, als der Vater sich zunehmend der Verpflichtungen gegenüber seiner Mutter bewußt wurde. Wir erfuhren, daß er in einer Atmosphäre ständiger Vorwürfe aufgewachsen war, daß die Mutter dem Vater wegen dessen Trunksucht bittere Vorhaltungen zu machen pflegte. Desungeachtet erinnerte er sich seines Vaters als eines unermüdlichen Arbeiters und tüchtigen Ernährers. Er erzählte, daß bald nach des Vaters Tod einer seiner Brüder Frau und Kinder verließ, die verantwortungsvolle Stellung verlor und wieder zur Mutter zog, wo er dann stark zu trinken begann und nun seinerseits zum Objekt ständiger bitterer Vorhaltungen der Mutter wurde. Zum etwa gleichen Zeitpunkt im Verlauf der Therapie kam auch heraus, daß sich ein heimlicher Schriftwechsel zwischen dem bei uns nun in Behandlung befindlichen Vater und dessen Mutter entsponnen hatte. Eine entscheidende Entwicklung bahnte sich an, als es in einer Therapiesitzung zur offenen Konfrontation zwischen der Mutter väterlicherseits und der Ehefrau kam, und die Mutter auf ihrem Recht bestand, ihren Sohn gegen dessen unvernünftige Frau in Schutz zu nehmen.

Wir können davon ausgehen, daß in dieser Familie eine recht widersprüchliche Überich-Entwicklung bei dem zum Sündenbock erklärten Kind vorlag. Zu dem Zeitpunkt, als sich das Symptom der Schulangst herausbildete, stand Alice vor der Wahl zwischen zwei gegensätzlichen Möglichkeiten, ihre kindlichen Verpflichtungen zu erfüllen: Sie konnte in der Schule fleißig sein – oder für ihre Mutter, und in einem weiteren Sinne für ihre Familie, loyal verfügbar bleiben. Eine darartige »kontraautonome« Überich-Entwicklung wurde von uns bereits an anderer Stelle (11) geschildert. Dieser Begriff ist mit Freuds Definition (42) gewisser Charaktertypen verwandt, nämlich der »am Erfolg Gescheiterten«, deren Gewissen sie zum Versagen zwingt. Aus unserer Sicht machen solche individuellen Wesensmerkmale jedoch nur einen Teil des tatsächlichen Beziehungsgleichgewichts aus. Für Alice war mit einer Loslösung von ihrer Mutter und von ihrer Familie eine größere Schuld verbunden als mit »schlechtem« Benehmen. Die übermäßige Sorge um seine Eltern beeindruckte uns bei diesem Mädchen mehr als seine Ängste und seine Abhängigkeit. Sobald von Schulangst geplagte Kinder und deren Familien mit ihren unsichtbaren Loyalitätsbindungen konfrontiert werden, vermögen die Kinder in der Regel wieder am Schulunterricht teilzunehmen und zumindest durchschnittliche Noten zu halten. Es muß nachdrücklich darauf hingewiesen werden, daß an der Aufrechterhaltung eines krankheitserzeugenden Familienmusters nicht nur die Eltern und das zum Sündenbock gemachte Kind, sondern auch dessen »gesunde« Geschwister beteiligt sind.

Loyalitätsspaltung

Gespaltene Loyalität, das heißt Ablehnung einer Person und gleichzeitige Zuneigung zu einer anderen, kann eine Quelle großer psychischer Qual und häufig die Ursache heftigster Eifersucht sein. Aller Wahrscheinlichkeit nach sind paranoide Eifersuchtssymptome hauptsächlich auf eine verinnerlichte Dreiecksbeziehung zurückzuführen, in der die Loyalität einer Person ausgenutzt wird, um die Liebe einer anderen zu erhalten. Ein junger Liebender zeigt sich der von ihm Umworbenen von seiner besten Seite, seine Herkunftsfamilie kennt ihn jedoch nur als einen widerwärtigen, rücksichtslosen und nachlässigen Menschen. Eine Mutter kann ihrem Kind sehr weh tun, wenn sie in seiner Gegenwart Fremden gegenüber besonders liebenswürdig ist. Eine Arztfrau hat oft den Eindruck, daß ihr Mann sich seinen Patienten mit mehr Hingabe widmet als ihr. Ein Hundebesitzer kann seinen Vierbeiner unabsichtlich dadurch ausbeuten, daß er ihn zu Liebesbekundungen ermuntert und zugleich den Bedürfnissen des nur allzu bereitwilligen Tieres nicht die geringste Beachtung schenkt. Da die Hauptbücher auf der Basis einer quantitativen Verdienstaufrechnung geführt werden, ist das *vergleichsweise hohe Maß an erhaltener Liebe* wichtiger für die Beziehung als die absolute Menge an genossener Zuwendung. Eifersucht ist der empfindlichste Anzeiger für eines Menschen Hunger nach Vertrauen und Loyalität.

Andere gespaltene Loyalitätsbindungen wurden im Familienleben von Geistlichen beobachtet. Dieser Beruf hat seinen Ursprung in magischen, allesumgreifenden priesterlichen Rollen. Strenggenommen dürfte also die Loyalität zu Gott niemals hinter die zu anderen Menschen zurücktreten. Hier stellen Ehefrau und Kinder die gewissermaßen gleichwertigen Loyalitätsverpflichtungen des Geistlichen als Ehemann und Vater auf eine harte Probe.

Die therapeutische Übertragung, eine Verschiebung eigener verinnerlichter Verhaltensweisen auf den Therapeuten, bringt ebenfalls wichtige loyalitätsspaltende Folgeerscheinungen mit sich. Einzeltherapeuten sollten berücksichtigen lernen, daß eine positive Übertragung Illoyalität gegenüber der Herkunftsfamilie bedeutet. Dies ist besonders wichtig, wenn ein strategischer Therapieplan für Kinder und Jugendliche entworfen wird. Tritt der Therapeut beim Werben um die Loyalität des Patienten als Konkurrent der Eltern auf und kommt dadurch eine negative Übertragung zustande, so sollte diese begrüßt werden, da sie das Loyalitätsempfinden des Patienten gegenüber den Eltern zu verbessern vermag.

Auch die Versuche einer Familie, infolge unbewußten Übertragungsverhaltens ihre Loyalität gegenüber dem Behandlungsteam aufzuspalten, lassen sich therapeutisch nutzbar machen. In ähnlicher Weise stellen viele Elternteile die Zuwendung des Therapeuten gegenüber dem Ehegatten beziehungsweise den Kindern auf die Probe, so als seien letztere tatsächlich Konkurrenten um die Gunst des Therapeuten. Familientherapeuten beobachten häufig, daß ein Ehegatte, der sich gegen seine Eltern illoyal verhält und wachsende Schuldgefühle entwickelt, seinen Partner zurückstößt. Ein solches Verhalten scheint dem Betreffenden offenbar geeignet, seine wirklichen oder verinnerlichten Eltern zu besänftigen. Rein individuell gesehen dient die Loyalitätsspaltung oft auch dem Zweck, das eigene Vergeltungsinteresse zu kaschieren. Ein rabiater Angriff auf den Partner kann dem einzelnen Erleichterung verschaffen in seinen Schuldgefühlen, die der Groll gegen die Eltern in ihm hervorrief. Je schwerer die Last der Schuld ist, die man wegen der Illoyalität gegenüber den zum Ärgernis gewordenen Eltern empfindet, desto bösartiger wird der Angriff auf das verschobene Ziel der Vergeltung sein.

Manipulation der verschobenen Vergeltung

Nach dem Prinzip der Soll- und Haben-Buchführung wird in Loyalitätssystemen das, was die Eltern ihren eigenen Eltern schulden, dynamisch aufgerechnet gegen das Ausmaß der Zuwendung, die sie ihren Kindern angedeihen lassen. Ein Elternteil kann in simultane Verpflichtungen nach zwei Seiten hin so verstrickt sein, daß etwa bei Verleugnung oder Verdrängung seiner

Verpflichtung gegenüber den eigenen Eltern seine Elternfunktion gegenüber dem Kind von Schuldgefühlen, Vernachlässigung oder rachsüchtiger Besitzgier gekennzeichnet und überschattet ist. Auch kann das Kind zeitweilig der Nutznießer der Rachegefühle eines Elternteils gegenüber dessen Eltern werden.

Versuche, die Verschiebungen, Projektionen und andere fehlgesteuerte – auf Vergeltung abzielende – Verhaltensweisen von Eltern gegenüber ihren Kindern zu analysieren, werden niemals zum gewünschten Erfolg führen, wenn man nicht die Verankerung solcher Beziehungen in den vorausgegangenen Generationen berücksichtigt. Die Ursache für eine »irrationale« Verschiebung ist nur zum Teil in der »psychischen« Unfähigkeit des Elternteils zu suchen, gefühlsmäßig zwischen zwei Bereichen unbewußter Verpflichtungen zu unterscheiden – denen gegenüber der älteren und denen gegenüber der jüngeren Generation –, wenn beide gleichzeitig auf das Gefühl erlittener Ungerechtigkeit einwirken und die dadurch ohnehin schon herabgesetzte Schuldgefühl-Toleranzschwelle zusätzlich belasten. Nach den Gesetzen verletzter Gerechtigkeit kann eine einseitige Abzahlung an eine Generation auf die Dauer niemals die völlige Nicht-Erstattung gegenüber der anderen ausgleichen.

Bis zu einem gewissen Grad sind alle Ehen mit den unbeglichenen Loyalitätskonten der Gatten gegenüber den Herkunftsfamilien belastet. Je radikaler diese Loyalitätsbande abgestritten oder willentlich aufgegeben werden, desto stärker werden sie die verborgenen Konten der Partner- und Elternrollen der Kernfamilie belasten. In der Regel ist es keine eingebildete, sondern tatsächliche, anhaltend bestätigte Hoffnungslosigkeit im Hinblick auf eine Wiederherstellung des Gleichgewichts in den Herkunftsbeziehungen eines Elternteils, die ihn zu einer Verschiebung seiner überzogenen Konten auf künftige Beziehungen veranlaßt. Infolgedessen liegt die wirksamste therapeutische Maßnahme, die letztlich allen betroffenen Familienmitgliedern Erleichterung verschafft, in der Exploration der Eltern-Großeltern-Beziehung. Verständlicherweise werden jedoch aus den gleichen Gründen, aus denen das Bedürfnis entstand, die Verpflichtungen zwischen den Generationen zu leugnen, auch Widerstände gegen deren Einbringung in die Therapie auftreten.

Im Gegensatz zur Einzeltherapie will die Familien- oder Beziehungstherapie Schritt für Schritt immer tiefere Schichten von *unechten Loyalitätsdefinitionen* abtragen. Wenn sich zum Beispiel Eltern wegen eines widerspenstigen Kindes oder wegen Eheschwierigkeiten in Behandlung begeben, wird meist deklariert, man sei voneinander enttäuscht, angeblich wegen sexueller oder emotioneller Ausbeutung des einen Partners durch den anderen. Eine Bezugnahme auf die Großeltern-Generation stößt dann in der Regel auf Ablehnung und wird als irrelevant für die zur Erörterung anstehender Probleme abgetan.

In anderen Fällen ist die generationenumspannende Genese der elterlichen Probleme recht offensichtlich: Die Ehefrau mag die Partei ihres Mannes ergreifen und das Verhalten seiner Mutter anläßlich ihres letzten Besuchs kritisieren. Der Ehemann mag mit seiner Frau übereinstimmen und seiner Mutter einen bösen Brief schreiben, in dem er ihr Vorwürfe macht, sie sei kalt zu den Enkeln gewesen, habe unnötige oder nutzlose Geschenke gekauft, sei zu früh weggegangen oder ähnliches. Schon am nächsten Tag kann sich eine heftige Auseinandersetzung ergeben, der Mann kann spontan die Partei seiner Eltern gegen seine Frau ergreifen und beschließen, sie zu verlassen.

In wieder anderen Fällen wird über Impotenz, Frigidität, Angst vor aggressiven Anwandlungen geklagt. Diese – selbst in jahrelanger Einzeltherapie resistent gebliebenen – »Symptome« können sich bei einer erfolgreichen Drei-Generationen-Exploration rasch bessern.

Auch märtyrerhaftes Bemuttern kann zu lähmender Loyalitätsverstrickung führen. Durch übermäßige Hingabe, welche niemals Gegengaben zuläßt oder fordert, erzeugt eine Mutter in ihrem Kind eine Verpflichtungsfessel, denn das sich hieraus ergebende Verpflichtungskonto des Kindes wird eine hoffnungslose Loyalitätsschuld ausweisen, die sich niemals auch nur im geringsten abtragen läßt.

Wenn Eltern ihr Kind ersatzweise dazu benutzen, das unbeglichene Konto mit den eigenen Eltern zu bereinigen, haben sie die Erfüllung ihrer Aufgabe bereits verfehlt. Sie könnten den Knoten nur noch entwirren, indem sie sich ihren Eltern erneut nähern und versuchen, ehe es zu spät ist, ein stärker gebendes Verhalten an den Tag zu legen, sonst werden eine oder mehrere Personen innerhalb der Familie sicher Opfer einer voreingenommenen Behandlung.

Nach dem frühen Tod seiner Mutter hatte der Sohn eines unternehmungsfreudigen und rücksichtslos selbstsüchtigen Geschäftsmannes den Plan aufgegeben, Ingenieur zu werden, und war statt dessen in das Geschäft seines Vaters eingetreten. Fünfundzwanzig Jahre später schien der Sohn zugleich Imitator seines Vaters und dessen widerstrebend applaudierendes Publikum geworden zu sein. Der Vater hatte zweifellos Enormes geleistet und sich aus ungemein bescheidenen Verhältnissen zu finanziellem Erfolg hochgearbeitet. Da der Sohn sich bei seinen Geschäften an strengere moralische Prinzipien hielt, wurde der Vater nicht müde, des Sohnes Leistungsunfähigkeit mit den eigenen gewitzten, aber etwas »obskuren« Methoden im Abwickeln von Geschäften zu vergleichen. Durch sein korrektes und gesetzestreues Verhalten war der Sohn in das Dilemma geraten, sich gegen die Methoden des Vaters auflehnen und gleichzeitig dessen raffgierigem Wertsystem gegenüber loyal bleiben zu müssen. Wann immer er nun versuchte, den eigenen heranwachsenden Sohn als bewunderndes Publikum für sein Wertsystem zu gewinnen, wurde er von diesem abgewiesen, so als nähme er gewissermaßen die Wertposition seines Großvaters ein. Der Enkel, ein herausfordernder, abenteuerlustiger junger Mann, wurde zum Kritiker der passiven Position seines Vaters, die im wesentlichen die eines Verlierers war.

Bevor wir die Kriterien der Ausbeutung in Beziehungen definieren, müssen wir die Begriffe »Geben« und »Nehmen« klären. Im Gegensatz zur landläufigen Meinung besteht die entscheidende Form elterlichen Gebens darin, vom Kind Verantwortung zu fordern und zu erwarten; die alles zulassende, »freizügige« Kindererziehung kommt insofern einer Ausbeutung gleich, als man sich den eigenen Verpflichtungen zu entziehen sucht und vom Kind insgeheim erwartet, daß es verfrüht eine erwachsenenähnliche Rolle übernimmt – das heißt, man parentifiziert das Kind.

In Systembegriffen ausgedrückt, bedeutet ein übermäßig gebendes, allzu nachsichtiges elterliches Verhalten *Tyrannei durch Permissivität.* Das Kind, dem seine Eltern keine wirklich richtungweisenden Vorstellungen vermittelt haben, neigt dazu, sich zu einem Menschen zu entwickeln, der alle übergeordneten Instanzen ablehnt, da diese in seinen Augen symbolische Vertreter der verachteten, keinerlei Anforderungen stellenden, subtil ausbeuterischen Eltern sind. Das Kind wird das Gefühl haben, daß »sie« sich nicht genügend aus ihm machten, um es zu führen und zu lenken, und es damit um die Verinnerlichung gewisser Werte prellten: »Sie haben mich nicht gelehrt, was recht und was unrecht ist.« Das Kind solcher Eltern entwickelt die unbewußte Neigung, seinen Zorn auf vermeintliche Tyrannen zu verschieben, als seien diese dafür verantwortlich, daß seine Welt nun so furchterregend und so chaotisch ist. Zu den heftigsten Kritikern und Anklägern jeden politischen »Establishments« gehören viele der antiautoritär erzogenen Sprößlinge liberaler Eltern der gehobenen Mittelschicht.

Inzestuöse Versuche, eine Verpflichtung zu begleichen

Ein weiterer Versuch, der Stagnation von Beziehungen zu entgehen, besteht im Inzest, das heißt im Eingehen sexueller Beziehungen innerhalb der Herkunftsfamilie. Die familieneigene Moral kann eine solche Ausdrucksform der Loyalität gutheißen, selbst wenn ein wichtiges gesellschaftliches Tabu verletzt wird. Vielleicht liegt hier die Pointe des Witzes »Inzest ist völlig natürlich, solange er in der Familie bleibt«. Infolge seines Festhaltens an der Familienloyalität fühlt sich das Individuum in diesem Falle von vornherein von seiner Schuld freigesprochen.

Dieselbe grundlegende Familien-»Moral« mag auch erklären, weshalb die außerfamiliäre Bindung eines Sohnes oder einer Tochter an Gleichaltrige, insbesondere wenn sie Aussicht auf Heirat in sich birgt, wie ein tatsächlich begangener Verrat behandelt wird:

Eine Familie war an eine Beratungsstelle überwiesen worden, weil sich die Tochter auf eher psychotische Weise in sich selber zurückzog und in ihrer Depression Suizidgedanken hegte. Da in dieser Beratungsstelle einer der Autoren familientherapeutisch tätig war, wurde nach einigen Monaten ergebnisloser Einzeltherapie ein Familien-Explorationsgespräch vorgeschlagen. Übrigens hatte der Therapeut die Patientin einmal zusammen mit einem ihrer Brüder gesprochen; alle Versuche, sexuelle Fragen anzuschneiden, waren dabei jedoch fehlgeschlagen. Er hatte allerdings den Eindruck gewonnen, daß die Sorge des Bruders um seine Schwester einen Hauch von heterosexueller Zärtlichkeit zu haben schien.

Die Patientin war beherrscht von der Erinnerung, sie sei mit drei Jahren von einem Hund an der »Vagina« gebissen worden. Seit dieser Zeit sei sie auf der Suche nach der geeigneten Art von Nahrungsmitteln, welche die Wirkung dieses Vorfalls aufheben könnten. Ihr Symptom war als »schizophrene Reaktion« diagnostiziert worden.

Zur Vorbesprechung erschienen die Mutter und sieben von insgesamt zehn Geschwistern, darunter auch die Patientin. Zunächst entwickelte sich ein lebhaftes Gespräch darüber, daß sich die Familienmitglieder als sozial höherrangige Menschen betrachteten – ungeachtet der Tatsache, daß der Vater die Familie vor Jahren verlassen hatte und seitdem wieder bei seiner Mutter lebte. Das Gefühl der Überlegenheit war offenbar dadurch bewirkt worden, daß man den Geschwistern verboten hatte, mit anderen Kindern zu spielen, um so einen Kontakt mit dem zu vermeiden, was als schlechtes Milieu betrachtet wurde. Trotz dem Handikap eines Minderheitendaseins hatten sich die meisten Geschwister zu tüchtigen Fachleuten auf künstlerischem oder wirtschaftlichem Gebiet entwickelt.

Aus dem Gespräch erfuhren wir, daß zwischen dem Vater und mehreren Töchtern inzestuöse Beziehungen bestanden hatten. Nach einer lebhaften Diskussion endete die Sitzung damit, daß mehrere Familienmitglieder betonten, welch gute Meinung sie – trotz ihrer Kenntnis vom väterlichen Inzest – von der Familie und von den Eltern hatten.

Zu einem der folgenden Gespräche erschien nur der Bruder, der mit der »Patientin« zusammenwohnte. Er begann sofort zu beschreiben, wie seine Schwester ihn mehrmals zu verführen versucht hatte, und behauptete, ein anderer Bruder habe ebenfalls sexuelle Beziehungen zu ihr gehabt. Der Therapeut ermutigte ihn, dieses Problem mit seiner Schwester und jenem Bruder gemeinsam zu erörtern. Bei den darauffolgenden Sitzungen kam heraus, daß die Patientin ihre erste sexuelle Erfahrung mit dem Bruder ihrer Mutter, einem verheirateten Pfarrer, gemacht hatte. Dessen Frau wiederum unterhielt damals sexuelle Beziehungen zu einem der Brüder.

Als in den Sitzungen ein Aspekt der Beziehungen nach dem anderen freigelegt wurde, begann sich allmählich das Gesamtbild der ineinandergreifenden Loyalitätsbindungen, das Festhalten der Familienmitglieder am Mythos der Überlegenheit und ihrer inzestuösen Sexualität zu entfalten. Was mit einer Untersuchung des Loyalitätsgefüges und des Vertuschens der väterlichen »Sünde« begann, wurde so zu einer breitgefächerten Exploration des inzestuösen Hintergrunds der mütterlichen Herkunftsfamilie. Es ließ sich ohne weiteres einsehen, daß die Mitglieder dieser Familie so intensiv mit ihren komplizierten Beziehungen beschäftigt waren, daß sie sich nur schwer auf eine Ebene mit Gleichaltrigen stellen konnten. In ihrem Ringen um individuelle Identität wurden sie ernsthaft gehemmt von Schuldgefühlen wegen der inzestuösen Beziehungen. Gleichzeitig war es ihnen dadurch unmöglich, die krankhafte Vorstellung von der Überlegenheit ihrer Familie zu überwinden.

Schuldgefühl gegen Schuldgefühl

Mitunter können Schuld hervorrufende Handlungen und Verhaltensweisen von Eltern und Kind sich wechselseitig verstärken – etwa wenn die Eltern aus Schuldgefühlen das Kind an sich zu fesseln suchen und das Kind sich wehrt, indem es sich ebenjener

Druckmittel bedient, die, wie es weiß, in den Eltern Schuldgefühle erzeugen. In dem Maße, in dem schulderzeugender Zug und Gegenzug sich aufheben, kann sich das Kind ratenweise und Schritt für Schritt einige Selbständigkeit verschaffen.

Die therapeutische Voruntersuchung der Familie S. fand in der Klinik statt, in der sich die Tochter als Patientin aufhielt. Sie war eine depressive, unweiblich wirkende junge Frau von siebenundzwanzig Jahren, die sich – insbesondere was die Familie betraf – zu keiner konkreten Aussage herbeilassen wollte. Weder zu Hause noch bei ihrer Arbeit in einer kirchlichen Organisation verhielt sie sich ausgeglichen wie ehedem, vielmehr gebärdete sie sich – wie die Mutter angab – neuerdings erregt und unruhig; außerdem äußerte sie gelegentlich Suizidgedanken. Herr S. litt unter einem schweren Emphysem, war ein ungebildeter Mann ausländischer Herkunft und vermochte sich in seiner Tätigkeit als Schweißer nur zu behaupten, da seine Frau eine hohe Meinung von ihm hatte und große Erwartungen in ihn setzte. Frau S. war eine redselige, beleibte und aggressiv vereinnahmende Frau.

Aus individualtherapeutischer Sicht mußte diese junge Frau, die sich der Befragung entzog, als gehemmt, mürrisch, depressiv und dicht an der Grenze zu einer Psychose bezeichnet werden. Auf der Beziehungsebene ließ sich ein Machtkampf zwischen Vereinnahmtwerden und Selbständigkeitsstreben beobachten. Die symbiotische Herrschaft der Mutter über die Tochter war drastisch und unverhüllt und wurde vermutlich verstärkt durch den drohenden Verlust des kranken Ehemanns. Die Therapeuten bauten auf die Fähigkeit der Tochter, Selbständigkeit zu gewinnen, da sie zeitweilig Beziehungen zu Männern unterhielt. Sie hatte zwei Freunde: den einen wollte sie vor etwa acht Jahren heiraten, ein Vorhaben, das aber aus irgendwelchen Gründen scheiterte; den anderen Mann, fünfzehn Jahre älter als sie selbst, kannte sie seit ungefähr acht Jahren, ohne daß viel Aussicht auf eine Ehe bestand. Dieser Mann war ein sehr abhängiger Mensch, ohne regelmäßige Einkünfte, der von der Rente seiner zweiundachtzigjährigen Mutter und dem Verdienst von Fräulein S. lebte.

Nach dem Machtkampf-Modell hätte die therapeutische Strategie nun darauf abzielen müssen, der symbiotischen Einmischung der Mutter entgegenzuwirken und jede bei der Tochter vorhandene Neigung zur Selbständigkeit zu stärken. Beurteilt man das System jedoch unter dem Aspekt des Loyalitätsmodells, dann müssen die therapeutischen Bemühungen dahin gehen, den Mitgliedern zu einer Harmonisierung ihrer verleugneten, lähmenden und festgefahrenen Verpflichtungen zu verhelfen.

Bei einer derartigen Familie gewinnt der Therapeut den Eindruck, die Mitglieder seien schicksalhaft aneinandergekettet – gleichsam in einem Geheimbund gegen die Gesellschaft. Die

Mutter wird die Tochter vor jedem ernsthaften Engagement im Leben »beschützen«, während die Tochter niemals die Urgefolgschaftstreue zur Mutter aufkündigen wird. Die diese beiden Menschen zutiefst verbindende Kraft scheint im Schuldgefühl verankert zu sein. Schuldgefühl wegen Illoyalität oder Verrat kann es in jeder Gruppe geben, aber erst in Systemen mit überzogenen Generationenkonten wird dieses Schuldgefühl übermächtig. Das in der Entwicklung befindliche Kind und der Jugendliche machen eine Reihe kritischer Phasen durch, in denen Wachstum und Loslösung einhergehen mit Schuldgefühlen, wenn Eltern alleingelassen werden.

In gewissen Familien – wie bei den S. – wird dieses Schuldgefühl ins Unermeßliche gesteigert durch das Entsetzen über die geheime seelische Not. Das Ringen des einzelnen ums Überleben scheint sich auf der Basis zu vollziehen, daß Schuldgefühl gegen Schuldgefühl eingesetzt wird; so etwa als die Tochter vor der Wahl stand, aus dem Elternhaus auszuziehen oder das selbstzerstörerische, selbstverleugnende Leben weiterzuführen: die übermäßige Loyalität zur Familie überstieg ihre Kapazität, Schuldgefühle zu ertragen; dafür bestrafte sie sich, indem sie psychisch erkrankte. Ihre Krankheit konnte sie wiederum als Waffe gegen die Mutter einsetzen, um in dieser Schuldgefühle zu erzeugen. Im Gegenzug verringerte die Mutter den Druck ihrer schulderzeugenden Manöver, äußerte sich besorgt über die Krankheit der Tochter und weinte hemmungslos. In diesem Augenblick sagte die Tochter dann sehr ärgerlich: »Mutter, heul nicht!«

Im Gespräch mit der Familie hatte der Therapeut das Empfinden, man verbünde sich gegen ihn in einer undurchdringlichen geheimen Abwehr. Das System schien sich aufzulockern, als der Therapeut die Mitglieder darauf hinwies, daß sie einen Kampf mit den Waffen »Schuldgefühl gegen Schuldgefühl« führten. Die Tochter machte die Bemerkung: »Vielleicht sollten wir alle einfach nach Hause gehen und vergeben und vergessen.« Als der Therapeut in sie drang, genauer zu definieren, was da zu vergeben und zu vergessen sei, kam ein interessantes Stück Vergangenheit ans Licht. Die Mutter hatte oft Auseinandersetzungen mit ihrem betrunkenen Bruder, der zuweilen sogar ihr Leben bedrohte. Fräulein S. erinnerte sich an Augenblicke, in denen sie ihre Mutter bat, die Polizei zu Hilfe zu rufen, ihre Mutter ihr aber entgegnete: »Laß mich in Ruhe, wie ich meinen Bruder behandle, ist meine Sache!« Fräulein S. war dann jedesmal frustriert und von Schuldgefühlen geplagt: hatte sie etwas falsch gemacht?

Weitere Hinweise auf diese schicksalhafte Beziehungsverflechtung ergaben sich, als man die Mutter nach ihrer Kindheit befragte – sie erklärte, es seien viele entsetzliche Dinge geschehen. Einer Familie von Jahrmarktsmusikanten angehörend, sei sie schon früh gezwungen gewesen, zum Tanz aufzuspielen. Ohne sich auf Einzelheiten einzulassen, gab sie zu verstehen, daß ihre Loyalität sie verpflichte, die beschämenden Geheimnisse nicht preiszugeben, die ihr als Kind, das mit von Stadt zu Stadt ziehenden Schaustellern aufwuchs, zu Augen und zu Ohren gekommen waren. Ihre unausgesprochen zugegebene beschämende Vergangenheit war offensichtlich die Erklärung dafür, daß sie sich ihr Leben lang krampfhaft bemüht hatte, ein Familienmuster von gesellschaftlichen Außenseitern dem konventionellen Lebensstil der Mittelschicht anzugleichen.

Diese Familie kam lediglich zu einer Vorbesprechung, und es läßt sich daher schwer sagen, ob und inwieweit sie in der Therapie Fortschritte gemacht haben würde. Einerseits war es ein günstiges Zeichen, daß schon in der ersten Sitzung die schmerzlichen Verpflichtungen der Mutter, zu verbergen und zu verleugnen, zutage gefördert werden konnten. Die Tochter ihrerseits war in ihren eigenen Familienverpflichtungen gefangen, die sowohl mit der Aussicht auf die einsame Witwenschaft der Mutter als auch mit der Mehrgenerationen-Verschuldung ihrer Eltern zusammenhingen.

Der Mechanismus »Schuldgefühl gegen Schuldgefühl« ist dem Sündenbock-Mechanismus nicht unähnlich, beide werden beherrscht von der mächtigsten Motivation überhaupt, von Schuldgefühl. Während sich jedoch beim Sündenbockmachen die Schuldgefühle im »Macher« selbst anstauen, gibt es in einer Schuldgefühl-gegen-Schuldgefühl-Beziehung keine Ursache und keine Wirkung mehr. Es gibt nur noch wechselseitig empfundenes Märtyrertum. Der Kampf zwischen einer Mutter, die sich auf Grund der eigenen Opferrolle in ihrer Kindheit berechtigt glaubt, ihre Tochter zu parentifizieren, und der Tochter, deren Leben in einer durch sie selbst verewigten Lähmung verrinnt, ist tödlich. Denn dieses System ist undurchdringlicher und auf eine subtilere Art feindselig als die Sündenbock-Mechanik. Schuldgefühl mit der Erzeugung von Schuldgefühl zu bekämpfen, wird die Tochter der Emanzipation kaum näher bringen. Sie müßte neue, wirksamere und wirklichkeitsnähere Möglichkeiten finden, um ihren Eltern zu helfen, mit dem Ziel, ihr »ererbtes« negatives Verpflichtungskonto gegenüber den Eltern auszugleichen.

Übertragung als Form der Vergütung an den Therapeuten

Häufig sehen sich Familientherapeuten auf eine Weise frustriert, die sowohl technische als auch theoretische Implikationen hat. Eine Familie erscheint zu einer Vorbesprechung, und nach einer von beiden Seiten als sinnvoll empfundenen Exploration wird ein weiterer Termin vereinbart. Ein paar Tage später indes kommt die telefonische Nachricht: Die Eltern haben zwar die Notwendigkeit einer Therapie durchaus eingesehen, müssen aber leider den vereinbarten Termin – zumindest zum jetzigen Zeitpunkt – absagen. Eigentlich, so behaupten sie, habe ihnen die Vorbesprechung bereits geholfen. Über dieses widersprüchliche Verhalten ist der Therapeut gewöhnlich verärgert und enttäuscht. Um damit fertigzuwerden, kann er verschiedene Wege einschlagen: Zum Beispiel liegt es nahe, der Familie vorzuschlagen, noch einmal zu einer Sitzung zu kommen, um ihren Entschluß einer eingehenden und gründlichen Prüfung zu unterziehen. Dieser Vorschlag wird von der Familie häufig so ausgelegt, als ob er der Befriedigung eines persönlichen Bedürfnisses des Therapeuten diene, und mit spürbarer Genugtuung abgelehnt. In vielen Fällen wird das Telefongespräch von der Familie jedoch so geführt, daß schon die Erörterung einer weiteren Sitzung ausgeschlossen ist. So mag die Familie etwa um die Überweisung des als Patient designierten Familienmitglieds zur Einzeltherapie ersuchen – eine angesichts des vorgeblich gründlichen Verstehens der Familiendynamik völlig inkonsequente Bitte.

Ein eindrucksvoller Aspekt solchen Verhaltens ist die Plötzlichkeit, mit der das Interesse der Familie an einer Therapie erlahmt. Dies steht in keinerlei logischem Zusammenhang mit der offenkundigen Bedeutung der Reaktionen der Familie auf die Vorschläge des Therapeuten und mit ihrer scheinbaren Einsicht und Reaktionsbereitschaft nur wenige Tage zuvor. Also müssen sich hinter dem Entschluß der Familienmitglieder, die Behandlung abzubrechen beziehungsweise gar nicht erst zu beginnen, ganz andere Gedankengänge verbergen. Welcher Prozeß könnte der Grund sein, daß Familienmitglieder eine Interaktion abrupt beenden, die gerade eben erst begonnen zu haben schien? Wie können sie in einer Situation etwas Abgeschlossenes sehen, in welcher der Therapeut nichts dergleichen zu erkennen vermag? Wie können sie zu dem Entschluß kommen, all jene überzeugenden Hinweise zu ignorieren, die sie doch selbst vorgebracht haben?

Die wahrscheinlichste Erklärung für dieses Phänomen mag die sein, daß gewisse Familien mit einer bereits vorher zusammengestellten »Liste« von Erwartungen zur Vorbesprechung kommen, in die sie den Therapeuten – gleichgültig, was dann im ersten Vorgespräch geschieht oder gesagt wird – einbauen wollen. Möglicherweise wird der Therapeut unmerklich dazu herangezogen –

auf dem Wege der Übertragung –, die frühkindlichen Frustrationen der Eltern ausbalancieren zu helfen. Man kann sich durchaus vorstellen, daß diese eine plötzliche Verringerung des Schuldgefühls aufgrund unbeglichener Verpflichtungen ihren Eltern gegenüber erleben, und daß diese Erleichterung ihr Schuldgefühl darüber kompensiert, daß sie den Therapeuten in diesem Augenblick ausnutzen. Sie vollbringen das Meisterstück, sich an jemand anderem zu rächen und so ihre eigenen Eltern reinzuwaschen. Die psychische Wirtschaftlichkeit einer derartigen Beziehungsstrategie für die Familie ist offenkundig, selbst wenn die Familienmitglieder ihre Wirkung erst mehrere Tage später verspüren. Dieses Zum-Sündenbock-Machen erspart es den Blutsverwandten, Rache aneinander zu nehmen, und die emotionale Befriedigung der Familienmitglieder hält nach der gemeinsamen Ablehnung des Therapeuten häufig noch eine Weile an. Lang aufgestaute quälende Rachegefühle konnten endlich in Aktion umgesetzt werden, ohne nennenswerte Schuldgefühle zu erzeugen. Die gegenseitige Loyalität der Familienmitglieder untereinander bewirkt auf diese Weise eine Art Abschluß, der in der Einzeltherapie unbekannt ist.

Selbstverständlich ist dieses Ausnützen der Situation nicht nur un-therapeutisch, sondern anti-therapeutisch; es kann zu einem anhaltenden Muster des Vermeidens und der Verleugnung führen. Die Ausweichmechanismen der Verschiebung, des Zum-Sündenbock-Machens und des fehlgesteuerten Ausagierens werden emotional verstärkt. Dynamisch gesehen geht es der Familie dann schlechter als vorher. Auf der ständigen Suche nach der geeigneten Methode erfährt hier das wohlbekannte Phänomen des unentwegten Vergleicheziehens zwischen den verschiedenen Therapie-Schulen beziehungsweise deren Vertretern eine Verstärkung durch die Kollektivkraft des Familienprozesses.

Es erhebt sich nun die Frage, wie man ein derartiges Verhalten wirksam und, im Hinblick auf eine Therapie, zum Besten der Mitglieder in den Griff bekommen kann. Eine Möglichkeit, dieser Herausforderung zu begegnen, besteht darin, daß der Therapeut sofort großes Interesse an den weiteren Familienbeziehungen zeigt, insbesondere was die Herkunftsfamilien beider Eltern anlangt. Durch das Umdirigieren der Aufmerksamkeit auf diese Urquellen unbewußter, geleugneter oder verdrängter Gefühle bekommt der erfahrene Familientherapeut das Heft in die Hand.

Er läuft jedoch jeden Augenblick Gefahr, daß ihm die Rolle einer symbolischen Ersatzfigur für die Vorfahren zugewiesen wird. Im Idealfall sollte seine Person zu einem Forum der Exploration und zu einem möglichen Verbündeten gegen die anklagenden und bestrafenden Introjekte werden. Gleichzeitig sollte er nach Möglichkeit vermeiden, eine Vorwurfshaltung gegenüber den Herkunftsfamilien zu verstärken.

Durch verschärfte Wachsamkeit gegenüber selbst dem kleinsten Hinweis auf die Art und Weise, wie die Familienbeziehungen der Vergangenheit entweder geschildert oder ausweichend geleugnet und auf ein Kind – ja, auch in diesem Frühstadium schon auf ihn selbst – verschoben werden, kann der Therapeut wertvolle Informationen für seine Strategie gewinnen. Er sollte in der Lage sein, Anhaltspunkten nachzugehen und herauszubekommen, wie er für die Bedürfnisse der Familienmitglieder benutzt und ausgebeutet werden könnte. Die Familienmitglieder mögen sich der Erörterung ihrer früheren Beziehungen und, mehr noch, ihrer Reaktionen auf den Therapeuten widersetzen und ihre Diskussion statt dessen auf das Sündenbock- beziehungsweise Symptomträger-Mitglied beschränken. Häufig ist zu beobachten, daß beim Sündenbock-Mechanismus der Grad der Fixierung im umgekehrten Verhältnis zur Bereitwilligkeit der Eltern steht, über ihre Herkunftsfamilien zu sprechen. Dabei muß ein wichtiges Prinzip der Familientherapie im Auge behalten werden: sich mit den gesunden Kräften zu verbünden, nicht mit den kranken.

Der nachstehende Brief veranschaulicht eine der vielfältigen Möglichkeiten, höflich eine doppelzüngige Botschaft zu übermitteln. Geplant ist, den Familientherapeuten als bequemen Puffer zwischen den unbewältigten verinnerlichten Beziehungen der Vergangenheit und ihren Ausdrucksformen in der Ehe zu benutzen:

Sehr geehrter Herr Doktor,
da Sie telefonisch nur schwer zu erreichen sind, möchte ich Ihnen auf schriftlichem Wege die Gründe mitteilen, weshalb ich nicht mehr zu Ihnen kommen werde.

Nachdem ich Sie an jenem Samstagnachmittag verlassen hatte, habe ich eine Auseinandersetzung mit meinem Mann gehabt; er erklärte sich schließlich einverstanden, Sie am folgenden Samstag aufzusuchen. Am Mittwoch kam es jedoch wieder zu einem kleineren Zwischenfall, an sich bedeutungslos, der mich aber dennoch in einen ungewollten Anfall von Panik und Schrecken versetzte, so daß sich mein Mann veranlaßt sah, nicht zur Arbeit zu gehen, sondern zu Hause zu bleiben und unseren Hausarzt zu rufen, der mich ins Krankenhaus einwies. Dort hielt er mich drei Tage lang unter Beruhigungsmitteln, bis ich wieder in der Lage war, mich zusammenzureißen; natürlich mußte ich ihm von meinen Nöten berichten.

Seither hat er mich behandelt, hat aber noch nicht entschieden, ob ich eine Analyse brauche oder nicht. Inzwischen hat mein Mann seinen Tonband-Club völlig aufgegeben, und ich fühle mich sehr viel besser. Ich hoffe, daß mein Mann sein Hobby erneut aufnehmen wird, sobald ich mein Gleichgewicht wiedergefunden habe. Ich glaube, ich müßte mich tatsächlich psychoanalysieren lassen, zögere aber verständlicherweise, damit zu beginnen. Ich nehme kaum an, daß wir uns wiedersehen werden, möchte Ihnen aber trotzdem danken.

Mit freundlichen Grüßen

Befreiung von Geschwistern durch Selbstmord

Der zweiundzwanzigjährige Jeff, zweitältestes von vier Geschwistern, hatte sein Studium aufgegeben und während eines Klinikaufenthalts durch einen Sprung aus dem vierten Stock Selbstmord begangen. Sein Kopf war zerschmettert und sein Gesicht so entstellt, daß ihn selbst seine Familie nicht wiedererkannte.

Zuvor war er immer wieder für kürzere Zeit stationär eingewiesen worden, da er seit seinem fünfzehnten Lebensjahr als psychotisch galt. Seine Eltern hatten niemals auch nur annähernd gute eheliche Beziehungen gehabt. So lange Jeff zurückdenken konnte, erörterten sie unaufhörlich die Hoffnungslosigkeit ihrer Ehe und die möglichen Vorteile einer Scheidung.

Der schüchterne, gehemmte, mit leiser Stimme sprechende Junge war ständig mit seinem Kummer beschäftigt. Er gab sich die Schuld an der schlechten Ehe seiner Eltern und suchte vor seinen Schuldgefühlen Zuflucht in chronischer Selbstzerstörung. In letzter Zeit hatte er merkwürdige Symptome gezeigt, zum Beispiel einen starr nach rechts oben gerichteten Blick und die Unfähigkeit, seinen Gesprächspartner anzusehen.

Die Familie befand sich bei einem einzeltherapeutisch arbeitenden Psychologen in Behandlung, und Jeffs Therapeut nahm gleichzeitig eine individuumbezogene Verhaltenstherapie vor, so daß sich der Patient zugleich in zwei entgegengesetzte Richtungen gezerrt fühlte.

Als Jeffs Therapeut nun einen anderen Ausbildungsplatz erhalten sollte, hielt man Jeff auf Grund der Besserung seiner Symptome für hinreichend genesen, daß er aus der Klinik entlassen werden konnte. Es wurde ihm nicht mitgeteilt, ob er einen neuen Therapeuten bekommen würde. So wie in der Vergangenheit weigerten sich seine Eltern auch jetzt, ihn mit zu sich nach Hause zu nehmen, weshalb er plante, sich in ein Rehabilitationszentrum zu begeben. Nach einer Vorbesprechung wies ihn das Rehabilitationszentrum jedoch ebenfalls ab mit der

Begründung, er sei noch nicht gesund genug, um die Aufnahmebedingungen zu erfüllen.

Als der Therapieberater von dieser hektischen Entwicklung der Dinge erfuhr, bestand er auf rückhaltloser Information. Während des Familiengesprächs (des letzten, wie sich herausstellen sollte) gab Jeff seiner Enttäuschung über die Versetzung seines Therapeuten Ausdruck und fügte hinzu, er erwäge nur deshalb, die Klinik zu verlassen, weil er nicht einem anderen Doktor zugewiesen werden wollte. An dieser Stelle äußerte die Mutter den Verdacht, der Therapeut habe womöglich auch andere, persönliche Gründe gehabt, wegzugehen. Auch schien es, als hätten bereits zu diesem Zeitpunkt sowohl die Eltern als auch Jeffs Therapeut von seinem Vertrauen eingebüßt.

Eine Woche nach dem Selbstmord ersuchte die Familie noch einmal um eine Sitzung, angeblich zur Planung des weiteren Therapieverlaufs. Zu dieser Sitzung kamen Jeffs Eltern, sein älterer Bruder, eine Tante mütterlicherseits und deren Mann. Die Mutter schien äußerst bedrückt und von Schuldgefühlen geplagt, der Vater sprach über unwesentliche Dinge, während der Bruder auf gewisse Punkte nachdrücklich und gezielt einzugehen versuchte.

Die Sitzung begann damit, daß der Onkel mütterlicherseits meinte, Jeffs Tod habe für die Familie den Sinn eines Vermächtnisses, das heißt, es sei ein Auftrag an seine Eltern, »endlich zusammenzuhalten«. Offensichtlich waren dieser Onkel und seine Frau – so wie die Kinder – von den hoffnungslos infantilen Eltern ständig als Elternersatz benutzt worden. Der wohlmeinende, freundlich vorgebrachte, konstruktive Kommentar des Onkels muß infolgedessen eine zutiefst vorwurfsvolle Bedeutung für die Eltern gehabt haben.

Der Bruder erklärte, er sei erstaunt über das Ausmaß des von seiner Mutter an den Tag gelegten Schuldgefühls. Diese Bemerkung hatte ebenfalls eine unausgesprochen vorwurfsvolle Bedeutung, besonders im Hinblick auf die von dem Bruder zugegebene Erkenntnis, daß alle vier Kinder dieser Familie durch die zwischen den Eltern herrschende hoffnungslos feindselige Beziehungslosigkeit chronisch überfordert seien. Der Bruder erklärte, die Belastung der Kinder sei nicht so sehr durch deren individuelle Beziehungen zu den Eltern verursacht als vielmehr durch ihre Sorge wegen des Fehlens echter Beziehungen zwischen den Eltern. Er fügte hinzu, daß die Kinder mit ihrem Heranwachsen weniger verfügbar und ausbeutbar geworden seien, und daß auf diese Weise ein weiteres Vakuum zwischen ihnen und den Eltern entstanden sei. Dieses Vakuum sei dann zunehmend von Jeffs Krankheit ausgefüllt worden, denn Jeff habe in den letzten sechs Jahren so viel Aufmerksamkeit erfordert, daß die streitenden Eltern zuweilen sogar ihre eigenen Konflikte darüber vergessen hätten.

Jeffs Bruder äußerte die Meinung, daß nun die Zeit für positives Handeln gekommen sei, und schilderte seine eigenen komplizierten Probleme: Er hatte sich gerade scheiden lassen und auch selbst oft an Suizid gedacht. Nach seiner Überzeugung hatten auch seine Schwestern zahlreiche Probleme, denen sie sich jetzt würden stellen müssen. Er fügte hinzu, daß er sehr überrascht gewesen sei, als seine Eltern ihn gebeten hätten, sie nach der Beerdigung zu besuchen.

Gegen Ende der Sitzung rückte der Bruder noch mit einer sehr bezeichnenden Information heraus. Er erklärte, zwei Tage vor dem Selbstmord seines Bruders hätten sie beide eine Unterhaltung gehabt, in deren Verlauf Jeff seine Absicht geäußert habe, sich umzubringen. Der Bruder gab zu, daß er erwidert habe – nachdem er dies nun schon so viele Male hatte anhören müssen –, wenn ihm wirklich danach zumute sei, dann habe er auch ein Recht darauf, entsprechend zu handeln.

Diese emotionell sehr stark geladene »Post-mortem«-Familiensitzung erleuchtete schlagartig das Problem von Jeffs Vermächtnis durch Selbstmord. Er hatte seine Geschwister, vermutlich für den Rest ihres Lebens, von der Verpflichtung befreit, sich für die eheliche Notlage der Eltern verantwortlich zu fühlen. Der Bruder zeigte symbolisch und vorwurfsvoll mit dem Finger auf Jeffs Beispiel: Ist es das, was man von uns erwartet? Mit Jeffs Selbstmord waren die bis ins äußerste gehenden Abhängigkeitsforderungen der Eltern an ihre Kinder ad absurdum geführt und absolut unvertretbar geworden. Auf die Frage, was ihn persönlich an Jeffs Selbstmord am meisten beeindruckt habe, antwortete der Bruder: die Gewaltsamkeit seines Todes. Er fügte hinzu, diese lasse auch keinen Zweifel zu, daß der Akt geplant gewesen sei. So wie im Falle der sich opfernden Studenten eines unterjochten Volkes führte auch hier die gewaltsame Art und Weise des Selbstopfers zur Erschütterung eines übermächtigen, ausbeuterischen Systems.

Grenzen der Veränderung in Systemen

Wir haben die alles durchziehende motivierende Bedeutung der Gerechtigkeitsbuchführung für bestimmte Familien mit »pathologischem Verhalten« beschrieben. Pseudodistanz in Familienbeziehungen, kollusive Ablehnung aller angeheirateten Verwandten, Drogensucht sowie zerstörerische sexuelle Abenteuer – sie alle können dazu benutzt werden, sich einer Konfrontation mit beziehungsbedingten Verpflichtungen zu entziehen.

Erst nach mehreren Monaten Therapie mit einer Kernfamilie offenbart sich allmählich die – anfangs geleugnete – Bedeutung von gelegentlichen Besuchen im Hause der Kindheit, von Besuchen der Schwiegereltern, von Telefongesprächen und Briefwechsel. Und was zunächst wie hoffnungslos fixierte beziehungsweise stagnierende Vermeidung jedes Kontakts mit der weiteren

Familie aussah, bietet dann doch Anlaß zu neuer Hoffnung. Auch Eltern und Großeltern, die sehr auf Abstand voneinander bedacht sind und sich gegenseitig Vorwürfe machen, können zu einem normalen Verhältnis und zu normalen Erwachsenengesprächen gebracht werden. Ein selbst Ehemann und Vater gewordener Sohn kann mit seinen alternden Eltern entdecken, daß er auf einer bestimmten Ebene weiterhin Sohn bleibt. Nach und nach schwinden die Pseudoobjektivität und das Pseudodistanzhalten, und kindliche Loyalitätsbindungen kommen ans Licht. Möglicherweise ergreifen beide Ehepartner eine Zeitlang die Partei ihrer Herkunftsfamilie und lehnen die andere ausdrücklich ab. In einem späteren Stadium werden sie sich jedoch dabei helfen lassen, eine »Allianz« zu bilden und einander beim Erforschen und beim Lösen vermiedener und geleugneter Probleme innerhalb der Herkunftsfamilien unterstützen.

Ein klinisches Beispiel totalen Versagens, den Konflikt zwischen ehelicher Loyalität und der zur Herkunftsfamilie zu lösen, konnten wir bei einer Familie beobachten, die wegen der schizophrenen Veranlagung beider Kinder überwiesen wurde. Es stellte sich bald heraus, daß die Ehe der Eltern in nicht enden wollenden Beschuldigungen und Gegenbeschuldigungen und Trennungen bestand. Während der vierundzwanzigjährigen Ehe hatte der Mann die meiste Zeit entweder von seiner Familie getrennt gelebt oder war geschäftlich auswärts gewesen. Bei seiner Familie verbrachte er nur bestimmte Wochenenden. Desungeachtet versorgte er seine Familie finanziell absolut zuverlässig.

Die Beobachtung dieser Familie und ihrer Mitglieder ergab, daß die Ehefrau ihren Geschwistern, fünf Brüdern und zwei Schwestern, äußerst eng verbunden geblieben war. Den fünf Brüdern gehörte ein Familienbetrieb, in dem hin und wieder auch die beiden Schwäger beschäftigt wurden. Die Brüder und Schwestern besprachen täglich am Telefon alle wichtigen Probleme. Sie trafen sich an sämtlichen religiösen Feiertagen, wie sie es auch zu Lebzeiten ihrer Eltern getan hatten. Alle acht Geschwister zeigten eine auffallende Einmütigkeit im Ausschließen der Ehepartner, die sie verachteten und verurteilten; einer nach dem anderen wurde als dumm, charakterschwach, körperlich unzulänglich und verantwortungslos beschrieben oder aus einem anderen Grunde als ungeeigneter Partner betrachtet.

Die Therapie bestand in diesem Fall in einer Reihe von gemeinsamen Sitzungen mit der Mutter, den beiden psychotischen Kindern und zwei oder drei ihrer Geschwister. Der Ehemann zog bald in eine andere Stadt und trat nicht mehr in Erscheinung, trotzdem wurden die gemeinsamen Sitzungen mit den Geschwistern der Mutter über ein Jahr lang fortgesetzt. Im Verlauf dieser Arbeit entdeckten wir, daß es in fast allen Familien der acht Geschwister wenigstens ein Kind gab, das unter einer Psychose oder zumindest unter einer schweren Neurose litt.

Flucht in die Drogenabhängigkeit kann das Empfinden bewirken, dies sei eine »Kur« gegen das Gefühl der Entfremdung. Nach Lennard u. a. (62) ist dies jedoch eine tragische Selbsttäuschung, da das pharmakologisch »angetörnte« Individuum noch weniger imstande sein wird, die Fähigkeit zu sinnvollen zwischenmenschlichen Kontakten zu entwickeln. Die Droge vermindert den Zwang, nach Alternativen suchen zu müssen, und erhöht das Gefühl der Frustration und Entfremdung. Immerhin ist hinzuzufügen, daß sich in vielen Fällen hinter der scheinbar ausweg- und verantwortungslosen Lebensführung des Drogensüchtigen eine im Grunde verantwortliche und loyale Verpflichtung auf eine sorgende, hilfreiche Familienrolle verbergen kann: zum Beispiel als letztes noch übriggebliebenes Kind für eine ängstliche Mutter verfügbar zu bleiben. In diesem Sinne ist der Drogenabhängige nicht nur ein Flüchtling vor der offenkundigeren Qual der Entfremdung, sondern auch eine verborgene Hilfsquelle für die überfordernden Beziehungserwartungen der Familien.

Unser Zeitalter stellt die Fortpflanzungsfunktion des Menschen als bedeutendste Grundlage für heterosexuelle Bindungen und Beziehungen in Frage. Die Zurschaustellung des Sexuellen in der Werbung, eine freiere Sexualmoral und so fort – dies alles sind vermutlich eher Anzeichen für eine zunehmende Entfremdung im zwischenmenschlichen Bereich als deren Ursachen. Wir leben in einer Ära bisher noch nie dagewesener Offenlegung der Sexualsphäre – eine Folge des Fortschritts in der Entwicklung von Verhütungsmethoden und der umfassenden Infragestellung traditioneller Werte in der Gesellschaft, wie die Wohngemeinschaften und andere Ausdrucksformen der »Jugendkultur« beweisen.

Erfahrungsgemäß suchen die meisten jungen Leute im Zusammenleben in einer Wohngemeinschaft dem herkömmlichen Familienleben zu entrinnen, und es wäre unrealistisch, ihre Bedürfnisse nach Umgang mit Gleichaltrigen anzuzweifeln; auf den zweiten Blick entdeckt man jedoch, daß sie zugleich, ohne es zu merken, auf die Signale hilfloser Ängste ihrer freizügig liberalen Eltern eingestimmt bleiben. Hinter der sorglosen Fassade der Hippiekultur verbarg sich ein »passiv-aggressives« Überengagement für kritische gesellschaftliche Autoritäten, die sich um diese Jugendlichen nachweisbar ebensoviel sorgen, wie deren Eltern es getan haben.

Mythen und Loyalitäten der Gesellschaft

Allem Anschein nach kann ein Mensch vor den Machtausschreitungen rücksichtsloser politischer oder wirtschaftlicher Kräfte bei seiner Familie Rückhalt finden und umgekehrt. Zuweilen kann die Unfähigkeit, sich der Verantwortung aus familiären Verpflichtungen zu stellen, einen Menschen zu einem gesellschaftlich engagierten Idealisten oder aber zu einem mißtrauischen fanatischen Kämpfer gegen die ganze Menschheit oder einen Teil von ihr werden lassen.

Zu den weitverbreiteten Mythen der westlichen Kultur gehört die Idee von der abgrenzenden Unabhängigkeit des einzelnen als einer im absoluten Sinne vollkommenen »monothetischen« Einheit. Ohne den Wert individueller Verantwortung und moralischer Verantwortlichkeit in Frage stellen zu wollen, müssen die Therapeuten davor warnen, das Individuum unabhängig oder losgelöst von seinen Beziehungen zu betrachten. Seit eh und je haben die großen Bühnendichter und Romanciers den Menschen als Teil eines beziehungsbedingten Motivationssystems dargestellt. Selbständigkeit, wenn erkauft um den Preis totaler Loslösung und Leugnung des Bezogenseins, führt meist zu einer Anhäufung von Schuldgefühlen.

Weitere kulturelle Mythen betreffen die Überbewertung offen zutage tretender Verhaltensweisen, nach denen das Wesen einer Beziehung beurteilt wird. Unsere wissenschaftlich-industrielle Zivilisation muß offenbar jede menschliche Leistung in Begriffen des materiellen Fortschritts, der beschreib- oder meßbaren Veränderung oder der Fähigkeit zur »Anpassung« an den materiellen Fortschritt bewerten. Engagement für eine immer besser werdende materielle Zukunft und für unbegrenzten Fortschritt kann eine Tarnung dafür sein, daß es uns an Mut mangelt, uns Beziehungsproblemen zu stellen, und daß wir eigentlich der harten Arbeit aus dem Weg gehen möchten, gegensätzliche Verpflichtungen miteinander in Einklang zu bringen.

Der Mythos von einer vollkommen in sich geschlossenen, unabhängigen Kernfamilie wird dazu benutzt, verborgene unbewältigte Loyalitätsverpflichtungen gegenüber der erweiterten Familie zu verschleiern. Räumliche Trennung von der älteren Generation wird – selbst von fachlich geschulten Therapeuten – um ihrer selbst willen oft empfohlen und gefördert, ungeachtet der vom

Individuum erreichten emotionalen Reife oder der möglichen Vorzüge eines weiteren Zusammenlebens.

In einem Wohlfahrtsstaat will die Gesellschaft ihre altruistische Bereitschaft beweisen, die Verantwortung für die in ungünstigen Familienverhältnissen geborenen Kinder mitzutragen. Uns scheint jedoch der Mut zu fehlen, die ethischen Folgerungen aus der Tatsache zu untersuchen, daß Kinder geboren werden ohne Recht auf einen behüteten Reifungsprozeß. Ein scheinheiliges Verhältnis zur Moral, die Kontrolle sexuellen Genusses und die Tabuisierung von Empfängnisverhütung und Abtreibung scheinen wichtiger als die Verpflichtung der Eltern, ihre Sprößlinge großzuziehen, und das Recht der Kinder auf eine um sie besorgte elterliche Umwelt.

Als großes Hindernis bei der Harmonisierung einander widerstreitender Verpflichtungen kann sich auch eine in familiären Beziehungen häufig anzutreffende Heuchelei erweisen. Viele Eltern halten an der Überzeugung fest, daß ihre Kinder, solange sie nicht an der Erörterung ihrer konfliktreichen Beziehung teilnehmen, auch nicht mit deren negativen Folgen belastet sein werden. Selbstverständlich sollte über rein persönliche Probleme der Eltern nicht im Beisein der Kinder diskutiert werden. Wir haben jedoch die Erfahrung gemacht, daß es Kinder sehr viel mehr belastet, wenn sie von der offenen, ehrlichen Erörterung von Schwierigkeiten ausgeschlossen sind. Daß sie Zeuge sein dürfen, wie sich ihre Eltern aus Chaos und Beziehungslosigkeit herausarbeiten, ist eines der größten Geschenke, die sie von der älteren Generation empfangen können. Eltern können viel zur Reifung ihrer Kinder beitragen, wenn sie die tieferen menschlichen Aspekte selbst dieser Konflikte mit ihnen teilen.

Schließlich mag es im Interesse autokratischer politischer Systeme liegen, die Loslösung von der Familie zu fördern, um das Loyalitätspotential an die Regierung oder die herrschende Partei zu binden. In einer freien demokratischen Gesellschaft kann andererseits die Jugend eine anarchistische antiautoritäre Gefühlsduselei zur Flucht vor der Konfrontation mit ihren Beziehungsverpflichtungen benutzen.

Schlußfolgerungen

Zusammenfassend möchten wir die Berücksichtigung der grundlegenden gesellschaftseigenen Struktur der Gegenseitigkeit von Verdiensten und Gerechtigkeit auf alle Bereiche von »Krankheit« ausdehnen, die menschliche Beziehungen aufweisen können. Wir glauben, daß der »zwischenmenschliche« Bereich der Gerechtigkeit (der menschlichen Welt) das Fundament ist, auf dem sich Vertrauen entwickeln kann. Selbstverständlich stellt das Führen der Konten über die gegenseitige Gerechtigkeit große Anforderungen an die Mitglieder eines Beziehungssystems, besonders in der Familie. Versuche, diese Buchführung zu leugnen oder sich vor ihr zu drücken, bilden einen wesentlichen dynamischen Faktor jedes Beziehungssystems. Während eine solche Flucht für die Selbsterforschung eines Menschen vorübergehend notwendig sein mag, muß sie als solche dennoch aufgedeckt und ernst genommen werden, wenn das System gesund und entwicklungsfähig bleiben soll. Sobald Familienbeziehungen weitgehend auf einer Verleugnung der Kriterien gerechter Gegenseitigkeit gründen, droht ihnen der Zusammenbruch.

Die systematische Betrachtung eines solchen Zusammenbruchs hat große Bedeutung für die Therapie. Während die Einzel-Psychotherapie darauf abzielt, das eigenverantwortliche Verhalten des Patienten zu stärken – zuweilen ohne Rücksicht auf familiengebundene Gegenseitigkeit und Fairneß –, muß die Familien- oder beziehungsorientierte Therapie den Standpunkt jedes Mitglieds berücksichtigen. In Fällen, in denen ein einzelner für das Gesamt der Beziehungen verantwortlich gemacht wird, muß der Therapeut das Fundament seiner Bemühungen erweitern und bestrebt sein, »altruistischerweise« auch andere einzubeziehen.

Therapeutische Schlußfolgerungen lassen sich nur schrittweise aus den in diesem Kapitel dargelegten Systemgrundsätzen ziehen. Ein persönlicher emotionaler Wachstumsprozeß ist zwangsläufig Teil jeder Psychotherapie. Ob der Leser sich nun mit Familientherapie oder mit Einzeltherapie oder mit beiden beschäftigt hat – er muß seine eigene Formel entwickeln, um der Konfrontation mit verborgenen Konten in engen Beziehungen gewachsen zu sein. Die Arbeit des Therapeuten wird in jedem Fall nicht ohne Wirkung auf seine Fähigkeit bleiben, sich der Bilanz eigener Beziehungen in aller Offenheit zu stellen. Er wird das sich selbst behauptende Familienmitglied bewundern und in seinen Patienten unweigerlich Repliken seiner selbst, seines Vaters oder seiner Mutter, seines Ehepartners und seines Kindes entdecken.

Der Therapeut wird zwangsläufig zum Zeugen menschlicher Tragödien von großer Intensität werden. Er wird einen Vater oder eine Mutter erleben, die vor der Wahl stehen, entweder der Wärme des weiteren Zusammenlebens mit einem heranwachsenden Kind zu entsagen oder besitzergreifenden Impulsen nachzugeben und so in des Kindes Augen den Auftrag der nächsten Generation zu ignorieren. Er wird das Zögern des Jugendlichen spüren, sein Leben zu leben, ehe seine Eltern sich in ihrer neuen Einsamkeit zurechtgefunden haben.

Bis in das zwanzigste Jahrhundert hinein blieb der Begriff der Familienloyalität weitgehend unartikuliert, weil diese Loyalität eine Selbstverständlichkeit war. Unser Zeitalter indes leugnet dies, mit Hilfe der Mythen vom materiellen Erfolg des einzelnen und vom endlosen Kampf gegen die Gefahr einer Bedrohung durch übergeordnete Instanzen. Die heute immer mehr um sich greifende soziale Vereinzelung mag den Anschein erwecken, als habe Loyalität in der modernen Familie keinerlei Funktion mehr; Loyalitätsprobleme tauchen dann plötzlich und unerwartet aus dem Dunkel auf. In vielen Familien lassen zum Beispiel kriminelle Handlungen eines Kindes ein Gefühl der Familienloyalität entstehen, sozusagen der Gesellschaft zum Trotz. So haben wir erlebt, daß selbst wiederholter Diebstahl in der Schule paradoxerweise eine einigende Wirkung auf die Familie haben kann, die sich der Schule, einem Repräsentanten des gesellschaftlichen Systems, entgegen- und hinter das Kind stellt und sich weigert, Tatsachen zur Kenntnis zu nehmen.

Aller Wahrscheinlichkeit nach wird ein Überdenken der Familienloyalität der erste Schritt sein, der zu einer für das Überleben einer freien Gesellschaft unerläßlichen Reform der sozialen Werte führt. Die Fragen der Ausbeutung und der Fairneß werden von Zeit zu Zeit einer Überprüfung bedürfen, und zwar auf der Basis der Beziehungsloyalität und -gegenseitigkeit und nicht nach vorwiegend wirtschaftlichen Kriterien. Wirtschaftliche Gerechtigkeit ist selbstverständlich wichtig, läßt sich aber auch als materialistischer Fluchtweg aus der menschlichen Realität benutzen.

Solange politische und gesellschaftliche Prozesse als im Konkurrenzkampf errungene Erfolge von einzelnen oder Gruppen betrachtet werden, muß auf jede Revolution eine noch umfassendere und subtiler ausbeuterische Unterdrückung folgen. Nur dadurch, daß wir aufhören, in Begriffen des Konkurrierens um die Macht zu denken, können wir hoffen, zu einem wahrhaft verbesserten sozialen Ausgleich zu finden. Die Kriterien fairer Gegenseitigkeit zwischen Völkern, Rassen, Arbeitgeber und Arbeitnehmer, Vertragspartnern und so weiter zu bestimmen, dürfte letztlich jedem zu größerer Befriedigung gereichen als das erfolgreiche Ausbeuten des einen durch den anderen.

Wir unterstellen, daß eine gesellschaftliche Gruppe – Familie, Verband, Rassengemeinschaft, Religionsgemeinschaft oder Nation – keine bessere Investitionsmöglichkeit zugunsten ihrer Beziehungen hat, als die dem Gegenseitigkeitsaustausch unter den eigenen Mitgliedern und mit Fremdgruppen zugrunde liegende Währung gezielt zu erforschen. Gleichheit der Partner ist keine Voraussetzung für die Aufrechterhaltung des Gleichgewichts in Beziehungen. Beziehungen unter ungleichen Partnern lassen sich ins Gleichgewicht bringen, vorausgesetzt, die Beteiligten sind – bewußt oder unbewußt – imstande, sich den Gegenseitigkeits-Konten zu stellen, und fähig, die Asymmetrie des Austauschs auf eine Kompensation der Asymmetrie der Vorteile abzustimmen.

Die therapeutischen Folgerungen aus dem Systemkonzept von Gleichgewicht und Ungleichgewicht in Beziehungen müssen zwangsläufig zu einer Änderung der Werte und Grundsätze führen, die den Therapeuten bei seiner Arbeit leiten. Offenheit, Einsicht, Unmittelbarkeit, Begegnung und andere Grundsätze sind zwar durchaus wertvoll, dürfen aber nur beschränkt als Ziele gelten. Offene Konfrontation mit dem Hauptbuch der Beziehungsgegenseitigkeit ist unsere vornehmste Aufgabe, kann aber nur ein Hilfsmittel sein beim Entwerfen einer Strategie, Beziehungen tatkräftig zum Ausgleich zu bringen. Dann erhalten Selbstkenntnis und zunehmende Selbstbehauptung ihren Platz im Kontext der Konten von Fairneß und Gerechtigkeit in engen Beziehungen.

6 Parentifizierung

Im folgenden Kapitel soll es um die Loyalitätsinhalte der sogenannten Parentifizierung gehen. Nun mag der Ausdruck »Parentifizierung« all jenen unvertraut sein, die sich nicht mit der Behandlung von Familien befassen, da er vor allem als Terminus technicus gebraucht wird, um gewisse Aspekte der krankheitsverursachenden Familiendynamik zu beschreiben. Indessen sollte dieser Begriff nicht allein der »Pathologie« oder der Dysfunktion zwischenmenschlicher Beziehungen zugeordnet werden. Parentifizierung ist vielmehr ein allgemein menschliches Phänomen: Sie gehört zum regressiven Kerngeschehen selbst bei harmonischen, weitgehend auf Gegenseitigkeit beruhenden Beziehungen.

Definitionsgemäß bedeutet Parentifizierung die subjektive Verzerrung einer Beziehung – so, als stellte der Ehepartner oder gar eines der Kinder einen Elternteil dar. Diese Verzerrung kann sich in Form einer Wunschphantasie oder, dramatischer, eines Abhängigkeitsverhaltens äußern. Da der Vorgang des Sich-Verliebens meist auch begleitet ist von gewissen Parentifizierungsphantasien, sind die daraus resultierenden Ehen nichts anderes als Verträge auf Lebenszeit, welche das Gleichgewicht zwischen dieser Phantasie und einem verantwortlichen, auf Geben und Nehmen beruhenden Eheverhältnis gewährleisten sollen.

In besonders günstigen Fällen folgt das Ausmaß der ehelichen Parentifizierung einem symmetrischen Muster. Es ist leichter, die Forderung des anderen hinzunehmen, wenn auch ich vom anderen etwas verlangen kann. Ebenso muß jedes Kind von seinen Eltern hin und wieder bis zu einem gewissen Grad parentifiziert werden. Wäre das nicht der Fall, würde das Kind nicht lernen, sich für sein künftiges Leben mit verantwortlichen Rollen zu identifizieren. Die Verinnerlichung des Selbst-Bildes als das eines potentiell gebenden Elternteils ist ein wichtiger Schritt auf dem Wege zu emotionaler Reife. Andererseits kann diese Verinnerlichung, falls sie in extrem schuldbelasteter Atmosphäre stattfindet, eine Bindung darstellen, die das Kind fixiert auf ein ständiges Nachgeben gegenüber einseitig gestellten Parentifizierungsforderungen.

Statt jedes Anzeichen von Parentifizierung zu verurteilen, sollte der Therapeut sich mit deren dynamischer Bedeutung innerhalb des Gleichgewichts der Beziehungen beschäftigen, um daran den Grad ihrer Unangemessenheit abzulesen. Parentifiziert ein Erwachsener einen anderen – etwa ein Ehepartner den anderen –, dann geschieht die Verzerrung in der Regel durch eine unbewußte Regression des Selbst zum Kind-Status. Im Vergleich mit dem eigenen Selbst erscheint der Partner als jemand, der sich dazu verpflichtet fühlen sollte, Ernährer, Beschützer oder Kindermädchen zu sein. Parentifiziert ein Erwachsener ein Kind, geht die Verzerrung der Beziehung noch einen Schritt weiter. Das Generationsgefälle muß praktisch umgekehrt, die Person des Kindes muß zunächst in die eines scheinbar Erwachsenen verwandelt werden. Wozu dieser Kraftaufwand? Was kann ein Erwachsener durch dieses Manöver gewinnen? Welche Wirkung hat es auf das Kind, das parentifiziert wird?

Der emotionale Gewinn aus dem Parentifizierungsmanöver steht in engem Zusammenhang mit grundlegenden Besitzbedürfnissen. Eine vorgestellte kindliche Abhängigkeit vom anderen kann das eigene Sicherheitsbedürfnis befriedigen. Darüber hinaus lebt in der Vorstellung, einen Elternteil zurückzugewinnen, der alte Wunsch wieder auf, daß endlich unser Kummer gestillt werde, weil wir uns nicht mehr kindlich verlassen können auf immergebende, allmächtige Eltern. Der Schmerz über den frühen Verlust kann mit jeder neuen Trennung wiederaufleben. Zweifellos braucht selbst der reifste Erwachsene periodische Rückfälle in Träume erfüllter Kindheit und ist versucht, den Ersatz für den Besitz eines Elternteils in einer gegenwärtigen Beziehung zu suchen. Umgekehrt wird eine Beziehung emotionell bedeutsam für uns in dem Ausmaß, in dem wir sie mit regressiven Phantasien kindlichen Erfülltseins ausstatten können.

Obgleich unser Konzept der Parentifizierung im wesentlichen formuliert ist in Termini des Besitzergreifens, der Oralität, der Abhängigkeit, sind wir uns anderer – etwa aggressiver oder sexueller – Inhalte der Parentifizierung durchaus bewußt. Ein Elternteil kann mit dem Kind verkehren, als gehöre es zur eigenen und nicht zu einer anderen Generation. Lang angestaute, schwelende Ressentiments finden nun womöglich ihre Entladung, wobei das Kind als »Blitzableiter« benutzt wird. Wer im Kind einen ebenbürtigen Partner für seine eigenen sexuellen Bedürfnisse sieht, steuert auf den Inzest zu; er begeht ihn in dem Augenblick, in dem er die Generationengrenze verletzt und eine Sexualität wie unter Erwachsenen in die Beziehung einschleust.

Diese Analyse der Beziehungsstruktur ersetzt nicht die klinische Beobachtung. Nach unserer Erfahrung haben inzestuöse Beziehungen eher eine verschlingende, zerstörerische als eine im echten Sinne heterosexuelle Motivation. Unsere Beobachtungen haben ergeben, daß außer dem einzelnen Elternteil, der seine sexuellen oder destruktiven Triebe auslebt, in der gesamten familiären Interaktion Faktoren vorhanden sein können, welche die aggressive und sexuelle Ausbeutung von Kindern in den Familien konditionieren.

Ein gewisses Maß an unbewußter Parentifizierung gehört wahrscheinlich zum Verhalten aller Eltern gegenüber ihren Kindern. So gesehen, ist Parentifizierung lediglich ein Ausdruck des Bemühens, sich vor einer gewissen emotionellen Verarmung zu bewahren. Unter bestimmten Umständen jedoch nimmt das Bedürfnis, das Kind zu parentifizieren, einen fast zwanghaften Charakter an. Wir haben Fälle erlebt, in denen Mütter berichteten, daß sie Gefallen an der Vorstellung fanden, ihr soeben geborenes Kind sei gleichsam die Miniaturausgabe eines Erwachsenen. In anderen Fällen stand, kaum daß sie den ersten Blick auf die Züge des Neugeborenen geworfen hatten, für sie fest, daß dieser lebenslang ein Prügelknabe sei – eine Reaktion, die offensichtlich durch die physische Ähnlichkeit des Säuglings mit Vater, Mutter oder Schwester des Elternteils ausgelöst worden war.

Besitz und Verlust Nahestehender

Ob wir Menschen, die uns nahestehen, dauerhaft besitzen oder verlieren – davon hängt das Gefüge unserer Familienbeziehungen entscheidend ab. Das System unserer ineinandergreifenden Bedürfnisse nach Objektbesitz trägt zur emotionellen Untermauerung der Familie als einer Einheit bei. Der Mensch findet seine größte Befriedigung im Eingehen einer Beziehung, und er erfährt sein größtes Leid in der Beziehungslosigkeit oder im drohenden Verlust einer für ihn wichtigen Beziehung. So wie die Möglichkeit, eine Familie zu gründen, allgemein als Quelle der Glückserwartung begriffen wird, so kann die Aussicht, ein Kind zu verlieren – und sei es auch durch sein natürliches Wachsen und Reifen –, zu einem nagenden Schmerz werden.

Das Kind, das fähig ist, auf eine Loslösung hinzuarbeiten, sieht sich früher oder später zwangsläufig mit der Gewißheit konfrontiert, daß seine Eltern sich über derartige Schritte grämen oder sie ihm insgeheim verübeln – was letztlich zur »Überwindung« der älteren Generation führt. Ebendaraus resultiert denn auch – ungeachtet der theoretischen Einstellung, die man zur Psychologie zwischenmenschlicher Beziehungen haben mag – der größte Streß im familiären Zusammenleben. Die Theorie der dynamischen Objektbeziehungen, insbesondere so wie sie von Klein, Fairbairn und Guntrip (49) entwickelt wurde, stellt den Begriff der Verinnerlichung und Wiederveräußerlichung von Beziehungsmustern in den Vordergrund: Wenn ich mein Verhalten in der Vergangenheit meinem Vater gegenüber nun in der Beziehung mit meinem Sohn reproduziere, werde ich gewissermaßen zugleich Vater und Sohn. Immer wenn ich meines Vaters väterliche Verhaltensweisen kopiere, läßt etwas in mir gleichzeitig mein hungriges kindliches Selbst wiederaufleben, das von seinen Eltern gehalten und erhalten wurde. So kann mich mein Kind, das mich zum Vater gemacht hat, in gewisser Weise auch zum Kinde machen.

Ganz allgemein gesprochen, stellt jede enge Beziehung für beide Beteiligten die Herausforderung dar, den immer wiederkehrenden dialektischen Gegensatz abwechselnder Subjekt- und Objektrollen zu lösen: wir empfangen durch Geben und geben durch Empfangen. Wir können andere nicht besitzen, ohne zugleich von ihnen besessen zu werden. An anderer Stelle wurde bereits auf den Unterschied zwischen funktioneller und ontischer Abhängigkeit hingewiesen (12, S. 37). Funktionelle Abhängigkeit beruht auf gewissen sorgenden Funktionen, ontische Abhängigkeit ist Teil unseres psychischen Wesens. Psychologisch gesehen »leben« wir von Beziehungen, und wir fühlen uns so sicher, wie unsere Beziehungen mit anderen Menschen uns dies erlauben. Der Verlust einer wesentlichen Beziehung bringt stets die ontische Verunsicherung der eigenen Person mit sich.

Parentifizierung und Rollenzuweisung

Ebenso wie die Psyche des Individuums können Familienbeziehungen therapeutisch und theoretisch auf zwei Ebenen angegangen werden: auf der Ebene der beobachtbaren Tatbestände und auf jener der verdeckten, dynamisch bestimmenden Kräfte. Es ist immer leichter, die offene Rollenverteilung in Familien zu studieren und zu beschreiben. Bei der Familientherapie stellen wir jedoch häufig einen paradoxen Wechselbezug zwischen beiden Ebenen fest – wobei die offene Rollenzuweisung nur dazu dient, diametral entgegengesetzte tieferliegende Motivationen zu verschleiern.

Unsere Abhängigkeit von einer Beziehung wird auf geheimnisvolle Weise mitbestimmt von der Bindungsabhängigkeit unseres Partners – beide Abhängigkeiten bilden ein komplexes Gleichgewicht unbewußter Gruppenkräfte und -verpflichtungen. Seit den Anfängen der Familientherapie haben verschiedene Autoren versucht, jenes schier unzertrennlich starke Beziehungsgeflecht zu beschreiben, das Familienmitglieder aneinander bindet. Einige verdeckt daran mitwirkende Kräfte wurden als »Familien-Mythen« bezeichnet. Abgesehen vom genau umrissenen und erkannten Mythos, finden wir noch unbekannte, nicht-verbalisierte Beziehungsmuster, welche die Bezeichnung »Mythos« schwerlich verdienen. Die Parentifizierung ist eines der strukturierenden Beziehungsmuster mit klarer Rollenzuweisung und zugleich verinnerlichter Erwartungshaltung. Wir behandeln zunächst den Rollenzuweisungsaspekt der Parentifizierung.

Manifeste Sorgerollen

Die Wahl des Ehepartners beruht häufig auf der geheimen Vorstellung, sich mit jemandem zu verbinden, der wie ein wunscherfüllender Elternteil sein wird. In einer wohlausgewogenen Ehe tendieren die wechselseitigen Parentifizierungs-Erwartungen dazu, ein mehr oder weniger symmetrisches Muster zu bilden. »Wenn ich von dir als Baby verhätschelt werden kann, werde ich dafür bei dir zu anderen Zeiten die Elternrolle übernehmen.«

Zuweilen verhalten sich Eltern so regressiv, daß ihre Kinder sich offen aufgefordert fühlen, bereits in zartem Alter Sorgerollen zu übernehmen. Wir haben es erlebt, daß ein siebenjähriges

Kind die Polizei anrief, während die Mutter, halb erwürgt vom Vater, auf dem Fußboden liegend, um Hilfe schrie. Häufig pendelt das kleine Kind auch zwischen den Eltern hin und her, mal dem einen, mal dem anderen Trost spendend, während beide unablässig ihre hoffnungslose Unverträglichkeit betonen und die Scheidung erwägen. In der Regel lassen sich die Motive elterlicher Streitigkeiten nur beurteilen, wenn man deren Wirkung auf das emotionelle Wachstum der Kinder abwägt. So kann zum Beispiel hinter der Drohung der Eltern, sich scheiden zu lassen, die Absicht stecken, den Emanzipationsbestrebungen der heranwachsenden Kinder Einhalt zu gebieten.

Selbst wenn auf den Kindern keine ausgesprochene Sorgerolle lastet, kann ihnen doch die Funktion zukommen, die Ehe ihrer Eltern zusammenzuhalten. Wir denken hier nicht an das geflissentliche Bestreben vieler Eltern, in Gegenwart ihrer Kinder einen offenen Konflikt zu vermeiden. Eine der eindrucksvollsten Lehren, die wir aus der Familientherapie gezogen haben, bestand in der Erfahrung, daß drei- bis vierjährige Kinder aus einer unglücklichen Ehe sich oft unbewußt zu erstaunlich taktvoller und rücksichtsvoller Hingabe veranlaßt fühlen. In den Anfangssitzungen können sich Kinder bisweilen in den Vordergrund spielen, um die Probleme ihrer Eltern vor fremden Blicken zu verbergen. Später geben sie durch Mienenspiel oder Worte ihre Befürchtungen zu erkennen, daß die Streitigkeiten der Eltern zu Trennung, Scheidung oder gar Mord führen könnten. Sie setzen sich ein, um dem Unterlegenen zu helfen und den Niedergeschlagenen aufzurichten.

Opferrollen

Allen frühen Kulturen ist das Opfer als Element religiöser und ethischer Bindungen gemein. Es ist die Grundlage sowohl von Verträgen zwischen den Menschen untereinander als auch zwischen Menschen und Göttern. Allerdings wird dabei oft übersehen, welch wichtigen Beitrag das Opfer selbst dabei leistet. Soll zum Beispiel ein Kind, wie Isaak in der biblischen Geschichte, für Gott geopfert werden, so ist unsere erste Reaktion Entsetzen über die grausame Ausbeutung eines schwachen unschuldigen Kindes durch mächtige Erwachsene. In der Tat wird die beinah vollzogene Opferung Isaaks in der herkömmlichen Interpretation mit Vorstellungen von Machtausübung und Gehorsam verknüpft. Gott verlangt von Abraham, daß er seinen Sohn opfere. Abraham zeigt sich dieser Forderung gegenüber so gehorsam, daß Gott, beeindruckt von seiner Ergebenheit und seinem Glauben, ihn von der Pflicht entbindet, den Opferakt tatsächlich zu vollziehen. Durch Abrahams Ergebenheit bewogen, versichert Gott, der die Macht hat, Völker auszulöschen, Abraham und dessen Nachfahren seiner Loyalität.

Hier ist die traditionelle Bekräftigung der Vaterrolle durch Gott, den Übervater, offenkundig, und der von Isaak, dem Sohn, geleistete Beitrag wird nur allzu leicht übersehen. Isaak, so erfahren wir, war kein passives, gehorsames, unter Zwang stehendes Opfer. Nach Ginsbergs *Legends of the Bible* (46) verheimlichte Abraham Isaak keineswegs den Zweck der Wanderung zum Berge, und Isaak trug freiwillig einen Teil des zu seiner Opferung benötigten Brennholzes. Abraham brauchte keine Gewalt anzuwenden, sein Sohn nahm sein Schicksal hin und machte nicht einmal den Versuch, sich gegen den grausamen Tod aufzulehnen.

Darüber hinaus stellte Isaak seines Vaters Entschluß, das Opfer zu vollziehen, nicht einmal in Frage, sondern bat seinen Vater sogar, ihm die Hände zu fesseln, damit er nicht zurückweiche und das Gelingen des Opfers gefährde. Auch zeigte er sich besorgt, was seine alten Eltern ohne ihn, ihren geliebten Sohn, tun sollten. Hier haben wir es unbestreitbar mit einem Sieg der Familienloyalität über Macht und Furcht zu tun. Der wahre Held ist der Sohn, der in dem Augenblick, in dem er von seinem Vater als Opfer dargebracht zu werden erwartet, sich seinen Eltern gegenüber wie ein verantwortungsvoller Vater benimmt. Ohne seine tatkräftige Einwilligung hätte ein wichtiger Beitrag zu dem Bund zwischen den Juden und Gott nicht geleistet werden können.

Freiwillige Selbstaufopferung liegt der bindenden Kraft der meisten großen Religionen zugrunde. Ebenso wie Abrahams Gehorsam Gott gegenüber – seine Bereitschaft, seinen Sohn zu opfern – eine wichtige Komponente des Bundes Gottes mit den Juden wurde, ist das freiwillige Selbstopfer Jesu das Schlüsselelement des christlichen Bundes. Dies wird durch die folgende Interpretation aus der *Encyclopedia of Religion and Ethics* unterstrichen: »Dieser neue Bund ... die christliche Lehre ... wird dem Mosaischen Gesetz als dem früheren oder alten Bund entgegengesetzt. Wie letzterer wurde er mit einem Opfer besiegelt –

dem Blut Christi, der durch sein freiwilliges Gehorchen und Sich-Unterwerfen bis in den Tod das ältere Opfersystem hinfällig gemacht hat und zum Mittler eines neuen ... Bundes wird« (52, S. 219).

Wir haben oft erlebt, wie ein einzelner, der sich freiwillig zum Opfer darbietet, große gesellschaftliche Macht erlangen kann. Diese Kehrseite des ausbeuterischen Aspekts des Selbstopfers beeindruckt uns. Ein sich märtyrerhaft aufopfernder Elternteil, meist die Mutter, kann sich letztlich als der am stärksten bindende und am erfolgreichsten kontrollierende Faktor in der Familie erweisen. Das gleiche Prinzip muß für das sich opfernde parentifizierte Kind gelten. Es ist nur natürlich, daß die Reaktion des Therapeuten dem in der Familie zum Prügelknaben gemachten Kind gilt, das seine Hilfe braucht, um aus der Macht seiner Unterdrücker gerettet zu werden. Richtiger ist es jedoch, im Opfer sowohl den willigen Kollaborateur wie letztlich auch den Sieger zu sehen.

Opferrollen können entweder »schlechte« oder unschuldige Einzelwesen übernehmen. Der Isaak der biblischen Geschichte ist eindeutig ein unschuldiges Opfer, so wie manche »kranke« Mitglieder in heutigen Familien. Sie werden in gewisser Hinsicht respektiert, bemitleidet und häufig behütet. Die Bereitwilligkeit des unschuldigen Opfers, Prügelknabe oder schwarzes Schaf zu spielen, ist schwer zu verstehen ohne Kenntnis der emotionellen Belohnungen, die aus dem Einverständnis mit den Forderungen und Verpflichtungen der familiären Hierarchie gewonnen werden. Während das Schaf ein von Menschen traurig mißbrauchtes Opfer darstellt, ist das »schwarze Schaf« infolge seiner Sensibilität und seines Einfühlungsvermögens seinen Ausbeutern häufig überlegen. Ein jugendlicher Krimineller beispielsweise mag als völlig verantwortungslos, als nur noch zerstörerisch handelnd und stark drogensüchtig gelten. Und doch könnte dieser Junge derjenige sein, der bei seiner Mutter geblieben ist, nachdem der Vater sich von ihr getrennt hat und alle anderen Geschwister das Haus verlassen haben. Seine Kriminalität und scheinbare Verantwortungslosigkeit können auf einer bedeutsameren Ebene zwischenmenschlicher Beziehungen zu Buche schlagen beziehungsweise aufgewogen werden. Da er für die Mutter verfügbar ist, beweist er ein Übermaß an Verantwortungsgefühl, gewissermaßen stellvertretend für alle anderen aus dem Hause gegangenen

Familienmitglieder. Am moralischen Wertsystem mancher Familien gemessen, ist der sich aufopfernde Jugendliche »schlecht«, wofür der kriminelle oder anstoßerregend rebellische Jugendliche typische Beispiele sind. Der leidenschaftliche Haß der anderen Familienmitglieder auf den Akt des Verrats kann ihnen jedoch dazu verhelfen, Solidaritätsgefühl und Zuneigung zueinander zu festigen.

Neutrale Rollen

Außer den Sorge- und Sündenbockrollen gibt es viele scheinbar stumme, sozusagen »Statisten«-Rollen, welche zur Parentifizierung von Kindern beitragen – zum Beispiel die Rolle des gesunden Bruders beziehungsweise der gesunden Schwester. Anfangs wird dieses Kind von den Eltern als ein Ausbund an Gesundheit und Leistungsfreudigkeit beschrieben. Man könnte annehmen, es sei dem krankheitserzeugenden System entkommen. Bei näherem Hinsehen läßt sich jedoch feststellen, daß die Gesundheit dieses Kindes ein Märchen ist; häufig stellt sich heraus, daß es ebensosehr leidet wie der Patient, wenn nicht gar stärker. Das gesunde Kind mag ein schlechter Schüler sein und außerhalb der Welt der Gleichaltrigen stehen. Sein Leben mag leer und grau und es selbst weder eine eigenständige Persönlichkeit noch ein wirkliches Objekt intensiver Bemühungen der Familienmitglieder sein – weder ein »Gebender« noch ein »Nehmender«. Hinter der wohlerhaltenen Fassade mag es mit Gefühlen der Leere, der emotionellen Verarmung oder der Depression ringen. Anscheinend besteht der Beitrag des gesunden Kindes zum Loyalitätssystem der Familie darin, gewisse vorgeschriebene frühreife Rollen zu spielen, statt ein seinem Alter angemessenes Leben zu führen. Diese Funktion mag der gesamten chaotischen Familie Sinn und Zusammenhalt geben.

Die neunzehnjährige Schwester einer siebzehnjährigen Kriminellen wurde von den Eltern als geradezu beispielhaft loyal und korrekt geschildert; sie war eine gute und fleißige Schülerin. Sie nahm nicht gern an den Therapiesitzungen teil, aber wenn sie kam, übte ihre Gegenwart einen wohltuenden Einfluß aus, das heißt, die unkontrolliert bösartigen Angriffe der Eltern auf einander und auf die Patientin hielten sich dann in Grenzen, und das Verhalten der Familie erreichte wenigstens annähernd eine gewisse Würde. Als die Neunzehnjährige im Verlauf der Therapie zugänglicher wurde, stellte sich heraus, daß diese nach außen so ruhig wirkende Schwester zutiefst verzweifelt war und sich mit Selbstmordgedanken trug, weil sie sich gesellschaftlich als hoffnungslosen Versager betrachtete, nicht fähig, sich zu verlieben, zu heiraten oder Mutter zu werden.

Häufig wird der volle Wert des Beitrags des gesunden Kindes erst bei seiner räumlichen Trennung von der Familie erkannt. Eine »gesunde« Tochter einer chaotischen Familie wurde, als sie ein auswärtiges College besuchte, schlagartig arbeitsunfähig. Später berichtete sie, sie habe, während sie zu lernen versuchte, ständig über die unglückliche Ehe ihrer Eltern nachdenken müssen und über die Wirkung, die ihre Abwesenheit auf deren Fähigkeit ausüben würde, miteinander zurechtzukommen.

Parentifizierung und Pathogenese in Beziehungen

Die praktischen Folgerungen aus der Parentifizierung sind zu zahlreich, als daß wir sie hier aufführen könnten. Aus der Sicht der Beziehungstheorie befindet sich der Hypochonder oder der psychosomatisch Kranke in einem seelischen Zustand, in dem er Anspruch darauf hat, von einem Elternersatz oder von einer Krankenschwester gepflegt zu werden beziehungsweise sich auf solche Personen verlassen zu können. Bei gewissen Paaren werden die Partner abwechselnd krank und zwingen dadurch den anderen, eine fürsorgende, betreuende Haltung einzunehmen. Familientherapie in Fällen von Schulangst fördert oft eine verborgene Parentifizierung zutage, bei der ein Elternteil dem Wunschtraum nachhängt, von dem die Schule schwänzenden Kind umsorgt zu werden. Eine Mutter, deren sehr viel ältere Mutter mehr Zeit auf ihren Beruf als auf die Erziehung ihrer Kinder verwendet hatte, träumte davon, daß ihre zehnjährige Tochter nur deshalb der Schule fernbleibe, um ihre, der Mutter, Hausarbeit zu überwachen. Ein schwer psychotischer Jugendlicher gab Vater und Mutter elterliche Zuwendung bis zur völligen emotionalen Erschöpfung: Der sechzehnjährige Junge, der als für eine Therapie nicht mehr in Frage kommend und als reiner Pflegefall angesehen worden war, umsorgte seinen Vater wie ein kleines Kind und trug ihn jeden Abend, wenn er im Sessel vor dem Fernsehen eingeschlafen war, in seinen Armen in das im zweiten Stock gelegene Schlafzimmer. Eltern, die ein Kind schlagen oder gar tödlich verletzen, tun dies oft getrieben vom unbewußten Wunsch, mit ihren eigenen Eltern abzurechnen.

Interaktionsmuster im familiären Beziehungssystem werden von Kompromissen zwischen Erwartungen, Bestrebungen, Einschränkungen und Verpflichtungen beherrscht. Jeder Elternteil bringt die Wertorientierung seiner Familie in die Ehe ein. Er versucht, diesen Wertvorstellungen entsprechend zu leben, und möchte auch seinen Partner dazu bringen. Jeder Mensch heiratet mit bewußten und unbewußten Erwartungen im Hinblick auf die ehelichen Beziehungen. Die Liebe zueinander sowie die Achtung voreinander und vor dem gemeinsamen Unterfangen, eine neue Familie zu gründen, tragen dazu bei, die ungestümen Forderungen und bitteren Frustrationen beider Partner zu mildern.

Die Wertkonfigurationen, die sich in einem Beziehungssystem herausbilden, werden zu Kristallisationspunkten der wechselseitigen Verpflichtungen. Eine von vielen möglichen Formulierungen könnte dann lauten: »Weder meinem Mann noch mir selbst bedeuten unsere Eltern etwas, sie sind einfach unmöglich.« Eine andere Formulierung ließe sich etwa so ausdrücken: »Wenn du an meine Familie nicht rührst, lasse ich auch die deine in Frieden.« Oder ein weiteres Beispiel: »Wir führen eine gute Ehe, aber es ist schade, daß unsere beiden Kinder sich ständig bekriegen.« Derartige Wertformeln haben insofern ethischen Charakter, als sie nicht nur der Information dienende Feststellungen sind, sondern auch eine innerlich empfundene zensierende und vorschreibende Autorität repräsentieren, nach der sich die Mitglieder in ihrem Verhalten richten. So werden etwa die Spößlinge von Eltern, die der Ansicht sind, lediglich die Kinder und nicht etwa sie selbst litten unter Konflikten, dieser Erwartungshaltung unbewußt entsprechen.

Unserem Konzept zufolge sind ethische Werte psychologisch eng verknüpft mit dem Hauptbuch der Gegenseitigkeit und mit den Bindungen des einzelnen im Rahmen dieser Beziehungen. Das vierte Gebot Mose lautet: »Du sollst deinen Vater und deine Mutter ehren, auf daß du lange lebest (in dem Lande, das dir der Herr, dein Gott, gibt).« Moralisches Verhalten läßt sich nicht verwirklichen ohne Loyalitätsgefühl. Unsere ethische Orientierung entspringt weitgehend unserer verinnerlichten Beziehung zu unseren Eltern. Freud wies in seiner Erläuterung des Überich auf dessen Rolle sowohl als Hüter moralischer Werte wie als überlebendes verinnerlichtes Objekt elterlicher Liebe hin. Demzufolge müssen viele der sogenannten irrationalen Aspekte ehelichen »Sich-Bekriegens« auf den Konflikt zwischen den verinnerlichten Werten, die jeder Ehepartner aus seinen frühkindlichen prägenden Beziehungen gewann, und den aus den gemeinsamen Ehe- und Elternrollen in der neuen Kernfamilie resultierenden ethischen Erwartungen zurückzuführen sein.

Moralische »Konten« sind die stärksten Determinanten der Lebensführung, da verinnerlichte Verpflichtungen sich eher in einem Sozialgefüge auswirken als Zwang von außen. Sozialstrukturen, erzwungen durch eine stark auf Unterdrückung ausgerichtete äußere Macht, haben in der Regel ein kürzeres Leben als Strukturen, die auf der Loyalität der Beteiligten gründen. Dies ist hinreichend bewiesen dadurch, daß Religionen weitaus größere Überlebenschancen haben als vorwiegend auf politische und wirtschaftliche Macht gegründete Dynastien oder Weltreiche.

Eltern möchten ihre Kinder nicht bloß zu einer automatischen Unterwerfung unter ihre Macht bringen, sondern ihnen auch eine bindende Verpflichtung auf den Wert des Familien-Verdiensthauptbuchs einimpfen. Daher entsprechen Kompromisse bei Loyalitätsverpflichtungen, denen aufgelaufene Verdienste oder Verbindlichkeiten zugrunde liegen, vorwiegend einer ordnenden Aktivität und einem Wettstreit um die Führung in Familien. Lediglich bei einer radikal moralischen Einstellung können Familien von ihren Kindern bedingungslose Loyalität verlangen. Gewisse Formen einer derartigen Indoktrination führen zu einer starren Familiensymbiose, während das völlige Fehlen einer solchen Indoktrination zu einem Verpflichtungsvakuum, einem anomischen Zustand der Familie führt. Autonomes Wachstum setzt daher sowohl Integrität voraus, gegründet auf die Anerkennung eines Gleichgewichts der Verpflichtungen, als auch die Fähigkeit zur Ablösung beziehungsweise zur Trennung.

Die Wichtigkeit der Entscheidung

Parentifizierung im Familiensystem ist meist das Resultat gemeinsamer Erwartungen. So bestimmt normalerweise nicht ein Elternteil den Sündenbock, sondern die ganze Familie. Es kommt vor, daß Familienmitglieder turnusmäßig parentifiziert werden. Je ausschließlicher sich diese Rollenzuweisung auf ein und dasselbe Familienmitglied konzentriert, als desto schädlicher wird sie sich erweisen.

Loyalität gegen die Familie läßt sich als eine von mehreren Möglichkeiten betrachten, sofern man Bindungen zur Außenwelt berücksichtigt. Je begrenzter die Zahl bedeutsamer Beziehungen ist, desto wichtiger wird die Frage, welcher Beziehung der Vorzug gegeben werden soll. »Symbiotisch« verklammerte Familien stellen die bindenden Verpflichtungen ihrer verheirateten Kinder ständig auf die Probe: Verhalten sie sich loyal gegenüber ihrem Partner oder gegenüber ihrer Herkunftsfamilie? Das parentifizierte Kind befindet sich im Hinblick auf das Eingehen neuer Verpflichtungen wie Ehe oder Elternschaft in einer besonders schwierigen Lage; denn es kann sowohl das Loyalitätsgebot gegenüber seinen ursprünglichen Angehörigen verletzen wie auch die neue Fürsorgepflicht.

Verpflichtung als symmetrischer Prozeß

Das Gesetz der Symmetrie in Bindungen verlangt von beiden Partnern die Fähigkeit, Vertrauen in den anderen zu setzen und sich als zuverlässig zu erweisen. Die scheinbare Asymmetrie einer Beziehung, etwa zwischen einem undankbaren Kind und dessen Eltern, wird häufig durch die unsichtbar auflaufenden, enorm starken Verpflichtungen aufgewogen. Während ein Kind, sobald es selbst Vater oder Mutter geworden ist, normalerweise einen Teil seiner Schuldverpflichtung gegenüber den Eltern dadurch abzutragen versucht, daß es seinem eigenen Kind besonders viel Zuwendung entgegenbringt, wird das parentifizierte Kind nur selten aus seiner Verpflichtung entlassen. Je ausgeprägter märtyrerhaft die Haltung der Mutter ist, desto stärker wird die Fessel der Loyalitätsschuld das Kind binden. Schuldgefühle trüben seine natürliche Liebe zu den Eltern und führen zu tiefgehender Ambivalenz. Da, wer ein Anrecht auf eines anderen unbewußte Loyalität hat, von diesem häufig unverhohlen gehaßt und verachtet wird, empfinden »symbiotisch« gebundene junge Schizophrene meist eine heftige Feindseligkeit gegen ihre Mütter. Die Mütter ihrerseits nehmen diese Feindseligkeit nicht tragisch und befürchten kaum, die Loyalität ihres Kindes zu verlieren. Diese Eltern wissen genau: gerade die Heftigkeit ihres Kindes beweist dessen unwandelbare Bindung und niemals endende Liebe.

In kleinen wie in großen gesellschaftlichen Systemen kann man Bereiche der Überverpflichtung und solche der Unterverpflichtung feststellen. Diktatorische Systeme tendieren dazu, das Ethos der familiären Verpflichtung zu verachten und vom Individuum einen übermäßigen Einsatz für die Werte der Revolution, der Parteiideologie oder der Religion zu erwarten. Hingebung an die Religion wird ebenfalls häufig als selektive Loyalitätsverpflichtung betrachtet. Der Institution des Zölibats lag die Überzeugung zugrunde, die familiäre Verpflichtung verringere die Liebe des Priesters zur Kirche.

Dem Zusammenbruch einer politischen Organisation geht häufig eine deutliche Abnahme des von ihr geforderten ideellen Engagements voraus. So entstand zum Beispiel ein spürbares »Verpflichtungsvakuum« in den Spätphasen des Römischen Reichs, während der Renaissance in der Katholischen Kirche, im Deutschland der Weimarer Republik oder in den Vereinigten Staaten. Ein Vakuum politischen Engagements kann, zumindest vorübergehend, zu höchst unerwünschten Exzessen führen: zu Menschenopfern in den Arenen Roms, zu einer ausgedehnten Hexenjagd und religiösen Verfolgung vor der Reformation, zu den Unmenschlichkeiten im Nazi-Deutschland und zu Anarchie, Gewalttätigkeit und Radikalismus in den Vereinigten Staaten.

Wenn das Gefühl, in der Pflicht einer bestimmten gesetzlichen Ideologie zu stehen, im Schwinden begriffen ist, dann profitiert davon möglicherweise das Engagement für die Familie. Tatsächlich ist viel von dem »auf das Kind konzentrierten« Charakter des modernen amerikanischen Lebens die Rede gewesen. Ob diese Charakterisierung nun zutrifft oder nicht, in jedem Fall besteht die weit verbreitete Tendenz, an das familiäre Engagement übertriebene Forderungen zu stellen. Diese Überforderung steht vermutlich in engem Zusammenhang mit einem abnehmenden Engagement für die erweiterte Familie, die Religion, das Nationalbewußtsein sowie mit dem allgemeinen Gefühl der Entfremdung des modernen Menschen. Wir sind der Ansicht, daß diese Überforderung der Kernfamilie sich auch in der Tendenz zur defensiven Parentifizierung äußert.

Entdifferenzierung (Fusion)

Menschen mit unausgeprägter Identität sind häufig für immer in symbiotischen, unwandelbaren Beziehungen gefangen – gerade so, als fielen die Grenzen ihrer Persönlichkeit mit denen ihrer Familie zusammen. Symbiose beruht auf der Verpflichtung, seiner Herkunftsfamilie unwandelbar treu zu bleiben; durch Verzicht auf Individuation oder Differenzierung wird diese Verpflichtung eingelöst.

So wie jeder erfolgreiche Versuch, ein Kind »loyal« zu halten und an die Familie zu binden, die Reifung des Kindes verzögert, so bewirkt er auch, was bedeutsamer ist: die Parentifizierung des Kindes. Im symbiotischen Sich-Anklammern eines Vaters oder einer Mutter an das Kind bekundet sich nichts anderes als Mangel an Reife und fehlende Selbstabgrenzung gegenüber den eigenen Eltern.

Loyalitätsbindung und Moral

Im allgemeinen sind Parentifizierungsversuche nicht krankheitserzeugend; sie werden es erst dann, wenn sie die Entwicklung eines Kindes ernsthaft beeinträchtigen. Gerade die Eltern-Kind-Beziehung ist ein wichtiges Beispiel für ein Loyalitätssystem, welches auf Verdienst-Buchführungen basiert. Von den Eltern wie vom Kind wird erwartet, in das Verpflichtungssystem zu investieren, so daß es optimal funktionieren kann. Anfangs gibt die Mutter dem Kleinkind ungleich mehr Liebe, als sie empfängt; vom Kleinkind wird jedoch erwartet, daß es seine Loyalität als langfristige Investition an das Verpflichtungssystem »verpfändet«. Die Eltern erhalten von dem heranwachsenden Kind gewisse emotionale Rückerstattungen für ihre Investition an Gefühl, aber normalerweise sind diese Rückerstattungen eben eher psychologischer als greifbarer Natur.

Die folgenden Zitate aus einem Brief, den eine Mutter an den Verlobten ihrer latent schizophrenen Tochter schrieb, veranschaulichen einige der verletzten Empfindungen, die durch die Einwirkung der Heiratspläne der Tochter auf das Loyalitätssystem wachgerufen wurden:

»Lieber Jim, anscheinend muß ich wieder einmal einiges ein wenig zurechtrükken... Mildred war seit ihrer Geburt ein Pfahl in meinem Fleische. Je schneller ein argloser Trottel sie mir abnimmt, desto besser. Dann werde ich singen und jubeln, das kannst Du mir glauben. Vor ein paar Tagen hat mir Mildred ganz arrogant erklärt, es gebe nichts, wofür sie mir dankbar sein müsse. Ich erwiderte, daß sie mir zu danken habe für die Luft, die sie atme – denn wenn ich nicht gewesen wäre, wäre sie nur ein Traum geblieben, der niemals Fleisch und Blut geworden wäre, da mein Mann nie Kinder haben wollte. Ein Kind in die Welt zu setzen, das war für mich wie ein Konto zu eröffnen – nicht wörtlich, sondern sinnbildlich gemeint. Jetzt beginne ich, die Dividenden oder Zinsen auf meine Einzahlung zu kassieren – was dadurch möglich geworden ist, daß einer namens Jim jetzt seinerseits eine Familie gründen und mir Enkelkinder schenken – ich sollte vielleicht lieber sagen: mich mit Enkelkindern segnen – will; und Du darfst mir ruhig glauben, wenn ich Dir sage, daß, außer Respekt, Enkel das einzige sind, was ich von irgendeinem meiner Kinder erwarte.«

In diesen stark emotional gefärbten Auszügen kann man unschwer Elemente verdrängten Schmerzes über einen bevorstehenden Verlust entdecken (»Dann werde ich singen und jubeln, das kannst Du mir glauben«). Die Tragödie der Mutter angesichts der bevorstehenden Eheschließung ihrer Tochter ist, daß sie dieses Ereignis als Verrat erleben muß, statt darin einen Beweis für einen erfolgreichen Reifungsprozeß sehen zu können.

Auch in ehelichen Beziehungen wird Parentifizierung oft dazu benutzt, die generationenübergreifenden Verdienst-Hauptbücher zum Ausgleich zu bringen. Der Versuch eines parentifizierten Partners, sich eine Rückvergütung auf seine »Einlage« zu sichern, kann beim Nutznießer zu tragischer Enttäuschung oder sogar zu Rachegelüsten führen.

Die achtundvierzigjährige Mutter mehrerer psychosegefährdeter Kinder gab immer wieder ihrem heftigen Haßgefühl gegen ihren zweiundsiebzigjährigen parentifizierten Ehemann Ausdruck. In einer Sitzung attackierte sie den ernsthaften und offenbar sanftmütigen alten Mann mit ausgesprochenen Todeswünschen; sie erklärte, daß sie an seinem Todestag ein rotes Kleid tragen und lachen werde. Wenige Tage später kam dieser Mann nach einem Schlaganfall ins Krankenhaus und starb innerhalb von zehn Tagen. Und wirklich erschien seine Frau lachend und in einem roten Kleid. In der Folge glitt sie in eine depressive Psychose ab, die mehrere Monate lang anhielt.

Der Hintergrund dieses grotesken »magischen« Todeswunsches paßte genau zu unserem Konzept der generationenübergreifenden Parentifizierungs-Buchführung. Die Ehefrau war unter totaler Ablehnung und gröblicher Vernachlässigung seitens ihrer Eltern aufgewachsen. Im Alter von zwanzig Jahren heiratete sie einen vierundvierzigjährigen Mann. Ohne jeden Zweifel sah sie in diesem einen zweiten Vater; wann immer er sich ihr mit sexuellen Absichten näherte, war er ihr zuwider. Gleichzeitig wurde ihr Ehemann zum verschobenen Ziel ihres Ressentiments gegen die eigenen Eltern.

Aus der Sicht der parentifizierten Person ist die Parentifizierung ein eindeutig ausbeuterisches Manöver. Die Ausbeutung eines Kindes hat den Charakter einer Beziehungsfalle: es soll gehorsam sein und sich dennoch der Rolle des Höhergestellten oder Älteren, in die es hineingezwungen wird, entsprechend benehmen. Wenn man in ihm auch ein – zumindest insgeheim – williges Opfer und eine Quelle der Kraft für das Familiensystem sehen muß, so bezahlt es für den ihm zugewiesenen Rang doch mit der Rolle eines Gefangenen; und das bedeutet: mit dem hohen Preis des Stillstands in seiner Entwicklung.

Wie können Eltern so blind sein, daß sie die lähmende Wirkung der Parentifizierung auf ihr Kind nicht bemerken? Wir wollen hier nicht zurückfallen auf jene eindimensionale, allein die Eltern verantwortlich machende Einstellung, welche die Entwicklungspsychologie eine ganze Zeitlang beschäftigt hat. Eltern, ob wohlhabend oder arm, müssen heute – bei einem Minimum an Unterstützung durch ihre erweiterten Familien – zweifellos mit vielem fertigwerden. Dennoch ist es merkwürdig, wie gut sich Eltern abzuschirmen wissen gegen das Gefühl, sie könnten, indem sie ihr Kind parentifizieren, die eigene Elternverantwortung verleugnen.

Die Erklärung mag zum Teil in einem unbewußten Verschiebungsmechanismus liegen. Wenn ich als Vater jahrelang Schuldgefühle mit mir herumtrage, weil ich meine Eltern im Stich gelassen habe, dann gebe ich mich womöglich eines Tages der Illusion hin, meine Schuldverpflichtung durch übertriebene Liebe zu meinem Kind abtragen zu können. Die Verschiebung des Gegenstands meiner Liebe trägt dazu bei, mein Schuldgefühl zu mindern: Ich verringere meine alte Schuld dadurch, daß ich meinem Kind (an Stelle meiner Eltern) ein Übermaß an Liebe gebe. Der gebende Aspekt meiner loyalen Liebe wird infolgedessen die Forderung und Ausbeutung verschleiern, die darin liegt, daß ich bei meinem Kind ein Übermaß an Halt suche.

Folgerungen für die Therapie

Bei unserer Untersuchung der verschiedenen Aspekte der Parentifizierung hat sich herausgestellt, daß sie ein allgegenwärtiges Phänomen ist, da sie grundsätzlichen Besitzbedürfnissen des Menschen entspringt. Sie veranschaulicht ein Bemühen, die lange zurückliegenden Beziehungen zu den eigenen Eltern in den gegenwärtigen Beziehungen zu den eigenen Kindern wiederaufleben zu lassen. Solange parentifizierendes Verhalten die Freiheit und die Entwicklungsmöglichkeiten eines Kindes nicht behindert, kann es als im Bereich der Norm liegend betrachtet werden, insbesondere dann, wenn alle Beteiligten als Parentifizierungsobjekte füreinander verfügbar sind.

Parentifizierung wirkt erst dann krankheitserzeugend, wenn sie bei einem Individuum – insbesondere bei einem Kind – psychische Lähmungsmuster verursacht oder aufrechterhält. Daher ist das Erkennen von Parentifizierungsvorgängen wichtig für den Einzeltherapeuten und unerläßlich für den Familientherapeuten. Der Stillstand in der Entwicklung eines Kindes, etwa infolge einer Hirnschädigung, kann insofern zur Parentifizierung beitragen, als er den Besitz des Kindes durch die Familie verlängert. Dadurch, daß es psychisch gestört wird und bleibt, kann das Kind die Beziehungsschwierigkeiten der Eltern verdecken. Parentifizierung eines Kindes kann selbst mit dessen kriminellem Verhalten einhergehen, da die Handlungen des Kindes unbewußt gewünschte elterliche (oder vielmehr großelterliche) Ersatzfiguren mit ins Spiel bringen wie Polizei, Gericht und Schulbehörden. Durch sein Verhalten entspricht das Kind den Bedürfnissen der Eltern nach grenzensetzenden übergeordneten Instanzen. Seine »Schlechtigkeit« wird in diesen Fällen insgeheim durch verdeckte Botschaften und Belohnungen unterstützt.

Da wir die Parentifizierung nicht in den theoretischen Rahmen individueller Krankheiten einbezogen haben, wollen wir auch nichts über deren »Heilung« sagen. Wir ziehen es vor, von »Befreiung« zu sprechen, ein im wesentlichen eher *politischer* als *medizinischer* Begriff. Wir sind der Ansicht, daß eine solche Befreiung und Individuation durch Einzeltherapie versucht werden kann; sorgfältig geführte Familien-Voruntersuchungsgespräche können den Einzeltherapeuten in diesem Bemühen unterstützen.

Die Wirkung von Familientherapie auf die Parentifizierung

läßt sich in zwei Phasen beschreiben: im sofortigen Übertragungseffekt und im lang anhaltenden Prozeß des Durcharbeitens. Man kann mit einiger Sicherheit annehmen, daß bei allen beteiligten Familienmitgliedern, sogar schon in der ersten Sitzung, fast automatisch eine symbolische Ersatzadoption stattfindet. In dem Maße, in dem es bei den Eltern zum Übertragungsprozeß kommt und der Therapeut elterliche Bedeutung für sie erlangt, nimmt der Parentifizierungsdruck auf die Kinder ab. Dieses Frühstadium der Symptombesserung kann allerdings trügerisch sein. Vielleicht beschließen die Familienmitglieder, weil sie eine allgemeine Besserung der emotionalen Atmosphäre zu verspüren glauben, die Behandlung abzubrechen; in diesem Fall ist der therapeutische Erfolg meist nur von kurzer Dauer. Die gemeinsame Ablehnung des Therapeuten hat möglicherweise den Zweck, ihn als das böse Objekt, als Ersatzfigur für die als hartherzig erlebten Eltern zu benutzen. So neigen die Familienmitglieder dazu, den Abbruch der Behandlung eher als Bestätigung denn als Aufforderung zur Veränderung ihres Systems zu empfinden.

In den Fällen, in denen die Familie den Mut und die Kraft aufbringt, mit der Behandlung fortzufahren, eröffnen sich vielerlei Möglichkeiten zu dynamischen Interaktionen. Anzeichen für Fortschritte im Prozeß des »Durcharbeitens« sind folgende: Die Eltern konkurrieren mit ihren Kindern um die Zuwendung des Therapeuten, als sei dieser ihr Vater oder ihre Mutter; der Therapeut wird auf seine etwa vorhandenen parteiischen Gefühle für einzelne Familienmitglieder hin geprüft; die Kinder beginnen neue, ihrem Alter entsprechende Familienrollen auszuprobieren, und versuchen, ihre Eltern erstmals zu wirklich »elterlichen« Reaktionen zu bewegen.

7 Grundsätzliche Richtlinien der Beziehungsdynamik im Gegensatz zur Psychodynamik*

Beziehungskonzepte und Psychoanalyse: Konvergenzen und Divergenzen

Die Beziehungstheorie stellt eine Herausforderung dar für die psychoanalytische Psychologie. Diese Herausforderung betrifft nicht den Kern des Freudschen Denkens, wohl aber dessen zeitbedingte Randtheorien. Hier möchten wir zur Diskussion anregen in der Hoffnung, daß sich daraus für beide Bereiche ein Gewinn ergibt: für die Einpersonen- wie auch für die Beziehungstheorie.

Manche der von Freud stammenden Konzepte waren in Begriffe der für das neunzehnte Jahrhundert typischen naturwissenschaftlichen Denkweise gefaßt, welche die unveränderbaren Dimensionen einer rationalen Ordnung betonte. Die rasche Entwicklung der Technik und der medizinisch-biologischen Erkenntnisse ermutigte den jungen Freud, eine »Wissenschaft« von den Mechanismen der dunklen unbewußten Gebiete der menschlichen Psyche zu begründen. Ohne diesen Mut und die hingebungsvolle Bereitschaft, Ordnung in das Chaos zu bringen, hätte sich unsere Erkenntnis menschlicher Phänomene nicht bis zu ihrem heutigen Stand entwickeln können.

Ein wunder Punkt der klassischen Freudschen Einstellung war, zumindest in therapeutischer Hinsicht, ihre zutiefst kognitive Ausrichtung: unbewußte seelische Funktionen sollten bewußt gemacht werden. Der hieraus in den späteren Stadien der

---

* Teile dieses Kapitels sind, mit kleinen Abänderungen, übernommen aus: Boszormenyi-Nagy, I.: Loyalty implications of the transference model in psychotherapy. In: *Arch. Gen. Psychiatry*, 1972, 27, S. 374–380; © American Medical Association 1972, die den Nachdruck freundlicherweise gestattet.

Theorie entwickelte therapeutische Grundsatz, Affektivität und Streben nach Selbsterkenntnis seien zu integrieren, bewies zwar eine umfassendere Konstruktion, aber die Ziele dieser Integration waren entweder nicht klar formuliert oder in eine im wesentlichen kognitive Ausdrucksweise gefaßt. Erst später und nur ganz allmählich bildeten sich strukturierende Konzepte, welche die nicht-kognitiven und nicht-lustbezogenen dynamischen Determinanten der Persönlichkeit erfaßten. Ferenczi, Melanie Klein, Fairbairn und Guntrip waren Pioniere auf dem Gebiet einer auf Objektbeziehungen beruhenden Persönlichkeitstheorie innerhalb der Psychoanalyse (49).

Fairbairn und Guntrip haben die elementare Psychologie des Individuums nach dessen geist-seelischem Hang zur *Objektbezogenheit* formuliert. Danach bestimmt das angeborene Bedürfnis des Menschen nach bestimmten Beziehungsmustern von Anfang an die Entwicklung der Persönlichkeit. Diese Denkrichtung ist vermutlich eine der meistversprechenden auf dem Wege zu einer Expansion der psychoanalytischen Theorie, weil sie sich dem Bedürfnis stellt, den Bereich der zu erforschenden Phänomene zu erweitern. Desungeachtet werden selbst innerhalb dieser psychoanalytischen Schule Beziehungen nur unter dem Gesichtspunkt individueller psychischer Bedürfnisse und ihrer Steuerung betrachtet. Eine existentiell angemessenere Beziehungsdialektik entstand erst, als die Theoretiker der Familientherapie auf den Plan traten und sich mit den Mehrpersonen-Bilanzen beschäftigten beziehungsweise diese zu erforschen begannen.

Die Berücksichtigung der existentiellen Totalität von Beziehungen lenkt den Blick nicht so sehr auf psychische als auf ethische Probleme. Eine Psychologisierung der Sphäre zwischenmenschlicher Verpflichtungen führt dazu, daß die ethisch-existentielle Komponente der eigenen Verantwortlichkeit gegenüber dem Mitmenschen zunehmend geleugnet wird. Die Integrität fairer Gegenseitigkeit im Verhalten zweier Menschen zueinander läßt sich nicht angemessen auf eine Ich-Überich-Beziehung reduzieren, ebensowenig wie sie sich mit einer rein religiösen Auffassung der vornehmsten Verpflichtung des Menschen, die Bestrafung für seine Vergehen wider seinen Nächsten allein Gott zu überlassen, gleichsetzen läßt. Der Familientherapeut muß das dynamische Wesen der vergeltenden Gerechtigkeit und des Gleichgewichts fairer Gegenseitigkeit in Beziehungen erkennen und anerkennen. Es ist wichtig, diesen ethischen Aspekt der Beziehungen von einer moralischen Beurteilung von Individuen nach ihrer jeweiligen Rechtschaffenheit oder »Schlechtigkeit« getrennt zu halten.

Realitätsprüfung ist ein Begriff, den man von der Beziehungsdialektik nicht trennen kann, ohne in den schwerwiegenden Fehler der Simplifizierung zu verfallen. Wer da meint, es komme auf die Fähigkeit zur objektiven Beurteilung der »Außenwelt« an, der neigt möglicherweise auch der Auffassung zu, daß enge persönliche Engagements gleichfalls als Teil der Außenwelt angegangen werden könnten. Kann es aber jemals eine Frage der subjektiven oder der objektiven Realitätsprüfung sein, ob man für einen alternden und kranken Elternteil weiterhin verfügbar bleibt oder ob man ihn als eine wirtschaftlich unproduktive Last empfindet? Wir sind der Ansicht, daß sich die eigentliche Lösung solcher Fragen nicht aus der kognitiven Objektivität ergibt oder aus einem wirksamen Fertigwerden mit den Dingen, sondern allein aus dem Mut und der moralischen Empfindsamkeit, mit welcher man sich dem Gebot der Integrität stellt – einer Integrität, die eher im Gesamtzusammenhalt einer lebenslangen Eltern-Kind-Beziehung zu finden ist als in der Psyche der Einzelperson.

Die Bedürfnisse des Objekts

Die ursprüngliche psychoanalytische Theorie betonte das Triebhafte als den organisierenden Faktor von Verhalten und seelischer Funktion. Es hatte oft den Anschein, als ziele diese Theorie darauf ab, menschliche Beziehungen der begrifflichen Dichotomie Trieb-Subjekt und Trieb-Objekt zu unterwerfen. Dabei wurden die *Bedürfnisse des Objekts* in der Regel außer acht gelassen.

Die Strukturierung der Loyalität in Beziehungen läßt sich nur zum Teil auf das Vorhandensein von Trieben, Sehnsüchten und Bedürfnissen einzelner Mitglieder zurückführen. Die Trieb- oder Instinkttheorie basiert auf einem Konflikt- oder Machtmodell. Konkurrenzkampf kann es zwischen psychischen Systemen oder Individuen geben. Wenn ich den anderen zum Objekt meiner Triebe mache – was geschieht dann mit dessen Bedürfnissen, mich oder einen anderen zu *seinem* Objekt zu machen? Was, wenn zwei von uns konkurrierend dieselbe dritte Person zum Objekt ähnlicher oder unterschiedlicher Triebe machen? Was, wenn ich dich zum Objekt meiner Zuneigung machen will und du mich zum Objekt deiner Zerstörungsabsichten? Freuds Begriffe der Urhorde, der Triebbesetzung, des Penisneids usw. sind sämtlich Illustrationen von machtorientierten, energiebezogenen theoretischen Konstruktionen. Der Begriff des Verdienstes jedoch hat eine Mehrpersonenstruktur, die letztlich tief im Moralischen verwurzelt ist. Ebenso wie in Familien ist in der Geschichte der Nationen oder der religiösen Bewegungen die motivierende Kraft des Verdienstes grenzenlos. Abrahams Bereitwilligkeit, seinen Sohn in Gehorsam zu Gott zu opfern, diente als Grundlage des Bundes, mit dem Gott sich zur Loyalität gegenüber seinem Volke verpflichtete. Die Akte der Selbstaufopferung der Helden einer Nation und die vermeintlich schändlichen Handlungen ihrer Feinde bestimmen die Motivationen zahlloser Generationen junger Männer, die in den jeweiligen, nur ihrer Nation zugehörigen Verdienstkontext hineingeboren werden. Nach Shakespeare waren Romeo und Julia in einem »alten Haß« zwischen zwei Familien gefangen, der nur mit dem Tod des »von finsterm Stern bedrohten« Liebespaares begraben werden konnte.

Wohl alle Kinder wachsen auf in Situationen, die durch das Schuld- und Verdienst-Hauptbuch vorausgegangener Generationen determiniert sind. Wir alle kennen Fälle, in denen eine Mutter entschlossen ist, ihre Kinder nicht so auszubeuten, wie sie selbst als Kind ausgebeutet wurde, und in denen sie sich dabei ertappt, daß sie – durch die Tücke einer unbewußten Motivation – genau das tut, was sie vermeiden wollte. Das Kind ist gefangen im Kampf der Eltern um die Wiedergutmachung einer ihnen widerfahrenen Ungerechtigkeit und wird selbst zum Sündenbock für vergangene Ungerechtigkeiten.

Trotz unserer Überzeugung, vergeltende Gerechtigkeit sei eine wichtige Motivationsdeterminante, stimmen wir mit Ricoeur darin überein, daß die Motivationstheorie keine echte Kausaltheorie ist. Bedürfnis und Verhalten lassen sich niemals in ein einfaches, klassisches Ursache-Wirkung-Modell pressen. Infolgedessen behaupten wir auch nicht, daß die vergeltende Verdienstdynamik jede individuumbezogene Motivationstheorie ersetzen könnte. Wir anerkennen bereitwillig die Vielfältigkeit und Relativität der Determinanten sowohl individuellen als auch kollektiven menschlichen Verhaltens; unser Ziel sehen wir in der schließlichen Integration der Psychologie des einzelnen und der dynamischen Beziehungstheorie. Loyalitätsverpflichtungen sind zwar wichtige zusätzliche Faktoren, für sich allein genommen jedoch keine hinreichenden kausalen Determinanten für kurzfristige Beziehungsmuster; Menschen können ihre Verpflichtungen – bewußt oder unbewußt – leugnen.

Ein weiteres Schlüsselkonzept der Freudschen Methode ist die Gegenüberstellung von *bewußten* und *unbewußten* Motivationsdeterminanten. In der Entwicklungsphase der Freudschen Theorie wurden Versuche unternommen, aus den unbewußten Bestrebungen des Individuums als einer anthropomorphen Kraft ein systemisches Ganzes zu formulieren: das Unbewußte, das Es. Dies trug dazu bei, die Aufmerksamkeit auf die vereinigende, sich selbst steuernde und zielgerichtete Funktion der elementaren Natur des Menschen – und aller Tiere – zu lenken. Damit wird dem Überleben von Individuum und Art vielleicht zum erstenmal in der Geschichte der ihm gebührende psychologische Tribut gezollt.

Der Familientherapeut kann kaum umhin, »Mechanismen« zu bemerken, deren sich die Mitglieder nicht bewußt sind und die dennoch voraussagbare entscheidende Wirkungen auf die Familie ausüben. Damit erhebt sich die Frage: gibt es ein unbewußtes Zusammenspiel von Motivationen im Mehrpersonensystem? Die ersten Versuche, die tiefere Struktur von Familienbeziehungen zu formulieren, gründeten auf dem (der Freudschen Psychodynamik entlehnten) individuumbezogenen Modell der unbewußten Funktionen. Das psychodynamische Modell bot sich zur Erklärung an, obwohl Interaktionssysteme überaus komplex sind; ihre verdeckten oder unbewußten Aspekte könnten sich niemals aus einer Summierung der unbewußten Funktionen einzelner Mitglieder rekonstruieren lassen. Auch wenn man alle Träume und Phantasien sämtlicher Familienmitglieder zusammen nähme, würde sich kein deutliches Bild von den Konfigurationen der unbewußt geteilten Motivationsmuster der Familie ergeben.

Dennoch steht außer Zweifel, daß jedes Mitglied einer Familie eine fugenlose Ergänzung sowohl der unbewußten Dynamik als auch der bewußten Ziele und Bestrebungen aller übrigen Mitglieder entwickelt. Familiäre Verpflichtungshierarchien und gemeinsame Abwehr- oder Ausbeutungsmuster schließen die unbewußten Bedürfnisse und Verpflichtungen aller einzelnen Mitglieder ein, beruhen auf ihnen und sind mit ihnen verwoben.

Was die einzel- und die beziehungsdynamische Auffassung voneinander unterscheidet, läßt sich besser verstehen, wenn man die Dinge aus einem umfassenderen moralischen Blickwinkel betrachtet. Es hat den Anschein, als gehe der einzeldynamische Ansatz von der »egoistischen« Voraussetzung aus, Schlauheit sei gleich Moral: das einzige, was mir am Herzen liegt, ist mein eigener größtmöglicher Erfolg und die maximale Befriedigung meiner eigenen Bedürfnisse. Unsere beziehungsorientierte Auffassung nimmt hingegen das Vorhandensein eines echten Interesses bei einem Menschen für zumindest einige wenige ihm nahestehende Personen an. Das ganze Spektrum psychodynamischer theoretischer Konzepte läßt sich dann aus der Warte dieser beiden Einstellungen überprüfen.

Eines dieser Konzepte ist zum Beispiel das Konzept der *Verinnerlichung*, ein wichtiger Prozeß, von dem man leicht annehmen könnte, daß er seinen Zielpunkt im Individuum habe. Während die traditionelle psychoanalytische Ich-Psychologie den Prozeß der Verinnerlichung von »Objektbeziehungen« als von geist-seelischen Gesetzen bestimmt betrachtet, neigen die Puristen unter den familientherapeutischen »System«-Theoretikern gewöhnlich dazu, das Konzept der Verinnerlichung ganz fallenzulassen. Wir, die Autoren dieses Buchs, sehen hingegen das Phänomen der Verinnerlichung dialektisch im Zusammenhang mit den Erwartungen des Gebens und Nehmens in den aktuellen menschlichen Beziehungen.

Völlig herausgelöst aus dem Systemzusammenhang bestehender, lebendiger Beziehungen, ist der Prozeß der Verinnerlichung als solcher für uns nur von geringem Interesse. Wir sehen in ihm einen reinen Konservierungsprozeß: Die in der Vergangenheit existierenden Beziehungen werden in Beziehungsplanungen für die Zukunft umgewandelt. Des Kindes Dankespflicht gegen die Eltern kann sich in ein bestrafendes Überich verwandeln. Unterstellt man, daß Verantwortlichkeit für eigenes Handeln eines der am tiefsten verwurzelten gemeinsamen Subtrate der Beziehungs-, das heißt der psychischen Determination sei, so können verinnerlichte Objektbeziehungen wie eine fremde Währung oder wie Schecks betrachtet werden, die, zumindest vorübergehend, die Abzahlung von Verpflichtungen ermöglichen und konvertiert werden können, solange der Wechselkurs stabil bleibt beziehungsweise das Bankkonto ein Guthaben ausweist. Unsere

Annahme der Existenz einer menschlichen Welt mit ihren eigenen Gerechtigkeitsregeln geht weit über ein pures Verinnerlichungs-Lernmodell hinaus – sie setzt ein ständiges Ineinanderfließen der inneren und der zwischenmenschlichen dynamischen Kräfte voraus.

Eine dialektische Neubewertung ist vonnöten, will man die Bedeutung der Verinnerlichung neu definieren. Mit Hilfe der Verdienst-Buchführung kann die Einheit zwischen dem inneren (psychischen) und dem äußeren (zwischenmenschlichen) Beziehungsgeschehen wiederhergestellt werden. Wir haben gezeigt, daß verinnerlichte Beziehungen im wesentlichen dazu dienen, die Gerechtigkeit vergangener zwischenmenschlicher Bindungen aufrechtzuerhalten, und daß scheinbar zwischenmenschliche Interaktionen dazu benutzt werden können, Probleme mit den im Inneren wirkenden Kräften zu lösen. Für alle praktischen (dynamischen) Zwecke ist der verinnerlichte andere ein am Buchhaltungssystem aktiv Beteiligter. Während die herkömmliche monothetische dynamische Theorie in erster Linie den geschichtlichen Ursprüngen der Bedürfnisse nachspüren wollte, die sich in der Projektion innerer Triebe auf eine irrelevante Beziehung manifestieren, sollte eine dialektische Betrachtung die akuten Gründe zu ermitteln suchen, die eine gegenwärtige Beziehung ins Ungleichgewicht stürzen.

Der Begriff der Vergeltungs- oder der Gegenseitigkeits-Dynamik läßt auch den Mechanismus der *Projektion* in neuem Licht erscheinen. Statt Projektionsbedürfnisse hauptsächlich auf einen dynamischen Kampf zwischen Impuls und Impulskontrolle zurückzuführen, geht die Theorie der Vergeltung von einem Heimzahlungs- oder Rachemechanismus aus, welcher von der unbewußt empfundenen Unausgeglichenheit der Konten aus der Vergangenheit des Menschen gelenkt wird. Da Wachstum unweigerlich mit einem gewissen Ausmaß an Frustrationen einhergeht, fällt es schwer, objektiv zu definieren, wann genau ein Kind sich im Stich gelassen und somit von denen, die es großgezogen haben, ausgebeutet fühlt. Desungeachtet muß eine innere subjektive Quantifikation von Geben und Nehmen die Grundlage des Kontos bilden, das dann in allen folgenden Beziehungen des Menschen zum Ausgleich gebracht werden muß. Zuweilen vergrößert sich das Ungleichgewicht infolge der eigenen zunehmenden Verschuldung.

Sobald das Individuum sich bewußt wird, daß es jahrelang aufgrund eines unbeglichen gebliebenen Kontos frustriert war, wird in ihm – unterstützt durch den Wunsch nach Rechtfertigung – das Bedürfnis aufsteigen, das Konto durch »Heimzahlen« zu bereinigen, und sei es in Form von unangebrachten Handlungen, die gegen eine Reihe von Ersatzschuldigen gerichtet werden. Das die Schule schwänzende Kind mag sich nicht darüber im klaren sein, daß es sich am Schulsystem als dem verschobenen Ziel seines Ressentiments gegen die Herkunftsfamilie »schadlos hält«. Als Erwachsener mag es eine pathologische Abhängigkeit von seinem Ehepartner entwickeln und diesen als verschobenes Ziel seiner Vergeltung quälen und für alles verantwortlich machen. Infolgedessen wird es von anderen behandelt werden als jemand, dessen Denken verzerrt ist, als ein böswilliger Kranker, als Paranoiker. Dennoch handelt es, indem es sein Bedürfnis nach Begleichung einer alter Rechnung zu befriedigen sucht, in gewisser Weise doch nur nach der Logik der vergeltenden Gerechtigkeit.

Eine wichtige Frage ist: Weshalb diese Verschiebung? Was hindert einen Menschen daran, das Verzerrte an seinen Wahrnehmungen einzusehen und als solches zu erkennen? Die nebelhaften Erinnerungen an die eigene frühkindliche Entwicklungsphase erklären die scheinbare Willkür bei der Wahl eines verschobenen Ziels wohl nur zum Teil. Man könnte auch fragen: Warum nicht an der Herkunftsfamilie Rache üben? Die Erklärung hierfür liegt hauptsächlich in dem Phänomen begründet, das wir die *doppelte Buchführung* nennen. Damit ist gemeint, daß ein Mensch sich durch seine Eltern zwar ausgebeutet fühlen, sich ihnen aber dennoch zu Dank verpflichtet fühlen kann. Ausbeuterische Eltern können gleichzeitig als märtyrerhaft, leidend und unglücklich erscheinen. Die hieraus resultierende Gespaltenheit mag – infolge der subtilen und nicht zu lösenden Dankespflicht – eine moralische Blockade errichten gegen den Wunsch, auf irgendeine Weise Rache an den Eltern zu nehmen.

Ursprünglich stellte Freuds *Instinkttheorie* insofern eine im wesentlichen zwischenmenschliche Konstruktion dar, als sie die Bedeutung der Wahl eines anderen Menschen als Trieb- oder Liebesobjekt anerkannte. Indem er jedoch den anderen ausschließlich in seiner Eigenschaft als Triebobjekt sah, ignorierte Freud willkürlich das Repertoire von Merkmalen des für den Patienten bedeutsamen anderen. Anfangs galt sein Interesse der

Glaubwürdigkeit der Patientenberichte, wenn diese ihm schilderten, welche Mißhandlungen ihnen durch andere widerfahren waren. Später verlagerte sich dieses Interesse von den zwischenmenschlichen auf die innerpsychischen Strukturen und Mechanismen.

Jede Beziehungstheorie muß eindeutig zwischenmenschlich, wenn auch nicht unbedingt psychologisch sein. Sie muß die den Trieb-Subjekt- und den Trieb-Objekt-Modellen inhärente Asymmetrie vermeiden und erkennen, daß das Benutzen des anderen als Ziel meiner Bedürfnisse nur *eine* Seite einer Gesamtbeziehung darstellt. Ohne Berücksichtigung der Bedürfnisse des anderen wird die therapeutische Exploration auf den Kontext der einseitigen Benutzung anderer beschränkt bleiben und aller Wahrscheinlichkeit nach die Ausbeutung verstärken.

Den Übergang vom klassischen Freudschen Modell zu dem der Beziehungstheorie bildet die Theorie vom *Überich*. Durch den verinnerlichten Dialog mit seinem Überich behält das Kind eine dynamische Beziehung zu den Wertsystemen wichtiger anderer oder der Gesellschaft als ganzer. Während die Person meines Vaters oder meiner Mutter in meinem Inneren überlebt, werden ihre Bedürfnisse, da sie durch mein Überich repräsentiert werden, bis zu einem gewissen Grade zu meinen eigenen Bedürfnissen, denn ich will ja mit meinem Gewissen in Frieden leben.

Das traditionelle psychodynamische Schema sieht den Menschen als in einem ständigen Dialog begriffen, unentwegt auf der Suche nach einer ausgeglichenen Beziehung nicht nur zum eigenen Überich, sondern auch zu den jeweils wechselnden wichtigen anderen Menschen. Seine Überich-Ich-Beziehung determiniert seine Schuldgefühle. Psychotherapie kann zwar dazu beitragen, »neurotische« Schuldgefühle zu annullieren, aber sie kann nicht die realen Konsequenzen der Tatsache aufheben, daß ein Mensch seinen Freund im Stich gelassen oder verraten hat. Taten haben eine folgenschwerere zwischenmenschliche Wirkung als Gedanken, Gefühle, Phantasien und andere »psychische« Abläufe. In unserer Terminologie ausgedrückt: Handlungen werden im Hauptbuch der Gegenseitigkeits- oder Gerechtigkeitskonten der Gruppe verzeichnet.

Sandler und Joffe stellten fest: »Es ist sowohl von theoretischer als auch von klinischer Bedeutung, daß, vom Standpunkt der psychischen Adaptation aus gesehen, nichts existiert, was sich als selbstlose Liebe oder altruistisches Interesse für ein Objekt (das heißt einen anderen Menschen) bezeichnen ließe. Das ausschlaggebende Kriterium dafür, ob eine bestimmte Objektbeziehung angestrebt beziehungsweise aufrechterhalten wird oder nicht, ist deren Wirkung auf den zentralen Gefühlszustand des Individuums« (76, S. 89). Diese Feststellung scheint die wechselseitig verstärkende Rückkopplung zu ignorieren, die zwischen zwei oder mehreren Personen, die ein Beziehungssystem bilden, stattfindet. Überdies sind wir der Meinung, daß die Verpflichtung eines Menschen zu altruistischem Interesse mitbestimmt wird von seiner Position in der jeweils auf den letzten Stand gebrachten Bilanz der Mehrgenerationen-Kette gegenseitigen Gebens und Nehmens. Das Ausmaß meines Altruismus wird zum Teil davon abhängen, ob mein Konto in der Bilanz ein Soll oder ein Haben ausweist.

Der Gebrauch des Wortes »selbstlos« ist natürlich entscheidend für unsere Überlegungen. Welche Kriterien sind ausschlaggebend für die Beurteilung, ob »symbiotische« Beziehungen selbstsüchtig oder selbstlos motiviert sind? Wenn ich mich von meiner alternden und kranken Mutter nicht trennen kann, weil ihr Zustand mir Sorge bereitet und meine Toleranzschwelle für die ihr geschuldete Loyalität senkt, bin ich dann selbstsüchtig oder selbstlos? Wieviel schuldet ein bestimmter Mensch seiner Mutter für die in seiner frühen Kindheit von ihr erhaltene elterliche Zuwendung? Welches Ausmaß an Rückerstattung führt dazu, daß ich meiner Mutter gegenüber als selbstlos oder altruistisch betrachtet werden kann?

Bei Familiensitzungen kann man ganze Kettenreaktionen von Erwartungshaltungen und Einzelreaktionen beobachten. Von den individuumbezogenen Konzepten Freuds ist wohl jenes am nützlichsten für die Konstruktion von Beziehungstheorien, worin der Autor die Behauptung aufstellt, Gruppenpsychologie sei mit der gemeinsamen extrapolierten Überich-Funktion aller Mitglieder einer Gruppe verwandt. Interessanterweise wurde, soweit wir wissen, dieses Konzept in der Literatur nicht systematisch weiterentwickelt.

Einen weiteren Beleg dafür, daß die Beziehung zwischen offenkundigen und verdeckten Motivationsstrukturen der Einzelpsyche ihrem Wesen nach dialektisch ist, liefert der klassische

Freudsche Begriff der *reaktiven Charakterbildung.* Dieses Konzept geht davon aus, daß gewisse sichtbare Charakterzüge den Bedürfniskonfigurationen im tieferen unbewußten Motivationsbereich genau entgegenlaufen. Ein behütendes und übermäßig fürsorgliches, betont elterliches Verhalten etwa gilt als Deckmantel und abwehrende Beherrschung tiefsitzender feindseliger Absichten. Für unsere Zwecke ist es jedoch wichtig, mehr als nur diese beiden Systemebenen in Erwägung zu ziehen. Das Konzept der reaktiven Charakterbildung war im Individuum verankert; unser Interesse hingegen gilt der dialektischen Programmierung von Mehrpersonenbeziehungen. Durch unbewußte Übereinkunft können Mitglieder einer Familie beispielsweise so handeln, daß beide Aspekte ihrer gegensätzlichen Motivierung zur Geltung kommen, ohne daß sie als Individuen eine Ambivalenz empfänden. Die nach außen hin rechtschaffenen Mitglieder können stellvertretend an der Kriminalität eines anderen Mitglieds teilhaben und sich gleichzeitig diesem moralisch überlegen fühlen. Zuweilen kann sogar die Tatsache, daß eines der Mitglieder mit dem kriminellen offen sympathisiert, es den übrigen ermöglichen, dieses zu verurteilen, ohne deshalb Schuldgefühle wegen ihrer unsichtbaren Komplizenschaft zu entwickeln.

Man kann nun fragen: trägt der Begriff der Illoyalität etwas Neues zum Verständnis der *Ambivalenz* bei? Beiden Begriffen eignet die Mitbedeutung der gespaltenen Verpflichtung. Der Ambivalente haßt gleichzeitig den, den er liebt, während der Illoyale die einem Menschen oder einem System geschuldete Verpflichtung nicht einlöst. Im therapeutischen Prozeß tritt eine weitere begriffliche Verwandtschaft zutage: Ein Patient zum Beispiel, der seine Ambivalenz gegen die eigene Mutter zum Ausdruck bringt und dabei die Gefühle des Therapeuten teilt, verhält sich zwangsläufig der Mutter gegenüber illoyal. Trotz dieser impliziten Illoyalität hat die traditionelle Therapie sehr wohl erkannt, welche dynamische Bedeutung der Ambivalenz in der Konfrontation des Individuums mit seinen eigenen Gefühlen zukommt. Daß ambivalentes Verhalten Schuldgefühle verursacht, wird herkömmlicherweise mit der gleichen Begründung erklärt: der Patient fühlt sich mit seinen wahren, wenn auch meist verdrängten Gefühlen konfrontiert. Das zunehmende Gewahrwerden dieser Gefühle im therapeutischen Prozeß zeitigt innerpersönliche Folgen, der Patient fühlt sich beherrscht von Ich-Stärke einerseits und vom ängstlichen Bedürfnis nach Verdrängung andererseits.

Illoyalität hingegen ist mit der Dimension des Handels verwandt und in der menschlichen Ordnung verankert. Das Ausmaß tatsächlich geschuldeter Loyalität richtet sich nach dem Hauptbuch vergangener und gegenwärtiger Handlungen des anderen. Loyalität oder Illoyalität werden ebenfalls in Handlungen ausgedrückt. Die ambivalente Haltung ist geprägt durch die Zwiespältigkeit von Liebe und Haß, der illoyale Akt impliziert Verpflichtung und Nichtanerkennung der Verpflichtung. Die therapeutische Beziehung wirkt unweigerlich herausfordernd auf die vorhandenen Familienbeziehungen: infolge ihrer implizierten Illoyalitätsaspekte vermag sie die Schuldgefühle wegen Ambivalenz signifikant zu erhöhen.

Die Suche nach Ersatzgerechtigkeit

Wenn unsere Auffassung richtig ist, daß die Rechenschaftspflicht das vornehmste dynamisch-programmierende Prinzip von Beziehungen sei, dann können wir nicht umhin, auch deren Relevanz für jene Phänomene zu untersuchen, die als *Projektion* oder *Verschiebung* bezeichnet werden. Allen diesen Begriffen ist gemein, daß sie hinweisen auf ein »unangemessenes« Kanalisieren dynamisch bedeutsamer Impulse und Verhaltensweisen in einen erkenntnismäßig falschen Wirklichkeitskontext.

Nimmt man als typisches Beispiel die Stellung des Kindes in seiner Familie, so hat dieses drei Möglichkeiten, erlittene Ungerechtigkeit auszugleichen. Fühlt es sich ungerecht behandelt und von der Macht der Erwachsenenwelt hoffnungslos überwältigt, so kann es erstens sich unmittelbar gegen die Eltern auflehnen, zweitens, falls dies sich als nicht praktikabel erweist, seine Rachegelüste an einem andern auslassen oder drittens seinen Groll hinunterzuschlucken versuchen. Die erste Verhaltensweise spielt zweifellos eine wichtige Rolle bei Kriminalität und ungehemmter innerfamiliärer Aggression. Die zweite führt auf lange Sicht zu einer Bewältigungstechnik, welche gefährlich aufgeladen ist mit aggressiven »fehlgesteuerten« Vergeltungsneigungen, möglicherweise sogar paranoiden Charakters. Die dritte Verhaltensweise wiederum führt oft zu einem Rückzug in sich selbst, zur Depression sowie zur Auto-Aggressivität.

Eine Beziehung kann dazu benutzt werden, die Ungerechtigkeit einer anderen, zeitlich zurückliegenden Beziehung wettzumachen. Aus der Sicht der Psychologie des einzelnen läßt sich dies als fehlgesteuerte Externalisierung oder als projektive Identifizierung bezeichnen. Nach traditioneller Meinung wird diese Art von Beziehungs-»Krankheit« durch das Unbewußte determiniert, daher die Annahme, daß wachsendes Bewußtwerden und zunehmende Einsicht zur Aufdeckung und damit zur Modifikation des Fehlverhaltens beitragen. Es wird also unterstellt, daß ein Mensch von hinreichender »Ich-Stärke« – sofern er einmal darauf hingewiesen worden ist, daß er seine laufenden Beziehungen in völlig unangebrachter Weise benutze, so, als wolle er »mit der Vergangenheit abrechnen« – auch in der Lage sein müsse, diese »Verzerrung« zu korrigieren. Wenn dies stimmte, dann sollte das zunehmend realistisch werdende Ich freilich in der Lage sein, geeignetere Ventile zur Befriedigung seiner Impulse und Triebe zu finden.

Wir sind anderer Ansicht – und zwar sowohl was die Dynamik als auch was die Therapie anlangt. Erstens unterstellen wir, daß die *Suche nach einer Ersatzgerechtigkeit* den Charakter einer selbständigen Beziehungsdynamik habe, welche zwischen dem Menschen und seiner Umwelt obwaltet und nicht nur zwischen dem Menschen und seinen Impulsen oder seinen verinnerlichten Vorstellungen. Zweitens unterstellen wir, daß ein Mensch, der seine Loyalität gegen die Eltern auf Kosten späterer Beziehungen bewahrt, einen quasi-ethischen Gewinn heimträgt. Wenn es eine Art »Ur-Loyalität« gegenüber der eigenen Herkunftsfamilie gibt, dann besteht die größte »Sünde« darin, diese elementare und vornehmste Pflicht zu verletzen. Hierin liegt eine Grundbedingung jeglichen paranoiden Verhaltens: Man attackiert unmündige Menschen, ja zuletzt die ganze Welt allein in dem edlen Bestreben, den eigenen Eltern gegenüber Loyalität zu bewahren, indem man sie nicht zur Rechenschaft zieht.

Ähnlichen Ausgleichsbestrebungen kann die Beziehung zum Therapeuten unterworfen sein. Den wichtigen Begriff der Übertragung verdanken wir Freud. Er entdeckte, daß Patienten dazu neigen, frühkindliche Verhaltensweisen und Erwartungshaltungen in der Beziehung zu ihrem Arzt zu wiederholen, als wäre dieser ihr Vater oder ihre Mutter.

Da das Hauptgerüst der klassischen psychoanalytischen Theorie weitgehend in kognitive Begriffe gefaßt war, wurden Manifestationen von Übertragungsphänomenen im allgemeinen als Verzerrungen der wahrnehmbaren Realität betrachtet. Mit anderen Worten: die Selbsttäuschung des Patienten im Hinblick auf das Wesen der Patient-Arzt-Beziehung wurde als erkenntnismäßiger Irrtum, als eine Wahrnehmungs- und Denkverzerrung bezeichnet. Mache der Patient den Analytiker zur Zielscheibe wiederholter kindlicher Sehnsüchte, dann täusche er sich unbewußt selbst; infolgedessen, so die Lehrmeinung, müsse ein Ziel der Therapie darin bestehen, diese Verzerrung zu korrigieren. Familiensystem-Therapeuten hingegen interessieren sich mehr für die existentiellen Implikationen der Übertragungsaspekte in allen engen persönlichen Beziehungen. Verhaltensweisen, welche auf Übertragung beruhen, tragen die Kontinuität vergangener uneingelöster familiärer Verpflichtungen in sich und signalisieren eher tatsächliche Vorfälle und Wahrheiten als Phantasiegebilde und Täuschungen.

Positive Übertragung bedeutet die Erfüllung der Wunschphantasie, gute Eltern zu haben; negative Übertragung ermöglicht es dem Patienten, den Therapeuten zu bestrafen und seine wirklichen Eltern zu verschonen. Positive Übertragung schließt daher stets Illoyalität gegenüber den tatsächlichen Eltern ein, während negative Übertragung – und sei es auch nur implicite durch Loyalitätsverweigerung gegenüber dem Therapeuten – die Loyalität zu den Eltern wiederherstellt.

Eine positive Übertragung während der Therapie – die sich etwa in dem Wunsch bekundet, den Therapeuten als Ersatzvater zufriedenzustellen – muß zwangsläufig zurückwirken auf die Loyalität gegenüber der Herkunftsfamilie. Insofern hat eine Symptombesserung immer auch einen Hauch von Illoyalität gegenüber der Herkunftsfamilie, wobei es unserer Erfahrung nach unerheblich ist, ob die Eltern noch leben oder bereits tot sind. Je weiter Ursprung und Ursache der Verpflichtung zurückliegen, desto weniger sind sie dem Beteiligten bewußt, und desto blinder und krankheitsfördernder wird das System.

8 Folgerungen aus dem Übertragungsmodell

Was die tatsächlichen Probleme anlangt, die sich aus der Familien- oder Beziehungstherapie ergeben, so scheint hier eine Vielzahl von Irrtümern zu kursieren. Beispielsweise kann man immerzu hören, die Beziehungsmethode konzentriere sich nur auf sichtbare Interaktionen und zeige ein lediglich oberflächliches Interesse an der inneren Struktur der einzelnen Familienmitglieder, die Intimität einer therapeutischen Beziehung unter vier Augen sei eine *conditio sine qua non* für die Tiefenwirkung der Behandlung. Indessen, ob der Therapeut den offenkundigen Symptomträger nun getrennt behandelt oder gemeinsam mit den übrigen Familienmitgliedern, ist weit weniger bedeutungsvoll als der Vorsatz, sich um das emotionale Wohl und Wachstum jedes einzelnen Familienmitglieds zu kümmern. Die wesentliche Voraussetzung für eine familienbezogene Exploration und Behandlung ist die Fähigkeit des Therapeuten zur »Allparteilichkeit«, das heißt, seine innere Freiheit, nacheinander die Partei eines jeden Familienmitglieds zu ergreifen in dem Maße, in dem sein einfühlendes Verstehen und sein strategisches Vorgehen dies erfordern.

Wir wollen im folgenden keine Betrachtung darüber anstellen, wie sich bestimmte Übertragungsphänomene unter familiär-therapeutischen Bedingungen verändern, sondern wir möchten den Psychotherapeuten lediglich zu bedenken bitten, welchen Vorteil gewisse theoretische und strategische Folgerungen auch für die Einzeltherapie haben könnten, bis hin zu der stationären Behandlung von Kindern. Der allesentscheidende Beitrag, den Freud mit seiner Theorie der Übertragung leistete, hat uns verstehen helfen, welche verborgenen persönlichen Verpflichtungen oft dem Phänomen der Externalisierung, der Verschiebung auf den Therapeuten zugrunde liegen. Der nächste logische Schritt auf dem Wege zur Erweiterung des Wissensbereichs besteht darin, den Kontext der laufenden engen Familienbeziehungen des Patienten mit einzubeziehen. Wir können uns fragen: Haben die subjektiven persönlichen Bindungen des Patienten an den Therapeuten verborgene Folgen für die Familienloyalität? Falls ja, dann gilt es zu entscheiden, wie wichtig diese Loyalitätsbindungen für den therapeutischen Erfolg sind. Wir werden uns dabei auf das Problem der Schuldgefühle konzentrieren, die, herrührend aus dem Gefühl der Illoyalität gegen die Familie, oft Widerstand hervorrufen gegen alle Arten von Behandlung und Veränderung.

In ihrem Buch *Wege und Irrwege in der Kinderentwicklung* bemerkt Anna Freud: »Wo die positive Übertragung ansteigt, steigert sich gewöhnlich auch die Eifersucht der Mutter auf den Aanlytiker und verstärkt den nie fehlenden Loyalitätskonflikt des Kindes« (S. 54). Aus familientherapeutischer Sicht ist es von noch größerer Bedeutung, zu erkennen, daß jeder Schritt in Richtung auf Veränderung oder Besserung mit dem unbewußten Bestreben des Kindes kollidiert, sich der Familie gegenüber loyal zu verhalten. Allein schon das Zustandekommen einer starken Übertragung, ganz gleich ob positiv oder negativ, löst Schuldgefühle wegen Verletzung unbewußter Familienloyalitätsbindungen aus. Übertragung als Versuch einer vorübergehenden Adoption ist nicht nur eine Veräußerlichung (Externalisierung) innerpsychischer Muster, sondern zwangsläufig auch antithetisch zu vorhandenen Kind-Eltern-Bindungen.

Loyalität kann vielerlei Bedeutungen haben. Für unsere Zwecke definieren wir Loyalität als eine der strukturierenden Kräfte des Mehrpersonen-Beziehungssystems. Beziehungen zwischen mehreren Personen werden getragen von der psychischen Struktur ihrer einzelnen Mitglieder, gehen aber über sie hinaus. In der Terminologie der Systemtheorie ausgedrückt, leisten diese Strukturen einen eigenen kausalen oder motivierenden Beitrag, ebenso wie Wasser andere Eigenschaften hat als die Summe der Eigenschaften von Wasserstoff und Sauerstoff.

Bekanntlich ist jede therapeutische Arbeit, die sich auf Beziehungssysteme konzentriert, äußerst komplex. Ständig sich wiederholende archaische Muster, die in der einzeltherapeutischen Übertragungsneurose wachgerufen werden und die man – wie in einem Reagenzglas – strikt gesondert zu untersuchen pflegt, sind in Wahrheit hineinverwoben in vielerlei zwischenmenschliche Interaktionen. In einem erbitterten Ehezwist verlieren Mann und Frau so sehr den Abstand, daß sie nicht nur einander, sondern auch die »Geister« der verinnerlichten Beziehungswelt des je anderen bekämpfen. Die dynamische Auffassung sieht das Leben als einen Prozeß, der auf einem Feld ständig wechselnder Kräfte stattfindet.

Die klassische psychodynamische Theorie hat uns aufgeklärt über die widerstreitenden Kräfte der inneren Bedürfniskonfigurationen und der Versuche des Ichs, die äußere Realität zu bewältigen. Eine Persönlichkeit in einer bestimmten Richtung zu verändern, war seit je das angestrebte Ziel der Einzelpsychotherapie. Übertragungsphänomene müssen, wie Anna Freud gesagt hat, gesehen werden als Teil eines komplizierten Gesamtnetzes: »Das analytische Wissen um den Entwicklungsvorgang wuchs zur Zeit langsam, von den Phasen der Triebentwicklung zu den Stufen der Objektbeziehung, von der Objektliebe zur Identifizierung und Idealbildung; von den Ichfunktionen zu den Ichapparaten; von Angst und Abwehr zur Kompromiß- und Symptombildung; von den Symptomen zurück zu den Fixierungspunkten und zur pathogenen Regression; von den Neurosen zu den Entwicklungsstörungen und Charakterabweichungen« (S. 14).

Einige dieser Begriffe sind individuumsbezogen, während andere Zweier-Beziehungen voraussetzen. Der Familientherapeut muß sein Betätigungsfeld von den Zweierbeziehungen auf erweiterte Beziehungssysteme ausdehnen und jedes Mitglied des Systems von dessen einzigartiger Warte aus als Mittelpunkt eines Universums sehen. Kurz, der Therapeut von Familien und von Beziehungsverhältnissen ganz allgemein muß unterscheiden zwischen drei Ebenen von Beziehungssystemen: da ist erstens die rein innerpsychische Ebene, auf welcher aller Widerstreit zwischen Ich und Überich ausgetragen wird, zweitens die zwischenmenschliche Ebene, so wie sie sich im persönlichen Erleben spiegelt (zum Beispiel als Loyalität gegenüber den Eltern oder dem Ehepartner), drittens die zwischenmenschliche Ebene im existentiellen Sinne, so wie sie sich etwa bekundet in der Tatsache, daß man Eltern und Geschwister hat oder auch nicht respektive nicht mehr.

Beziehungsphänomene, die vornehmlich einer dieser Ebenen zuzuordnen sind, können mit den Phänomen, welche den beiden anderen Ebenen zugehören, verwoben sein beziehungsweise diese verdunkeln. Wieviel Verwirrung und unproduktives Gezerf entsteht oft, nur weil weder die Familienmitglieder selbst noch der Therapeut sich im klaren sind, auf welcher Beziehungsebene der Kern eines Problems liegt!

Was in der gegenwärtigen familientherapeutischen Diskussion wohl am wenigsten weiterführt, das ist die Ausrufung eines Entweder-Oder, so als schlössen individuelle Persönlichkeitsdynamik und Dynamik des Mehrpersonen-Beziehungssystems sich gegenseitig aus. Unsere Auffassung war von jeher, daß es in der Einschätzung menschlicher Situationen durchaus eine häufige Synthese von scheinbar antithetischen, in Wahrheit sich ergänzenden Faktoren gebe.

Der nächste größere Schritt in der Entwicklung der psychodynamischen Theorie könnte sehr wohl hinführen zur Beschreibung der Tiefenstruktur in Mehrpersonen-Beziehungssystemen. Dabei wird die Terminologie gewiß viel von der klassischen psychoanalytischen Theorie entlehnen, aber auch die Begriffsfindungen der Beziehungstheorie einbeziehen und die Anwendungsfähigkeit beider Bezugsrahmen erweitern müssen. Diese theoretischen Erweiterungen müßten sich dann selbstverständlich auch mit jenen Grenzbegriffen befassen und auseinandersetzen, die den Übergang von der Einpersonen- zur Beziehungstheorie markieren.

Individuation: Differenzierung oder Entfremdung?

Anhänger der Einpersonentheorie neigen oft dazu, räumliche Trennung als Mittel zur Individuation überzubewerten. Nun, wir möchten den Wert oder die Notwendigkeit einer ehelichen Trennung in bestimmten Fällen durchaus nicht anzweifeln; was wir in Frage stellen, ist lediglich das Ineinssetzen von räumlicher Trennung und Fortschritten auf dem Weg zur Reifung. Man darf nicht erwarten, daß etwa die Entfernung eines schizoiden jungen Erwachsenen aus dem Elternhaus ebensoviel zu dessen Reifung beitragen könnte wie unmittelbare Hilfe bei seinen Abhängigkeitsproblemen in der Familie. Andererseits sind Fachleute (vielleicht einfach aus Widerstand) oft überzeugt, eine gemeinsame Behandlung der Familienmitglieder sei gleichbedeutend mit der endgültigen »Absegnung« ihres symbiotischen Aneinanderklebens. Ist der Therapeut jedoch hinreichend erfahren, so bietet die

Arbeit in gemeinsamen familiären Sitzungen mehr Aussicht auf Individuation als die räumliche Trennung.

Die Fähigkeit des Therapeuten, sich seinen eigenen Familienbeziehungen zu stellen, wird letztlich darüber entscheiden, ob er eine zur Trennung führende Strategie entwirft oder sich um eine Methode zur gemeinsamen Exploration und therapeutischen Konfrontation bemüht. Ein Therapeut, der Phrasen gebraucht wie: »Er ist alt genug, um aus seinem Elternhaus ausziehen zu können!« oder: »Für manche Leute ist Scheidung die beste Lösung!« verrät damit vielleicht nur seine eigenen ungelösten Beziehungsprobleme. Auch die folgenden Sätze eines Klienten, der wegen ehelicher Schwierigkeiten in die Sprechstunde kam, fordern je nach persönlicher Erfahrung zu unterschiedlicher Stellungnahme heraus:

»Es ist mir wirklich gleichgültig, Doktor, was meine Eltern empfinden oder was sie tun. Ich hege keinen Groll, aber die Wahrheit ist, daß sie mich noch nie mochten. Ich habe mit zwölf Jahren angefangen zu arbeiten, und als ich ihre Hilfe am meisten brauchte, haben sie das Geld nicht aufgebracht, das nötig gewesen wäre, damit ich nicht ins Gefängnis komme. Jetzt bin ich vorbestraft, und das macht es mir unmöglich, in höhere Stellungen zu kommen. Jahrelang habe ich meine Eltern nur einmal alle sechs Monate gesehen. Mein Problem ist, daß ich ein schwerer Trinker bin. Ich liebe meine Frau, aber ich komme erst um zwei oder drei Uhr morgens von der Arbeit nach Hause. Ich sitze in Kneipen herum und trinke bis zur Bewußtlosigkeit. Die letzten beiden Jahre bin ich etwa zweimal die Woche zu meiner Mutter gegangen. Ich gehe nur hin, um meinem Vater mit seinen Versicherungsangelegenheiten fürs Auto, fürs Haus und mit ähnlichen Dingen zu helfen.«

Manche Therapeuten würden aus den Aussagen dieses Mannes heraushören, daß er seinen Eltern mit Gleichgültigkeit und Distanz begegnet; andere hingegen wären beeindruckt von seinem paradoxen Interesse, zweimal in der Woche seine Eltern zu besuchen, und würden hier den Ansatz sehen, um an die verborgenen Loyalitätsbindungen des Mannes heranzukommen.

Der Mut, sich zu stellen

Freud erwartete vom Patienten die Fähigkeit und den Mut, sich dem eigenen Unbewußten zu stellen und sich auseinanderzusetzen mit dem verinnerlichten Verhältnis zu den Mitmenschen. Die

Beziehungstherapie verlangt den Mut, sich sogar den »Geistern« zu stellen, welche alle unsere Beziehungen begleiten. Wenn ich in deiner Gegenwart über dich rede, beobachtest du meine Reaktionen und ich bin Zeuge der deinen. Welches sind die Risiken und möglichen Gewinne für jedes Familienmitglied, wenn jeder über den anderen redet und seinen Standpunkt in Gegenwart des anderen vertritt?

Da die Familienmitglieder ihre erschreckenden oder beschämenden Erfahrungen voreinander der Reihe nach preisgeben müssen, erfolgt die Aussprache auf der Basis der Gegenseitigkeit – und meist entsprechend rückhaltlos. Persönliche und gemeinsame Familienmythen treten im Kontext der gemeinsamen Exploration leichter zutage. Unbewußt stellvertretende Genugtuung über zerstörerische Handlungen des anderen und verdeckte Rollenmanipulationen werden durch Familientherapie aufgedeckt. Das Bündnis zwischen Familie und Therapeut ist daher grundsätzlich ein anderes als in der herkömmlichen Situation, bei der vom Individuum erwartet wird, sich in Gegenwart des Therapeuten seiner unbewußten seelischen Struktur zu stellen. Die Verwandten werden nicht nur als Mitpatienten betrachtet, deren Interaktionen sich ausagieren in der Übertragung respektive in der vom Therapeuten herausgeforderten Gegenübertragung; vielmehr läßt der Familientherapeut sich die Beobachtung *sämtlicher* Interaktionen von *sämtlichen* Familienmitgliedern angelegen sein.

Die Erfahrung hat gelehrt, daß eine einzige gemeinsame Sitzung verblüffende, krankheitsrelevante Interaktionsmuster zutage fördern kann, die in monatelanger Einzeltherapie aller Beteiligten niemals hätten aufgedeckt werden können. Ein schlagender Beweis hierfür sind zahlreiche Fälle von Schulangst. Ein siebzehnjähriges Mädchen war mehrere Wochen lang in einem berühmten Ausbildungszentrum in Einzeltherapie behandelt worden – Diagnose: psychotisch. Zwei Wochen, nachdem sie der familientherapeutischen Abteilung überstellt worden war, gaben sie und ihr Vater zu, sechs Monate lang inzestuöse Beziehungen gehabt zu haben. In der anschließenden Therapie machte die ganze vierköpfige Familie große Fortschritte. Außerdem stellten wir fest, daß die Mutter eine langzeittherapeutische Behandlung brauchte.

Indessen, die Betrachtungen des Familientherapeuten dürfen

niemals nur den psychischen Reaktionen gelten, sondern sie haben stets auch konzentriert zu bleiben auf das ethische und existentielle Miteinander-Verstricktsein menschlichen Lebens. Der Therapeut, der den Patienten von seiner Sorge um bestimmte Familienmitglieder befreien möchte, mag zwar gewisse (durch Schuldgefühle hervorgerufene) Symptome beseitigen können, möglicherweise aber vergrößert er gleichzeitig die existentielle Schuld des Patienten. Martin Buber unterschied zwischen Schuldgefühlen und existentieller Schuld. Letztere geht offenkundig über den Rahmen der Psychologie hinaus: sie hat mit der objektiven Verletzung der menschlichen Gerechtigkeitsordnung zu tun. Wenn ich einen Freund tatsächlich verraten habe oder wenn meine Mutter wirklich glaubt, daß ich ihr durch meine Existenz geschadet habe, dann ist und bleibt die Ordnung der menschlichen Welt gestört, ganz gleich ob ich nun einige meiner Schuldgefühle loswerden kann oder nicht. Eine solche Schuld wird Teil eines systemischen Verdiensthauptbuchs und kann, wenn überhaupt, nur durch Handeln und existentielle Übereinkunft aus dem Wege geräumt werden.

Das Symptom als Loyalitätsausdruck

Bei allen unbewußten Loyalitätsbindungen an die eigene Familie spielen »Krankheit« und »Symptom« eine Hauptrolle. Ein pathogenes Familiensystem wird von den regressiven Bedürfnissen aller Familienmitglieder aufrechterhalten – insofern ist jenes Mitglied, das sich als der offenkundige Symptomträger präsentiert, nur das Opfer seiner Loyalität: er gehorcht einem von allen Beteiligten getroffenen stillschweigenden Übereinkommen, nach dem kein Mitglied ein anderes durch persönliche Veränderung verletzen darf. Ein Kind mag durch seine Schulangst die regressiven Bedürfnisse der Eltern verdecken; ein Jugendlicher mag durch seine Kriminalität die gefährdete Ehe der Eltern, die abwechselnd einander mit Scheidung drohen, ins Lot zu bringen suchen. Man darf daraus logischerweise die Folgerung ziehen, daß der Symptomträger, meist ein Kind, mit zunehmender Besserung seiner Symptome wachsende Schuldgefühle entwickelt. Im existentiellen Sinne muß er, je mehr er für sich selbst Fortschritte macht, zwangsläufig um so mehr die Ordnung seiner menschlichen Welt verletzen. Dies ist noch wahrscheinlicher, wenn sein Therapeut ihm Verschwiegenheit verspricht und ein Sonderbündnis mit ihm eingeht, der Verrat an der Familie wird dadurch noch eindeutiger. Insoweit Übertragung gleichbedeutend ist mit vorübergehend angestrebter »Adoption«, verstärkt sie im Patienten das Gefühl, er begehe Verrat – mit der Folge, daß zu seiner (der Symptomverbesserung bereits inhärenten) existentiellen Schuld zusätzlich eine akute psychische Schuld hinzutritt.

Übrigens, unsere familientherapeutische Erfahrung hat uns gelehrt, daß so manches Familienmitglied, welches nach außen hin als Symptomträger in Erscheinung tritt, tief innen durchaus stark und gesund ist. Seine Rolle besteht darin, der gesamten Familie die Aufmerksamkeit der Außenwelt zu verschaffen und damit die mögliche Hilfe. Er kann unter Umständen der einzige sein, der tatsächlich etwas tut, was geeignet ist, eine wirksame Veränderung herbeizuführen. Hieraus erklärt sich auch, weshalb der zunächst offenkundige Symptomträger, der designierte Patient, so häufig zu einer besseren Prognose berechtigt ist als die im Grunde wirklich kranken Eltern oder angeblich »gesunden« Geschwister.

Übertragung in der Familie

In der Therapie ist Übertragung ein Kunstgriff, um das Reaktionsmuster eines Menschen zu verändern. Sie ist ferner eine Brücke zwischen meinen vergangenen und meinen gegenwärtigen oder künftigen Reaktionsweisen. In dem Maße, in dem ich Muster aus der Vergangenheit wiedererlebe und in der Beziehung zum Therapeuten ausagiere, kann ich den notwendigen Abstand von den alltäglichen Interaktionen gewinnen und damit beginnen, die Zyklen der ständigen »pathologischen« Wiederholungen zu durchbrechen. Übertragung ist ihrem Wesen nach keine kühle objektive erkenntnismäßige Erfahrung und auch keineswegs in erster Linie ein Verhaltens-Modifikationsprozeß, der dem Prinzip des Lernens entspräche. Übertragung ist ein emotional aufgeladenes Beziehungserlebnis.

Alle unsere emotional bedeutsamen Beziehungen sind in einen Übertragungskontext eingebettet, zumindest wenn Übertragung in einem erweiterten Sinn begriffen wird. Wenn ich mich in eine Frau verliebe, kann sie für mich ein Mutter-Übertragungs-

Objekt werden. Gestaltet sich meine Beziehung zu meinem Chef persönlicher, so werde ich mich wahrscheinlich dabei ertappen, wie ich Haltungen wiederhole, die ich als Kind meinem Vater, meinem älteren Bruder oder meinem Großvater gegenüber eingenommen habe. Wenn Therapeuten sich mehr mit Familien als mit Einzelpersonen beschäftigen, sehen sie sich bald in ein anderes Klima der therapeutischen Übertragung versetzt. Der Hauptgrund hierfür ist die Tatsache, daß Familienbeziehungen als solche bereits in einen Übertragungskontext eingebettet sind; der Familientherapeut kann in das bestehende Übertragungs-Beziehungssystem eintreten, ohne es in einem ausschließlichen »Arbeitsverhältnis« zwischen ihm und einem bestimmten Patienten erst schaffen zu müssen. In dem Maße, in dem der Therapeut Zugang gewinnt zu dem System unbewußter Familienbeziehungen, erreicht er eine Position, die gewiß ein besonderes Können erfordert; insbesondere aber erhält er auch, auf Grund der Wechselseitigkeit der familiären Bindungen, eine Fülle neuer Ansatzmöglichkeiten.

Seit Freud haben sich die Theoretiker der Psychoanalyse dafür interessiert, welche individuellen Faktoren störend sind für die Fähigkeit eines Patienten, eine intensive therapeutische Übertragung zu entwickeln. Das Vorhandensein dieser Fähigkeit wurde lange Zeit als wesentliche Voraussetzung jeglicher psychoanalytischen Behandlung betrachtet. Erst neuerdings wird auch der spontanen Fähigkeit bestimmter psychotischer Patienten zu symbiotischer Übertragung Aufmerksamkeit geschenkt. Der Analytiker richtet nun sein besonderes Augenmerk auf sich wiederholende regressive Beziehungshaltungen, und er bemüht sich, diese Haltungen in der Therapie zu verdichten in der Hoffnung, daß sich daraus eine technisch zu handhabende Übertragungsneurose entwickle. Der Familientherapeut verfolgt zwar dieselben Ziele, aber *innerhalb* der *Familien*beziehungen. Er muß untersuchen, von welchen Systemdeterminanten die innerfamiliären Übertragungsbindungen eines Menschen geprägt sind, und wie weit dessen Fähigkeit reicht, Beziehungshaltungen von seiner Familie auf Außenstehende zu »übertragen«. Wir beziehen nach Möglichkeit bei jeder Familie, die wir behandeln, Mitglieder der Herkunftsfamilie beider Eltern in die Behandlung mit ein. Häufig wird die Eltern-Großelternbeziehung zum Brennpunkt der Beobachtungen und zum Ansatzpunkt einer möglichen Intervention. Diese

Eltern-Großelternbeziehungen sind reich durchsetzt mit Rückkopplungsprozessen zwischen der gegenwärtigen sogenannten Realität und lang unterdrückten oder verdrängten frühkindlichen Sehnsüchten und Enttäuschungen.

Demonstration an einem klinischen Beispiel

Der Familientherapeut geht davon aus, daß regressive Verhaltensweisen zu den Hauptkomponenten jedes Familien-Loyalitätssystems gehören. Was immer ein Mitglied in die Familie investiert, indem es seine persönliche Entwicklung opfert, es wird ihm rückvergütet durch die Duldung, welche die übrigen Familienmitglieder seinen Regressionsbefriedigungen entgegenbringen. Diese subtile, zum Teil unbewußte Verflechtung der persönlichen Bedürfnisse mit dem familieneigenen Wertsystem begründet unsere Familienvertrautheit. Wenn aber – wie es bei der Behandlung eines einzelnen, bei der Psychoanalyse geschieht – das Ziel des Ausagierens auf dem Weg der Übertragung umgeleitet wird auf die Person des Therapeuten, dann erwächst daraus eine Behandlung eines einzelnen, bei der Psychoanalyse geschieht – das drohung ist nochmals größer, wenn es sich bei dem Patienten um ein Kind handelt; denn ein Kind befindet sich in der Regel in einer abhängigeren Position: es wird sorgsamer behütet als ein Erwachsener.

Selbst wenn wir absehen von Fällen extremer Parentifizierung, gibt es doch kaum ein Kind, dem nicht – ausdrücklich oder unausgesprochen – bedeutet wird: »Traue nie jemanden außer deiner Mutter!« oder: »Deine Mutter ist dein einziger wahrer Freund!«

Kennzeichnend für derartige Situationen ist folgender Fall eines zehnjährigen Jungen, der in einer Heim-Sonderschule untergebracht und von einem Psychoanalytiker derselben – erfolglos – behandelt worden war. Die Schulleitung, die uns hinzuzog in dem Bemühen, das überkommene Einzelbehandlungsmodell familientherapeutisch zu erweitern, schilderte das Problem des Kinds als irritierende motorische Verlangsamung und, damit einhergehend, als zwanghafte Fixierung auf Details. Das ganze Familienleben drehte sich um seine verlangsamten Reaktionen. Die Eltern berichteten, der Junge brauche stundenlang zum Zubettgehen, nehme seine Mahlzeiten wie in Trance ein und zögere unendlich lange, ehe er sich entscheide, auf welcher Seite des Schranks er sein Hemd aufhängen solle. Die Verzweiflung der Familie, ihr Wunsch nach Änderung und Abhilfe waren entsprechend dringlich. Nun, psychologische Tests ergaben, daß der Junge über eine gute Intelligenz verfügte, und wie die Untersuchung zeigte, war auch seine Motorik normal koordiniert. Die siebenjährige Schwester des Jungen war ein sehr aufgeweckt reagierendes, lebhaftes Kind. (Leider wurden über die Beiträge dieser »gesunden« Schwester zu dem pathogenen Familiensystem keine Daten gesammelt.)

Wir möchten hier nicht auf die innerpsychische Dynamik dieses Jungen eingehen, sondern uns auf beziehungsbedingte Faktoren konzentrieren. Die mit diesem Fall befaßten Sozialarbeiter berichteten, daß die Eltern intellektuell aktiv, aber emotional eher indifferent seien. Der Vater war Chemieprofessor, die Mutter hatte ursprünglich Sozialarbeiterin werden wollen, hatte dann aber Soziologie studiert. Sie war früher einmal wegen psychischer Störungen drei Wochen lang in einer Klinik gewesen und hatte sich danach einer neuropsychiatrischen Behandlung unterziehen müssen. Sie war geradezu verzweifelt entschlossen, das Problem ihres Kindes als im wesentlichen organischer Natur zu betrachten. Ihren Angaben zufolge hatte sie in der Klinik ein seelisches Trauma erlitten, da man dort, wie sie behauptete, versucht hatte, ihr das Gefühl zu vermitteln, sie sei eine »miserable Mutter«. Über ihre in einer anderen Stadt lebende Herkunftsfamilie, welche sie vor Jahren verlassen hatte, sprach sie nicht gern. Sie erklärte, sie besuche ihre kalten, »neurotischen« Eltern ein- bis zweimal im Jahr. Ihre Beziehung zu den Eltern war eher kühl, sie konnte sich ihnen gegenüber nicht ungezwungen geben. Sie erklärte, zu Fachleuten ebensowenig Vertrauen zu haben. Das einzige, was sie wollte, war Hilfe für ihren in seinen Funktionen eingeschränkten Sohn. Und doch pflegte sie, paradoxerweise, einmal wöchentlich ein nicht enden wollendes Ferngespräch mit dem Sozialarbeiter zu führen – über viele hundert Kilometer hinweg und für horrende Gebühren.

Die beruflich mit dem Fall Befaßten hatten den Eindruck gewonnen, daß der Vater des Kindes ein äußerst reserviertes und passives Familienoberhaupt sei, dessen einzige positive Reaktion sich bisher darin geäußert hatte, daß er der Einweisung des Jungen in eine Heim-Sonderschule zustimmte. Obgleich über die Rolle des Vaters in dem pathogenen Familiensystem wenig berichtet wurde, schien die Annahme berechtigt, daß diese isolierte Kernfamilie zu wenig Kraftquellen besäße, um menschliche Beziehungen lebendig zu gestalten. Die Voraussetzungen für eine subtile Parentifizierung der Kinder waren somit durchaus gegeben.

Der Therapeut des Jungen gab an, daß sich die betonte Verlangsamung des Jungen auch in der Schule bemerkbar gemacht habe und daß sie nur bei einer einzigen Gelegenheit nicht vorhanden gewesen sei, nämlich während eines Schulausflugs; da habe er seine Mahlzeit – in einer Raststätte – durchaus mit normalem Tempo verdrückt. Außerdem sei er damals den ganzen Tag über sehr vergnügt gewesen. Als die Familie den Jungen einige Monate später besuchen kam, veranlaßte er sie, mit ihm den gleichen Weg zu fahren, den der Schulbus genommen hatte, in der Hoffnung, seiner Familie ein ähnlich glückliches Erlebnis vermitteln zu können. Der Therapeut fügte hinzu, der Junge könne sich auch daran erinnern, das gleiche des öfteren zu Hause getan, das heißt, seine Eltern veranlaßt zu haben, dieselbe Strecke zu fahren, die er zuvor mit seinem Onkel in vergnügter Stimmung im Auto zurückgelegt hatte.

Bedenkt man, wie sehr es der Ehe der Eltern an emotionaler Wärme fehlte, dann muß die Fähigkeit des Jungen, zu »geben«, wahrhaft verblüffend wirken. In einem Kind den »Heiler« einer Familie zu sehen – zumal dann, wenn seine Symptome auf ein heftiges orales Verlangen und auf zwanghafte Analfixierung hindeuten –, mag gewiß als paradox erscheinen. Dennoch dürfen wir annehmen, daß die Eltern die Symptome ihres Kindes auszunutzen vermochten: sie erlaubten ihnen die Flucht vor den ungelösten Problemen mit ihren Herkunftsfamilien. Und auf existentieller Ebene trugen die fehlgesteuerten Lebensenergien des Kindes dazu bei, die festgefahrenen ehelichen Beziehungen der Eltern zu revitalisieren. Das kranke Kind sorgte für eine Tagesordnung, die als Kristallisationspunkt der schwachen Identitäten der Eltern diente.

Eine der Parentifizierung inhärente Befriedigung besteht darin, daß die Eltern ihr Kind unbewußt dazu benutzen können, ihren eigenen frühkindlichen Objektentzug wettzumachen. Frühkindliche Entbehrung kann, wie wir wissen, zu einem unstillbaren Bedürfnis nach symbiotischem Sichanklammern führen, wobei keinerlei Fähigkeit zu Individuation und Trennung entwickelt wird. Je stärker das Kind in seiner eigenen Symptomatik gefangen ist, von desto längerer Dauer ist die implizite Besitzbefriedigung für den Elternteil. Der Elternteil kann sich, wie wir oben gesehen haben, gegen die Einsicht seiner Abhängigkeit von der Krankheit seines Kindes durch starres Festhalten an der Überzeugung wehren, daß der Zustand des Kindes organische Ursachen habe. In dem oben geschilderten Fall war die Mutter, Berichten zufolge, von den ersten Lebensmonaten des Kindes an von der Idee besessen, ihr Kind habe einen organischen Schaden. Der Sozialarbeiter gab an, daß sich die langen Telefongespräche meist um das Problem drehten, ob der Zustand des Kindes organischer Natur sei oder nicht.

Auf einer tieferen Ebene verriet das Verhalten des Kindes ein hohes Maß an Sorge um seine Eltern. Durch verdeckte Botschaften muß ihm zu verstehen gegeben worden sein, daß seine Symptome für die Familie zwar schwer zu ertragen seien, daß seine

Krankheit es seiner Mutter aber erspare, sich ihrer eigenen Depression, ihrer Einsamkeit und ihren verletzten Gefühlen stellen zu müssen. Selbst in Fällen, in denen über die frühere Psychose oder die Konflikte eines Elternteils mit einem Kind niemals offen gesprochen wurde, ist das Kind dennoch besorgt – es reagiert auf die verspätete Enthüllung des Geheimnisses gewissermaßen, als sei ihm dieses bereits vertraut.

Wenn wir also unterstellen, daß die Homöostase des pathogenen Systems durch loyalitätsgebundene Regression und Entwicklungsstillstand gesteuert wird, müssen wir auch darauf gefaßt sein, daß das Schuldgefühl des Kindes in dem Maße zunimmt, in dem es seine Eltern im Stich läßt. Sich räumlich von ihnen zu trennen und sie mit ihren Sorgen und Kümmernissen allein zu Hause zurückzulassen, grenzt bereits an Illoyalität; würde sich zusätzlich noch eine Besserung der Symptome einstellen, käme dies einem seelischen Verrat gleich. Schuldgefühl wegen mangelnder Loyalität gegen die Familie ist nicht bloß Regressions-Fixierung, welche in einer verinnerlichten Situation verankert wäre; es wird jederzeit bekräftigt und bestätigt durch die zwischenmenschliche Realität der elterlichen Botschaften. Um sein Schuldgefühl unter der Toleranzschwelle zu halten und gleichzeitig seine Eltern zu beschützen, muß das Kind das System besänftigen, erstens indem es seine Symptome aufrechterhält, und zweitens indem es seinen Eltern dadurch zu helfen versucht, daß es alles, woran es im Leben Freude hat, mit ihnen teilt. Es wäre daher unrealistisch, vom Kind unverhältnismäßige Fortschritte zu erwarten, da diese doch zunehmende Illoyalität und damit einhergehende wachsende Schuldgefühle bedeuten würden.

Im oben geschilderten Fall schien unser Arbeitsmodell mit dem herkömmlichen Modell des Therapeutenteams der Schule unvereinbar zu sein. Das strategische Ziel der dortigen Therapeuten bestand darin, das Kind zu hinreichender Übertragung auf den Therapeuten zu bewegen, damit es seine eingeschliffenen Muster nach und nach auflösen und sich so unter Anleitung des Therapeuten neue Verhaltensmuster aneignen könnte. Wie man uns sagte, hat sich diese Therapie in zahlreichen Heimbehandlungsfällen als erfolgreich erwiesen; es wurde allerdings häufig berichtet, daß die Wirkung nach der Entlassung nicht lange anhielt. Der Einfluß der Familie scheint die vom Therapeuten herbeigeführte Veränderung wieder in ihr Gegenteil umzukehren, so, als sei die Billigung des Übertragungs-Elternteils (also des Therapeuten) antithetisch zu den Bedürfnissen und Wünschen des wirklichen Elternteils. Im vorliegenden Falle fühlten wir uns als Familientherapeuten im höchsten Maße frustriert durch den Mangel an Verfügbarkeit der Eltern, die das Kind nur viermal jährlich besuchten. Wie können wir als Berater unter solchen Umständen Methoden zur Veränderung des Systems vorschlagen? Wieder einmal erwies sich, welch schwerwiegendes Handikap die stationäre Behandlung für das Familientherapieverfahren ist.

Zusammenfassung

Die Logik unseres Loyalitätsmodells spricht dafür, die Übertragungssituation gezielt zu nützen, um beim Patienten Schuldgefühle abzubauen, welche ihm aus der Illoyalität gegenüber der Herkunftsfamilie erwachsen. Das strategische Motto muß also lauten: »Wie können du, der Patient, und ich, der Therapeut, als Team zusammenarbeiten, um deiner Familie zu helfen?« – und nicht: »Wie kann ich eine bessere Eltern-Ersatzfigur sein, damit du mich dazu benutzen kannst, emotional zu reifen?«

Im einzelnen folgt daraus, daß der Therapeut sich Hinweise verschaffen muß, wie das Kind seinen Eltern helfen kann. Das Kind mag sich solcher Möglichkeiten wider Erwarten bewußt und bestrebt sein, diese mit jemandem zu erörtern, der gewillt ist, seine Rolle als eifrig bemühter Familien-»Heiler« anzuerkennen. In solchen Situationen fällt es dem Therapeuten leicht, ein Bündnis zur Entwicklung von Strategien im Hinblick auf wirksamere Hilfe für die Familie anzubieten. In Fällen jedoch, in denen das Kind sich seiner Möglichkeiten als potentieller Familien-»Heiler« nicht bewußt ist, muß der Therapeut zunächst eruieren, welche Vorstellungen das Kind von seiner eigenen Rolle in der Familie hat, und es sodann zum Nachdenken ermutigen, indem er die verborgene Loyalität in dessen Sorge um die Familie ausdrücklich anerkennt. Setzt er den Einfluß, den er auf Grund seiner Rolle hat, in dieser Weise ein, dann kann der Therapeut den Loyalitätskonflikt, in dem sich das Kind infolge seiner übertragungsbedingten Ergebenheit befindet, erheblich mildern.

Wir unterschätzen keineswegs das therapeutische Ziel, die Selbständigkeit und funktionelle Leistungsfähigkeit des Patienten als Individuum zu steigern und zu verbessern. Während jedoch dieses Ziel in der traditionellen Einzeltherapie hauptsächlich auf dem Wege der Übertragungsbeziehung erreicht wird, schlagen wir eine zusätzliche Exploration vor: man ergründe die Loyalitätsimplikationen sowohl der Übertragungsinvestition als auch der darauffolgenden Symptombesserung.

Kurzum, der Familientherapeut kann sich nicht zufrieden geben mit der Auffassung, die therapeutische Übertragung sei losgelöst zu betrachten von allen Loyalitätsverpflichtungen innerhalb der Patientenfamilie, im Gegenteil, er wird wahrscheinlich die Familienmitglieder dazu ermuntern, nach neuen Wegen zu suchen, wie sie untereinander Bindungen eingehen könnten. Auf diese Weise mit einem offenen Beziehungssystem zu arbeiten, gibt dem Therapeuten sehr viel mehr Möglichkeiten, als ihm eine Berücksichtigung der Übertragungsbeziehung für sich allein bieten würde.

Die traditionelle Praxis, die therapeutische Übertragungsinvestition von den Familienloyalitätsbindungen losgelöst zu betrachten, setzt implicite eine Befreiung des Kindes von den sich wiederholenden Rückkopplungsmechanismen der Familieninteraktion voraus. Dem exklusiven Vertrauensbündnis zwischen Therapeut und Patient liegt die unausgesprochene Formel zugrunde: Mit meiner Hilfe kannst du deine pathogenen Kräfte, deinen Wiederholungszwang und (insbesondere wenn der Patient ein Kind ist) die Einflüsse deiner pathogenen Familienumwelt besiegen. Bezieht der Therapeut jedoch Familienloyalität als eine der Systemdeterminanten für den Wiederholungszwang in seinen Plan mit ein, dann muß er zwangsläufig auch das Wohl der Verwandten in seinen Vertrag für ein therapeutisches Bündnis aufnehmen. Allen Familienmitgliedern muß dann geholfen werden, um das größtmögliche Potential zur Veränderung in jedem einzelnen zu mobilisieren. Man mißtraut den Anzeichen, daß ein Kind oder ein Jugendlicher zornig bekundet, seine ängstlichen, hemmenden, Schuldgefühle erzeugenden, parentifizierenden oder infantilisierenden Eltern verlassen zu wollen! Wir ziehen es vor, nach der zugrundeliegenden schuldbelasteten Loyalität zu suchen und jene lähmende existentielle Schuld mit zu berücksichtigen, die sich aus jeder Illoyalität dem System gegenüber ergibt.

9 Familientherapie in Gegenwart von Großeltern, Eltern und Enkeln

Wenn man weiß, wie wichtig es ist, das Verwobensein des Individuums mit seinem Familiensystem zu untersuchen, dann ist man auch bereit, den Begriff »Familie« so zu erweitern, daß die Verflechtung einer Kernfamilie mit den beiden Herkunftsfamilien (einschließlich der angeheirateten Verwandten) deutlich wird. Aus der Gerontologie ist bekannt, und unsere klinischen Erfahrungen haben dies bestätigt, daß es keine isolierte oder allseits unabhängige Kernfamilie gibt. Weder haben die altgewordenen Eltern ihre erwachsenen Kinder oder Enkel verstoßen, noch haben die jüngeren Generationen ihre Vorfahren im Stich gelassen.

Die Natur dieser Beziehungen, insbesondere deren Intensität und Tiefe, ist in klinischer und therapeutischer Hinsicht ein bisher ungenügend erforschtes Gebiet. Zwar wurden in ein paar ausgewählten Fällen Großeltern in eine familientherapeutische Sitzung einbezogen, doch von einer Fortdauer der Behandlung und von deren Auswirkungen auf alle Familienmitglieder erfuhr man wenig. Wissenschaftliche Untersuchungen haben gezeigt und bestätigt, daß es verantwortliches Verhalten zwischen den Generationen in einem äußerlichen und materiellen Sinne gab und gibt: Man kümmert sich um die Alten in finanzieller und physischer Hinsicht. Aber mit der gefühlsmäßigen Qualität und Bedeutung dieser Beziehungen sowie mit ihren Auswirkungen auf jede einzelne Generation hat man sich klinisch noch kaum beschäftigt.

In diesem Kapitel wird an illustrativen Beispielen gezeigt, wie sich zunächst einmal die Herkunftsfamilie in den Augen einer erwachsenen Tochter oder eines Schwiegersohns ausnimmt. Es werden Techniken erörtert, die es der Familie erleichtern, die Großeltern bei therapeutischen Sitzungen zu akzeptieren und diese einzubeziehen. Ferner werden Zweck und mögliche Ziele des Erstgesprächs beschrieben. Wir gehen auch auf die Frage ein, wie dieses Erstgespräch vorbereitend auf die Sitzungen mit den jungen Eltern zu führen ist. Berücksichtigt werden außerdem die verschiedenen Formen der Kommunikation zwischen Kernfamilie und erweiterter Familie: Briefe, Gespräche am Telefon, gegenseitige Besuche. Wo immer es möglich war, haben die Autoren versucht, den tiefen und existentiellen Einfluß zu veranschaulichen, den die drei Generationen nach wie vor aufeinander ausüben.

Die Autoren behaupten, daß das wesentliche Band zwischen den Generationen die Loyalität sei, die auf dem Ausgleich der gegenseitigen Schuldigkeiten beruht. Diese Loyalität kann verschiedene Formen annehmen: physisches Umsorgen, Anrufen, Besuchen, Schreiben; sie kann sich als Interesse äußern, als Respekt, als Anteilnahme.

In früheren Jahrhunderten wurde über Loyalitäten und Pflichten von Familien und von Machthabern freimütig diskutiert, die Form der Schuldbegleichung war konkret festgelegt. Ob es sich um einen König oder einen Lehensherrn handelte, um den Bürgermeister einer Stadt oder das Oberhaupt eines Clans: das physische Überleben war sichergestellt, solange der ökonomische und politische Beweis der eigenen Loyalität erbracht war. Getreide und andere irdische Güter wurden automatisch mit den Mächtigen geteilt, man bezeigte ihnen Respekt und Untertanentreue.

In der Großfamilie von damals besaß das älteste männliche Familienmitglied alle Eigentumsrechte; es herrschte, weil die anderen Mitglieder ihm bedingungslose Loyalität entgegenbrachten. In heutigen Familien sind ökonomische Faktoren und Schutzfunktionen zwar immer noch wichtig, spielen aber längst nicht dieselbe Rolle wie die psychischen Bande. Familien, die es sich »leisten« können, tragen sicherlich bereitwillig die Verantwortung für das physische Wohlergehen ihrer Mitglieder, aber das Überleben des einzelnen ist nicht mehr abhängig von der familiären Unterstützung. Nötigenfalls springen kommunale oder staatliche Stellen ein und stellen die Versorgung der Kranken oder Alten sicher.

Selbst wenn Bindungen nach außen hin heruntergespielt oder geleugnet werden, bleibt ein Mensch doch zutiefst und unentrinnbar zur Rückerstattung empfangener Wohltaten verpflichtet und mit seinen Blutsverwandten verbunden. Der Kampf aller Erwachsener geht darum, ein Gleichgewicht zwischen alten und neuen Beziehungen zu finden: die Beziehungen zu den früher wichtigen Personen in die gegenwärtigen, engen Beziehungen, nämlich zum Ehepartner und zu den Kindern, zu integrieren.

Manche Kernfamilien sind gefühlsmäßig so mit einer der Herkunftsfamilien »verbunden«, daß sie nicht nur Tür an Tür mit einem der Elternpaare leben, sondern auch – wir kennen mindestens drei solche Fälle – ganze Verbindungs-Tunnels anlegen von einem Haus zum anderen, um eine einzige, große »glückliche« Familie zu bleiben. Die praktizierte Symbiose ist klar ersichtlich: individueller Durchsetzungswille, Ansätze zu physischer oder gefühlsmäßiger Trennung oder kritische Kommentare werden im Keim erstickt und als Zeichen der Undankbarkeit und der Illoyalität registriert. In einer dieser Familien wiesen die Mutter und ihre achtjährige Tochter die gleichen phobischen und hysterischen Symptome auf, und der Ehemann, der in Erziehungsheimen aufgewachsen war, fand sich damit ab, fünf oder sechs Abende der Woche mit seinen Schwiegereltern zusammen zu verbringen.

Andere Kernfamilien geben sich bewußt unbeteiligt, desinteressiert und unabhängig in bezug auf die beiden Herkunftsfamilien. Oft tun sie dann so, als handele es sich um »einvernehmliche« gegenseitige Ablehnung. Räumliche Entfernungen werden geflissentlich zur Verstärkung dieser Getrenntheit und völligen Unabhängigkeit benutzt. Solche Familien räumen zunächst vielleicht ein, daß ein gewisser Kontakt bestehe, doch sind Feiertagsbesuche, Telefonanrufe oder Briefe, wie sie erklären, von unpersönlicher oder oberflächlicher Art. Zur Entschuldigung dieser Gleichgültigkeit dienen auch religiöse Gründe oder Unterschiede des ethnischen oder politischen Hintergrunds.

Werden diese Familien zu Beginn der Behandlung über ihre Großeltern mütterlicher- und väterlicherseits befragt, so machen sie häufig zunächst meist geltend, man habe untereinander nur minimale Kontakte. »Wir wollen oder können auf niemanden zählen als auf uns selbst.« »Unser Problem ist nur, daß dieses Kind so gestört ist (oder so krank). Wenn das Kind nicht wäre, wäre alles in Ordnung.« So wie Eheleute sonst dazu neigen, ernsthafte individuelle und eheliche Schwierigkeiten hinter den

Problemen eines kindlichen »Indexpatienten« zu verstecken, so wird hier – bewußt – unbewußt – die starke Verstricktheit mit der Herkunftsfamilie zu verbergen gesucht.

Wenn die Therapeuten nun die Beziehungen zwischen den drei Generationen näher in Augenschein nehmen, lautet die übliche Antwort: »Da gibt es nichts zu diskutieren!« Wird die Familie nach Verbesserungswünschen gefragt, so ist die achselzuckende Erwiderung meist: »Hoffnungslos.« Bisweilen werden die Therapeuten sogar offen ausgelacht: »Das soll wohl ein Witz sein! Da kennen Sie meine Eltern (oder Schwiegereltern) aber schlecht – die waren von jeher unmöglich und werden es immer bleiben.« Oder: »Die sind so altmodisch, die würden das nie verstehen.« Zunächst mag vielleicht ein Ehepartner den Bemerkungen des anderen bereitwillig beipflichten; aber bei aller Bemühung, die Erkundungen des Therapeuten herunterzuspielen, ist unverkennbar, daß es sich um ein heikles Thema handelt – die Stimmen nehmen an Intensität deutlich zu. Waren die Kinder vorher unruhig oder laut, ist es jetzt mucksmäuschenstill im Raum. Es hagelt förmlich Rechtfertigungen für den »Nichtkontakt« mit der anderen Generation, und weitere Diskussionen über dieses Thema scheinen fürs erste unmöglich.

Ein oder mehrere Familienmitglieder mögen dann das Gespräch unverzüglich wieder auf ein Mitglied der Kernfamilie zurücklenken, welches die Hauptquelle aller Schwierigkeiten sei. Irgendeiner, gewöhnlich ein Kind, ist gegenwärtig das »schlimme«, enttäuschende, störende Objekt. Vom Standpunkt der Einzeltherapie betrachtet, haben dieses Kind oder diese Kinder in der Tat Probleme, mag es sich um kriminelle Angelegenheiten handeln, um Lern- oder Verhaltensprobleme in der Schule, um Bettnässen oder anderes. Alle von mehreren Seiten geäußerten Klagen über ein Individuum haben ihre Gültigkeit. Sogar das parentifizierte Kind, das noch bis vor kurzem gut und folgsam war und die Eltern im Haushalt unterstützt hat, indem es mithalf, Besorgungen machte oder Verantwortung für die Geschwister übernahm, macht vielleicht gerade eine Veränderung durch und wird als aufsässig, faul oder gleichgültig beschrieben.

Wie schon in früheren Kapiteln erörtert wurde, lassen diese Probleme lediglich die seelischen Schwierigkeiten eines Kindes erkennen; Familientherapeuten dagegen sehen in diesen »vorgezeigten« Symptomen auch ein Indiz dafür, daß im System der

Mehrgenerationenfamilie Probleme vorhanden sein müssen. Die These lautet, daß Symptome bei einem Kind zugleich auch repräsentativ sind für versteckte und ungelöste Konflikte zwischen mehreren Generationen derselben Familie oder zwischen beiden Herkunftsfamilien. Die Symptome einer Person können eine Maske sein, hinter der sich ernsthafte eheliche Schwierigkeiten verbergen; umgekehrt können eheliche Schwierigkeiten Probleme mit einem Kind tarnen.

Das Individuum und seine Familienbeziehungen

Im folgenden werden ungelöste Konflikte zunächst vom Standpunkt des Individuums aus erörtert, daran schließen sich generationenübergreifende theoretische und klinische Befunde an. Was die Familientherapie beschäftigt, sind die Loyalitätsverpflichtungen aller Familienmitglieder gegeneinander und die Rückerstattung der eigenen Schulden.

Ob die ersten Beziehungen im Leben eines Kindes (sei es in Wirklichkeit, sei es in der Phantasie) unbefriedigend oder ausgesprochen frustrierend waren, ob ein Elternteil oder beide Eltern nicht zur Verfügung standen, weil sie die Familie verlassen hatten oder gestorben waren: das Individuum behält unter Umständen das Gefühl der Wertlosigkeit und Unzulänglichkeit und der mangelnden Selbstachtung zurück. Wenn ein Abhängigkeitsbedürfnis nicht befriedigt und die Objektkonstanz gestört worden ist, bleibt dem Individuum die Sehnsucht nach Liebe, Achtung und Anerkennung. Diese unterschwellige Sehnsucht mag zwar geleugnet oder heruntergespielt werden und von Gefühlen wie Wut, Ressentiment, Ablehnung, ja sogar von einer gewissen emotionalen Erstarrung überlagert sein; trotzdem wird die Suche nach den guten, geliebten Objekten, auch nach dem Elternersatz, welcher Verständnis und Trost bietet und jedes Verhalten vollständig akzeptiert, niemals aufgegeben. Viele projizieren ihre Wut und Enttäuschung über die ursprünglich wichtigen Objekte nach außen, das heißt, auf den Ehemann oder die Ehefrau, auf ein Kind oder eine andere wichtige, jedenfalls verfügbare Person.

Alle Individuen erleben hin und wieder ambivalente Haltungen, aber die wesentlichen Aspekte der Ambivalenz sind nicht die Häufigkeit und Intensität solchen Verhaltens, sondern die immer gleichen grundlegenden Reaktionen in engen Beziehungen. Man kann seine Freunde und Arbeitgeber wechseln – entscheidend ist das Gefühl, von früheren und jetzigen Familienmitgliedern die angemessene Liebe, Annahme und Anerkennung empfangen zu haben. Doch ob die frühen Beziehungen nun als gut und liebevoll oder als schlimm, destruktiv und unangemessen erlebt wurden: das Individuum behält das Gefühl, zur Rückerstattung verpflichtet zu sein. Rückerstatten kann man seinen älterwerdenden Eltern in direkter Weise: freundlich, liebevoll und helfend. Rache für ungerechte Behandlung kann die Form der Mißbilligung, des Spottes, ja sogar der Vernachlässigung annehmen. Unter Umständen erfolgt die Rückerstattung an die eigenen Kinder, oder die Gefühle gegenüber den schlimmen und verhaßten Objekten der vorangegangenen Generation werden veräußerlicht und auf die eigenen Kinder projiziert.

Verliebtheit und eine frühe Heirat erneuern die Hoffnung, einen »idealisierten« Elternteil zu finden, der das bietet oder ersetzt, was man sucht und immer brauchen wird. Sind die Erwartungen und Anforderungen zu hoch, so kann es nicht ausbleiben, daß der Ehepartner zur Quelle von Frustrationen und Enttäuschungen wird. Die eigenen Kinder sind dann das nächste verfügbare Ziel.

Die meisten Eltern behaupten, daß sie entschlossen seien, ihren Kindern bessere Eltern zu sein, als ihre eigenen Eltern es für sie waren. Sie bagatellisieren vielleicht ihre eigenen Gefühle des Zukurzgekommenseins oder streiten sie ab und sind bemüht, ihren Sprößlingen »alles« zu geben. Was aber geschieht mit dem eigenen, unbefriedigten Hunger? Nach außen sind sie die allesgebenden, sich aufopfernden, märtyrerhaften Eltern. Dies löst nicht nur Schuldgefühle bei dem empfangenden Kind aus, welches meint, doppelt und dreifach zurückzahlen zu müssen, was es auf so selbstlose Weise erhalten hat; es wird sich auch für alle Zeiten genötigt fühlen, den Erwartungen seiner Eltern zu entsprechen.

Ihr Leben lang behalten solche Menschen das Gefühl einer Schuld oder Verpflichtung, die sich niemals einlösen läßt, selbst dann nicht, wenn sie sich von ihrer Herkunftsfamilie trennen, heiraten und eine eigene Familie haben. Und wenn Vater oder Mutter zur Eheschließung und Elternschaft drängen, dann kann das gleichzeitig besagen, daß das Kind ein undankbarer, verständnisloser Deserteur ist. (»Da ich dir doch soviel gegeben habe –

wie kannst du mich jemals verlassen, wo du mir soviel schuldest!«) Eifersucht auf den gewählten Ehepartner oder Ressentiment gegen ihn kann in gleicher Weise getarnt oder verharmlost werden. In manchen Familien sind die Schuldgefühle eines Kindes gegenüber den Eltern dermaßen stark, daß keinerlei Hoffnung besteht, hier könnte je etwas zurückerstattet werden. Die Kinder behalten ihre unverrückbare Position in diesen loyalen, von Schuldgefühlen beladenen Beziehungen für immer bei.

Auch andere wichtige Aspekte müssen in Betracht gezogen werden, so die Frage, wie man geben kann, wenn man selbst wenig empfangen hat. Zum Beispiel hatte eine junge Frau große Schwierigkeiten mit ihrem Freund, der einer anderen Religion angehörte als sie. Die Mutter schalt die Tochter wegen der religiösen Schwierigkeiten einer Mischehe. Wenn die Tochter jedoch über ihre kümmerliche Identifizierung mit der weiblichen Rolle und ihre sexuellen Schwierigkeiten sprechen wollte, wich die Mutter aus. Die Nichtidentifizierung mit der Mutterrolle und ihre eigene unbefriedigende Sexualbeziehung machten es der Mutter unmöglich, der Tochter beizustehen. Im übertriebenen Geben steckt häufig ein subtiles Ressentiment: »Mein Kind bekommt vielleicht mehr als ich, während ich immer noch hungrig bleibe.«

Im wesentlichen besteht ein solches »Geben« im Tun, im materiellen Geben und im Belehren; die persönliche Aussprache über private Kümmernisse hingegen findet nicht statt. (Damit ist nicht die Erörterung von Sexualerfahrungen zwischen den Generationen gemeint, sondern der Austausch über grundlegende Probleme einer Beziehung, etwa die der männlich-weiblichen Identifikation und der Geschlechtsunterschiede.) Das Kind mag undankbar scheinen und dieses Pseudogeben, diese Pseudobeziehung sogar ablehnen; der Vater oder die Mutter indes fühlt sich an die eigene Kindsituation erinnert und reagiert verletzt, wütend und deprimiert. Die früheren Sehnsüchte lassen sich nicht länger verleugnen oder verdrängen.

Beziehungen zwischen Kernfamilie und erweiterter Familie

Es kann sein, daß zwei Menschen jene einstige Hoffnung, geliebt, verstanden und umsorgt zu werden, in sich abzutöten versuchen. Dann aber, im Lauf ihrer Ehe, wird aus dem unterdrückten

Wunsch Resignation, und jeder der beiden Partner hat das Gefühl, in einer unerträglichen, schuldbeladenen Position gefangen zu sein. Manche Ehepartner beschreiben sich selbst als emotional erstarrt gegenüber ihrer Herkunftsfamilie.

Die Kinder solcher Familien werden zwangsläufig miteingestimmt in die unterschwellige Verzweiflung und Depression ihrer Eltern. Mehr noch: die ungelösten Konflikte zwischen der großelterlichen Generation und den Eltern sind ihnen bestens bekannt, auch wenn die Eltern sie vor ihnen geheimhalten wollten. Die Kinder kennen selbst Art und Ausmaß der ehelichen Kämpfe. Sie sind sich klar darüber, daß das, was in der Vergangenheit unerledigt geblieben ist, jetzt gegen sie ausgespielt und auf sie übertragen wird. Sie unternehmen endlose Anstrengungen, zu schützen oder als Gratifikationsobjekte verfügbar zu sein. Das parentifizierte Kind kann sich sogar noch im Erwachsenenalter bei den älterwerdenden Eltern »lieb Kind machen« oder sich ihnen »erkenntlich zeigen«. Brody und Spark (24, S. 83) nennen solche Kinder »Bürdenträger« (burden bearers): sie versuchen zu trösten und zu begütigen und ein guter, liebevoller Elternersatz zu sein. Andere Kinder sorgen für Leben, Kampf und Spannung, in der Hoffnung, die ausweglos stagnierenden, wachstumshemmenden Momente in der Ehe ihrer Eltern zu überwinden. Diejenigen, die diese Rollen meiden oder solchen Familiensystemen zu entfliehen suchen, werden unerbittlich zu Sündenböcken abgestempelt, es sind die »schlimmen« oder »verrückten« Kinder. So schiebt das eine Kind seine Reifung auf, während das andere darum kämpft, aber von der Familie, welche sein Verhalten mißdeutet und als illoyal auslegt, an dieser Reifung gehindert wird.

Alle Familienbeziehungen werden geprägt durch gewisse Tatsachen: der Säugling ist eine bedürftige, hilflose Person; der Mann und Vater ist der Verdiener und Beschützer. Mit dieser Realität und mit der Übertragung haben es die Familientherapeuten bei allen engen Beziehungen zu tun. Ob man sich gegen die Eltern illoyal verhält oder nicht – es bleibt die Tatsache, daß diese eine Rückerstattung in der einen oder anderen Weise erwarten. Wird sie verweigert oder gering geschätzt, so entsteht unterschwellig ein Schuldgefühl. Auf dieses Ziel – das reale Ausbalancieren der Verpflichtungen gegenüber der Herkunftsfamilie, dem Ehegatten und den Kindern – müssen die Familientherapeuten ihre Arbeit richten. Um ihrer Rolle als Vermittler zwischen den Generationen gerecht zu werden, müssen sich die Therapeuten bei ihrer Arbeit auf Kernfamilien und erweiterte Familien konzentrieren. Zu untersuchen ist das Ineinandergreifen von Geben und Nehmen zwischen Individuum, Kernfamilie und beiden Herkunftsfamilien.

Angeheiratete Verwandte als Gleichgewichtssystem

Besonders wichtig bei alledem ist, ob zwischen dem System der Herkunftsfamilie und dessen »angeheiratetem« System Eintracht besteht oder Disharmonie.

Jedes Familiensystem hat sein eigenes Aktionsmuster bei der Kontaktnahme, beim gemeinsamen Tun oder Reden: Geben und Nehmen gehorchen der Absicht, liebevoll miteinander zu sein (ein Aspekt, dessen Bedeutung für die Behandlung man erst allmählich erkennt). Zwei Fremde lernen einander kennen, verlieben sich und heiraten. Nun heißt ein altes Witzwort: »Ich habe *dich* geheiratet und nicht deine Familie« – doch wie die klinische Erfahrung lehrt, ist ebendies unmöglich: den Lebenspartner »ohne Anhang« gibt es nicht.

Jeder angeheiratete Verwandte wird als Eindringling empfunden, und die schöne Redensart: »Wir haben einen Sohn (eine Tochter) gewonnen« ist bestenfalls ein frommer Wunsch, die Wirklichkeit sieht anders aus. Jenseits der Spekulation, ob die Jungverheirateten sich ergänzen und stützen, bleibt immer noch die nicht unbedeutende Frage, ob und wie die Herkunftsfamilien einbezogen oder ausgeschlossen, ob und wie die beiderseitigen Großeltern akzeptiert und unterstützt werden. Der einen Herkunftsfamilie fällt es womöglich leicht, Zuneigung und aggressive Gefühle auszudrücken, die andere hingegen mag zurückhaltender sein, dabei nicht minder liebevoll und hilfsbereit. Es gibt Familien, die verläßlich, um sozialen Aufstieg bemüht sind, aber weder viel »Nestwärme« zu geben noch verbal aus sich herauszugehen vermögen. In anderen Familien wiederum geht es desorganisiert, systemsprengend zu, bis hin zu mehrfachen Scheidungen.

Verhalten sich die einen Familienmitglieder übermäßig symbiotisch, beschützend, ja, schier erdrückend, so legen die anderen Wert auf Distanz, Überkorrektheit und scheinbar totale Unabhängigkeit.

Gegensätze scheinen sich anzuziehen, und doch können im engen familiären Kontakt gerade diese entgegengesetzten Attribute zur Quelle aller Irritation und Mißhelligkeit werden. Verglichen mit dem, was man sich erhofft hat und vielleicht gebraucht hätte, wirkt der Lebensstil der Familie des Ehepartners schlechterdings inakzeptabel, weil er sich von der eigenen Welt allzusehr unterscheidet. Aus dem angeheirateten Verwandten und dessen »Leuten« werden binnen kurzem die Sündenböcke in einem Familiensystem; die Wertvorstellungen, der Lebensstil der »anderen« stoßen auf Kritik, Geringschätzung, ja, Ablehnung. Spätestens dann, wenn es um pekuniäre, berufliche oder religiöse Fragen geht, kommt diese unterschwellige Dynamik deutlich zum Ausdruck.

Dieses Buch beschäftigt sich mit dem Ausbalancieren von Loyalitäten und mit der Schuldabgeltung in Familien: Wer tut was für wen? Wie wird es erlebt? Wer erstattet was und wann? Man kann dies in verschiedenartige Begriffssysteme übersetzen, zum Beispiel in ein Gerechtigkeitssystem oder in ein System der Verdienstbilanzierung: »Ich habe die besten Jahre meines Lebens für meinen Mann, für meine Kinder geopfert, und was habe ich dafür bekommen?« In jeglicher Ethik gibt es das Kredo: wie ich gebe, so soll mir gegeben werden.

Die an uns überwiesenen Familien machen oft den Eindruck, als ob sie sich in einem Zustand der Trauer oder des emotionalen Bankrotts befänden. Normalerweise wird nun der Begriff des familiären Gleichgewichts, der Familienhomöostase, benutzt, um den aktuellen Zustand einer Kernfamilie zu bezeichnen. Wir aber halten dafür, diesen Begriff so zu erweitern, daß er nicht nur den Loyalitäts- und Schuldenausgleich zwischen zwei Generationen einschließt, sondern auch das Gleichgewicht zwischen mehreren Generationen samt allen angeheirateten Verwandten.

Die klinischen Beispiele in diesem Kapitel verraten nicht nur, wie oft das familiäre Mit- und Gegeneinander beherrscht ist von Wunschdenken und Projektion, sie zeigen auch, wie das Bemühen, mit den unerledigten Konten und verborgenen Verpflichtungen ins reine zu kommen, wieder und wieder scheitern muß. Ein besonders faszinierendes Phänomen ist dabei der Wunsch, von den Schwiegereltern »adoptiert« zu werden – ein Bestreben, welches oft die sonderbarsten Blüten treibt, bis hin zu gänzlich übertriebenen Forderungen an die Schwiegereltern. Dieses Verhalten kann freilich auch der Verteidigung dienen, um sich nicht der Verantwortung stellen zu müssen, welche die eigene Herkunftsfamilie auferlegt. Ein doppelter Schlag mag es dann für das verheiratete Paar sein, wenn der »Adoptionsmythos« plötzlich auffliegt, weil die Schwiegereltern sich solcher Vereinnahmung entziehen.

Großeltern in der Therapiestunde

Bei unseren Bemühungen, die Großeltern, wann immer dies möglich war, in die therapeutischen Sitzungen einzubeziehen, galt es verschiedene wichtige Momente zu beachten, auf die wir noch ausführlich eingehen werden. Unvermeidlich kommen zwischen den Generationen Gefühle des Ärgers und der Verstimmung zum Ausdruck. Solche Konfrontationen bieten sicher günstige Gelegenheit, mit dem Abbau all dessen zu beginnen, was auf die »Gegenseite« projiziert worden ist.

Was hierbei freilich niemals passiert, das ist die Umkehrung des generationsbedingten Respektverhältnisses: Ein alter Elternteil, auch wenn er zunehmend abhängig oder körperlich hinfällig wird, bleibt immer noch der Vater oder die Mutter – oder, wie Spark und Brody es formulieren: »Emotionell verharren die erwachsenen Kinder, auch wenn sie selbst schon sehr alt sind, in der Beziehung des Kindes zu den Eltern. Die Kinder werden nie die ›Eltern‹ ihrer Eltern« (80, S. 200).

Häufig wird angenommen, ein alter Mensch könne seine Lebensauffassungen, auch seine Einstellungen zur Familie, nicht mehr verändern. Tatsächlich haben die Großeltern jedoch häufig weniger festgelegte Einstellungen und Anschauungen als ein jüngeres Familienmitglied.

Die Enkel, die vielleicht die Hauptlast der negativen Übertragungsgefühle eines oder beider Elternteile getragen haben, sind auf eine Versöhnung mit den Großeltern sehr erpicht. Diese Versöhnung hilft ihnen nicht nur, sich aus der Rolle des Sündenbocks oder des parentifizierten Kinds zu befreien, sie gibt ihnen zudem Hoffnung, die Konflikte mit den Eltern ein für allemal aus der Welt zu schaffen. Häufig hängen die Kinder an den Großeltern, haben sich diese Anhänglichkeit aber versagt, weil sie Rücksicht auf die Eltern nehmen und sie schützen wollten.

Übertriebene Zuwendung im Umgang mit den eigenen Kindern kann einhergehen mit Vernachlässigung und Gleichgültigkeit gegen die physischen und emotionellen Bedürfnisse der alten Eltern. Das daraus entstehende destruktiv-feindselige Verhältnis führt dazu, daß sich keiner seiner Verpflichtungen in einer Weise entledigen kann, die seinem Alter oder seiner Lebensphase entspräche. Die Alten werden »links liegengelassen« und empfinden Eifersucht und Verstimmung gegenüber den Enkeln. Die jungen Erwachsenen erhalten weder von den Eltern noch von den Kindern die notwendige Unterstützung und Anerkennung. Die Kinder aber haben Schuldgefühle, weil sie etwas von ihren Eltern überreichlich empfangen oder nehmen, das ihrer Meinung nach mit den Großeltern geteilt werden sollte. Die jungen Erwachsenen wiederum haben das Gefühl, daß Eltern und Kinder undankbar seien. Kurzum, das »Kontobuch« ist unausgeglichen, und alle drei Generationen sind die Leidtragenden.

Die Loyalitätsgefühle werden, auch wenn dies dem jungen Erwachsenen häufig nicht bewußt ist, im System der Kernfamilie aufs neue erlebt und ausagiert. Solange sich der junge Erwachsene dies nicht klarmacht, die unterschwelligen Schuldgefühle nicht aufdeckt und ändert, vergangene Verpflichtungen nicht anerkennt oder begleicht, wird er ständig Schwierigkeiten haben, Loyalität gegenüber dem Ehegatten und den Kindern zu üben.

Zusammenhänge, von denen bisher angenommen worden war, daß sie im Unbewußten verborgen lägen und sich nur in Träumen und ähnlichen seelischen Mechanismen manifestierten, erscheinen jetzt in einem anderen Licht: Die alten Eltern, die erwachsenen Eltern und die Kinder sind sämtlich Übertragungsobjekte für den infantilen Hunger.

Statt sich bloß mit dem Problem zu befassen, auf welche Weise infantile Strebungen auf einen Einzeltherapeuten übertragen werden, versucht der Familientherapeut die regressiven und negativen Verhaltensweisen »in vivo« für eine Neugewichtung und Veränderung der Familienbeziehungen nutzbar zu machen.

Was die Alten nützen

Die erste Reaktion auf unseren Vorschlag, die Großeltern in die therapeutischen Sitzungen einzubeziehen, war wie erwähnt meist negativ: »Das würde überhaupt nichts bringen!« – »Hoffnungslos!« – »Nein, die wären gar nicht dazu bereit!« Wir mußten die Erfahrung machen, daß sich die alten Eltern in der Tat oft übergangen fühlen. Die Therapie wird sogar als Störung gesehen, als Faktor, der zur weiteren Entfremdung führen kann. Als wir unsere Familien baten, ihre Eltern direkt zu befragen, stellten sie fest, daß diese durchaus bereit waren zu kommen. Die jungen Erwachsenen konnten selbst entscheiden, bei welchen Sitzungen ein Elternteil oder beide Eltern dabeisein sollten und ob auch der Ehegatte hinzuzuziehen sei. Die alten Eltern kamen nicht nur, weil sie ihren erwachsenen Kindern und den Enkeln immer noch behilflich sein wollten, sondern auch deshalb, weil sie selbst unglücklich waren über die jetzige oder die frühere Beziehung.

Zunächst mag es zu Vorhaltungen kommen, mitunter auch zu Zwietracht und gegenseitiger Beschuldigung – eine Situation, die man als »Frontbeziehen« der Generationen bezeichnen könnte. Mit Hilfe der Therapeuten sollte diese Phase im allgemeinen nicht lange andauern, denn es ist wichtiger, die Grundsätze der Soll-und-Haben-Buchführung zwischen den Generationen zu erfassen. Der Therapeut erkundigt sich nach dem früheren Leben des alten Vaters oder der alten Mutter, oder diese begehren spontan von ihm Trost und Ermutigung angesichts ihrer früheren Entbehrungen. Auf diese Weise kann das »Vorwurfs-Syndrom« auf ein Minimum begrenzt werden, und die Familienmitglieder haben es leichter, ihre alten Eltern auf eine »erwachsenere« Art und Weise zu sehen. Der junge Erwachsene empfindet nicht länger hilflosen Ärger oder fühlt sich ungerecht behandelt, wie dies bisher der Fall gewesen sein mag, sondern es eröffnet sich ihm eine neue Dimension. Wie wir schon bemerkt haben, findet eine Umkehrung des generationsspezifischen Abhängigkeitsverhältnisses nicht statt; der junge Erwachsene wird vielmehr damit konfrontiert, daß er für seine Eltern in anderer und vielleicht verantwortungsvollerer Weise sorgen muß, als er dies selbst erfahren hat.

Dank der Familientherapie werden Kinder, die jetzt selbst Kinder haben, in die Lage versetzt, sich mit ihren alten Eltern besser zu identifizieren; Meinungsverschiedenheiten können bereinigt und frühere emotionale Schulden und Verpflichtungen eingelöst werden, sei es verbal oder durch Gesten, sei es durch ein faktisches, wenn auch nicht notwendigerweise materielles Geben. Jede Generation bekommt die Gelegenheit, ihren Groll und ihre Klagen vorzubringen. Das letzte Ziel jedoch ist, eine neue Beziehungsebene zwischen den Generationen aufzubauen. Dies kann erreicht werden durch Klärung und Modifikation bestimmter eingefahrener Einstellungen, wichtiger ist jedoch eine Verhaltensänderung.

Interessanterweise sind Schwiegersöhne oder Schwiegertöchter nicht minder als die erwachsenen Kinder an jeder erdenklichen Form der Versöhnung meist stark interessiert. Sie äußern sich in aller Regel sehr direkt und offen über die intensiven Konflikte zwischen den Generationen, empfinden aber auch die Liebe, die Kränkungen und Verzweiflungen jeder Generation. Im allgemeinen kommen die Kinder nicht los von dem Gefühl, daß sie es sind, die für die »Vergeltung« herhalten müssen; sie sind daher darauf bedacht, daß die Großeltern ebenso wie sie selbst endlich herausfinden aus dem familiären Dilemma.

Gleichgültig, welches Rachebedürfnis eine Person empfunden haben mag oder immer noch empfindet: das therapeutische Ziel ist nicht bloß Eingeständnis, Aufeinanderprall, offener Ausdruck und damit Fortdauer der negativen Beziehungen, sondern es richtet sich auf Klärung und Rekonstruktion der Beziehungen. Dem jungen Erwachsenen und seinen Eltern bietet sich die Gelegenheit, destruktive »Kettenreaktionen«, wie sie schon über Generationen fortdauern mögen, aufzubrechen. Das mögliche tiefe Verständnis auch beim jüngeren Kind zeigt sich in folgender Szene:

Eine junge Frau klagte in der Therapiestunde, wie schrecklich ihre Mutter nun geistig nachlasse, und führte als Beweis hierfür an, die alte Dame sei nicht mal mehr fähig, sich ihre Kleidung selbst auszusuchen. Erst kürzlich habe sie zwei Mäntel gekauft und von den Mitbewohnern im Appartement-Haus zu wissen verlangt, welcher von beiden ihnen besser gefalle. Der Dreizehnjährige, der dies mitanhörte, meinte: »Das ist doch ganz einfach: Sag Oma, in welchem Mantel sie am besten aussieht, und bring den anderen ins Geschäft zurück. Das hat sie doch früher auch immer für dich getan!«

Die Kinder sind sich klar darüber, daß die Beziehung zu den Eltern sehr viel offener von Liebe und Geben geprägt sein könnte, wenn es den Eltern gelänge, einige ihrer Konflikte mit den Großeltern zu lösen. In einer Familie sprachen die jungen Eltern höhnisch und verächtlich von ihren »Alten« und konnten sich dann nicht erklären, warum die eigenen Kinder sich über sie lustig machten!

Einige Beispiele aus Sitzungen

Die folgenden Auszüge aus Sitzungsprotokollen haben wir nach unterschiedlichen Gesichtspunkten ausgewählt: Brachte die Therapie das eine Mal erwachsene Söhne und ihre Mütter zusammen, so das andere Mal erwachsene Töchter und beide Eltern. Außerdem sollen die Zitate veranschaulichen, welch unterschiedliche Beziehungstypen vorkommen können. Wir hoffen, daß das Material geeignet ist, dem Leser den Unterschied vor Augen zu führen, welcher zwischen einer einzeltherapeutischen Exploration und dem unmittelbaren Generationendialog im Beisein des Familientherapeuten besteht. (Die Großeltern waren meist zwischen fünfzig und siebzig Jahre alt, die jungen Erwachsenen zwischen dreißig und fünfzig.)

Protokoll der ersten Familie

Die Familie L. kam ursprünglich in die Behandlung, weil ihre drei Kinder dauernd Streit untereinander und auch mit den Eltern hatten. Ein dreizehnjähriger Sohn trieb aktiv Sport, war im Debattierklub seiner Schule und verbrachte vier bis fünf Stunden täglich mit Schularbeiten. Der elfjährige Sohn hatte keine Freunde; nach der Schule brachte er seine Zeit damit hin, der jüngeren Schwester nachzulaufen und sie beim Spielen mit ihren Freundinnen zu stören, oder er vertrieb sich den Abend damit, sie zu kitzeln und mit ihr zu raufen.

Die Eltern zankten sich ununterbrochen über Geldfragen und die Kinder, fielen aber vor allem über die beiderseitigen Herkunftsfamilien her. Frau L. war der Meinung, aus einer perfekten, »feinen« Familie zu stammen, im Gegensatz zu ihrem Mann, in dessen Familie man sich laut und deutlich stritt, sich aber bald darauf wieder versöhnte. Herr L. beteuerte wieder und wieder, daß keine Familie so ideal sein könne, wie seine Frau es von der ihren behauptete. Er gab zwar zu, daß ihre Familie der seinen an Bildung, Reichtum und Manieren überlegen sei, meinte aber, sich seiner Herkunft nicht schämen zu müssen.

Da die Mutter von Frau L. im Nachbarhaus wohnte, gab es regelmäßige Kontakte zwischen ihr und der Familie. Ohne die Zustimmung ihrer Mutter traf Frau L. keine Entscheidungen und tätigte auch keine Einkäufe.

Wir schlugen Frau L. vor, die Mutter zu einigen Sitzungen mitzubringen, da immerhin Grund zu der Annahme bestand, daß sich die Überidealisierung ihrer Herkunftsfamilie störend auf ihre Pflichten als Mutter und Ehefrau auswirke. Alle Schuld, sowohl was die eigenen wie was die Schwierigkeiten ihrer Kinder betraf, suchte sie bei ihrem Mann.

Es folgen nun Auszüge aus vier Sitzungen: zwei mit der Großmutter mütterlicherseits und der Tochter, die dritte und vierte mit Mann und Frau.

Sitzung Nr. 1: Celia L. und ihre Mutter (Frau K.)

Celia: Ich habe meiner Mutter gesagt, daß wir an einem toten Punkt angelangt sind – sie weiß, daß ich über meine Ehe und die Kinder unglücklich bin.

Mutter: Meine Mutter hat bei uns gewohnt. Ich war das einzige Kind, als sie Witwe wurde, also zog sie zu uns. Sie hat sich mehr um meine Tochter gekümmert als ich.

Celia: Ich fand es entsetzlich, daß ich mit meiner Großmutter in einem Zimmer schlafen mußte, bis ich zehn war. Mutter, ich bin kalt und frigide und habe keinen Verkehr mit meinem Mann. Einmal habe ich von meiner Großmutter geträumt, wie sie ein wunderschönes Nachthemd anhatte und mich an sich drückte – ihr ganzes Leben bestand darin, mich zu hegen und zu pflegen.

Mutter: Der Lebensinhalt meiner Mutter war ich.

Celia: Du hast ihr soviel zu verdanken, und bei mir konntest du nicht mal babysitten – dazu warst du zu fein. Ich war froh, als meine Großmutter starb, weil ich dann mit meiner Mutter reden konnte. Ich muß ein ungezogenes, schlimmes Kind gewesen sein. Sie ergriff Besitz von mir, und du hast einfach danebengestanden, Mutter. Wenn ich meine Mutter verlöre, würde meine ganze Welt zusammenbrechen. Ich habe dauernd diese gräßlichen Träume; irgendwer will meinen Kindern etwas antun, und ich beschütze sie. Als Kind war ich dick und gegenüber Gleichaltrigen sehr verschlossen.

Mutter: Ich werde niemals mit meiner Tochter über meine eigenen Sorgen und Nöte sprechen.

Celia: Als mein Vater starb, ging mir eine Welt kaputt. Damals war ich vierzehn. Ich war häßlich und zu meiner Großmutter ekelhaft. Alles drehte sich um meinen Bruder. Mir hat es schon immer an Selbstvertrauen gefehlt. Ich hatte ein leeres Leben – schon meine Kindheit war eine einzige Leere.

Sitzung Nr. 2: Celia und ihre Mutter

Celia: Ich hatte ein Telefongespräch mit meiner Mutter, weil sie meinte, das alles hätte sich zu einem Riesen-Trara ausgewachsen.

Mutter: Hysterisch warst du. »Mutter, hilf mir doch!« hast du geschrien!

Celia: Warum bin ich so unglücklich? Habe ich denn meinen Mann nur aus Enttäuschung geheiratet?

Mutter: Du willst dich immer nur an das Schlechte erinnern.

Celia: Großmutter hat sich in mein Leben gedrängt. Wie haben sich denn du und Daddy gestritten?

Mutter: Erst, nachdem ihr Kinder im Bett wart. Meine Eltern haben sich niemals in meiner Gegenwart gestritten.

Celia: Was hältst du von meiner Beziehung zu meinem Bruder, war die nicht unnormal? Warum bin ich sexuell so kalt?

Mutter: Welchen Platz nehmen deine drei Kinder ein? Ich frage mich, ob das dritte Kind nicht ihrer Gesundheit geschadet hat.

Celia: Mutter, warum bin ich unnormal? Ich war ein Nichts – wenn mein Bruder Freunde zu Besuch hatte, durfte ich nicht einmal ins Wohnzimmer.

(Die Therapeuten fragen die Mutter, ob sie ihr Leben als Ehefrau und Sexualpartnerin für erfüllt halte. Falls nein, sei sie vielleicht nicht imstande, ihrer Tochter etwas zu geben, das sie selbst nicht erfahren habe.)

Mutter: Du hast deinen Mann weggestoßen, indem du ihm gesagt hast, daß du ihn nicht liebst. Eine Frau sollte nachgeben, und das tust du nicht.

(Die Therapeuten ermutigen die beiden Frauen zu dem Versuch, noch weitere persönliche Gefühle auszutauschen. Frau K. sagt, sie wisse, daß ihre Tochter sie brauche, aber sie klage niemals jemandem das Leid, das sie die meiste Zeit ihres Lebens erfahren habe.)

Sitzung Nr. 3: Steve und Celia (Ehepaar)

Celia: Als ich von ihr wegging, war ich eine viel erwachsenere Frau – meine Mutter ist eigentlich keine richtige Frau. Ich muß mich nach jemand anderem umsehen, der mir hilft. Sie sagte nach der letzten Sitzung zu mir, Sex sei wie eine bittere Medizin ... um die Ehe in Gang zu halten ... neunzig Prozent aller Frauen hätten keinen Spaß daran. Sie meint es ehrlich mit mir, aber sie ist wie eine Freundin. Es befriedigt mich nicht, ein Roboter zu sein ... Mein Mann kann mir das nicht geben.

Steve: Meine Schwiegermutter ist überzeugt, daß meine Frau durch die Therapie noch verrückt wird, indem man ihr weismachen will, daß es so etwas wie sexuelle Erfüllung gibt. Aber das stimmt nicht. Ich habe Celia seit zwei Wochen nicht angerührt. Sie hat immer zu mir gesagt, sie fände mich abstoßend. Ich kann sie dazu bringen zu reagieren, besonders wenn wir in Urlaub sind, aber zu Hause läuft bei ihr gar nichts.

Celia: Ich habe Angst vor ihm. Erst beschimpft er mich, und dann will er Sex, das kann ich nicht. Manchmal habe ich ein physisches Bedürfnis nach Sex, aber nicht, wenn ich zu Hause bin ... Meine Großmutter hat all die Jahre neben mir geschlafen; wegen Krebs waren ihre Brüste amputiert, und sie sah abstoßend aus. Als sie starb, war ich gemein zu ihr. Es hat mir leid getan; nein, es hat mir nicht leid getan.

Sitzung Nr. 4: Steve und Celia

Steve: Sehr ungewöhnliche Woche, obwohl es starke Reibereien zwischen den Kindern gab.

Celia: Ich war meinem Mann näher als sonst, und trotzdem war er nicht anders. Er ließ mich fühlen, daß er mich braucht. Was die Beziehung zu meiner Mutter betrifft, so hatten Sie recht. Ich fühle mich jetzt wie eine emanzipierte Frau. Ich bin nicht mehr so abhängig wie früher. Ich rufe sie nicht mehr soviel an. Früher hatte ich immer das Gefühl, an die Wand gedrängt zu werden . . . Dasselbe Gefühl hatte ich immer bei meiner Großmutter.

Steve: Die Kinder sind es gar nicht gewöhnt, daß wir uns so nahe sind; manchmal habe ich den Eindruck, daß sie versuchen, diese Nähe zu zerstören . . . Sie sind nicht gewöhnt, uns so zu sehen.

In den beiden Sitzungen mit Celia und ihrer Mutter wurde geleugnet und gestritten, es gab gegenseitige Projektionen und Vorwürfe. Die symbiotische Bindung trat zutage, die zwischen Mutter und erwachsener Tochter besteht. Es wurden sogar Anspielungen auf die Urgroßmutter gemacht sowie auf den Einfluß, den sie heute auf die vierte Generation ausübt. In früheren Sitzungen hatte Celia ihre übertriebene Abhängigkeit von ihrer Herkunftsfamilie beschrieben. Doch blieb diese Haltung unangetastet, da Celia ihre Gefühle und Einstellungen aufspaltete: die Mutter wurde idealisiert, während die mütterliche Großmutter das verhaßte, erstickende und verschlingende böse Objekt war. Ihre Mutter manipulierte ein Bündnis mit der Tochter, anstatt das zu sehen, was der Beziehung fehlte. Daß Celia unglücklich war, schob die Mutter auf den Mann oder auf die Geburt eines Kindes. Sie weigerte sich nicht nur, mit der Tochter über ihre eigenen früheren Sorgen und Nöte zu sprechen, sondern behandelte Celia sogar weiter als Kind, das nicht imstande war, für sich selbst zu denken oder Entscheidungen zu treffen. Umgekehrt blieb Celia in übertriebener und ambivalenter Weise für die Mutter verfügbar.

Bei der Beschreibung ihrer Einstellung zur Sexualität war Celias Mutter aufrichtig: Das, was sie nicht erfahren hat, kann sie nicht als lustvoll darstellen. Ein anderes Märchen, das unbedingt der Durchleuchtung bedurfte, war die Behauptung, Celias Herkunftsfamilie sei der ihres Mannes überlegen. Natürlich haben alle Familien ihre eigenen menschlichen Schwächen und Grenzen.

Oberflächlich betrachtet hat es den Anschein, als sei Celia

lediglich übertrieben abhängig von der Zuwendung der Mutter und erhebe auf diese zu große Ansprüche. Ihre Mutter sah den Sündenbock im Ehemann und seiner Herkunftsfamilie, die sie als minderwertig, ungeschliffen und allzu gefühlsselig einstufte. So gelang es Frau K., ihre Tochter in dem alten Loyalitätssystem festzuhalten: »Wir sind eins.« Damit war die Untersuchung der Frage verhindert, wie es um das echte »Geben und Nehmen« in ihrer Familie stand. Es scheint jedoch, als sei die Mutter in ihrem Leben genausosehr Opfer gewesen, wie es Celia jetzt von sich glaubt. Obenhin wurde die Mutter als die Gebende wahrgenommen – in materieller Hinsicht ebensosehr wie im Hinblick auf Zeit und Interesse. Obwohl Celia nun eine junge Erwachsene mit eigenen Kindern war, gab es in ihrer Beziehung zur Mutter keine Gegenseitigkeit. Celia blieb in einer infantilisierten Position und sehnte sich noch immer nach einer anderen Art von Nähe, als die Mutter ihr zu geben geneigt war: »Ich werde niemals mit meiner Tochter über meine eigenen Sorgen und Nöte sprechen.«

In der nächsten Sitzung sagte Celia, zwischen ihr und der Mutter hätten sich die Dinge nun gewandelt – sie sei nun erwachsener und unabhängiger und habe auch auf ihren Mann sexuell reagiert. Hier lag eine »zeitweilige Flucht in die Reife« vor, die jedoch, wenn sie einmal erfahren wurde, zum wiederholbaren Ziel werden kann.

Ein neues Ungleichgewicht trat jetzt auf: »Sie wird weniger abhängig von ihrer Mutter sein.« Was glaubte Celia ihrer Mutter noch zu schulden? Ihr Bruder wurde als kalt und gleichgültig beschrieben. Wer anders als Celia stand zur Verfügung, um für die Mutter in der Weise zu sorgen und verantwortlich zu sein, wie diese es für ihre Mutter gewesen war? Celias Mutter hatte die Großmutter während der gesamten Dauer ihrer Krankheit und noch im Endstadium gepflegt.

Das Ausbalancieren des Familiensystems konnte für Celia nur bedeuten, sie mußte ihre Beziehung zur Familie vollkommen ändern, so lange, bis neben dem Mann und den Kindern auch die Mutter wieder die Empfangende war. Die Kinder hatten bis zu diesem Zeitpunkt von der Mutter Überprotektion und übertriebenes Geben erfahren, so als ob auch sie hilflos abhängig von ihr wären. Steve, der in der Vergangenheit am häufigsten der Sündenbock war, mußte nun das Seine zur Veränderung des Ungleichgewichts beitragen. Er, dem die eigene Mutter schon in frühen

Jahren gestorben war, hatte sich von der Schwiegermutter adoptiert gefühlt, bis ihm bewußt wurde, in welchem Ausmaß die »Adoption« seine Stellung als Ehemann und Vater negativ beeinflußte.

Protokoll der zweiten Familie

Diese Familie kam in die Therapie, weil sich ihr vierzehnjähriger Sohn provokativ und aufsässig verhielt und ständig mit den Eltern, Jack und Sarah G., im Streit lag; die jüngere, zwölfjährige Tochter litt unter zahllosen Ängsten und hatte seit einiger Zeit erhebliche Schulschwierigkeiten.

Aber nicht nur die Beziehungen zwischen Kindern und Eltern waren gespannt, auch der Kontakt zu den beiden Herkunftsfamilien war gestört. Nachdem sie geheiratet hatten, lebten die jungen Erwachsenen zunächst bei den Eltern von Jack G. Später war ihnen Sarahs Mutter beim Kauf eines Hauses behilflich und zog mit ihnen zusammen. Sarahs Vater war zwei Wochen vor ihrer Hochzeit gestorben.

Sarah G. hatte eine Teilzeitbeschäftigung und bestand darauf, daß die Kinder im Haushalt mithalfen. Sie haderte ständig mit den Kindern, weil sie nicht sauber und ordentlich seien, ließ selbst jedoch alles im Haus herumliegen und übersäte Korridor, Schlafzimmer und Gästezimmer mit Zeitungen und Zeitschriften, die sie nicht wegwerfen mochte. Als Sarah klein war, räumte ihre Mutter hinter ihr her und bediente sie, obwohl sie ganztags in einem »Tante-Emma-Laden« beschäftigt war. Es wurde deutlich, daß Sarah unbewußt versuchte, Mann und Kinder dazu zu bringen, dasselbe für sie zu tun, was einst ihre Mutter für sie getan hatte.

Da Sarahs Mutter zwei- bis dreimal in der Woche bei ihrer Tochter zu Besuch war, meinten die Therapeuten, daß diese von Schuldgefühlen belastete Beziehung direkt untersucht werden könne. Sarahs Schwester Molly war gleichfalls bereit, der Sitzung beizuwohnen. Sie machte in Briefen und am Telefon Sarah dafür verantwortlich, daß ihre Mutter sich unglücklich fühlte.

Sitzung Nr. 1: Sarah G., ihre Schwester Molly und die Mutter

Molly: Ich habe gesagt, daß ich komme. Ich war beunruhigt, weil Mutter auch hier sein würde; denn ich wollte nicht, daß meine Schwester ihr weh täte ... Ich fürchte, daß ich meine Schwester zu schlimm anklagen könnte ... Es macht mir zu schaffen, wie du unsere Mutter behandelst. Das ist ein Stachel in unserer Beziehung.

Mutter: Unsere Beziehung ist beendet. Das stört mich nicht mehr.

Molly: Ich bin wütend. Du kommst in meine Wohnung und sagst nicht, was dich stört ... Ich wollte meiner Mutter und meiner Schwester helfen. In den vergangenen sechs bis acht Monaten habe ich versucht, meine Einstellung zu meiner Schwester zu ändern ... Sarah, ich wollte weniger kritisch und wärmer zu dir sein.

Mutter: Sarah hat keine Zeit für mich ... Auch bei Molly komme ich mir manchmal fehl am Platze vor, ihr seid beide so beschäftigt; ich bin froh, daß ich noch arbeite. (Weint.)

Molly: Bei mir ist immer Platz für dich ... Ich wollte, meine ...

Mutter: 1952 bin ich sehr krank gewesen – du, Sarah, hast Wichtigeres zu tun gehabt, als dich um mich zu kümmern.

Sarah: Aber wenn ich komme, willst du mich nicht haben.

Mutter: Wenn meine Kinder mich gebraucht haben, war ich da; aber als ich sie gebraucht habe, kam keiner. Mir ist es egal, ob ich sterbe. Für mich gibt es keine Hilfe ... Ich bin nervös ... Ich kann besitzergreifende Menschen nicht ausstehen, ich bin keine ...

Molly: Ich finde, Sarahs Kinder behandeln meine Mutter nicht richtig, in ihnen spiegelt sich die Einstellung meiner Schwester wider ... In deiner Familie gibt man sich mehr mit Fremden ab; die eigene Schwester übersiehst du, aber zu einem Bekannten bist du nett. Du bist entweder die lustige Sarah oder eine starke, dominierende Person.

Sarah: Zwischen dir (Molly) und Daddy hatte ja auch niemand eine Chance! Meine Mutter ist ein übertrieben gebender Mensch und läßt nicht zu, daß ihr irgend jemand danke sagt.

Mutter: Ich weiß noch, wie Sarah zu mir gesagt hat: »Von jetzt an bin ich nicht mehr deine Sklavin.«

Sarah: Ich habe dich (Molly) immer sehr gern gemocht, aber ich habe aufgehört, mich dir anzuvertrauen ... Du warst mir zu kritisch.

Molly: Ich bin so wütend ... Sarah ist unserer Mutter nicht dankbar.

Mutter: Ich finde nicht, daß du jemals etwas für mich tust ... Es soll ja keine Liebe sein, bloß Rücksichtnahme.

Sarah: Ach, Mama, du glaubst also nicht, daß ich dich liebe? Ich tue doch für dich genausoviel wie du für mich.

Mutter: Das freut mich für dich ... Und du, Molly, du lebst außerhalb der Stadt, für dich ist es so leicht, aus der Ferne zu kritisieren.

Sarah: Mutter, du sagst mir nie, wenn du mich brauchst.

Mutter: Wenn ich Sarah bitte, mit mir einen Mantel zu kaufen, dann hat sie keine Zeit. Aber wenn sie möchte, daß ich mitkomme, dann bin ich eigentlich immer da ...

Sitzung Nr. 2: Sarah und ihre Mutter

Sarah: Ich habe meine Mutter gebeten, wiederzukommen.

Mutter: Ich entferne mich immer mehr von meiner Tochter ... Früher habe ich sie geliebt. (Weint.) Sie mußte immer um mich sein. Es ist besser für sie, wenn sie sich von mir löst. Ich wollte nichts über Molly sagen, aber in ihrer Wohnung fühle ich mich auch nicht wohl.

Sarah: Es ist besser, darüber zu reden. Ich glaube, meine Mutter möchte von mir hören, daß ich sie liebe und alles wieder wie früher wird ... Mutter, du sagst nein, wenn du in Wirklichkeit ja meinst ... Ich soll dich anbetteln.

Mutter: Ich schäme mich ... Ich habe mich in deinem Haus elend gefühlt ... Ich habe die ganze Nacht nicht geschlafen ... Gestern war ich auch den ganzen Tag unglücklich. Ich bin siebzig Jahre alt, wie lange habe ich noch zu leben? Seit mein Mann tot ist, haben meine Töchter mein Leben beherrscht.

Sarah: Ich kann nicht ehrlich zu dir sein, weil du nie zuhörst oder immer alles verdrehst.

Mutter: Du hast meine Liebe zu dir getötet.

Sarah: Du sagst immer, daß wir uns verstanden haben ... Wir haben uns immer gestritten.

Dann berichtet die Mutter, wie sie mit siebzehn Jahren ihre Familie verließ und in die Vereinigten Staaten kam. Ihr Mann hatte ihr eine Reise zu ihrer Familie angeboten, doch hatte sie keine Lust dazu. Sie und eine Zwillingsschwester gehörten zu den jüngsten der dreizehn Kinder. Die verheirateten Schwestern ihres Mannes waren gegen die Heirat ... In Amerika hatte sie niemanden außer ihrem Mann und den Kindern. Sie versuchte immer, jedem zu helfen. Sie sei sehr unabhängig und liebe es nicht, die Nehmende zu sein. Sarah und sie kamen gut aus, als sie dort wohnte. Als sie jedoch aufgehört habe zu arbeiten, hatte Sarah befürchtet, daß sie das Regiment in ihrem Haus übernehmen wolle, und da sei sie ausgezogen.

Sarah: Mutter und ich sind immer besser ausgekommen als Mutter und Molly (Molly hatte viele Jahre zuvor ihre Mutter ebenfalls gebeten, aus ihrer Wohnung auszuziehen). Wenn ich schwach und abhängig bin, behandelst du mich als Kind. Du kannst nichts annehmen, kein Geschenk, weder von mir noch von Molly, selbst von Vater nicht.

Mutter: Wenn mir irgend jemand etwas schenkt, habe ich das Gefühl, ihm etwas zu schulden.

Sarah: Ich habe schwer darum gekämpft, mich nicht an Mutter anzulehnen. Die ganze Last ruht auf mir.

Mutter: Ich kann nicht müßig herumstehen. Überall mache ich den Abwasch ... Ich bewundere meine Tochter durchaus, sie sieht gut aus und ist intelligent.

Sarah: Nach der letzten Sitzung habe ich mich besser gefühlt, weil es das erste Mal war, daß Mutter ihrem Ärger Luft gemacht hat ... Wir könnten uns wieder vertragen.

Diese beiden Sitzungen haben eindeutig klargemacht, daß beide Schwestern sich intensiv mit ihrer verwitweten Mutter befaßten. Die Mutter sah sich noch mit siebzig Jahren als die allesgebende, aufopferungswillige Person, die es nicht vertrug, »irgend jemandem etwas zu schulden«. Auf Grund ihres vorgerückten Alters, ihrer Gesundheit und ihres Alleinseins bedurfte sie aber jetzt dessen, was sie »Rücksichtnahme« nannte, wollte als eigenständige Person behandelt und respektiert sein.

Beide Töchter steckten voller Schuldgefühle, weil sie eine Mutter hatten, die sich so aufopferte. In der zweiten Sitzung wurde deutlicher, daß sich die alternde Mutter gegen ihr Alleinsein und gegen den Prozeß des Alterns zur Wehr setzte, indem sie immer noch versuchte, die Gebende zu sein, auch wenn dies ihre physischen und emotionalen Fähigkeiten längst überstieg. Gab sie so übertrieben, weil ihre eigene Ursprungsfamilie sie im Stich gelassen hatte? Ihre Sehnsucht, von beiden Töchtern umsorgt zu werden, ging aus ihrer Äußerung hervor: »Ihr seid beide zu beschäftigt.« Sie band ihre Töchter in eine Beziehung ein, welche von Schuldgefühlen belastet war; doch war sie immerhin imstande einzusehen, daß es ihr selbst schwerfiel zu nehmen.

Diese Sitzungen brachten eine harte Konfrontation mit sich, wobei die alte Mutter in gewisser Weise die Initiative ergriff. Es war das erstemal, daß sie sich imstande sah, ihren Töchtern offen zu sagen, wie gekränkt und zornig sie gewesen war. Bis dahin hatte sie versucht, entweder massiv zu leugnen oder zu verharmlosen. Sarah berichtete anschließend, daß sie und ihre Mutter jetzt nicht mehr um den heißen Brei herumredeten! Wenn die Mutter jetzt zu Besuch kam, sagte sie ihrer Tochter, dem Schwiegersohn und den Enkeln genau, was sie wollte oder brauchte. Früher bestand sie zum Beispiel darauf, den ganzen Abwasch zu machen; nun konnte sie sagen: »Ich bin zu müde!« – oder aber: »Ich würde dir gerne helfen.« Die Kinder und der Ehemann bestätigten diese Veränderungen: »Jeder geht jetzt offener und freier mit dem anderen um.« Mißstimmungen und Spannungen zwischen Sarah und ihrer Mutter waren weitgehend geschwunden.

Sitzung Nr. 3: Jack G. (Ehemann von Sarah G.), seine Schwester Lisa und die Mutter von beiden

Jack, der seine Familie nach besten Kräften versorgte, wurde dennoch ständig von seiner Frau und den Kindern ignoriert oder herabgesetzt. In allen Sitzungen, in denen Jack, Sarah und die Kinder zugegen waren, pflegte der heranwachsende Sohn die Eltern wie ein Clown nachzuahmen, und die Sitzungen endeten unfehlbar mit großem Lärm und Geschrei. Jack schien lediglich das Echo Sarahs zu sein; er ließ es sich gefallen, daß sie seine Bemerkungen zu Ende brachte oder ihn unterbrach.

In den folgenden Sitzungen mit Jack, seiner Mutter und seiner Schwester Lisa machte er ebenfalls den Eindruck, als ob er nur deren Beifall suche. Jack war unfähig, seiner Herkunftsfamilie oder seiner Frau und den Kindern direkt und entschieden gegenüberzutreten. Er stieß leere und haltlose Drohungen aus und fühlte sich die meiste Zeit wie ein »schlimmer kleiner Junge«. In dieser Phase der Therapie war Jack sich klargeworden über seine Situation, er kämpfte nun darum, seine Beziehungen zu verbessern. Er versuchte, von der passiv-abhängigen Rolle wegzukommen, die er in seiner Herkunftsfamilie und auch bei seiner Frau und den Kindern innehatte.

Jack: Ich möchte etwas zu dir sagen, Lisa. In Wirklichkeit magst du meine Frau und die Kinder gar nicht ... Das veranlaßt mich zu fragen, auf wessen Seite ich eigentlich stehen müßte ... Ich mag nicht, daß meine Kinder in diese Lage gebracht werden.

Lisa: Gegen dich habe ich nichts, aber deine Frau mag ich nicht ... Sie ist einfach anders als du. Vermutlich bin ich nicht familienbewußt genug. Die Kinder würde ich gerne in meiner Nähe haben. Unser beider Leben ist so verschieden ... Unsere Freunde würden euch nicht interessieren und umgekehrt. Ich bin zwanzig Jahre älter geworden, aber nicht Sarah. Ich fühle mich in eurem Haus nicht wohl, und ihr euch wahrscheinlich bei mir auch nicht. Ich finde, ihr seid in punkto Sicherheit der Kinder sehr gelassen ... Ihr laßt sie zum Beispiel im Straßenverkehr radfahren.

Mutter: Jack war ein schwieriges Kind ... Er kam nach der Schule sofort nach Hause und wollte erst essen, wenn Lisa auch da war.

Jack: Ich war das Lieblingskind.

Lisa: Ich war der Liebling meines Vaters. Ich habe mir immer gewünscht, ein Junge zu sein. Ich habe zu meinem Bruder immer als zu dem großen Bruder aufgesehen, der klüger war als alle anderen.

Mutter: Es war unübersehbar, daß mein Mann eine Vorliebe für Lisas Kinder hatte. Ich habe ihn immer wieder darauf hingewiesen, daß das falsch war.

Lisa: Mein Mann ist außerordentlich verantwortungsbewußt, und wenn ich meine Mutter zwei Tage lang nicht anrufe, erinnert er mich daran ...

Mutter: Lisas Mann sagt immer: »Wenn du, Lisa, mich jemals verläßt, geh nicht zu deiner Mutter, denn da will ich dann hin.«

Jack: Meine Mutter ist überzeugt, daß ich nur anrufe, wenn ich etwas von ihr will. Wir sind immer noch auf der Ebene »Mutter und kleiner Junge« – ob ich nun ein schlimmer Bub bin, weil ich nicht angerufen habe, oder nicht.

Lisa: In Sarahs Haus ist es so schmutzig, daß ich dort nichts essen kann. Mein Bruder ist nicht stark genug, um bei seiner Frau für mehr Sauberkeit und Ordnung zu sorgen.

Sitzung Nr. 4: Jack und Sarah G.

Jack: Nach der Sitzung in der letzten Woche war ich sehr deprimiert. Ich bin nicht schlau daraus geworden ... Meine Schwester war nicht ganz ehrlich. Meine Frau kümmert sich tatsächlich auf zwei Ebenen um das Haus ... Aber die Sitzung letzte Woche hat mir geholfen, was die Beziehung zu meiner Mutter betrifft ... und auch die von Sarah zu meiner Mutter. Meine Schwester hat sich stark verändert. Mein Schwager kleidet sich sehr sorgfältig, er möchte gern zur Oberschicht gehören. In seinem Beruf ist er sehr erfolgreich, hat eine Menge Geld von seinem Vater geerbt. Nach der Sitzung hatte ich nach Jahren das erste lange Gespräch mit meiner Mutter.

Sarah: In bezug auf meine Schwiegermutter habe ich jetzt ein besseres Gefühl. Früher war ich viel hübscher als Lisa, und meine Familie war finanziell besser gestellt als die meines Mannes. Lisa und ihr Mann hätten sich schon vor Jahren getrennt, wenn ihr Mann nicht zum Therapeuten gegangen wäre.

In der Sitzung mit Jacks Mutter und seiner Schwester schien es zunächst, als ob Lisa die Schuld für die sehr distanzierte Beziehung bei Jacks Frau und seinen Kindern suchen wollte. (»Sarah ist eine schlampige Hausfrau. In punkto Sicherheit der Kinder seid ihr sehr gelassen.«) Mit dem Fortschreiten der Sitzung trat jedoch der Bruch zwischen Jack und Lisa offen zutage. Dieser Bruch war nicht nur auf geschwisterliche Rivalität zurückzuführen, sondern resultierte eindeutig daraus, daß beide Elternteile eine offene Vorliebe für das Kind des jeweils entgegengesetzten Geschlechts gezeigt hatten. Lisa hatte es abgelehnt, Verantwortung für die alternde Mutter zu übernehmen. Als die Mutter wegen eines Herzanfalls ins Krankenhaus kam, mußte Jack der Schwester ihre Unbeteiligtheit und das unverantwortliche Verhalten gegenüber der Mutter vorwerfen. Er legte die Rolle des »schlimmen kleinen Jungen« ab, wurde für die Mutter zugänglich und fühlte sich verantwortlich. Außerdem hielt er Lisa dazu an, ihren Anteil an Sorge und Interesse für die Mutter zu übernehmen.

Noch bedeutsamer war eine radikale Änderung im Kontaktverhalten. Jack berichtete nach der Sitzung mit seiner Mutter: »Zum erstenmal seit Jahren hatte ich ein langes Gespräch mit meiner Mutter.« Dies führte zu Telefonanrufen und gegenseitigen Besuchen, und zwar aus wirklichem Interesse und Anteilnahme und nicht aus Schuldgefühl. Früher hatte ihn seine Frau daran erinnern müssen, die Mutter einmal in der Woche anzurufen. Dadurch, daß seine Frau nicht länger zum Sündenbock gestempelt wurde, entwickelte sich ein positiveres, versöhnliches Verhältnis zwischen Schwiegertochter und Schwiegermutter.

Protokoll der dritten Familie

Diese Familie wurde an uns überwiesen, weil beide adoptierte Söhne Schulschwierigkeiten und Verhaltensprobleme hatten. Es war die zweite Ehe von Rose D.: »Als Frau und Mutter bin ich ein Versager!« Gelegentlich sagte sie, daß sie aus Enttäuschung geheiratet habe; sie behauptete, ihre Eltern hätten sie zur zweiten Ehe gedrängt. Tatsächlich hatten die Eltern den zweiten Ehemann, verglichen mit dem ersten, als durchaus akzeptablen Freier betrachtet.

Obwohl Albert D. ein sehr erfolgreicher Kaufmann war, beklagte sich Rose, daß er ihr Geldangelegenheiten nicht anvertraue. Sie sagte, ihr Mann sei geizig, als Ehemann und Vater sei er eigentlich kaum vorhanden, da er ständig geschäftlich unterwegs sei. Ihrer ständigen Wut auf Albert gab sie offen Ausdruck. Sobald sie über andere Familienbeziehungen sprach, über ihre Kinder oder Eltern, brach sie in ein völlig unkontrolliertes Weinen oder Schluchzen aus. Ihr Mann und ihre Söhne waren von ihrem Weinen, das angeblich niemandem verständlich war, teils peinlich berührt, teils angewidert. Niemand hatte das Gefühl, Rose falsch zu behandeln.

Die folgenden Exzerpte aus den Sitzungen rücken die Gekränktheit einer älteren Mutter und ihrer erwachsenen Tochter vor Augen. Sie machen jedoch auch deutlich, auf welch ungute Weise Rose von ihrer Herkunftsfamilie abhängig geblieben war.

Sitzung Nr. 1: Rose D. und ihre Mutter

Mutter: Es gab vor einigen Jahren einiges, was falsch war und was ich meinem Schwiegersohn sagte. Als seine Mutter ernsthaft krank war, wollte er nicht zu Hause bleiben und überließ sie der Pflege meiner Tochter. Ich mußte ihn sogar ausschimpfen, weil er ihr nicht genug Geld gab. Meine Tochter war unglücklich. Sie war das einzige Mädchen, jeder hat sie verzogen. Mein Vater war verrückt nach ihr. Wir wollten, daß sie gut aussähe, meine Schwester besorgte die besten Sachen für sie. Rose war gekränkt, wenn ihr Bruder auf meinem Schoß saß. Mein Sohn war bereit, etwas zu tun, aber Rose nicht. Später wurde sie anders und wollte immer um mich sein und mit mir einkaufen gehen. Nach ihrer ersten Fehlgeburt war sie ganz unglücklich; sie hatte sich ein Baby gewünscht. Ich hatte mich so für sie gefreut. (Mutter und Tochter weinen.) Ich selbst war nicht wild danach, noch mehr Kinder zu haben. Mein Mann war immer sehr aufmerksam; ich kam immer zuerst. Ich lehne mich an niemanden an. Vermißt du mich, Rose?

Rose: Früher schon, aber ich glaube immer noch, daß es besser für dich ist, daß du im Geschäft meines Bruders mitarbeitest ... Ich kann nicht mehr so mit meiner Mutter sprechen wie früher. Sie hat jetzt andere Interessen. (Weint sehr heftig.)

Mutter: Vielleicht hat sie die Schule geschafft, weil sie so hübsch war ... Ich hatte eine Schwester, die sehr eingebildet war. Meine Mutter war sehr kalt zu den Kindern (ich kam mit einem Jahr in die USA). Mein Vater zeigte mir viel Liebe.

Rose: Ich weiß nicht mehr, was ich will ... Ich weiß nicht, was mit mir los ist!

Mutter: Vielleicht ist Rose eine bessere Mutter, als ich es war ...

Sitzung Nr. 2: Albert und Rose D. und Roses Mutter

Mutter: Rose hat gesehen, wie für mich gesorgt wurde, als ich krank war, und in ihrer Ehe sieht sie es nicht. Grad in der letzten Woche war mir wieder, als müßte ich sterben, als ich Rose nicht wiedersah ... Ich habe zu Hause viel geweint ... Hast du dich nach der letzten Woche besser gefühlt, Rose?

Rose: Ich glaubte verschiedenes zu begreifen. Weil ich den Eindruck hatte, daß sich niemand wirklich um mich kümmert, begann ich, eine Mauer um mich herum aufzubauen. Man fragte mich, wie ich meinen Kindern Liebe geben könnte, wenn ich selbst keine empfinge ...

Mutter: Wer hat denn aufgehört, dir Liebe zu geben?

Rose: Wenn ich mit dir am Telefon rede, bist du nicht wirklich interessiert ... Mein Mann ist zu beschäftigt, um mir zuzuhören.

Mutter: Wäre sie besser dran, wenn sie bei dir mitarbeiten würde, Albert?

Albert: Ich glaube nicht, denn in der Ehe meiner Eltern war das auch nicht gut.

Mutter: Warum läßt du sie nicht mal fünf oder zehn Dollar zum Fenster rauswerfen?

Rose: Ich möchte nichts tun, was meine Mutter kränken könnte.

Mutter: Es wäre besser für sie, wenn sie so etwas sagen könnte.

Rose: Es wäre dumm, von meiner Mutter zu erwarten, daß sie aufhört zu arbeiten ...

Mutter: Ich weiß noch, als sie ein kleines Kind war ... Sie kam immer an mein Bett, wenn ich noch schlief. Ich dachte, es sei die Katze, und stieß sie mit den Füßen weg ... Am nächsten Tag wollte sie ihre Koffer packen und von zu Hause weggehen.

Sitzung Nr. 3: Rose und ihre Mutter

Rose: Ich werde immer deprimierter, seit ich hierherkomme. Meine Mutter meint, das könnte an einer Lebenskrise liegen. Ich weine nicht während der Woche, aber ich fühle mich unglücklich. Ich weine nicht gerne vor den Augen meiner Familie ... Ich habe einen wahnsinnigen Minderwertigkeitskomplex. Da ist etwas, was meine Mutter vielleicht kränken könnte und was ich nicht sagen sollte ... daß du mich nicht wolltest, überhaupt keine Kinder.

Mutter: Anfänglich wollte ich keine Kinder. Du warst erwünscht, als du auf die Welt kamst.

Rose: Du hast es viele Male gesagt, daß du keine Kinder wolltest. Ich bin gerne zu Großmama gegangen, weil man mich dort mochte.

Mutter: Vielleicht hat Gott Rose an meiner Stelle bestraft ... Ich wollte keine weiteren Kinder. Ich wollte nicht ein Dutzend Kinder, wie wir es zu Hause waren.

Rose: Du hast immer gesagt, daß ich ein schlimmes Kind war. Ich kenne die Probleme, aber ich komme darüber nicht hinweg. Meine Mutter hat mir immer erzählt, ich könne überhaupt nichts (zum Beispiel Krankenschwester werden), und deshalb fühle ich mich minderwertig. Hast du mich denn ermutigt, als ich irgend etwas machen wollte?

Mutter: Als du Krankenschwester werden wolltest, habe ich dich nicht ermutigt, denn damals paßte dieser Beruf nicht zu dir.

Rose: Du hast mir immer gesagt, ich sei zu dumm.

Mutter: Deine Leistungen in der Schule waren nie gut ... Sie hat ihre Prüfungen bestanden, aber ...

Rose: Du hast mir immer wieder gesagt, wie unfähig ich wäre, und ich habe dir aufs Wort geglaubt.

Mutter: Sie wollte nichts anderes als heiraten, und ich hatte Angst, daß ... Sie hatte immer diese Depressionen ... Ich ließ sie lieber heiraten, als daß irgend etwas passierte.

Sitzung Nr. 4: Rose und ihre Mutter

Mutter: Wenn ich nur geahnt hätte, daß es sie so gekränkt hat, als ich sagte, daß ich bis zum Zeitpunkt ihrer Geburt keine Kinder wollte ...

Rose: Ich wurde entmutigt, als ich größer wurde und etwas lernen wollte.

Mutter: Sie hat sich mehr für Kleidung interessiert, für materielle Dinge ... Immer wenn ich etwas von meiner Tochter wollte, sagte sie nein.

Rose: Ich weiß ja, daß ich eine miese Köchin, eine miese Hausfrau bin ... Die Kinder mögen es nicht, mein Mann ißt auswärts ...

Mutter: Ich glaubte, Rose sei mir ziemlich ähnlich, an manchem interessiert, aber jetzt sehe ich, daß das nicht so ist.

Rose: Meine Mutter ist stärker.

Mutter: Wenn Probleme auftauchen, verliere ich nicht gleich den Kopf. Dafür schaffst du viel mehr.

Rose: Meiner Mutter ist nichts zuviel, und für mich ist alles eine Anstrengung. Ich habe versucht, eine gute Mutter zu sein, aber ich bin nicht besonders gut gewesen.

Mutter: Und ob sie gut gewesen ist! Mein Mann brachte die Kinder auf Vordermann. Ich war nicht besonders nett zu meinen Kindern, aber mein Mann duldete nicht, daß sie »die« zu mir sagten. Ich bin nicht sentimental, an Geburtstage denke ich nie.

Rose: Ich wäre gerne stärker und weniger empfindlich. Mein Vater wuchs in einem Waisenhaus auf, vielleicht ist das eigene Zuhause deshalb für mich so wichtig.

Sitzung Nr. 5: Albert, Rose und Roses Mutter

Rose: Meine Sehkraft ist schon vom grauen Star beeinträchtigt. Robert war gestern wirklich süß, zum erstenmal nach langer Zeit hat er sich wie ein Sohn benommen. Das machte das Leben sehr angenehm. Am Samstag ist er fünfzehn geworden. Meine Mutter und ich kamen uns nahe, als ich von meinem ersten Mann geschieden wurde. Sie gab mir ungeheure moralische Unterstützung ... Die Nachbarn werden geglaubt haben, ich sei ein Flittchen.

Mutter: Die Nachbarn fanden, sie müsse jetzt in Sack und Asche gehen, und dieser Meinung war ich nicht.

Rose: Ich konnte mir nicht vorstellen, wie jemand jemals seine Mutter hassen kann. Ich hasse meine Schwägerin. Mein Vater hat allerdings einmal etwas gesagt, was mich tief gekränkt hat ... Aber ich würde es niemals im Beisein meiner Kinder sagen ... Er warf mir vor, ich sei unmoralisch, so als ob das der Grund gewesen sei, daß ich meinen ersten Mann heiratete. (Daraufhin wurde sie gefragt, ob sie sich erinnern könne, wann sie das letzte Mal wütend auf ihre Mutter war.) Als Robert noch ein Baby war, habe ich einmal zu meiner Mutter gesagt, sie soll sich nie wieder in meinem Haus blicken lassen!

Albert: Meine Frau weint, anstatt wütend zu werden.

Mutter: Ich kann mich nur an ein einziges Mal erinnern, wo sie wütend war (mit dreizehn bis vierzehn Jahren). Sie hatte Geld für ein Muttertagsgeschenk gespart, kaufte es aber nicht, sondern gab mir das Geld mit den Worten: »Da hast du dein Geschenk!«

Sitzung Nr. 6: Rose und ihre Mutter

Mutter: Ich hätte niemals gedacht, daß es ein Kommunikationsproblem zwischen mir und meiner Tochter geben könnte.

Rose: Es gab eine Zeit, wo ich mich meiner Mutter völlig anvertraute; aber dann war ich gekränkt, weil du einfach kein Interesse zeigtest. Ich hatte das Gefühl, daß du dich bloß über meine Heirat freutest, weil du deine Tätigkeit im Geschäft nicht aufzugeben brauchtest ... Ich war gekränkt, zutiefst gekränkt (sie weint), noch ehe das Kind meines Bruders zur Welt kam.

Mutter: Das Eheleben ist komisch; man muß dabei nehmen und geben.

Rose: Du hast mich noch mit etwas anderem gekränkt. Deine Einstellung: daß du die Ohrringe von Großmutter meiner Nichte geschenkt hast ...

Mutter (bezieht sich auf die Unfähigkeit ihrer Tochter, eigene Kinder zu bekommen): Gegen Gott kannst du nicht an ... Du hast aber so vieles, dessen du dich glücklich schätzen solltest. (Weint und macht sich Vorwürfe, ihrer Tochter bei einer Schwangerschaft, die mit einem spontanen Abort endete, nicht mehr geholfen zu haben.)

In einer sehr bewegenden Sitzung, die später stattfand, beklagte sich Rose schluchzend, daß sie einen infantilen Uterus habe und nicht fähig sei, schwanger zu werden und ein Kind zur Welt zu bringen. Rose war überzeugt, daß ihre Mutter nicht ahnen könne, wie tief gekränkt sie sei. Ihre Mutter schluchzte ebenfalls und erwiderte: »Ich würde das Baby für dich ausgetragen haben, wenn so etwas möglich wäre.«

In diesen Sitzungen sprachen sich Mutter und Tochter vielleicht zum ersten Male über ihre unbefriedigten Bedürfnisse, ihre Mißverständnisse und Verstimmungen aus. Roses Mutter war eins von zehn Kindern gewesen, und in ihrer Familie war es nicht üblich gewesen, sich Zeichen der Zuneigung zu geben. Sie wollte nicht, daß ihre Tochter so eingebildet aufwuchs wie ihre Schwestern, und gab sich als solider, verläßlicher Mensch: »Wenn ein Problem auftaucht, verliere ich nicht gleich den Kopf.« Es war die Mutter, die der Tochter Rose erklärte, sie müsse lernen, ihrem Ehegatten mehr von sich selbst zu geben – »das ist der Sinn der Ehe!«

Rose fühlte sich einsam und verwirrt. Es war besser für ihre Mutter, weiter im Geschäft des Bruders mitzuarbeiten, und trotzdem hatte sie in der Vergangenheit und sogar jetzt noch das Gefühl, daß der eigentliche Gewinner ihr Bruder sei – zumindest was die Mutter betraf. Rose erlebte deren Berufstätigkeit so, als habe sie ihre Mutter tatsächlich verloren. Umgekehrt sagte die Mutter: »Grad in der letzten Woche war mir wieder, als müßte ich sterben, als ich Rose nicht wiedersah.«

Roses Mutter hatte offenbar das Gefühl, der Tochter eine Menge zu schulden; sie reagierte auf die Befürfnisse und Forderungen der Tochter, als wäre diese noch ein kleines Mädchen.

Als im Lauf der Zeit die Mutter sich stärker für ihre Tochter interessierte und einsetzte, begann Rose nach einem Gebiet zu suchen, in dem sie sich auszeichnen konnte. So wurde sie fast eine Expertin für den An- und Verkauf von antikem Schmuck. Nun entwickelte sich eine Verschiebung zwischen Rose und der Mutter, noch wichtiger war jedoch die zwischen allen drei Generationen. Rose legte ihre überbehütende Rolle gegenüber den Söhnen ab und hörte auf, ihrem Mann die Bürostunden und das Geldverdienen vorzuwerfen, und die Familienmitglieder standen einander spontaner und bereitwilliger zur Verfügung als jemals früher.

Protokoll der vierten Familie

Die Familie wurde überwiesen, weil Sohn und Tochter schwere schulische Probleme hatten und ihre Versetzung gefährdet war. Beide Kinder zeigten überdurchschnittliche Intelligenz. Der vierzehnjährige Alan war offenbar die Zielscheibe der väterlichen Wut und Enttäuschung. Sein Vater sah in ihm einen faulen und sorglosen Burschen, der lieber redete statt zu handeln. Ruth S. sagte, ihr Mann Bob mache Alan in derselben Weise »fertig«, wie er selbst von seinem Vater und seinem Bruder »fertiggemacht« worden sei. Die Beziehung zwischen Alan und seiner Mutter war außerordentlich intensiv und ging mit einer überbehütenden Haltung einher. In einem frühen Stadium fühlte sich Bob S., wie er sagte, von seiner Familie links liegengelassen. Seine Frau war eher für die Kinder da als für ihn. Susan, zwölf Jahre alt, war ebenfalls Zielscheibe der elterlichen Kritik, doch hatte sie die Eltern nicht enttäuscht oder verärgert wie Alan.

Sitzung Nr. 1: Ruth S. und ihre Eltern

Ruth: Ich habe etwas gezögert, meine Eltern hierher zu bitten. Spannungen, die jetzt existieren, müssen schon früher dagewesen sein.

Vater: Nach meiner Erinnerung warst du Lieblings- und Glückskind ... Seit deiner Geburt hast du von allen Menschen nur Liebe empfangen. Du warst ein wunderschönes Kind, bezaubernd, freundlich. Die Menschen reagierten positiv auf dich. Eine Zeitlang waren wir sehr arm. Als Ruth fünf war, mußten wir in einem einzigen Raum zusammenleben.

Ruth: Ich war immer sehr fürsorglich zu meiner jüngeren Schwester Betty, sonst war ich scheu und schloß nur schwer Freundschaften.

Mutter: Betty fühlte, daß sie adoptiert war.

Vater: Zwischen meiner Herkunftsfamilie und der meiner Frau gab es keine Beziehung. Meine Eltern hatten sehr wenig soziale Kontakte. Sie stammten aus anderen Kreisen als die Familie meiner Frau und sahen auf deren Familie herab. Sie hatten alles nur Erdenkliche gegen meine Frau einzuwenden; glaubten, sie würde mich ihnen wegnehmen. Es hat keinerlei Beziehung zu meiner Familie gegeben, und ich habe das akzeptiert.

Mutter: Du hast ja deine Mutter nicht einmal gemocht, bevor du mich kennenlerntest; ich habe meine Eltern geliebt.

Vater: Meine Eltern waren kalt wie Fische, und meine Schwiegereltern gefielen mir; mir gefiel ihre Wärme ... Meine Eltern hatten zehn Kinder.

Ruth: Ich hatte immer enorme Achtung vor dem Vater, aber ich bin nicht zu ihm gegangen, um ...

Vater: Ich klinge vielleicht manchmal autoritär. Ich komme gleich zum Kern einer Sache.

Mutter: Ja, aber du bist ein kalter Mensch, wie alle in deiner Familie.

Ruth: Wir sind keine Kuß-Familie. Versuche ich immer noch, mich vor meinen Eltern zu beweisen? Ich frage meine Mutter: »Weiß Daddy, was ich gemacht habe?«

Mutter: Du und dein Vater, ihr habt dasselbe Bedürfnis. Jeder soll euch lieben ... Bei uns ist zu lange so getan worden, als seien wir eine Familie. Eines der Probleme meines Mannes war die Angst, ich könnte ihn verlassen.

Vater: Die Kinder waren der Kitt, der uns zusammenhielt, sie haben vor einer Scheidung keine Angst gehabt. Ich hatte immer das Gefühl, daß meine Frau zwei Töchter auf ihrer Seite hat, die gegen mich sind.

Mutter: Und ich hatte das Gefühl, ihn für die Kinder hochzustilisieren. (Weint.)

Sitzung Nr. 2: Bob und Ruth S.

Ruth: Meine Eltern haben in den vergangenen Monaten eine aufreibende Ehekrise durchgemacht. Vielleicht hat es meinem Vater geholfen, daß er hierherkam. Ich war nie imstande, mit ihm zu reden. Mit einundzwanzig, als ich mit einem festen Freund ging, bemerkte ich auf einmal den Mangel an Kommunikation mit meinem Vater.

Bob: Ich habe mich bewußt von den beiden ferngehalten ... Ich wollte nicht die übliche Schwiegersohnposition einnehmen. Ich muß gefühlt haben, daß Ruth ein Mensch war, der mich ... den ich brauchte. Ich liebe sie heute mehr als bei unserer Heirat. Meine Schwiegermutter ist ohne Zärtlichkeit; sie ist egozentrisch. Ich brauchte eine Familie.

Ruth: Ich frage mich, wie sehr mich meine Eltern die ganze Zeit gehindert haben. Was mache ich denn jetzt noch? Der einzige, der sich ändert, ist mein Mann. Ich bin verwirrt.

Bob: Ich habe jetzt das Gefühl, daß wir, wir beide, ein Problem gemeinsam anpacken. Meine Frau geht immer noch völlig in den Kindern und in ihren Eltern auf und denkt nicht an sich.

Ruth: Vielleicht bin ich bloß diplomatisch.

Sitzung Nr. 3 (eine Woche später): Ruth, Bob und sein Vater

Vater: Meine Frau starb an Krebs, als sie sechsundvierzig war. Verglichen mit seinem Bruder war Bob immer mehr ein Gelehrtentyp. Mir liegen beide Söhne am Herzen ... Der andere hat das Beste daraus gemacht. Ich habe versucht, die Brüder durch das Geschäft zusammenzubringen. Bob ist mehr kulturell interessiert; mein anderer Sohn ist mehr wie ich. Bob ist ethischer. Er ist mehr wie seine Mutter, wahrheitsliebender. Mir macht es nichts aus, im Geschäft eine kleine Notlüge ... Aber er kritisiert mich deswegen. Früher haben die Brüder mehr gestritten, aber ich habe mein Geld eingesetzt, um sie zusammenzubringen. Bob ist im selben Geschäft wie ich, er hat ein Darlehen von mir bekommen; Joe ist in einer anderen Branche tätig; ich habe ihm Starthilfe gegeben.

Bob: Es war nicht leicht, erwachsen zu werden, weil mein Vater in seinem Haus allein bestimmen wollte. Als wir jünger waren, habe ich genausoviel gemacht wie mein Bruder – in einer Fabrik gearbeitet, auch in der Armee gedient.

Vater: Das glaubst *du*! Die amerikanische Jugend weiß doch gar nicht, was wirkliche Entbehrungen sind.

Ruth: Sie sprechen nur über die Gegenwart ... Zu Beginn unserer Ehe gab es zwischen ihnen viel Streit. Ich frage mich, wie Bobs Kindheit gewesen ist. Für mich war es sehr interessant, als mein Schwiegervater sagte, Bob sei vom College gegangen, weil sein Vater kein Geld mehr hatte.

Sitzung Nr. 4 (eine Woche später): Bob, sein jüngerer Bruder Joe und ihr Vater

Joe: Meine Familie hat auch immer ihre Probleme gehabt, und wir sind bei Psychiatern gewesen. Ich bin derjenige, der leicht aus der Haut fährt ... Bob hat mir einmal eine Zigarette aus dem Mund geschlagen, vor zwanzig Jahren. Ich mußte immer für ihn kämpfen. Ich glaube, er hat hohen Blutdruck – er hat immer Nasenbluten. Wir sind völlig konträr – er ist gebildet, hat ganz andere Kollegen. Die Schule bedeutete mir sehr wenig. Unsere Mutter hielt sich ständig im Haus auf... Bob und ich schliefen zusammen, und am besten war es, wenn einer von uns krank wurde und wir getrennt schlafen mußten. Ich habe mehr bekommen als Bob. Ich war das Baby in der Familie, und meine Mutter sagte mir Gedichte auf und spielte Spiele mit mir, auch als ich schon viel zu groß dafür war. Der Vater meiner Mutter und ihre Schwester waren gebildete Leute, mein Vater durfte nicht mit ihnen zusammen essen, als ob er ein Bauer gewesen wäre. Ihre Schwester meinte, daß sie mit meinem Vater als Ehemann eine schlechte Wahl getroffen hätte. Meine Mutter wandte mir mehr Aufmerksamkeit zu, trotzdem war es Bob, der mehr zu ihr hielt und ihr half.

Bob: Als sie starb, bat mich Mutter, in das Geschäft meines Vaters einzutreten. Sie wollte, daß ich ihn beschützte.

Joe: Ich glaube, Bob hat in seiner Kindheit nicht genug erlebt, er tat immer so, als ob er zehn Jahre älter wäre... Er hat sich nie mit einem Mädchen allein verabredet. Ich habe mit achtzehn ein Mädchen geheiratet, das genauso alt war. Bob hat erst mit neunundzwanzig geheiratet, und dann eine Zweiundzwanzigjährige, die sich benimmt wie eine Lehrerin. Ich kann es nicht ausstehen, wie Bob sich aufführt und den großen Mann markiert.

In der Sitzung, in der Ruths Eltern und ihr Mann anwesend waren, kamen viele bedeutsame Dinge zum Vorschein. Ruth kämpfte immer noch um den Beifall ihrer Eltern und war nach wie vor unfähig, mit ihrem Vater ein persönliches Gespräch zu führen. Übrigens beklagte sie ähnliches auch bei ihrem Mann. Weit wichtiger war jedoch die Erkenntnis, daß sich Ruth eindeutig mit ihrer Mutter identifizierte, die »ihren Mann für ihre Kinder hochstilisieren mußte«. In beiden Fällen konnten also die Kinder nicht selbst mit dem Vater diskutieren und leiteten alles über die Mutter, als ob sie Schutz vor dem Vater brauchten. Mit Hilfe solcher Mechanismen lebten diese Frauen gleichsam aus zweiter Hand, durch ihre Männer und Kinder, und vermieden es so, ihrem eigenen Mangel an Identität ins Gesicht zu sehen. Bob S. beschrieb das sehr klar, als er sagte: »Meine Frau geht immer noch in den Kindern und in ihren Eltern auf und denkt nicht an sich selbst«, womit zugleich impliziert war, daß sie nicht in der Weise, wie er dies gern gesehen hätte, für ihn verfügbar und ihm zugewandt war.

In den Sitzungen mit Bob, dem Vater und seinem Bruder war zu sehen, daß Bob in seiner Herkunftsfamilie eindeutig die Rolle des parentifizierten Kindes erhalten und akzeptiert hatte. Daß er mit den Frauen identifiziert wurde, machte offenkundig, daß seine Mutter und deren Schwester die gebildeten und intellektuellen Familienmitglieder waren. Der Bruder hatte jedoch eine bedeutsame Bemerkung gemacht: »Ich glaube, Bob hat in seiner Kindheit nicht genug erlebt.« Außerdem war er verpflichtet, den letzten Wunsch der Mutter zu erfüllen und »in das Geschäft des Vaters einzutreten, um diesen zu beschützen«.

Bob S. erlebte seinen Sohn als Rivalen um die Zuwendung seiner Frau. Die Komponente der Wiederholung kam ebenfalls vor: in Gestalt des Vaters, der seinen Sohn immer wieder »fertigmacht«. Ruth hatte ja festgestellt, daß zu Beginn ihrer Ehe der Schwiegervater genau dasselbe mit ihrem Mann machte. Zwischen der Geringschätzung durch den Vater und der verführerischen Erwartungshaltung seiner Mutter war der heranwachsende Sohn so eingeklemmt, daß er sich nicht frei auf seine Schularbeit konzentrieren konnte.

Schlußfolgerungen

Ob es die erste, die zweite oder die dritte Generation ist, die zum Objekt konstruktiver oder destruktiver Einstellungen und Verhaltensweisen wird – der Familientherapeut muß die gegenseitigen Verstricktheiten, Loyalitätsbande und Gefühle des In-der-Schuld-Stehens zwischen den Generationen berücksichtigen und damit arbeiten. Die Existenz einer generationenübergreifenden Kontinuität ist unbestreitbar.

Die Exzerpte aus den Sitzungen sollten zeigen, daß es in vielen Familien pathologisch verlängerte und intensive gefühlsmäßige Bindungen zwischen den jungen Erwachsenen, den alternden Eltern und den Enkelkindern gibt. Die Bluts- oder Loyalitätsbande an die eigene Familie und an den erweiterten Familienverband sowie deren Auswirkungen auf jede Generation dürfen nicht außer acht gelassen werden. Ob es ausgesprochen wird oder nicht, die Familien und die Gesellschaft ganz allgemein sind sich bewußt, daß es einen Kodex gibt, nach dem emotionale oder materielle Rückerstattung zwischen den Generationen erwartet wird.

Durch ihre Arbeit mit drei Generationen können Familientherapeuten die einzigartige Gelegenheit erhalten, alte Eltern, junge Erwachsene und Kinder aus einer Lage zu befreien, in der sie als

Sündenböcke für jeden Ärger und jedes Gekränktsein, über angebliche oder wirkliche Ausbeutung, herhalten müssen. Jeder Generation kann dazu verholfen werden, die gegenwärtigen Beziehungen zu erkennen, indem die wahre Natur der Verpflichtungen und der Verantwortung untersucht wird, die folgerichtig solchen Beziehungen entspringt. Jede Generation erhält die Gelegenheit, verinnerlichte frühe Verzerrungen im Verhältnis zu den Eltern wahrzunehmen. Man muß den alten Eltern helfen, in Gegenwart ihrer Kinder all das zu beschreiben, was an den Begleitumständen der Leiden und Nöte, die von Generation zu Generation in unterschiedlicher Weise weitergereicht werden, unklar oder unbekannt geblieben ist. Dies führt offenbar zu einem besseren wechselseitigen Verstehen.

Auch die Enkelkinder, die bisher möglicherweise die Hauptlast in bezug auf die nicht ausgeglichenen »Konten« eines oder beider Elternteile getragen haben, können aus dieser Rolle befreit werden; sie sind die größten Nutznießer einer solchen Versöhnung zwischen den Generationen. Man hilft ihnen nicht nur, sich von der Rolle des Sündenbocks oder des parentifizierten Kinds freizumachen, sondern erneuert auch ihre Hoffnung auf altersadäquate Belohnungen und bietet ihnen ein Modell, nach dem sie ihre Konflikte mit den Eltern jetzt und in der Zukunft beilegen können.

Das Ziel soll also sein, daß jeder, indem er sich die Loyalitäts- und Schuldkonten in seiner Herkunftsfamilie vor Augen führt, eine befriedigendere Saldierung seines Verpflichtetseins und seiner Loyalität gegenüber dem Ehepartner und den Kindern erreicht. Wenn diese Beziehungen angemessener oder verantwortlicher gehandhabt werden können, ist die Wahrscheinlichkeit größer, daß es selbst mit den angeheirateten Verwandten zu einer Verständigung kommt. Obwohl es Unterschiede in der ethnischen oder religiösen Herkunft, Ungleichheiten ökonomischer oder sozialer Natur, schließlich auch bloß Unterschiede in der Sprechweise und in der Artikulation von Gefühlen und Handlungen geben mag, trägt die Arbeit in einem Drei-Generationen-Kontext vielleicht doch dazu bei, diese Unterschiede als bereichernd zu erfahren und nicht als Vorwand für negative oder feindselige Beziehungen zueinander.

Ob man zu den alternden Eltern, den jungen Erwachsenen oder den Kindern gehört, man kämpft ständig mit Abhängigkeit und Unabhängigkeit, mit den Bürden der Loyalität oder Illoyalität. Alle Familienmitglieder verlangen Unterstützung und wollen akzeptiert sein; ob und wie diese Unterstützung freilich gegeben oder empfangen wird, hängt davon ab, inwieweit es den Familienmitgliedern gelingt, die unausgeglichene Bilanz ihrer früheren und gegenwärtigen Beziehungen zu bereinigen.

Es sei noch einmal darauf hingewiesen, daß die Einbeziehung von Großeltern in die therapeutischen Sitzungen auch negative Auswirkungen haben kann. Auch wenn die Eltern den Wunsch nach größerer Offenheit und Reziprozität in der Beziehung zu den Großeltern äußern, könnten sie unfähig sein, solche Erkundungen überhaupt zu machen. Verzweiflung oder das Bedürfnis, sich zu rächen, können so stark sein, daß keiner dem anderen eine Möglichkeit zur Veränderung der Beziehung gibt. Tatsächlich kam es schon vor, daß sich Großeltern und Eltern insgeheim gegen die Therapeuten verbündeten. Es ist dann nicht möglich, die auf die Therapeuten übertragenen negativen Gefühle durchzuarbeiten, und die Familie zieht sich aus der Behandlung zurück.

Es kommt auch vor, daß der in die Behandlung gebrachte Großelternteil, trotz monatelanger sorgfältiger Vorbereitung auf das Ziel und die Vorgehensweise in der Behandlung, den Therapeuten »ausgeliefert« wird. Falls die Therapeuten die ihnen zugedachte Rolle akzeptieren und den Großelternteil »ausforschen«, würde auch dies dazu führen, daß sie, als »Angreifer oder Ausbeuter« der älteren Person, der Sündenbock wären. Und der junge Erwachsene könnte dies als Rechtfertigung für sein Verharren in einer passiven Position benutzen, indem er als »erwiesen« hinstellt, daß selbst der Therapeut nicht an den Großelternteil herankomme.

Oft läßt sich genausoviel durch Telefonanrufe, Briefe und Feiertagsbesuche bei den Großeltern erreichen. Diese Aspekte müssen in die Behandlung eingebracht werden, unabhängig davon, ob die Eltern einer oder mehreren therapeutischen Sitzungen beiwohnen. Veränderungen zwischen Eltern und Großeltern lassen sich ebenso allmählich und ebenso schwierig herbeiführen wie die zwischen Ehepartnern oder Eltern und Kind.

Viele ältere Menschen sind freudig zu Kooperation innerhalb und außerhalb der therapeutischen Sitzungen bereit. Es gibt jedoch auch das Gegenteil: Manche Großeltern haben die Therapeuten und die Therapie als Rivalen erlebt, als Konkurrenten, die ihre Rolle und Einflußsphäre bedrohen. Hinter der Szene diskreditieren oder kritisieren sie alle Anstrengungen oder Fortschritte, welche die Kernfamilie vielleicht gerade zu machen beginnt. Deren Anstrengungen, die Großeltern miteinzubeziehen, werden zurückgewiesen. Sogar ein Angebot der Therapeuten, Hausbesuche zu machen, wird abgelehnt.

Man könnte also leicht verzagen, wenn man nicht ganz klar wüßte, daß dieses Gebiet der Familienbeziehungen durch extreme Mimosenhaftigkeit gekennzeichnet ist. Es bedarf großer Sensibilität, zu erkennen, wann und wie man zur Sprache bringen kann und wann man akzeptieren muß, daß die Familie diese Beziehungen einer Untersuchung nicht öffnen kann. Für manche Familien ist es einfach unmöglich, ein oder beide Großelternteile in die therapeutische Sitzung zu bringen. Dies bleibt eine fixierte und unantastbare Zone innerhalb des therapeutischen Prozesses. Die Unfähigkeit mag bei der Familie liegen – oder es ist Mangel an Geschick und Erfahrung auf seiten der Therapeuten. In beiden Fällen wären weitere Untersuchungen und Nachforschungen jedoch aufs dringendste zu wünschen.

An dieser Stelle möchte ich meinem Kollegen Holger Fliessbach für die Übersetzung der Kapitel 9, 10 und 11 meinen herzlichen Dank aussprechen. –
Suzanne A. Gangloff

10 Kinder und die Innenwelt der Familie

Die idealisierte Kindheit: Urvertrauen und Loyalität

Bittet man Erwachsene, sich ihre Kindheit zu vergegenwärtigen, dann nimmt ihr Gesicht einen verklärten Ausdruck an: sie suchen eine Lebenszeit heraufzubeschwören, die in der Erinnerung offenbar überwiegend als erfreulich erscheint. Vor allem die Spiele der Kindheit waren es, welche Vergnügen brachten und Freisein von Verantwortung bedeuteten. Die Erwachsenen schienen einzig dazu dazusein, bestimmte Grundbedürfnisse zu erfüllen: die physischen durch Ernährung, Behausung und Behütung; die emotionalen durch Trost und seelischen Schutz. Im übrigen wurden die »Großen« erlebt und wahrgenommen entweder als aktive Teilnehmer oder als Beobachter des kindlichen Spiels. Lachen, Rennen, Springen, Klettern – all diese Betätigungen charakterisieren das Bild vom sorglosen kindlichen Leben.

Obgleich nun das Spielen in erster Linie etwas Zwangloses und Angenehmes ist, lernt das Kind doch dabei auch Bedeutung und Wert enger, intimer Beziehungen kennen und macht seine entsprechenden Lebenserfahrungen. Primär entdeckt das Kind im Spiel, welches seine Bedürfnisse sind und wie es deren Befriedigung erlangt; zugleich lernt es etwas über die Bedürfnisse jener Familienmitglieder, mit denen es in einer fundamentalen Beziehung steht. Was im Idealfall in dieser frühen Phase gelernt und entwickelt wird, ist die Fähigkeit zu gegenseitigem Vertrauen und zu Loyalitätsbindungen, die auf Gegenseitigkeit und Fairneß beruhen. Dies kann jedoch nur eintreten, wenn auch die Eltern in ihren frühesten Objektbeziehungen Vertrauen erfahren haben, das heißt, wenn ihre physischen und emotionalen Überlebensbedürfnisse angemessen befriedigt worden sind. Erikson definiert das Urvertrauen als etwas, das von der Mutter zu ihrem Säugling ausgeht, »in der unverwechselbaren Sprache des somatischen

Austauschs, daß der Säugling Vertrauen haben kann zu ihr, zur Welt und – zu sich selbst.« Er fährt fort: »... Mißtrauen wird begleitet von dem Erlebnis der ›totalen‹ Wut, mit Phantasien der Beherrschung oder sogar Zerstörung der Lust- und Versorgungsquellen; und diese Wut und diese Phantasien leben im Individuum weiter und werden in extremen Zuständen und Situationen reaktiviert« (35, S. 82).

Während des ersten Lebensjahrs werden an das hilflose und abhängige Kind nur wenige Forderungen gestellt. Im allgemeinen ist ihm erlaubt, nach Herzenslust zu saugen, das Vergnügen des Gefüttertwerdens zu erleben, zu essen oder nicht zu essen, die Nahrung zu verschmieren oder zu zerquetschen und mit dem, was ihm angeboten wird, zu spielen oder es abzulehnen. Doch von dem Augenblick an, da das Kleinkind einen Löffel in die Hand bekommt, erwartet die Mutter, daß es schließlich lernen wird, diesen Löffel als Werkzeug der Nahrungsaufnahme zu gebrauchen. Im Idealfall versucht das Kind, den Eltern zu gefallen, und arbeitet von sich aus auf seine Unabhängigkeit hin. Die geduldigen und verständnisvollen Eltern bieten dem Kind Stimulierung und Beifall und ermutigen es so, zu lernen und diese Phase des Wachstums zu meistern. Zuviel Druck und Ungeduld oder übertrieben frühe Erwartungen können die Entwicklung zur Unabhängigkeit verlangsamen oder sogar vereiteln.

Die Eltern dieses Jahrhunderts werden durch Radio, Fernsehen, Zeitschriftenaufsätze mit Ermahnungen geradezu bombardiert, so daß sie im Grund ideale Kinder haben müßten. Das Ziel wird auch klar vorgegeben: Ein Kind soll seinen eigenen Lebensraum haben, in dem es zu einer unabhängigen, selbständigen und autonomen Persönlichkeit heranwachsen und sich entwickeln kann. Abhängigkeitsbedürfnisse in manchen Entwicklungsphasen werden ins Lächerliche gezogen oder offen ignoriert. Seelische Loslösungen werden von der Gesellschaft erwartet und durch Schule, Beruf und Heirat verstärkt.

Dieser Tatbestand steht in äußerstem Gegensatz zur geschichtlichen Vergangenheit. Damals war ein Kind für den Vater und die Familie weniger wert als die Herde der Kühe und Ochsen, die man besaß. Im alten Rom hatte der Vater das Recht, sein Kind zu töten oder in die Sklaverei zu verkaufen. Kinder, und manchmal auch Frauen, galten als Waren, die allenfalls zum physischen Überleben der Familie und des Clans gebraucht wurden.

Die meisten heutigen Eltern nehmen den idealisierten Begriff von Kindheit ernst und streben die genannten Ziele der Erziehung an. Dieselbe Art idealisierter Vorstellung wird sogar in der ehelichen Beziehung antizipiert. Wenngleich die positiven und konstruktiven Aspekte eines solchen Idealismus keineswegs unterschätzt werden dürfen, so müssen sie doch entschieden relativiert werden angesichts der menschlichen Schwachheit und Verletzlichkeit. Andernfalls haben Ehepartner, Eltern und Kinder das Gefühl, zu versagen, sobald sie sich im klaren sind, daß sie den Erwartungen der Familie oder der Gesellschaft nicht gerecht werden. Was ideal und wünschenswert wäre, muß integriert werden in das, was realiter möglich ist.

In diesem Kapitel wird beschrieben, wie Kinder und Erwachsene sich *in ihrem Familienleben* aufeinander beziehen und mit emotionalen Loslösungen fertigwerden. Die Familientherapeuten hatten Gelegenheit, neue und andere Dimensionen kennenzulernen, als die Untersuchung eines von seiner Familie isolierten Individuums aufdecken könnte. So mancher Leser, ob Laie oder Fachmann, wird hier vielleicht einwenden: »Das sind ja auch kranke Familien, kranke Erwachsene, kranke Kinder.« Gewiß, Familientherapeuten mögen in der Tat nur jene Teilbereiche der Bevölkerung zu Gesicht bekommen, die mehr Störungen als andere aufweisen, die multiple Symptome zeigen, die weniger gut mit ihren Familienbeziehungen fertigwerden und die mit Schul- und Justizbehörden in Konflikt gekommen sind. Die Autoren sind jedoch der Auffassung, daß wir es hier mit universalen Gegebenheiten zu tun haben. Alle engen Beziehungen enthalten Konflikte, die den Kampf um Nähe und Distanz, um Angleichung und Differenzierung, um Gebundensein und Getrenntsein, um Abhängigkeit und Individuation nach sich ziehen.

Es gibt Familien, die nach außen hin wohlorganisiert und gut funktionierend wirken, bei näherer Betrachtung jedoch Nähe und Intimität weder ermutigen noch tolerieren. Andere Familien sind eindeutig symbiotisch, desorganisiert oder chaotisch. Erst muß der Grad an Spannung und Konflikt in all diesen Beziehungen festgestellt werden, bevor sich diagnostizieren läßt, wie »funktionsunfähig« die Mitglieder der Familie sind. Viele Familien funktionieren adäquat, auch wenn es Störungen und Konflikte bei ihnen gibt. Außerhalb ihrer Beziehungen in der Kern- und erweiterten Familie brauchen oder suchen sie keinerlei Hilfe. Bei anderen Familien jedoch müssen wegen der Probleme der Kinder Schul- oder sonstige Aufsichtsbehörden einschreiten und sie professioneller Hilfe zuführen.

Das vorliegende Kapitel soll den Leser ermutigen, Familienbeziehungen unter einem anderen, globaleren Blickpunkt zu studieren. Sowohl die Ideale als auch die expliziten und impliziten Mythen müßten erforscht und verglichen werden, die sich jede Familie in bezug auf die von ihren Mitgliedern erwartete Loyalität zurechtlegt. Man muß auch wissen, daß manche dieser Faktoren ihren Niederschlag in unseren gesellschaftlichen Einrichtungen gefunden haben. Nicht minder sollten sich Familientherapeuten im klaren sein über die gesunden, konstruktiven und lebensspendenden Ressourcen, die zu einem gewissen Grad im reziproken Austausch der von ihnen untersuchten Familien existieren. Diese Faktoren dienen dazu, den Familienmitgliedern persönliches Wachstum und kreative Befriedigung zu ermöglichen. Zur Hilfe aufgerufen sind wir Therapeuten bei den regressiven, starren, ausbeuterischen, eskapistischen und Schuldgefühle erzeugenden Familienbeziehungen – hier müssen wir all jene Wände zwischen den einzelnen Mitgliedern niederreißen, die zu Gefühlen des Verlassenseins und der Verzweiflung führen.

Die meisten Familien kommen mit einem Kind in die Behandlung, das gestört ist oder Symptome zeigt und dem man vorwirft, es sei faul, zerstreut, tückisch oder verrückt. Die Klagen der Familie bewegen sich auf einer rationalen Ebene. Indessen hat uns der Umgang mit Problemfamilien gezeigt, daß die Konflikte der Kinder in einem direkten Zusammenhang stehen mit komplexen, unbewußten oder verleugneten Prozessen, welche das Wachstum aller Familienmitglieder stören und behindern. Es scheint, als ob, um emotional zu überleben, Eltern und Kinder, Mann und Frau einander bei dem Bemühen, unerfüllte Abhängigkeitsbedürfnisse zu befriedigen, ausbeuten und selbst ausgebeutet werden. Es herrscht die bewußte Bereitschaft, zu verhindern, daß die Basis der unerfüllten Gegenseitigkeit zwischen allen Familienmitgliedern aufgedeckt wird. Die Familie ist dann in einem emotionalen Spinnennetz gefangen, das sogar eine Art psychischer Strangulierung hervorrufen oder geradenwegs zur Selbstmordabsicht führen kann. Sogar von vielen erwachsenen Familienmitgliedern, die sich von der Familie getrennt oder, wie sie glauben, emotional losgelöst haben, wissen wir, daß sie noch immer emotionell mit der Familie verflochten und nicht individuiert sind. Trotz der ernsthaften Absicht, ein Familienleben zu führen, das sich von dem ihrer Herkunftsfamilie unterscheidet, stellen sie fest, daß dieses Familienleben nicht so ist, wie sie es sich vorgestellt haben. Eine dreiundzwanzigjährige verheiratete Frau, die in die Behandlung kam, um ihrem gammelnden, Drogen konsumierenden fünfzehnjährigen Bruder zu helfen, sagte: »Ich könnte genausogut wieder zurück zu meinen Eltern gehen. Mein Mann ist Alkoholiker wie mein Vater, und wir streiten die ganze Zeit. Ich schimpfe und schreie mit den Kindern, so wie es meine Mutter mit mir und meinen Geschwistern auch gemacht hat.« Indem sie so ihrer Herkunftsfamilie unbewußt loyal bleibt, kann sie sich nicht in befriedigender Weise an ihre gegenwärtige Familie binden.

Gewiß, die Greuelberichte vergangener Zeiten erfüllen uns mit Entsetzen und Abscheu, wenn wir uns vergegenwärtigen, daß Kinder wie Vieh behandelt wurden, daß man sie, wenn sie als verhext oder besessen galten, in Ketten legte und zusammen mit erwachsenen Bettlern, Dieben und Mördern ins Gefängnis warf, und daß man sie sogar auf dem Scheiterhaufen verbrannte. Derartige Praktiken und körperliche Mißhandlungen werden heute nicht mehr erlaubt oder geduldet. Unsere Gesetzbücher sind voller Bestimmungen, in denen klar gesagt wird, was nicht länger akzeptabel und unter rechtlichen wie unter moralischen Gesichtspunkten strafwürdig ist. Der Industrie ist es nicht mehr erlaubt, Kinder als Arbeitskräfte zu beschäftigen. Es gibt private und staatliche Stellen, welche ermächtigt sind, in Familiensituationen einzugreifen, sobald es mißhandelte Kinder zu »retten« gibt. Familientherapeuten bekommen solche vernachlässigten oder körperlich mißhandelten Kinder nicht häufig zu Gesicht, es sei denn, sie würden vom Gericht oder von privaten Stellen in die Behandlung überwiesen. Die Ärzte sind zu außerordentlich aufmerksamen, aktiven Partnern beim Eingreifen in Situationen geworden, welche das sogenannte »Syndrom des geschlagenen Kinds« zeitigen. Bisher hat die soziale Praxis in solchen Fällen fast ausschließlich darin bestanden, die Kinder von ihren Familien zu trennen und sie in Anstalten oder bei Pflegeeltern unterzubringen.

Unsere Familien kommen meist aufgrund freiwilliger Überweisung in die Behandlung, nachdem sie dem Hinweis eines Schulpsychologen oder Schularztes gefolgt sind, daß ihre Kinder psychologische Hilfe brauchen. Das klinische Material in diesem Kapitel beleuchtet Situationen, in denen die »Mißhandlungen« als psychologisch bedeutsame Umgangsformen zwischen den Familienmitgliedern aufscheinen. Die endlosen Variationsmöglichkeiten können nur in Kürze beschrieben werden. Der Sinn bei der Vorführung dieses Überblicks besteht darin zu zeigen, daß sowohl Kinder als auch Erwachsene in einem pathogenen Familienprozeß stecken und willige Partner in einer beiderseits zerstörerischen Interaktion sein können. Jedes Familienmitglied, ungeachtet der generations- oder geschlechtsspezifischen Unterschiede, leidet hierunter; auch dann, wenn die Familie – scheinbar – bessere Lebensbedingungen für alle ihre Mitglieder anzustreben bemüht ist.

Die Rede vom System in der Familientherapie

Familientherapeuten suchen noch immer nach einem Vokabular zur Definition dessen, was sie sehen und erkennen. Sie haben feststellen müssen, daß ein breiteres und tieferes Verständnis erst zu erzielen ist, wenn der herkömmliche Explorationsablauf umgekehrt wird. Man erforscht also die Geschichte der Herkunftsfamilien ebenso wie die Geschichte des Kernfamiliensystems und beobachtet dann, wie sich die gefundenen Daten auswirken auf das Zusammenleben der Familienmitglieder.

Im Brennpunkt stehen multipersonale Strukturen der Erwartung, der Motivation, des Fühlens und Denkens. Das System der Kernfamilie besteht aus zwei wichtigen Subsystemen, deren Funktionsweise untersucht werden muß, nämlich dem ehelichen und dem elterlichen System. Es hat sich gezeigt, daß Symptome in dem einen Subsystem Reaktionen auf ungelöste Konflikte im anderen Subsystem sind oder durch diese hervorgerufen wurden. Indessen läßt sich durch das Studium eines einzelnen Individuums, *einer* Dyade oder *einer* Triade nicht erkennen, wie die Bedürfnisse der übrigen Familienmitglieder erfüllt werden. Sämtliche Beziehungen in einer Familie müssen erforscht werden, will man die Art der Bindung an die Familie und deren Auswirkungen auf jedes einzelne Familienmitglied feststellen. Eine überstarke emotionale Bindung an die Familie läßt auf symbioseartige Beziehungen schließen. Im anderen Extremfall führt totale physische Vernachlässigung zum Nichtüberleben. Die Untersuchungen von Spitz (82) haben gezeigt, daß emotionale Bindungslosigkeit in früher Kindheit irreparable Schäden hervorrufen kann; solche Kinder weisen eine bedrohlich herabgesetzte Resistenz gegen Krankheiten und eine alarmierende Sterblichkeit auf.

Im historischen Material, welches die Herkunftsfamilie und die gegenwärtige Kernfamilie erbringen, wird die nach außen sichtbare Qualität der ehelichen und elterlichen Beziehungen manifest. Von größerer Tragweite ist es jedoch, die verdeckten Implikationen zu untersuchen. Welche Rollenzuteilungen gab es in der Herkunftsfamilie? Welche unbewußte Neubestimmung dieser Rollen erfolgt in der gegenwärtigen Familiensituation? Sind die Eltern gegenüber ihren Herkunftsfamilien unbewußt loyal geblieben und unausgeglichenen Schuldigkeitsbilanzen verhaftet, leben aber ihre Schuldgefühle aus, indem sie sie auf die Kinder projizieren? Heirat und eine neue Familie bedeuten zusätzliche Bindungsverpflichtungen und verlangen die Abwendung von der Herkunftsfamilie. Ist die »Schuldigkeit« erstattet worden oder empfinden die jungen Eltern immer noch Schuldgefühle, weil sie sich psychisch und physisch von ihren Eltern getrennt haben? Auf welche Weise versuchen sie, den Bedürfnissen ihrer alternden Eltern zu entsprechen und gleichzeitig den neu auftretenden Bedürfnissen von Familienmitgliedern innerhalb der jetzigen Familie zu genügen?

Wie schon früher bemerkt, brauchen Kinder einen eigenen Lebensraum, in dem sie spielen, lernen und Kind sein können. Im Gegensatz hierzu werden in pathogenen Familiensystemen Kinder als Objekte benutzt, auf welche die Eltern vielerlei (bewußte oder unbewußte) Gefühle und Einstellungen projizieren. Auf diese Weise werden Kinder als Quellen lebensspendender Kraft wahrgenommen; als Objekte der Loyalität oder Illoyalität. Sie können in einen Machtkampf zwischen den Eltern oder sogar zwischen den Eltern und deren Herkunftsfamilie verwickelt werden; sie können herhalten als Stimulatoren von Konflikten; sie können erlebt werden als Quellen der Abhängigkeit, als Wesen, die ihre Eltern zurückstoßen, so wie diese sich einst zurückgestoßen gefühlt haben. Aber Kinder bleiben auch ewig loyal. Es mag den Anschein haben, als würden sie von ihren Eltern ausgebeutet, aber auf einer gewissen Ebene fügen sich auch die Kinder – aus Loyalität – dem Bedürfnis der Eltern, sie auszubeuten.

Obwohl die Familientherapeuten den Akzent auf die Auswirkung des Familiensystems auf die Kinder legen, übersehen sie doch nicht die individuelle Motivation und die Entwicklungsphasen. Wie Waelder in seiner Definition des Prinzips der multiplen Funktion sagt, haben für das Individuum »seelische Phänomene in der Regel mannigfache Determinanten... Das Verhalten diente mehreren verschiedenen Funktionen, oder wie man auch sagen könnte, es war für mancherlei Druck gleichzeitig verantwortlich, respektive, es war für viele Aufgaben gleichzeitig die Lösung... Von realitätsorientiertem Verhalten kann erwartet werden, daß es gleichzeitig Instinkterfordernissen dient... Verhalten ist nicht das Ergebnis eines einheitlichen Gesamtmotivs, sondern das Resultat vieler, gewöhnlich einander widerstreitender Kräfte« (86, S. 56–57).

Wir wollen ein Beispiel geben. Ein junges Mädchen sah sich nach der ersten Menstruation außerstande, die Schule zu besuchen. Ihre Schulangst war zweifellos sowohl durch individuelle als auch durch familiäre Faktoren motiviert. Da gab es zum einen die Angst, erwachsen zu werden und sexuelle Strebungen unter Kontrolle zu bringen, sozial mit anderen Mädchen in heterosexuellen Situationen zu konkurrieren, ödipale Gefühle durchzuarbeiten, und so weiter. Da gab es zum anderen jedoch, auf der Ebene eines Mehrpersonen-Systems, auch die Reaktion auf die Ängste der Eltern. Die Mutter hatte nach der Geburt der Tochter Depressionen gehabt; das Ehepaar beschloß daraufhin, keine weiteren Kinder in die Welt zu setzen. Die drei Personen hatten sich in eine Situation manövriert, in der keiner ohne den anderen einen Zug machen konnte; die Mutter übernahm schließlich freiwillig eine Arbeit an der Schule der Tochter, um sie auf diese Weise zum Schulbesuch zu bringen. Das Geschäft des Vaters lag direkt neben der Wohnung der Familie, so daß die drei Personen ständig, Tag und Nacht, zusammen waren. Die Sorge um die Tochter trug auch dazu bei, die extreme Loyalität und Abhängigkeit des Ehepaars von der Herkunftsfamilie der Frau zu maskieren. Indem die Tochter versuchte, ihre eigenen Impulse zu kontrollieren, wurde sie unbewußt in eine Position gebracht, in der sie das Verhalten der Eltern kontrollierte. Die Tochter war es, die jeden Abend darüber entschied, ob das Familienhaustier im Schlafzimmer der Eltern oder bei ihr schlafen sollte.

Symptome bei Kindern und Eltern

Wenn sich bei Kindern Symptome zeigen, so wird dies gewöhnlich gedeutet als Manifestation *intra*personaler Konflikte, welche die altersbedingten Entwicklungsaufgaben begleiten und ambivalente Gefühle gegenüber den realen oder verinnerlichten Objekten hervorrufen. Nach familientherapeutischer Auffassung jedoch sind Symptome das Ergebnis von Konflikten in *inter*personalen Beziehungen. Es gibt eine bewußte und unbewußte Verzahnung zwischen den Systemen – zwischen Individuum, Ehepartnern, Eltern und erweiterter Familie.

Familien, die keine besonders stabile Struktur haben, empfinden Veränderungen, welche das Wachstum zeitigt, als ähnlich katastrophal wie den seelischen Verlust eines wichtigen Objekts. Sie fühlen sich dermaßen überwältigt, daß sie nicht imstande sind, diese Veränderung zu »verdauen« oder sich ihr anzupassen, ja sich auch nur auf einer früheren Ebene des Funktionierens zu reintegrieren. Wenn die zugrundeliegende Familienstruktur ohnehin wackelig war, ist damit zu rechnen, daß die Auswirkung eines neuen Verlustes oder einer Veränderung zu Chaos und weiterer Desorganisation führen wird. Selbst eine Familie mit stabilerer Struktur und höherer Differenzierungsebene wird unter Umständen überwältigt, wenn sie mit den kumulativen Anforderungen der biologischen und emotionellen Reife konfrontiert wird.

Gleich die erste gemeinsame Sitzung mit der Familie F. hat den Beweis erbracht, daß bei sämtlichen Familienmitgliedern eine manifeste Symptomatologie gegeben ist. Sie sind das Musterbeispiel eines labilen Systems, welches chronisch unfähig ist, mit Veränderungen innerhalb oder außerhalb der Familie fertig zu werden. Selbst wenn die Mitglieder der erweiterten Familie zur emotionalen Unterstützung zur Verfügung standen, stabilisierte sie sich nur geringfügig. Als die Verwandtschaft nicht länger zur Verfügung stand, versuchte die Familie, sich damit zu behelfen, daß sie die Kinder zu Ersatzeltern machte: Die Kinder wurden parentifiziert und gleichzeitig zu Sündenböcken gestempelt, damit auf diese Weise alle intrapsychischen und zwischenmenschlichen Konflikte gelöst würden.

Der endgültige Zusammenbruch der Familie F. wurde durch Versuche der heranwachsenden Tochter ausgelöst, »von zu Hause wegzulaufen«, das heißt, ihrer Rolle als Parentifizierungsobjekt zu entfliehen. Aber obwohl sie dem Elternhaus entlief, sorgte sie dafür, daß sie nicht allzuweit ins Abseits geriet: sie wurde schwanger. Damit kehrte sie nicht nur reumütig in den Schoß der Familie zurück – sie brachte auch neue Katastrophenstimmung und Verzweiflung in die Reihen der Angehörigen. Alle Familienmitglieder befanden sich sozusagen in einer Zwickmühle der Loyalität, teils gegen einander, teils gegen die Herkunftsfamilien. Der die Schuldgefühle erzeugende Mechanismus saß dermaßen tief (da die Schuldgefühle von Generation zu Generation weitergegeben worden waren), daß sich jede Generation in einen Zustand chronischer Verzweiflung zurückgeworfen fand.

Als Frau F. im achten Monat schwanger war, starb ihr Vater, der an Krebs gelitten hatte. Einige Monate nach der Geburt dieses Kinds, einer Tochter, bekam sie ihre erste schwere Depression. Sie wurde ambulant mit Elektroschocks behandelt. In der Folge entwickelte sie eine Krebsphobie, wobei dauernd neue körperliche Symptome auftraten, für welche die Ärzte keine organischen Ursachen nachweisen konnten. In den folgenden Jahren begann Herr F., exzessiv zu trinken, und verlor daraufhin seine Stellung. Damals begann er, über Schmerzen in der Brust zu klagen, und ließ sich von einem Kardiologen untersuchen, der ihm riet, sich an einen Psychiater zu wenden. Wiederum gab es für die körperlichen Symptome keinen organischen Grund.

Die Familie beschloß nun, in eine andere Stadt zu ziehen, wo eine Schwester von Frau F. wohnte. Hier fand Herr F. eine neue Stelle. Dieser Schritt bedeutete aber nicht nur eine geographische Veränderung für die Familie, er zerschnitt darüber hinaus eine elementare Bindung von Frau F.; sie hatte sich nämlich bisher mindestens dreimal täglich mit ihrer Mutter am Telefon unterhalten, sofern sie nicht ohnehin bei ihr zu Besuch saß. Die neue Tätigkeit von Herrn F. brachte es mit sich, daß er viele Abende, ja manchmal auch sonntags nicht zu Hause war, so daß Frau F. und die Kinder viel allein waren. Die Kinder und die Eltern beschrieben diesen Zustand wie folgt: »Unsere Mutter lag gewöhnlich auf dem Sofa, klagte über ihre endlosen Wehwehchen und fürchtete jeden Augenblick zu sterben; am Abend kam sie dann wieder zu Kräften und ging regelmäßig aus dem Haus, um Karten zu spielen.« Frau F. sagte, diese Abendstunden seien die einzige Zeit gewesen, in der sie frei von Ängsten und Depressionsgefühlen war.

Wenn nicht ihre Schwester oder ihre Mutter zur Verfügung standen, um Frau F. zu helfen, mußten sich die Kinder selbst versorgen und sich zugleich um die Mutter kümmern. Anne, die fünfzehnjährige Indexpatientin, beschrieb, wie verängstigt sie immer war, wenn sie ihrer Mutter zusah und sie klagen hörte. (»Sie klagte, so weit ich zurückdenken kann.«) Die Familie ging davon aus, daß Anne für ihre Mutter und ihre beiden jüngeren Brüder sorgen müsse und für den Haushalt verantwortlich sei. Als sich Frau F. einer Brustoperation unterziehen mußte, half ihre Schwester in der Familie aus; doch da sie ebenfalls jüngere Kinder hatte, konnte sie die Stelle der Mutter nicht völlig ausfüllen. Außerdem gab Frau F. an, daß die Beziehung zur Schwester sehr ungleichartig und stürmisch war. Beide pflegten zu explodieren und dann wochenlang nicht mehr miteinander zu reden.

Als Anne dreizehn war, hatte sie einmal auf ihren siebenjährigen Bruder David aufzupassen. Er lief auf die Straße und wurde von einem Auto erfaßt, zog sich jedoch glücklicherweise nur Hautabschürfungen zu. Die Familie machte Anne keine offenen Vorwürfe. Kurz darauf begann Anne, immer und immer wieder von zu Hause wegzulaufen. Als sie schwanger wurde, rieten ein Arzt und ein Psychiater zum Schwangerschaftsabbruch.

Frau F. sagte, ihr Mann sei ein stetiger Arbeiter, aber »er lebt in den Tag hinein wie ein Kind«. Seine Frau ging ihm über alles, er brachte sie von einem Arzt zum andern und machte sich wegen ihrer Gesundheit Sorgen, überließ ihr aber die ganze Verantwortung für Haushalt und Kinder. Die Eltern beklagten sich abwechselnd über den mangelnden Respekt der Kinder und darüber, daß sich Anne von einem braven, fügsamen Kind zu einem vorlauten, unverschämten, unverantwortlichen Teenager entwickelt habe. Die Kinder sagten, früher seien sie entsetzt gewesen, wie es in ihrer Familie zuging; jetzt hörten sie bei den Klagen und Forderungen der Eltern entweder gar nicht mehr hin oder lachten bloß noch. In einer der nächsten Sitzungen brachten Anne und ihr Bruder Louis dem, was die Eltern sagten, ostentativ keine Aufmerksamkeit entgegen; sie tuschelten miteinander, kicherten und flirteten ungeniert, indem sie sich aneinanderschmiegten. David, der andere Bruder, mußte sich neben seine Mutter setzen. Frau F. sagte, daß Anne und Louis ihn quälten: »Sie nennen ihn Tunte, Holzbein, Gerippe; sie sagen ihm, er sei blöd und könne mit Kindern seines Alters nicht auskommen.«

Annes Flucht von zu Hause und ihre Schwangerschaft waren die jüngste Belastung, mit der diese Familie fertig werden mußte. Annes Verhalten könnte als die Aufsässigkeit und sexuelle Experimentiersucht einer Heranwachsenden aufgefaßt werden, hatte aber, im Kontext ihrer Familie und der vielfachen Familienkrisen, eine breitere und tiefere Basis. Diese Familie war in einer Zeitspanne von etwa acht Jahren schwerwiegenden Belastungen ausgesetzt gewesen: Tod eines Elternteils durch Krebs; Verlust des Arbeitsplatzes; Zerreißen des familiären Zusammenhangs durch den Umzug in eine andere Stadt; seelische Erkrankung; Brustoperation. Die Grundstruktur dieser Familie war nicht besonders stabil; so ist es verständlich, daß die Familie unter dem Eindruck vielfacher Belastungen immer verwirrter und desorganisierter wurde. Hätte man hier nur die seelischen Probleme eines heranwachsenden Mädchens gesehen und nicht auch die Mehr-Generationen-Verzahnung berücksichtigt, so hätte man grundlegende Elemente außer acht gelassen.

Rollenzuweisungen an Kinder

In pathogenen Familien sind den Erwachsenen wie den Kindern generations- und geschlechtsspezifisch unangemessene Rollen zugeteilt. Die einzelnen Mitglieder werden nicht als selbständige Wesenheiten mit dem ganzen Spektrum menschlicher Gefühle und Einstellungen erlebt, sondern man reagiert auf sie, als ob sie Teilpersonen wären, die lediglich Einzelmerkmale aufweisen. Brodey konstatiert: »Die Rollenkonstellation erlaubt es jedem Familienmitglied, innere Konflikte in der Familie statt in sich selbst auszuagieren, und jedes Familienmitglied versucht, mit seinen eigenen Konflikten dadurch fertigzuwerden, daß es den anderen verändert« (23, S. 392).

Jenen Kindern, die einen braven, stillen und folgsamen Eindruck machen, fällt gemeinhin die Aufgabe zu, sich parentifizieren zu lassen. Derartige Rollenzuweisungen können sich aber leicht verschieben. Unbewußt wird von den Kindern erwartet, erwachsen zu sein, während die Erwachsenen als Kind agieren, insbesondere indem sie wesentliche Führungsfunktionen (auch sexuelle Aufgaben) abgeben. Eltern, die psychisch unfähig sind, Eltern zu sein, versuchen vielleicht, ihre Unfähigkeit unter dem Deckmantel der Permissivität, des demokratischen und unautoritären Verhaltens zu rechtfertigen. Die Parentifizierung von Kindern kann die Folge von Untätigkeit und Trägheit oder von chaotischem Verhalten der Eltern sein – von Faktoren also, die auf die emotionale Abdankung der Eltern hinauslaufen. Die Gefühle, welche die Beziehungen in solchen Familien durchdringen, sind Depression, Verzweiflung, Wut oder Trauer – Gefühle, die machmal, aber nicht immer, bewußt erlebt oder ausgedrückt werden.

In Situationen, in denen Kindern die Rolle des Sündenbocks zugewiesen wird, zum Beispiel bei verschiedenen Arten kriminellen Verhaltens, müssen sich die Kinder zur Eindämmung ihres selbstzerstörerischen Verhaltens auf Schulen, Sozialämter und medizinische und juristische Institutionen verlassen; von ihren

Eltern können sie derartige Kontrollen nicht erwarten. Daneben lassen sich die Bemühungen des Kinds auch als indirekte Versuche werten, dem chaotischen Familienleben Hilfe zu bringen. Ein solches Verhalten muß als umgekehrte Loyalität gegenüber der Familie begriffen werden. Die genannten sozialen Institutionen werden als Elternersatz gebraucht, und zwar in vielen Fällen von den Eltern ebenso wie von den Kindern.

Viele dieser Kinder erscheinen physisch und emotional als »abwesend«, doch zeigt sich, wenn man sie im Familienleben erlebt, daß sie insgeheim ihrer Familie loyal geblieben sind. Obgleich ihr Verhalten negative Rückwirkungen haben mag, versuchen sie auf ihre Weise, das Leiden der Eltern, aber auch ihr eigenes Leiden zu lindern. In diesem Zusammenhang kann Kriminalität – mit allen negativen Komponenten – ein unbewußter Versuch sein, wieder Leben in die Familie zu bringen. Auf individueller Ebene erdulden diese Jugendlichen lieber Züchtigung, Kritik, ja sogar schwere Bestrafung, als daß sie weiterhin die Unbeteiligtheit oder Reaktionslosigkeit hinnehmen, die sie bisher in ihrer Familie erfahren haben.

Solche Akte stehen in einem deutlichen Gegensatz zu ausgewogeneren Eltern-Kind-Beziehungen. Selbst dort, wo ein Kind als gut oder als nichtsnutzig und boshaft bezeichnet wird, bezieht sich dies stets nur auf einen Aspekt seines Verhaltens. Das Kind behält die Freiheit, Kind zu sein und kindgemäße Interessen und Aktivitäten zu verfolgen. In emotionaler Hinsicht lernt es langsam, sich mit dem Elternteil des selben oder des entgegengesetzten Geschlechts zu identifizieren. Emotionale Verantwortlichkeit für sich selbst und für andere entwickelt sich langsam in dem Maße, in dem das Kind altersangemessene Aufgaben meistert. Auch wenn es im Haushalt mithilft und sich um Geschwister kümmert, geschieht dies unter der Aufsicht der Erwachsenen, welche die volle Verantwortung tragen. Solche Tätigkeiten des Kinds sind eine Vorbereitung auf seine künftige Lebensrolle. In einer ausgewogenen Beziehung wird der autonome Wachstumsprozeß angeregt und ermutigt; beim parentifizierten Kind, das zu früh mit erwachsenenartigen Einstellungen überlastet wird, wird das Wachstum unterbrochen und gestört.

Parentifizierte Kinder: Der Familienhypochonder

Eine Tochter kann die Schule nicht besuchen, weil sie die emotionale Verantwortung, aber auch die physische Sorge für ihre Geschwister übernommen hat. Damit reagiert sie sowohl auf die Depressionen der Mutter wie auf den emotional nicht verfügbaren Vater, der das Bedürfnis seiner Frau, von der Tochter umsorgt zu werden, unbewußt sanktioniert. In einem individuumbezogenen Zusammenhang würde man hier von Schulangst reden. In einem anderen Fall halten die ständigen hypochondrischen Klagen der Mutter die Kinder in einem dauernden Zustand der Angst. Die Hyperaktivität und Verkrampftheit der Kinder ist eine Reaktion auf die Klagen der Mutter über Schmerzen, Krankheit und Todesfurcht. Jedes Kind wird wahrscheinlich etwas anders reagieren, je nach seinem Alter und seiner Stellung in der Familie; schließlich aber hat die Mutter sichergestellt, daß zumindest *ein* Kind, wenn nicht alle Kinder, sie niemals allein lassen. Kinder sind von grenzenloser Loyalität und werden sich selbst zu physischen und psychischen Wächtern für einen oder beide Elternteile machen, sobald sie bei diesen ein unersättliches, unerfülltes Bedürfnis nach Trost verspüren. Dies sind die parentifizierten Kinder.

Die aggressiven oder Sündenbock-Kinder

Mitunter heißt es von einem Kind (oder von mehreren Kindern in einer Familie), die Aggressivität sei da dermaßen überschäumend, daß sie von den Eltern nicht mehr gebändigt werden könne. Solche Kinder werden häufig durch die Zuweisung der »schlimmen« Rolle zu Sündenböcken gemacht. Oft kommen sie zunächst mit den Schulbehörden und dann mit dem Gesetz in Konflikt. Ihr Verhalten in der Familie kann, muß aber nicht offene Schwierigkeiten hervorrufen. In manchen Fällen werden ihre Reaktionen auf Familienspannungen außerhalb der Familie ausagiert. Kulturelle Faktoren mögen im Einzelfall die Form des artikulierten Verhaltens beeinflussen, doch die wesentlichen Ursachen sind stets in den zugrundeliegenden Konflikten und Spannungen des Familiensystems zu finden. Erikson spricht bei diesem Verhaltenstyp von einer negativen Identität, welche den Vorzug finde vor einer Identität, bei der das Kind ignoriert wird, unbeteiligt ist und für die Familie ein Nichtobjekt bleibt. Wir stehen auf dem Standpunkt, daß es keine deutlichere Indikation für eine Familientherapie geben kann als das verzweifelt-aggressive Verhalten eines Kindes.

Kinder als sexualisierte Partner

Zur Rolle des »schlimmen« Kinds gehört auch ein Verhalten, das als delinquentes Sexualverhalten innerhalb und außerhalb der Familie massive Fehlreaktionen begünstigt. Verführerische, inzestartige Beziehungen oder offener Inzest sind in schwer gestörten Familien häufig anzutreffen. Kinder desselben oder des entgegengesetzten Geschlechts dienen als Ersatz für einen Ehepartner. In vielen Fällen findet sexueller Verkehr zwischen den Ehepartnern nur noch selten statt oder ist bereits gänzlich eingestellt – eine Folge der Kränkungen, des Ärgers und der Enttäuschung, die sich die Partner gegenseitig zugefügt haben. Der »Andere« ist ursprünglich als idealisierte Person auserwählt worden, zum Ausgleich einer vermeintlichen emotionellen Deprivation. Häufig kann, wenn dieses Bedürfnis enttäuscht wird, das sexuelle Desinteresse gegenseitig werden. Wenn einer der Partner dennoch weiterhin sexuelles Interesse zeigt, aber ständig von seinem Ehepartner zurückgewiesen wird, mag dies dahin führen, daß er Befriedigung bei seinem Kind sucht.

Wenn Inzest in einer Familie vorfällt, weist dies auf mangelnde Generations- und Ich-Abgrenzungen bei allen Familienmitgliedern hin. Gewöhnlich besteht auch ein geheimes Einverständnis auf seiten des nichtbetroffenen Erwachsenen sowie der Geschwister – derartige Geheimnisse sind gewöhnlich keine Geheimnisse. Dieses stillschweigende Einverständnis kann bewußt sein, sich aber dem Bewußtsein auch teilweise entziehen. Der Akt des Inzests selbst führt die Familie nicht notwendig in die Therapie; oft tritt er schon seit einer ganzen Reihe von Jahren auf. Vielmehr scheint es, daß in vielen Fällen eine juristische oder psychiatrische Behandlung erst aufgesucht wird, wenn die Möglichkeit einer Schwangerschaft besteht oder Gefahr im Verzuge ist, und zwar in Form von Mord- oder Selbstmorddrohungen. Ich-Abgrenzungen sind geschwunden, Kontrollen innerhalb des Familiensystems haben sich abgeschwächt, und die Frage des physischen und emotionalen Überlebens steht jetzt im Mittelpunkt.

Die Inzestbeziehung zeugt von der Verzweiflung des Erwachsenen, denn psychologisch verhält er sich unüberbietbar destruktiv gegen sein Kind. Aggression in dieser Form ist psychischer Mord – Mord am eigenen Ich wie am Kind. In solchen Fällen wird das Kind nicht als Kind wahrgenommen, sondern als ein Objekt, das aus Motiven der Abhängigkeit und Vergeltung und aus narzißtischer Ichbefriedigung benutzt und ausgebeutet wird. Rache gegen den abweisenden oder gleichgültigen Ehepartner spielt als Motiv eine sekundäre Rolle, wenn ein Elternteil eine offene erwachsenenartige Sexualbeziehung zu einem Kind unterhält.

Wie kommt es nun, daß ein Kind in einer so widersinnigen Beziehung überhaupt kooperiert und zum Partner wird? Furcht vor Bestrafung ist keine hinreichende Erklärung für die Bereitwilligkeit des Kindes; auch nicht das Moment der Lust, das aus körperlichem Kontakt entspringen kann. Die Autoren vertreten die Auffassung, daß ein Kind eine solche Rolle akzeptiert, weil es aufgrund der unbewußten Loyalitätserwartung befürchtet, ein Elternteil oder beide Eltern könnten andernfalls seelischen Schaden erleiden oder psychisch zugrunde gehen. Die Kooperationsbereitschaft des Kinds mag sein letzter Versuch sein, dem Erwachsenen eine gewisse Ich-Abgrenzung schaffen zu helfen, die ihrerseits wieder dem Familienzusammenhalt zugute kommen mag. Auch hier stellt sich also die Loyalitätsfrage als fundamental wesentlicher Bestandteil zur Erklärung solcher Beziehungen heraus.

In manchen Familien ziehen sich die inzestuösen Akte nicht nur über mehrere Jahre mit *einem* Kind hin, sondern erfassen in manchen Situationen auch die Geschwister. Es kann sein, daß das größer und reifer werdende Kind gegen den Inzest zunehmend Widerstand leistet. Weitere Komplikationen können sich ergeben, wenn offene oder verdeckte homosexuell-inzestuöse Beziehungen vorliegen oder wenn es zu intensiver Rivalität oder Eifersucht mit Morddrohungen kommt.

In einer Familie lag die gesetzliche Möglichkeit vor, zwischen familientherapeutischer Behandlung oder Haftstrafe zu wählen. Der Vater hatte über einen Zeitraum von mehreren Jahre sowohl mit seiner Tochter als auch mit zwei Söhnen geschlechtlich verkehrt. Seine Frau gab in der ersten Sitzung an, sie wolle zwar wirklich nicht, daß ihr Mann im Gefängnis lande, doch andererseits könne sie nicht akzeptieren, daß die Kinder (durch die Therapie) Zeit für die Schule verlören. Sie war sich auch sicher, daß die Kinder, im Alter von sechs, acht und elf Jahren, die sexuellen Erlebnisse mit dem Vater bereits wieder vergessen hatten. Unter dem Deckmantel der Zuneigung respektive der Annahme, die Kinder könnten die Vorgänge gar nicht bewußt begreifen, fahren die Eltern also fort, ihre Kinder als direkte oder indirekte Sexualobjekte zu gebrauchen.

Das »Nesthäkchen« der Familie

Ein weiterer Spezialfall familiärer Rollenzuweisung liegt vor, wenn ein Kind von der Familie als perfekt oder ideal beschrieben wird. Ein solches Kind unterscheidet sich signifikant vom parentifizierten Kind. Die Funktion des parentifizierten und loyalen Kindes mag es sein, als Familienvermittler oder »Familienheiler« zu dienen (im Sinne von Ackerman [1, S.80]); oder es wird zum märtyrerhaften »Bürdenträger« (im Sinne von Brody und Spark [24]). Das Nesthäkchen dagegen wird von der Familie als problemloses und nichtsymptomatisches Kind beschrieben. Solche Kinder verursachen keine offenen Schwierigkeiten. Sie verhalten sich vielleicht wie ein Clown und lieben es, andere Menschen zu plagen und zu necken, doch geschieht dies nie mit der ernsthaften Absicht, jemanden zu kränken oder zu ärgern. Solche Kinder werden selten ernstgenommen. Es ist, als seien sie dazu da, Leichtigkeit und Frohsinn in der Familie zu verbreiten. Sie können auch als fleißige Schüler geschildert werden. Ja, das gutmütige und anspruchslose Kind wird den Geschwistern, die ihre feindseligen Gefühle freimütig artikulieren, häufig als Vorbild hingestellt. Unter der Oberfläche aber ist die Gemütslage dieses Kindes durch Traurigkeit und Depression gekennzeichnet.

Das Kind, das bisher am wenigsten untersucht worden ist, ist das »Nesthäkchen«. Es wird selten zur Behandlung gebracht. In Wirklichkeit gibt es keine echte Position für dieses Kind in der Familie; gewöhnlich ist es der Säugling oder das jüngste von mehreren Geschwistern. Für die Familie ist das Nesthäkchen in gewissem Sinne eine Nichtperson, und es hat von seinem eigenen Wert und seiner Bedeutung nur eine minimal ausgeprägte Vorstellung. Seine eigenen Bedürfnisse und inneren Gefühle werden negiert, geleugnet, heruntergespielt und verunsichert. Die Tugenden oder Vorzüge, welche die Familie dem Nesthäkchen zuschreibt, mögen eine Basis in der Realität besitzen: Es ist häufig zutraulich oder aufgeweckt oder spaßig – trotz des Umstandes, daß dies eine Fassade ist, hinter der sich mitunter Gefühle der Leere verbergen. Ein Haustier, das seinem Besitzer Gesellschaft oder Schutz bietet, hat in der Familie *eine* wichtige Funktion: zuverlässig und loyal strahlt es Zutraulichkeit und Bestätigung auf seinen Herrn zurück. Untersucht man ein Nesthäkchen im Kontext seiner Familie, so zeigt sich, daß die emotionalen Bedürfnisse dieser Kinder übersehen werden; ihre Selbstachtung ist im Grunde gering, und sie sehnen sich beständig nach einem Platz in der Familie. Ihre Fähigkeit zu sozialen Kontakten ist mitunter minimal. Das Nesthäkchen nimmt später unter Umständen die Rolle des parentifizierten Kindes an, sobald ein älteres Geschwister das Haus verläßt.

Fallbeispiel für den Sündenbock und das Nesthäkchen

Die Familie J. kam in die Therapie, weil sie sich Sorgen wegen der sechzehnjährigen Tochter Joan machte, ein künstlerisch talentiertes Mädchen, das bereits die ersten sexuellen Kontakte hatte, mit Rauschstoffen experimentierte und in der Schule versagte. Die Mutter hatte im Schlafzimmer der Tochter Briefe entdeckt, die ihre Befürchtungen bestätigten, daß Joan dabei war, in ernsthafte Schwierigkeiten zu geraten. Da es sich um eine Familie handelte, die überzeugt war, ihren Kindern viel Zeit, Energie und materielle Vorteile geschenkt zu haben, konnte sie nicht begreifen, warum Joan dermaßen über die Stränge schlug.

Sie klagten auch über Joseph, den neunzehnjährigen Jungen, weil er im College verschrien war als Bücherwurm. Er hatte keine Freunde und keine außerhäuslichen Interessen und beteiligte sich auch nicht am Sport. Irgend etwas stimmte nicht mit ihm, aber die Eltern hatten nie daran gedacht, daß Joseph zutiefst unglücklich und bekümmert sein könnte und sehr an den »Schürzenzipfeln« seiner Eltern hing. Die Eltern wie die Geschwister verachteten ihn. Daß er so isoliert, in sich gekehrt und schizoid war, ja, er ebensosehr der Hilfe bedurfte wie Joan, das begriff die Familie nicht.

Das Nesthäkchen, der »Liebling« der Familie, war die zehnjährige Susan. Über Susan beklagte sich niemand. Einmütig vertrat man die Auffassung, daß alle Familienkonflikte an ihr spurlos vorübergegangen seien. Wenn die Therapeuten das Mädchen baten, zu einer Frage Stellung zu nehmen, gab »automatisch« ein Familienmitglied statt seiner die Antwort. Immer hieß es, Susan wisse es nicht, ihr sei es egal, sie kümmere sich nicht darum. Wenn die Therapeuten fragten, warum sie nicht selbst für sich antworten dürfe, pflegte Susan für den Rest der Sitzung zu weinen und brachte kein Wort mehr heraus. Als Reaktion auf ihre Tränen versuchten die Familienmitglieder dann stets, Susan aufzuheitern. Frau J. sagte: »Das ist doch lächerlich, Susan hatte ja überhaupt keinen Grund zu weinen.« Es war, als ob die Familie Susan unbewußt zum Schweigen bringen wollte, weil sie es nicht ertragen konnte, von ihr zu hören, daß sie vielleicht ebenfalls Kummer und Probleme hatte. Um loyal gegen die Familie bleiben zu können, ließ Susan derlei Verunsicherungen über sich ergehen. Indem man sie fast als Nichtperson behandelte, ließ man Susans Wünsche, Befürchtungen und Bedürfnisse als nichtexistent erscheinen.

Das Kind im Familiensystem

Manche Familientherapeuten haben festgestellt, daß Kinder, die aus symbiotischen Dyaden und Triaden herausgehalten werden, es unter Umständen schaffen können, das familiäre Konfliktgebiet mit geringerer emotionaler Schädigung zu verlassen als das symptomatische Kind. Als die Therapeuten darangingen, Familien mit präadoleszenten und jüngeren Kindern zu behandeln, wurden weitere wichtige Daten gewonnen. Zwar war es der Indexpatient, der diese Familien in die Behandlungssituation brachte, doch stellte Friedman fest, daß auch die »gesunden« Geschwister symptombehaftet oder nur vorübergehend symptomfrei waren (45). Andere Familienmitglieder zeigten in dem Augenblick akute Symptome, in dem der Indexpatient, etwa das schulängstliche Kind, wieder in die Schule zurückkehrte. Es war, als ob ein anderes Familienmitglied automatisch das Vakuum ausfüllen mußte, welches entstanden war, als das »schlimme« oder »kranke« Kind eine Besserung seines Zustandes zeigte.

Jedes einzelne Kind erhält Rollen zugewiesen, die anscheinend festgelegte Funktionen in der Familie haben: Dritte, vierte und fünfte Geschwister übernehmen und verlassen die Rolle des schlimmen oder kranken Kinds, oder zwei Töchter teilen sich in die Rolle des parentifizierten Kindes. Im pathogenen Familiensystem werden die Mitglieder nicht als je eigene, von den anderen unterschiedene Einheiten mit speziellen, alters- und geschlechtsangemessenen Bedürfnissen erlebt. Kinder gelten als schlimm oder wertlos, als ewige Säuglinge oder »Als-ob-Erwachsene«. Das Familienpendel schwingt von einem Extrem zum anderen. Übertriebenes Beteiligtsein, exzessive Infantilisierung, übersteigerte Erwartungen, allzu starke Zurückgezogenheit – dies alles sind Stichworte, welche die Funktionsweise pathogener Familiensysteme kennzeichnen können.

Kinder als Schiedsrichter der Familie

Die Familie A. wurde vom Schulpsychologen überwiesen, weil sich beide Kinder, der vierzehnjährige John und die zwölfjährige Helen, respektlos und trotzig gegenüber den Lehrern, dem Schulpsychologen und dem Schuldirektor verhielten. Außerdem waren ihre Leistungen in der Schule schlecht.

Von der ersten Sitzung an gab es zwischen den Eltern ununterbrochen Streit. Sie bedienten sich verschiedener Mittel, um einander herabzusetzen und zu demütigen: sie beschimpften sich, lachten sich gegenseitig aus, unterbrachen einander und machten zu den Therapeuten patzige Bemerkungen. Herr A. meinte, seine Frau sei zu nachgiebig und neige dazu, beide Kinder wie Babys zu behandeln. Daraufhin lachte Frau A. ihren Mann aus und sagte, er sei zu hart und ungerecht – er wisse nicht, wovon er rede. Herr A. wurde gefragt, ob diese Szene repräsentativ sei für den häuslichen Alltag; worauf er entgegnete, solch ein Disput sei noch milde, verglichen mit den Auseinandersetzungen, in denen beide ihrem Temperament freien Lauf ließen. Frau A. war ein Mensch, der zu Tätlichkeiten neigte. Mehrere Jahre zuvor hatte sie einen Selbstmordversuch unternommen, weil, wie sie meinte, »alles so ein hoffnungsloses Durcheinander war«.

Die Therapeuten bemühten sich, dem Zank ein Ende zu machen und den Partnern zu helfen, sich auf die elterlichen und ehelichen Probleme zu konzentrieren. Herr und Frau A. versuchten also, der Anregung zu folgen und über Geldangelegenheiten und die schlechte Haushaltsführung der Frau zu diskutieren. Dies erwies sich rasch als unmöglich. Denn schon nach wenigen Sekunden drehte sich einer von beiden – mal war's der Vater, mal die Mutter – zu den Kindern um und fragte: »Habe ich recht oder nicht?« »Sage ich nicht die Wahrheit?« – »Hat er gesagt, daß ich eine Lügnerin bin, oder nicht?« Die Kinder spielten abwechselnd Schiedsrichter oder ergriffen Partei oder ermahnten die Eltern, nicht gleichzeitig zu reden. Sie wechselten ständig den Stuhl, setzten sich mal neben den Vater, mal neben die Mutter oder traten schließlich ganz aus dem Kreis heraus und zogen sich in den Hintergrund des Raums zurück. Die einzige Möglichkeit, die Eltern vom Streiten abzubringen, bestand für die Kinder darin, daß sie selbst untereinander zu zanken anfingen und dabei Worte und Gesten der Eltern übernahmen. Die Eltern waren überrascht, als die Therapeuten schließlich zusammenfassend bemerkten: »Da doch die Eltern in dieser Familie anscheinend nicht gewillt sind, Rücksicht aufeinander zu nehmen, und nicht wissen, was Respekt ist – wie sollen da die Kinder Respekt vor den Lehrern zeigen können?«

Fehlende sexuelle Identität: Verführung von Kindern

Die Familie G. wurde überwiesen, weil der achtjährige Ted sich völlig unberechenbar in der Schule verhielt, unkonzentriert war und in seinen Leistungen zu wünschen übrig ließ. Gleichaltrigen gegenüber verhielt er sich wie ein vierjähriger Trotzkopf, welcher Wutanfälle bekommt und stets seinen Kopf durchsetzen will.

Seine Schwester Lillian, dreizehn Jahre alt, war übergewichtig und ungepflegt und hatte keine Freundinnen.

Die Eltern wurden über Teds Probleme beim Einschlafen befragt; sie hatten erwähnt, daß sie sich abwechselnd zu ihm legten und oft die ganze Nacht bei ihm schliefen. Herr G. sagte, daß sie sich inzwischen nicht mehr abwechselten und daß er den Eindruck habe, es werde mit Teds Einschlafschwierigkeiten besser. Frau G. dagegen sagte, die Situation werde schlimmer. Beide Kinder bekräftigten, daß in der Bewältigung von Teds Ansprüchen zur Schlafenszeit keine Veränderung eingetreten sei. Lillian zweifelte daran, daß sich etwas ändern könne, solange es die Eltern nicht durchzusetzen verstünden, Ted in seinem Bett zu halten. Wenn die Eltern nicht in sein Bett kamen, kletterte er in ihres.

Lillian selbst erlaubte es Ted nicht mehr, in ihr Bett zu kommen oder körperlichen Kontakt mit ihr zu haben. Nach dem Grund hierfür befragt, erwiderte sie: »Na, Sie wissen doch, wie im ›Playboy‹.« Aus Angst, sie könne zuviel verraten haben, fügte sie hinzu: »Vielleicht ist es ganz natürliche Neugier.« Ted wurde gefragt, was er zu der Bemerkung seiner Schwester sage: »Ich habe eben immer diese schrecklichen Gedanken.«

Beide Eltern sagten, Ted sei ja schließlich noch ein Baby. Daraufhin griffen die Therapeuten die Anspielung auf die Zeitschrift mit den nackten Frauen auf. Wiederum war es Lillian, die den Therapeuten eine direkte Antwort gab: »Mein Bruder und ich haben früher auf dem Bett immer gerauft, aber dafür sind wir jetzt zu groß.« Sie wußte, daß er kein Kleinkind mehr war.

Frau G. hatte den Verdacht, daß Ted neuerdings übertrieben neugierig sei, und war dazu übergegangen, die Badezimmertür abzuschließen; seit kurzem zog sie auch einen Schlafanzug und kein Nachthemd mehr an, wenn sie sich zu ihm legte. Herr G. meinte: »Er wird eben größer.« Über seine Mitwirkung an diesem abendlichen Riutal befragt, konnte er nichts Besonderes daran finden, sich zu seinem Sohn zu legen.

An dieser Stelle begannen Mann und Frau miteinander zu streiten, wobei beide betonten, daß Ted ja noch ein Baby sei und daß Lillians Sex-Ideen lächerlich seien. In Sekundenschnelle lenkte man von diesem Thema auf die Tatsache ab, daß keiner von beiden die Meinung des anderen akzeptieren konnte. Sie machten sich gegenseitig Vorwürfe, und jeder bestand darauf, in dieser Situation selbst hilflos zu sein. Die Eltern konnten nicht ertragen, daß die Kinder direkt und ohne Umschweife die inzestuöse Verführung aufgedeckt hatten, an der beide beteiligt waren.

Herr G. sagte, er könne sich nicht mehr daran erinnern, wie es gewesen sei, als er selbst so alt war wie jetzt seine Kinder, aber etwas Sexuelles könne in all dem schon gewesen sein. Seine Eltern hätten ihm nichts von Vögeln und Bienen erzählt, aber er hatte ja Geschwister beiderlei Geschlechts. Frau G. sagte, für ihren Mann sei es noch peinlicher als für sie, über dieses Thema zu reden. Lillian versuchte wieder, auf loyale Weise ihre Eltern zu schützen: »Das muß alles natürliche Neugier sein.« Über ihre eigene Neugier befragt, erzählte sie, daß sie sich ein Buch gekauft habe, in dem alle ihre Fragen über Sex beantwortet würden.

Ted sollte sich noch einmal zu seiner Gewohnheit äußern, zu den Eltern ins Bett zu steigen und zwischen ihnen zu schlafen, und auch dazu, daß seine Eltern abwechselnd bei ihm schliefen. »Mich hat keiner gefragt, was ich dabei finde«, erwiderte er. Herr G. unterbrach Ted und sagte: »Es kann schon sein, daß es zwischen mir und meinem Sohn etwas von diesen Gefühlen gegeben hat.« Diesmal spielte Frau G. die Beschützerin und schob alles auf »elterliche« Gefühle.

Lillian gab den Therapeuten zu, daß ihr Bruder sie manchmal »erregt« habe. An dieser Stelle rannte Ted aus dem Zimmer, um angeblich auf die Toilette zu gehen.

Die Therapeuten stellten fest, daß sexuelle Gefühle in dieser Familie wohl entweder zwischen den Geschwistern oder zwischen Eltern und Kind ausgedrückt würden. Herr G. daraufhin: »Vielleicht liegt das daran, daß zwischen mir und meiner Frau nichts mehr los ist.« Die Kinder hatten das Streiten und Zanken innerhalb und außerhalb des Schlafzimmers mitbekommen, ebenso die endlosen Drohungen mit Scheidung und Trennung. Sie hatten gehört, wie Herr G. seine Frau anflehte, früh ins Bett zu kommen, während sie aufgeblieben war, um zu waschen und zu bügeln.

In dieser Sitzung wurden inzestuöse Gefühle nicht in die Phantasie abgedrängt, Stimulierung und Verführung kamen offen zur Sprache. Lillian gelang es, die Therapeuten in ihrem jugendlichen Kampf um sexuelle Identität auf ihre Seite zu ziehen. Die Eltern waren so mit sich selbst beschäftigt gewesen, daß Lillian ein Buch lesen oder sich an die Therapeuten wenden mußte, um sich bei der Bewältigung des Inzesttabus helfen zu lassen.

Das Gespräch mit dieser Familie mag den Kindern Zuversicht gegeben haben, so daß sie sich mit ihren Ängsten nicht in Alpträume, Schlaflosigkeit, Zündeln und Bettnässen zu flüchten brauchten. Ted wurde ermutigt, sich nicht länger an dem abendlichen Ritual zu beteiligen. Die Eltern konnten in dieser Phase nicht als überichähnliche Kontrollen dienen, da ihre Vorstellungen von Intimität und Sexualität verzerrt und unwirksam waren.

In einer späteren Sitzung kam es zwischen Lillian und ihrem Vater zu einem Streit, weil es sie störte, wenn er sie in einer bestimmten Weise berührte: Die ärgerlichen und unbehaglichen Reaktionen der Eltern auf Lillians Bemerkungen bestätigten, daß sich beide der sexuellen Implikationen dieser Berührung durchaus bewußt waren.

Depression bei Kindern und Eltern

Depression wird definiert als gegen das eigene Ich gekehrte Aggression. Einzelanalytisch ausgedrückt, tritt Depression als Reaktion auf den Verlust eines emotional bedeutsamen Objekts oder einer persönlichen Fähigkeit oder Eigenschaft auf. Das Individuum reagiert so, als ob es Schaden an seinem eigenen Selbstbild und nicht nur den Verlust eines Objekts erlitten hätte.

Die Depression bei Kleinkindern, insbesondere die anaklitische Depression, ist von Spitz (81) beschrieben worden. Sie äußert sich in Weinerlichkeit, Ängstlichkeit, Zurückgezogenheit, Nahrungsverweigerung, Schlafstörung und schließlich auch als Stupor. Der Ausdruck »anaklitisch« bezieht sich auf die »sich anlehnende« Qualität der kindlichen Beziehung zur Mutter als derjenigen Person, die das Kind gefüttert und emotional umsorgt hat. Der kausale Faktor ist der Verlust der bemutternden Person, ohne daß ein geeigneter Ersatz zur Verfügung stünde.

Depression bei kleineren Kindern wird selten als eigener klinischer Befund aufgefaßt; das Kind mag niedergeschlagen aussehen und weinerlich-anhänglich sein, doch Kinderärzte und Familien stufen solche Kinder nicht als depressiv ein. In gestörten Familien kann der zugrundeliegende Affekt bei sämtlichen Familienmitgliedern depressiver Natur sein. Diese unterschwellige Depression ist vielleicht von anderen Symptomen wie Schulangst und Lernbehinderung überdeckt. Die Eltern mögen beide bestreiten, depressiv zu sein, aber die Kinder erleben diese Gefühle dennoch, weil sie die Lasten und Sorgen der Eltern mittragen.

An der Familie F. läßt sich eine unterschwellige Depression beispielhaft aufzeigen, obwohl das manifeste Symptom, das die Familie in die Behandlung brachte, Janets Schulangst war. Janet, ein Einzelkind von fünfzehn Jahren, war im letzten Jahr nicht imstande, zwei Tage hintereinander in die Schule zu gehen. Begonnen hatte dieser Zustand im vorangegangenen Frühjahr, als sie ihren Abschluß an der Junior High School machte. Damals setzte auch erstmalig ihre Monatsblutung ein.

Nach Janets Geburt hatte die Mutter an einer postpartalen Depression gelitten, die man mit Schocks behandelte; sie lag mehrere Monate im Krankenhaus. Die Eltern waren übereingekommen, keine weiteren Kinder haben zu wollen, weil sie hierin ein Risiko für Frau F.'s Gesundheit sahen. Die Kernfamilie und die erweiterte Familie hatten ständigen täglichen Kontakt; die Geschäftsräume befanden sich in der Wohnung. Herr F. fühlte sich von seinen angeheirateten Verwandten geschätzt und wurde in Familienangelegenheiten wie ein Sohn zu Rate gezogen: »Sie haben mich adoptiert.«

Obwohl nach Meinung der Großeltern Herr und Frau F. mit Janet nicht streng genug waren, hatte es nie eine offene Auseinandersetzung gegeben. Janet beanspruchte ständig neue, extravagante Vorrechte, wurde auf anderen Gebieten jedoch überwacht und infantilisiert. Sie wurde als launisches, eigensinniges Kind geschildert, das seit der Elementarschule Schwierigkeiten im Umgang mit Gleichaltrigen hatte, jedoch ausgezeichnete schulische Leistungen erbrachte. Die wichtigsten sozialisierenden Kräfte für diese Familie waren ständige Besuche und Gegenbesuche innerhalb der Verwandtschaft.

In der Sitzung rief Janet unter Tränen aus, sie wäre am besten nie geboren worden. Sie klagte über Empfindungen tiefer Unzulänglichkeit und einen Mangel an Selbstwertgefühl und Zuversicht. Die Eltern waren über diese Äußerungen entsetzt – alle drei weinten ungeniert. Frau F. sagte, auch sie habe zeitweise so empfunden – aber Janets Bemerkungen seien ihr unerklärlich. Sie liebten doch ihre Tochter, beteten sie an und schlugen ihr selten einen Wunsch ab, sie sei so hübsch und so klug!

Janet hatte ihre Eltern fest in der Hand, zog sie und schob sie und stellte sie als Erwachsene ständig auf die Probe. Dazu kam die Angst aller drei Familienmitglieder vor Janets Erwachsenwerden, ihrer Sexualität, ihrer Mutterschaft – und ihrer Loslösung von zu Hause. Herr und Frau F. waren emotional noch Teil ihrer jeweiligen Herkunftsfamilie, nur lebten sie nun nicht mehr alle im selben Haus zusammen. Weil sich Herr F. von seinen Schwiegereltern adoptiert fühlte, akzeptierte und unterstützte er die starke Bindung. Bei dieser Familie könnte man die übertriebene Nähe ichsynton nennen; alle Mitglieder waren sich jedoch darin einig, daß ein Familienleben so und nicht anders beschaffen sein müsse. Keiner kam jemals in die Situation, eine autonome Entscheidung zu fällen oder unabhängig zu handeln.

Janet war erst in einer Einzeltherapie gewesen, die sie aber nicht fortsetzen wollte, war sie doch kaum imstande, das Haus zu verlassen, um die Schule zu besuchen. Ihr aufsässiges und forderndes Verhalten hätte man als typisch adoleszenten Versuch auffassen können, sich von der Familie zu emanzipieren. Doch daß sie sich weigerte, zur Schule zu gehen, verriet im Kontext dieser Familienbeziehung, daß sich hinter ihren Symptomen die Trennungsgefühle und -probleme der Familie verbargen. So wurden die Erinnerungen der Mutter an ihre postpartale Depression zu dem Zeitpunkt aktiviert, als Janet zu menstruieren begann; auch die Hilflosigkeits- und Unzulänglichkeitsgefühle des Vaters traten dann offen zutage, als die Mutter an die Zeit von Janets Geburt erinnerte.

Eine Zeitlang waren alle drei schwer depressiv. Janet zog sich in ihr Zimmer zurück, weinte, wollte nicht essen und lehnte es ab, sich trösten zu lassen. Erst als die Eltern auf zwei wichtigen Gebieten aktiv wurden, vollzog sich ein entscheidender Wandel in der Familie: Die eine Änderung war, daß die Mutter Janet zwang, zur Schule zu gehen, was allerdings bedeutete, daß sie selbst für mehrere Monate freiwillig in der Schulverwaltung mitarbeitete. Damit war jedoch nicht nur Janet geholfen, sondern auch Frau F. Sie wurde viel gewandter und freundlicher zu ihren Kollegen. Die zweite wesentliche Veränderung bestand darin, daß die Familie jetzt freimütiger mit Janet über Jungenfreundschaften und das Verhältnis zwischen Jungen und Mädchen redete. Dies führte dazu, daß die Familie auch über Ehe und Schwangerschaft sprach. In Janets Gegenwart rekonstruierten die Eltern noch einmal die Umstände ihrer Geburt und versuchten, sie in einem ganz neuen Licht zu sehen.

Janet hatte immer das Gefühl gehabt, daß ihre Geburt irgendwie unerwünscht kam oder daß sie sich auf mehr oder weniger schwerwiegende Weise in die Beziehung ihrer Eltern hineingedrängt hatte. Was schließlich zutage trat, waren die Ängste der Mutter, diese Rolle nicht kompetent genug ausfüllen zu können.

Nun kam es zu einer großen Veränderung: Aufgrund von Janets problematischer Kindheit hatten die Eltern immer versucht, irgend etwas »wettzumachen«, was Janet ihrem Gefühl nach vorenthalten geblieben war. Was dem Mädchen wirklich fehlte, war mehr Vertrauen von seiten der Eltern, so daß sie auf eigenen Füßen stehen und Zutrauen zu sich selbst fassen konnte. Außerdem mußte sie unbefangener ihre Erfahrung mit Gleichaltrigen machen, ohne dies gleich in allen Einzelheiten zu Hause berichten zu müssen. Ein endgültiger Wandel kündigte sich an, als die Eltern einen gemeinsamen freien Tag verbringen konnten – ohne Janet. Mit anderen Worten, die bei Janet einsetzende Reifung fiel zusammen mit dem Versuch der Eltern, sowohl die künftige Loslösung von Janet als auch die aus den elterlichen Herkunftsfamilien durchzuarbeiten.

Mord- und Selbstmorddrohungen

Es gibt klinische Untersuchungen von Lebensgeschichten, in denen ein Selbstmord oder Mord entweder versucht oder vollendet wurde. Mord oder Selbstmord enthüllen die extreme Verzweiflung des Individuums, den Verlust seiner Ichgrenzen, den Mangel an Kontrollinstanzen und das Gefühl der Wertlosigkeit sowohl im Hinblick auf das eigene Ich wie auf signifikante Objekte. Die *Androhung* von Selbstmord oder Mord besitzt nicht die Endgültigkeit des Aktes selbst, kann jedoch bei den Familienmitgliedern Schuldgefühle und eine Atmosphäre des Schreckens hervorrufen. Derartige Drohungen lassen auf eine erschreckende, pathogene Situation in solchen Familien schließen: Man muß genau prüfen, wer der potentielle Mörder ist, wer der mögliche Ermordete, aber auch, was in dieser Familie »ermordet werden muß«. Die Morddrohung zeigt einen ernsthaft unausgeglichenen Zustand von Gerechtigkeit und Verpflichtungen in Familienbeziehungen auf. Es bedarf keiner Erwähnung, daß alle Familienmitglieder physisch und psychisch gefährdet sind, wenn derartige Drohungen oder Handlungen auftreten.

In der Familie Mc. war Frau Mc. drauf und dran gewesen, die älteste viereinhalbjährige Tochter zu erwürgen, und schluckte daraufhin Schlaftabletten. Bevor sie bewußtlos wurde, verständigte sie telefonisch ihre Mutter, die zu ihr eilte. Sie wurde wegen des Selbstmordversuchs ins Krankenhaus gebracht. Als Herr und Frau Mc. später mit ihren vier Kindern von viereinhalb, dreieinhalb und zwei

Jahren sowie von fünf Monaten zur Behandlung kamen, zeigten die Kinder einen leeren, abgestumpften Gesichtsausdruck. Das beobachtende Team verglich sie mit Soldaten, die nach dem Verlassen des Schlachtfelds noch unter Schock stehen. Die Kinder schienen die Eltern zu meiden, so als ob sie sich wenig Trost von ihnen erhofften.

Herrn Mc.'s Reaktion war, den Ernst der ganzen Situation zu leugnen, sowohl was seine Frau als auch was seine Kinder betraf. Nach seiner Ansicht übertrieb seine Frau ihre Verzweiflung: Er selbst war mit dem häuslichen Leben absolut zufrieden. Für die Geburt des letzten Sohnes machte er die »übertriebene Mütterlichkeit« seiner Frau verantwortlich. Allerdings hatte Herr Mc. kurz nach der Geburt des Kindes in eine Vasektomie eingewilligt. Als Kommentar hierzu gab er an, daß er nichts als Erleichterung über diesen Eingriff empfinde. Frau Mc. hatte offenbar die Entscheidung ihres Gatten ebenfalls akzeptiert.

Als nach und nach die Familiendynamik sichtbar wurde, stellte sich heraus, daß Frau Mc. in täglichem Kontakt mit ihrer Mutter stand und ihr mehr über die ehelichen und elterlichen Konflikte anvertraute als ihrem Mann. Es hatte endlose Diskussionen darüber gegeben, ob sich Frau Mc. von ihrem Mann trennen solle, und nach ihrer Aussage hätte die Mutter es begrüßt, wenn sie zu ihr zurückgekommen wäre. Im wesentlichen war es so, daß sich Frau Mc. zwar über die geringe Hilfe ihres Mannes beklagte, ihn aber gleichzeitig, so wie es auch seine Schwiegermutter tat, emotional ausschloß.

Endlich rückte das Ehepaar damit heraus, daß sich sowohl seine wie auch ihre Eltern dieser Verbindung widersetzt hatten – erstens wegen des Konfessionsunterschieds und zweitens wegen ihrer jugendlichen Unreife. Beide Ehepartner waren in ihrer jeweiligen Herkunftsfamilie das jüngste Kind. Mit ihrem Bemühen, sich den elterlichen Wünschen zu widersetzen, standen sie nun vor einem Scherbenhaufen.

Von größerer Bedeutung jedoch als ihre Unreife war der Umstand, daß beide ständig zu hören bekamen – und es auch glaubten –, gegenüber der Herkunftsfamilie illoyal gewesen zu sein. Sie brachten es nicht fertig, ihre partnerschaftlichen Gefühle freizuhalten davon, daß beide Herkunftsfamilien von ihnen enttäuscht waren. Der Sohn hörte zum Beispiel von seiner Mutter: »Wie man sich bettet ... Komm ja nicht und jammere mir etwas über deine Frau vor!« Das Scheitern der Ehe schien eine Notwendigkeit, um zu beweisen, daß die Eltern recht gehabt hatten. Beide verhielten sich unbewußt immer loyal gegenüber ihren Herkunftsfamilien.

Das Feind-Verbündeter-Syndrom

In der Familie G. hatte Herr G. seiner Frau gedroht, er werde sie töten. In den Sitzungen ohne die Kinder bestritt Herr G. die Anschuldigungen seiner Frau und behauptete beharrlich, sie seien nichts als eine Ausgeburt ihrer Phantasie.

Beide Eheleute wandten sich immer nur an einen der Therapeuten und wollten ihn davon überzeugen, daß der Partner gemein, schändlich, streitsüchtig, selbstsüchtig, rücksichtslos und wertlos sei. Keiner von beiden reagierte auf das, was der Partner sagte, oder auf Bemerkungen des Kotherapeuten. Dies war als Versuch zu betrachten, das Therapeutenteam aufzubrechen und einen Verbündeten zu gewinnen, der das schwer gestörte eigene Verhalten unterstützte.

Die Beschreibung des häuslichen Verhaltens der beiden durch den einen Elternteil stimmte überhaupt nicht mit dem überein, was der andere sagte. Herr G. weigerte sich, seine Frau anzusehen oder mit ihr zu sprechen, oder er quetschte die Kinder nach Informationen über all die schlimmen Dinge aus, die ihnen die Mutter während seiner Abwesenheit angetan hatte. Er pflegte wütend und gewalttätig zu werden und hörte weder auf seine Frau noch auf die Kinder, die versuchten, das verzerrte Lied von der »Rabenmutter« richtigzustellen. Frau G. wurde dann so hilflos, daß sie nur noch weinen konnte und in dumpfes Brüten versank. Beide verschwendeten ihre ganze Energie darauf, das eigene Verhalten zu rechtfertigen und gleichzeitig den andern »anzuschwärzen«.

Auf Wunsch der Therapeuten wurden die Kinder wieder in die Sitzungen mitgebracht. Sie stellten ihre Eltern auch wegen der offenen Trennungsdiskussionen zur Rede und fragten, was dann aus ihnen werden solle, zumal sie adoptiert waren. Stark bedrängt fühlten sie sich durch einen Zwischenfall, in dessen Verlauf der Vater die Mutter zu Boden gestoßen und gewürgt hatte. Als der siebenjährige älteste Sohn den Vater nicht wegzerren konnte, hätte er (*der Sohn*) gedroht, die Polizei anzurufen!

Die Einbeziehung von Kindern in die Sitzungen enthüllt deutlich, daß sich die Kinder klar darüber sind, in welchem Umfang ihre Eltern selbst elterlicher Kontrollen bedürfen. Sekundär ist, daß die Sitzungen den Kindern die Gelegenheit bieten, ihre eigenen Ängste aufgrund derartiger traumatischer Erfahrungen abzureagieren und zu artikulieren. Wenn die Kinder die Therapeuten als Personen erkennen, denen man vertrauen und auf die man sich verlassen kann und die helfen könnten, »ihren bedürftigen Eltern Eltern zu geben«, schöpfen sie wieder Mut. In erster Linie aber brauchen sie nicht länger die Rolle des Familienretters oder Vermittlers zu übernehmen, eine Verantwortung, die von Erwachsenen getragen werden sollte.

Kinder als gefangene Objekte

Manche Ehepaare leben in einer so engen oder symbiotischen Beziehung, in der einer für den anderen spricht und handelt, daß sie für die Kinder eine emotional unzugängliche Insel bilden. Die Eltern scheinen »isoliert«, und die emotionalen Bedürfnisse und Forderungen der Kinder werden als »Eindringen« erlebt. Die physischen Bedürfnisse der Kinder werden zwar erfüllt, doch ihre Gefühle werden heruntergespielt oder sogar ignoriert. Sie wachsen auf in einer Atmosphäre der Verwirrung und Frustration, die kein Gefühl für den eigenen Wert, die eigene Identität aufkommen läßt. Durch ihre Loyalität bleiben diese Kinder in einem Status des Gefangenseins – ihr Verlangen nach Anerkennung wird immer größer. Es ist sogar möglich, daß solche Eltern ihre Kinder als unersättlich bezeichnen und sie in Wirklichkeit doch emotional verhungern lassen. Das Kind einer solchen Familie mag es vielleicht aufgeben, sich bemerkbar zu machen, oder es versucht, »das Boot der Eltern nicht umzukippen«, und kanalisiert seine Verzweiflung dadurch, daß es ein »parentifiziertes« Kind wird. Aber selbst diese Versuche können von den symbiotisch miteinander verschmolzenen Eltern unbemerkt bleiben oder zurückgewiesen werden. Ein anderes Kind dagegen fährt fort, aggressiv fordernd aufzutreten und sich zu beklagen, und richtet seine Bemühungen darauf, die »Inselfestung« aufzubrechen. Mit seiner geringen psychischen Energie kann ein Kind nicht abhängig sein und gleichzeitig sein eigenes Leben mit allen Aufgaben (Schulbesuch, häusliches Lernen usw.) weiterführen.

Die Familie H. wurde überwiesen, nachdem Joan, dreizehn Jahre alt, kurze Zeit in einem Krankenhaus gewesen war. Sie hatte gedroht, sich selbst oder ihren Vater mit einem Messer umzubringen, und war vorher schon in einer Einzeltherapie behandelt worden. Herr H. hatte eine erste psychotische Episode während seiner Collegezeit und eine zweite während der ersten Schwangerschaft seiner Frau gehabt. Ellen, siebzehn Jahre alt, früher eine glänzende Schülerin, war für einige Monate aus dem Junior College ausgestiegen, weil sie plötzlich »verrückt nach Jungen« wurde.

Frau H. sagte, der Grund für ihre Heirat sei der gewesen, daß sie »einen Sinn gebraucht habe, und der war mein Mann«. Sie sah sich selbst als die ständige Vermittlerin in der Familie.

In der Anfangsphase der Behandlung pflegten die Sitzungen ruhig zu beginnen, doch spätestens nach einer halben Stunde saß Joan entweder auf dem Schoß ihres Vaters und schmiegte sich wie ein kleines Kind an ihn, oder sie verhielt sich eindeutig verführerisch. Herr H. streichelte und tätschelte sie dann und sagte, er habe keine Ahnung, ob sie jetzt ein kleines Kind oder eine verführerische Frau sei – doch machte er keine Anstalten, sie von seinem Schoß herunterzusetzen. Ellen meinte, Joan verhalte sich wie eine Prostituierte, die ihrem Vater weitere Zugeständnisse abschmeicheln wolle. Bei anderen Gelegenheiten, wenn sich die Familie über Joan beklagte, stellte sie sich vor ihren Vater hin, beschimpfte ihn mit unflätigen Ausdrücken und versuchte, ihn zu einer Handgreiflichkeit zu provozieren. Sie versuchte sogar, ihn mit der Bemerkung zu reizen, am liebsten wäre ihr, er wäre tot. Die Situation war so chaotisch, daß sich Ellen oft den Mantel über den Kopf zog, sich auf ihrem Stuhl zusammenringelte und anfing zu schlafen.

Wenn sich die Kinder an den Haaren zogen oder boxten, saß Frau H. in steinernem Schweigen auf ihrem Stuhl und machte keine Anstalten einzugreifen. Doch auf einer nonverbalen, nur scheinbar nichteinbezogenen Ebene beteiligte auch sie sich an dem aufgeregten Durcheinander. Obwohl ihr die Therapeuten ständig ihre Verantwortung vorhielten, hörte sie lange Zeit nicht darauf; passiv und mit leerem Gesichtsausdruck saß sie dabei, wie ein hilfloser Zuschauer, der ein verrücktes Treiben auf der Bühne verfolgt.

Die Sitzungen beleuchten nicht nur die vielfältigen unbewußten Bestrafungsgefühle, wie sie in dem mordgierigen und quasi-inzestuösen Verhalten der einzelnen Beteiligten offenbar werden, sondern sie liefern auch ein Beispiel für schwache oder ineinanderfließende Ich-Abgrenzungen zwischen Familienmitgliedern. Es schien so, als müsse dieses Verhalten wiederholt und so lange durchgespielt werden, bis die wesentlichen Themen durch alle Familienmitglieder ausgeschöpft waren. In dieser Anfangsphase war es nutzlos, nach dem Sinn dieses Verhaltens zu fragen oder die Familie zu mehr Kontrolle aufzufordern.

Das an Vergewaltigung und Mord gemahnende Verhalten änderte sich erst, als es in der ehelichen Beziehung zu einem Richtungswechsel kam. Dieser setzte zu dem Zeitpunkt ein, als Frau H. aktiv in die Auseinandersetzungen zwischen ihrem Mann und den Kindern eingriff, während sie gleichzeitig begann, ihre Gefühle der Wut und Verzweiflung über sich selbst zu artikulieren. Sie mußte sozusagen ihre eigene Pandora-Büchse öffnen und sich ihren Ängsten, ihrem Ärger und ihrer Rolle als Vermittlerin stellen; dies jedoch in direktem Bezug mit dem eindeutig gestörten Verhalten ihres Mannes und ihrer Tochter. Ihre Gefühle der Schlechtigkeit und Wertlosigkeit hatte sie auch auf die anderen Familienmitglieder projiziert. Mit ihrer märtyrerhaften Einstellung und Verhaltensweise brachte sie es fertig, ihre eigenen Gefühle zunächst einmal zu verharmlosen oder zu leugnen. Die Kinder, aber auch der Vater waren loyale, da gefangene Objekte in diesem quasi-psychotischen Familiensystem. Auch als sich die Mädchen den Wünschen der Eltern willig fügten, blieben ihre Bedürfnisse als Heranwachsende ohne Echo. Die Kinder wurden als fordernde Eindringlinge in die Beziehung ihrer Eltern erlebt.

Der amerikanische Therapeut Kempe hat nicht nur mitgeholfen, der Öffentlichkeit das Problem der Kindsmißhandlung zu Bewußtsein zu bringen, sondern er hat auch entscheidend dazu beigetragen, daß in den meisten amerikanischen Bundesstaaten Gesetze zum Schutze der Kinder erlassen wurden. Er schreibt: »Für gewöhnlich sind diese Kinder sehr loyal und schließlich bereit, das Bild, das sich ihre Eltern von ihnen machen, zu akzeptieren. Und sie sind überzeugt, schlimm zu sein und zu verdienen, was sie bekommen. Diese Einstellung bleibt lange Zeit erhalten und wird dann sehr deutlich, wenn diese Kinder selbst Eltern werden und ihre eigenen Kinder verprügeln« (58, S. 53).

In Familien, in denen die Eltern frühe Entbehrungen erlebt oder prägende Jahre ihres Lebens in Pflegeheimen oder in Anstalten verbracht haben, scheint das Bedürfnis zu bestehen, selbst ein noch sehr kleines Kind zu parentifizieren:

Für ein vierjähriges Mädchen, das geschlagen und hospitalisiert worden war, hatte die Großmutter mütterlicherseits die Sorge für das Kind übernommen, obgleich die Mutter das Gefühl hatte, daß sie selbst stets abgelehnt worden war. Frau K. war eines von acht Kindern gewesen. Sie glaubte, stets bedeutende Anstrengungen unternommen zu haben, um jeden in der Familie, insbesondere aber ihre Mutter, zufriedenzustellen. Ihre älteste unverheiratete Schwester Joan hatte die emotionale und ökonomische Führung in dieser Familie übernommen. Frau K. beschrieb ihre Mutter als einen Menschen, der stets seine Gefühle für sich behielt und einen spartanischen Stolz entwickelte, sich in nichts hineinziehen zu lassen, was Mann oder Kinder sagten oder taten. Ihr Vater war liebenswürdig, aber ohne Durchsetzungsvermögen. Joan mußte die Aufgaben und Pflichten im Haushalt festlegen, ihre Geschwister zur Ordnung anhalten und die Strafen austeilen.

Frau K. merkte, daß sie es fertiggebracht hatte, sich ihrer Familie total zu entfremden, als sie einen Mann heiratete, der eine andere Herkunft hatte als sie selbst. Auch Herr K. hatte das Gefühl, daß seine Familie ihn und seine Ehe ablehnte.

In der Ehe war Frau K. mit der alleinigen Sorge und Verantwortung für das Heim und die fünf Kinder überlastet. Obgleich er zwei Tätigkeiten gleichzeitig ausübte, zeigte sich Herr K. vollständig passiv und von seiner Frau abhängig. Keiner von beiden schaffte es, seine Gefühle offen zu artikulieren oder zuzugeben, wie schwer gekränkt und isoliert er dadurch war, daß die Familie Ehepartner und Kinder ablehnte. Aller Ärger und Groll wurde auf die einzige, vier Jahre alte Tochter abgeleitet; die anderen Kinder von fünf, zwei und einem Jahr waren

Söhne und wurden als »brav und willig« geschildert. In Wirklichkeit waren es verschüchterte und unterwürfige, verängstigte kleine Jungen.

Beide Eltern waren in einer negativen Loyalitätsbindung gefangen; sie hatten das Gefühl, daß ihnen ihre Herkunftsfamilie nicht länger Liebe und Vertrauen entgegenbrachte, und sie waren unfähig, selber genügend Vertrauen und Loyalität auf den Ehepartner zu übertragen. Beide hatten zeitweise das Gefühl gehabt, von Anfang an unerwünschtes Kind gewesen zu sein. Sie hatten in einem Zustand der chronischen Wut gelebt, die sie jetzt auf ihre fordernde und abhängige Tochter ableiteten: das Kind verhielt sich nach Meinung der Eltern übertrieben provozierend und ablehnend. Es schien, als versuchten sie, dieses Kind als Opferobjekt zu gebrauchen – das heißt, wenn sich alle Schlechtigkeit in dieser Tochter vereinigte, wäre sie diejenige, die ausgeschlossen werden müßte. Dann würden vielleicht auch die Herkunftsfamilien das Gute in den Eltern sehen und sie so lieben, wie sie geliebt werden wollten.

Schlußfolgerungen

Erwachsene, die ihre emotionale Loslösung und ihre Schuldgefühle nicht adäquat durchgearbeitet haben, können in einer übertriebenen unbewußten Bindung und Loyalität gegenüber der Herkunftsfamilie steckenbleiben. Ihre Kinder dienen dann unter Umständen als Ersatzobjekte für die Befriedigung der unerfüllten elterlichen Abhängigkeits-, Aggressivitäts- oder Sexualbedürfnisse. Die Eltern können sogar versuchen, ihre Schuldigkeit gegenüber den eigenen Eltern durch märtyrerhaftes, Schuldgefühle produzierendes Geben an die eigenen Kinder abzugelten. Sie wenden den Kindern überreichlich Zeit und Mühe zu und vernachlässigen ihre alternden Eltern, so daß sie gegenüber jener Generation als unbeteiligt oder sogar verantwortungslos erscheinen.

Wenn es Kindern nicht erlaubt wird, Kinder zu sein und ihre eigenen Interessen und ihre Arbeit (Schule) zu verfolgen und zu meistern, dann fühlen sie sich überverantwortlich und versuchen, elternähnliche Funktionen zu übernehmen. Wenn Kinder emotional benutzt werden, dann akzeptieren sie aus tiefer Loyalität gegenüber den Eltern so unangemessene Rollen wie die des parentifizierten Kindes, des Sündenbocks oder des Sexualpartners.

Die Geschichte dieser pathogenen Familiensysteme zeigt, daß die eheliche Beziehung mit Enttäuschung, Ärger und Verzweiflung belastet war, bevor die Kinder als elternähnliche Ersatzobjekte benutzt wurden. Solchen Bemühungen liegt der Versuch der Eltern zugrunde, eine Neuauflage des mit früheren Objektverlusten verbundenen seelischen Schmerzes zu vermeiden – aber auch der Wunsch, fällige emotionale Loslösungen zu hintertreiben. Um also die in diesem Kapitel beschriebenen Phänomene angemessen verstehen zu können, ist es notwendig, sie in einem Mehrgenerationen-Kontext zu behandeln. Das Verwischen der generations- und geschlechtsspezifischen Unterschiede zwischen Eltern und Kindern wird am besten auf der Basis der in allen Familien vorhandenen unterschwelligen Loyalitäten erklärt. In gesunden Familien wird die Koexistenz der Loyalitäten (gegenüber der Herkunfts- und der Kernfamilie) geschickt ausbalanciert, während in pathogenen Familiensystemen, durchaus auf Kosten des Ehepartners und der Kinder, unbewußt eine übertriebene psychische Loyalität gegenüber der Herkunftsfamilie unterhalten wird.

Wenn Kinder innerhalb ihrer Familie behandelt werden, tun sich neue und andersartige Dimensionen auf. In der gemeinsamen Therapie, in der Kinder und Eltern gleichzeitig behandelt werden, ergibt sich die Möglichkeit, neue Zusammenhänge zu entdecken, die bei der Behandlung eines einzelnen Kindes oder Erwachsenen vielleicht nicht zugänglich wären. Der Familientherapeut bezieht zwar die Ebene der psychosexuellen Reifung bei Kindern und Erwachsenen in seine Erwägungen ein, ist sich aber bewußt, daß die Konflikte in erster Linie mit den ineinander verzahnten, insgeheim verdrängten oder geleugneten Prozessen zusammenhängen, die sich dem Wachstum und der Reifung aller Familienmitglieder in den Weg stellen.

In den traditionellen therapeutischen Vorstellungen betrachtet man die Eltern als entweder unzulänglich und unbefriedigend oder als nur potentiell geeignet, Abhängigkeitsbedürfnisse des Kindes zu befriedigen. Dabei wird übersehen, daß noch häufiger die eigenen unerfüllten Abhängigkeitsbedürfnisse der Eltern Bestandteil dieser Beziehungsdynamik sind. Biologische Elternschaft bedeutet nicht automatisch auch elterliches Verhalten.

Bleiben die Bedürfnisse der Eltern unerfüllt, sind sie für die Kinder emotional nicht verfügbar.

Beobachtungen in unserer klinischen Praxis haben uns gelehrt, daß Kinder von sich aus versuchen, Elternersatz für ihre eigenen Eltern zu sein. Sie übernehmen Rollen, die ihrem Alter und Geschlecht unangemessen sind, und versuchen, das elterliche Vakuum auszufüllen. Die Familientherapeuten sehen, was dabei herauskommt, ein parentifiziertes oder zum Sündenbock gemachtes Kind zu sein: Depressionen, Lern- und Verhaltensschwierigkeiten, psychosomatische Erkrankungen, Unfallgefährdung, Mißhandlung und Selbstmord. Das Kind befindet sich in einem wirklichen Dilemma: Es ist unfähig, Kind zu sein, da es seine eigenen Bedürfnisse verdrängen oder verleugnen muß. Es muß versuchen, seinen Wachstums- und Entwicklungsprozeß hinauszuschieben. Auf seine loyalen Versuche, die Bedürfnisse der Eltern zu erfüllen, erfolgen ambivalente Reaktionen, weil es die Großeltern nicht völlig ersetzen und die ursprünglich den jungen Eltern zugefügten Ungerechtigkeiten nicht ungeschehen machen kann.

Doch die Eltern sind in einer noch komplexeren Situation: Eheliche und elterliche Beziehungen führen zu zusätzlichen Forderungen und Bindungen, aber auch zu einer Verschiebung der Loyalität weg von der Herkunftsfamilie. Wie wird jetzt die »ursprüngliche« Schuldigkeit der Eltern gehandhabt? Verleugnen sie unbewußt ihre früheren Bindungen und Verpflichtungen, während sie gleichzeitig weiterhin Schuldgefühle wegen ihrer Loslösung von den Herkunftsfamilien empfinden? Drei Bedürfnisebenen existieren und müssen gegeneinander ausgeglichen werden: die der alternden Eltern; die des Selbst und des Ehepartners; und schließlich die der Kinder.

Eine Untersuchung, wie Kinder in pathogenen Familien parentifiziert und zum Sündenbock gemacht werden, erbringt wichtige Anhaltspunkte für die Rolle der Therapeuten. Die Kinder zwingen die Therapeuten, die Eltern mit ihren (der Kinder) Augen zu sehen, und stellen die Therapeuten hinsichtlich ihrer Fähigkeit auf die Probe, die bisher von den Kindern getragene Bürde zu übernehmen. Die Eltern wiederum haben selbst das Bedürfnis, daß die Therapeuten an ihnen Elternstelle vertreten, während sie gleichzeitig davon ausgehen, daß die Therapeuten auch die Eltern ihrer Kinder werden. Diese Umkehrung der Standpunkte ist höchst instruktiv und fordert zu Übertragungsvorgängen heraus. Wir vertreten die Auffassung, daß die Mehrgenerationenarbeit den Familientherapeuten die wichtigsten Anhaltspunkte an die Hand gibt, um mit den Problemen fertigzuwerden, vor die sie und die Familienmitglieder gestellt sind.

Auch der Prozeß der therapeutischen Veränderung wird als Folge des Mehrgenerationenaspekts in einen neuen Kontext gestellt. Das geschädigte Kind, die Eltern und die Großeltern leiden in gewisser Weise gleichermaßen und bedürfen alle des therapeutischen Eingreifens. Die Strategie der Therapeuten muß davon ausgehen, daß die spezifischen Schuldgefühle aller Familienmitglieder über unerledigte Verpflichtungen zwischen den Generationen ineinandergreifen. Die Therapeuten müssen in angemessener Weise für die Realitäts- und Übertragungsgefühle und -bedürfnisse jedes Familienmitglieds verfügbar sein. Eine Linderung von Symptomen kann sich auch als Folge der Einzelbehandlung eines Kinds oder Erwachsenen einstellen; doch um einen grundsätzlichen oder strukturellen Wandel in einem Familiensystem zu erzielen – eine Umkehrung und Wiederausbalancierung destruktiver Prozesse –, ist es notwendig, die therapeutische Mehrgenerationenarbeit nachhaltig in Erwägung zu ziehen.

11 Eine Familie – und vierzig Monate Therapie

Das klinische Material, das in diesem Kapitel vorgelegt wird, besteht aus Exzerpten und Zusammenfassungen aus der Anfangs-, Mittel- und Endphase einer Familientherapie, die dreieinhalb Jahre dauerte. Den Exzerpten liegen Aufzeichnungen zugrunde, welche während der Sitzungen entstanden. Sie verraten, daß die Familie oft chaotisch, verzweifelt und provokatorisch war und sich gelegentlich fast unerträglich herausfordernd gegen den Therapeuten betrug. Anfangs wirkte die Familie so desorganisiert, daß die Therapeuten befürchteten, es könnte unmöglich sein, eine Veränderung zu erzielen; aber wie das klinische Material zeigen wird, gab es schließlich doch bei allen gewisse Fortschritte.

Soweit Exzerpte aus den drei Behandlungsphasen mitgeteilt werden, sollen sie unter folgenden Aspekten kommentiert sein:

1. Wie wurden die Kernfamilie und die erweiterte Familie väterlicher- und mütterlicherseits den Therapeuten zuerst dargestellt? Von welcher Art waren die Beziehungen in der Familie?
2. Wie sah jedes Familienmitglied sich selbst? Wie sahen die Familienmitglieder einander?
3. Welche Verhaltensweisen wurden in den Sitzungen ausagiert, und welche Hierarchie der Erwartungen und Bindungen an andere Familienmitglieder und deren Herkunftsfamilien trat dabei zutage?
4. Für welche Methoden entschied sich das Therapeutenteam, um zu ermöglichen, daß eine beiderseitige »Adoption« zwischen den Therapeuten und der Familie stattfand?
5. Welche Veränderungen traten schließlich ein, und zwar nicht nur vom Standpunkt der Therapeuten aus, sondern auch unter dem noch wichtigeren Gesichtspunkt, wie jedes Familienmitglied sein eigenes Wachstum und das der anderen wahrnahm?

Obschon wir das klinische Material dieses Kapitels unter den erwähnten Aspekten erörtern wollen, können wir nur die wichtigsten Punkte berühren. Wir mußten von Sitzung zu Sitzung eine Menge dazulernen. Auch nach dem Abschluß jeder Sitzung gab es noch viele ungeklärte Fragen, manches war übersehen oder mißverstanden worden oder mußte in den Diskussionen zwischen den Sitzungen »ausklamüsert« werden. Manchmal warteten wir monatelang auf zusätzliches Material zur Klärung eines Beziehungsmusters. Gelegentlich mußten wir unsere individuellen und berufsbedingten Reaktionen »abbauen« oder uns gegenseitig helfen, in Fühlen und Verstehen wieder ein Team zu werden. Mitunter ging es in den Sitzungen so turbulent zu, daß wir nicht mehr fähig waren, uns über die möglichen Implikationen oder den Sinn des Verhaltens der Familie noch besondere Gedanken zu machen.

Was dieser Familie und uns auf die Dauer Kraft verlieh, war die gemeinsame Entschlossenheit, auch die tiefer liegenden Beziehungsverpflichtungen ohne große Umschweife durchzuarbeiten. Schließlich konnten wir und die Familie stolz sein auf den gemeinsam erwirkten Fortschritt. Dank dieser Arbeit entdeckten wir allmählich neue und tiefer reichende Dimensionen der familiären Beziehung, und es gelang uns, deren Funktionieren aus der verborgenen Familienagenda zu erklären. Damit ist gemeint, daß jedermanns unbewußte Loyalitätsbindung an seine Herkunftsfamilie strukturierenden Einfluß nimmt auf das Gesamt der familiären Beziehungen, welches, erkennbar in Einstellungen wie im Verhalten, von Generation zu Generation weitergegeben wird. Die Begriffe »Familienloyalität« und »Dankesverpflichtung« halfen uns dabei, den Sinn eines Verhaltens nicht nur in der Kernfamilie, sondern auch bei allen drei Generationen zu begreifen.

Zunächst mag eine Familie distanziert, indifferent und unbeteiligt gegenüber ihren Herkunftsfamilien wirken, oder sie schildert das Verhältnis zwischen den Familien als negativ, ja sogar destruktiv. Eine scheinbar unloyale, Drogen konsumierende, aufsässige Jugendliche ist jedoch, wenn man ihr Verhalten einmal vor dem Systemhintergrund der Familienloyalitäten betrachtet, nicht einfach eine rebellische Tochter, die versucht, ihre Unabhängigkeit von den Eltern zu beweisen. Während ihr Verhalten unverkennbar selbstzerstörerisch ist, hat es doch auch funktionalen

Wert, und zwar als Ausdruck der Loyalität gegenüber der Familie. Ihr Verhalten kann Spannung und Leben in die distanzierte und tote Ehe der Eltern bringen; ihr Verhalten mobilisiert schulische und juristische Instanzen, soziale Hilfsquellen, die vielleicht ihr und der Familie beistehen können in der derzeitigen Notlage. Diese Instanzen können als Ersatz für die elterliche Autorität benutzt werden, wenn die Familie nicht imstande ist, diese Autorität zu bieten. Unbewußt will das Mädchen vielleicht durch sein Verhalten die Eltern zwingen, Fürsorge, Interesse und Anteilnahme an allen Familienmitgliedern zu zeigen. Manifest erscheint dieses Verhalten als negativ oder als Destruktionsmechanismus. Solchen Bemühungen liegt die Loyalität gegenüber dem Familiensystem zugrunde, eine Loyalität, die zu lebensbejahenden Reaktionen herausfordert und die Anteilnahme aller an allen steigert. Man läßt das Kind eine verborgene, angebliche oder imaginäre Schuld abtragen.

Bevor wir nun zur Familiengeschichte, dem klinischen Material und unseren Kommentaren übergehen, möchten wir einige allgemeine Bemerkungen über die behandelte Familie und über unsere ersten theoretischen Erwägungen machen.

Die Familie P. war eine Aufsteigerfamilie der Mittelschicht, bemüht um menschliche Werte und mit Familienbeziehungen, die der Verbesserung bedurften. Die Familie war eher bildungsbeflissen als materialistisch oder besitzorientiert. Es war eine intelligente, physisch attraktiv aussehende Familie, die beruflich und wirtschaftlich sehr gut zurechtkam, aber keine gesellschaftlichen Kontakte pflegte.

Was die innere Welt dieser Familie anging, so war sie geprägt teils von Isolation, teils von übertriebener Anteilnahme. Es gab Selbstmordversuche und Morddrohungen, und eines der Kinder war, ebenso wie die Mutter, vorübergehend in eine psychiatrische Klinik eingewiesen worden. In den Sitzungen kam es mitunter zu Handgreiflichkeiten und Gewalttätigkeiten. Die Flut verbaler Beschimpfungen und abschätziger Bemerkungen schien kein Ende zu nehmen.

Die Familie sagte von sich selbst, sie bestehe aus »vier Kreisen«. Sie gab sich als distanzierte Kernfamilie und bestand energisch darauf, die Großeltern und die Geschwister der Eltern in beiden Herkunftsfamilien abgeschrieben zu haben und von ihnen abgeschrieben worden zu sein. Dieses Märchen wurde auch in endlosen weiteren Äußerungen als unumstößliches Faktum hingestellt. Mit fortschreitender Behandlung wurden die Beziehungen zwischen Kernfamilie und erweiterter Familie schließlich modifiziert. Naturgemäß wirkte sich die Behandlung auf die Symptome des Indexpatienten zuerst aus.

Wir hoffen, daß aus dem Material hervorgehen wird, wie diese unverkennbar negativen Loyalitätsbindungen und -verpflichtungen gegenüber den Herkunftsfamilien das Funktionieren dieser Familie beeinträchtigten. Hinter dem Wunsch nach Veränderung der derzeitigen Beziehungen stand die unbefriedigte Sehnsucht nach besseren Beziehungen zu beiden Herkunftsfamilien. Als die Familienmitglieder schließlich fähig wurden, sich wieder solidarischer und verantwortlicher zueinander zu verhalten, waren sie auch fähig, in konstruktiver Weise ihre Loyalitätsverpflichtungen gegenüber ihren alten Eltern und den Geschwistern neu auszubalancieren.

Manche der von uns ausgewählten Sitzungsfragmente illustrieren sehr deutlich, wie Familienmitglieder sich selbst und das Verhalten der anderen sehen. Jedes Mitglied beschrieb seine Gefühle sowohl gegenüber den noch lebenden Großeltern und elterlichen Geschwistern als auch seine emotionelle Beziehung zu den verstorbenen Angehörigen. Die Mutter des Herrn P. war etwa sieben Jahre zuvor, der Vater von Frau P. war zwei Jahre zuvor gestorben.

Die Sitzungen während der ersten Monate waren chaotisch und blieben es mit Unterbrechungen während der ersten Jahre der Behandlung. Oft ging es unerträglich turbulent zu, der Raum war erfüllt von Kreischen, Schreien, Weinen, es hagelte Ohrfeigen und Hiebe, vor allem Anne und ihr Vater stritten fortwährend. Schon hierdurch sollte die Fähigkeit des Therapeuten auf die Probe gestellt werden, dieses infantile Verhalten zu akzeptieren. Obwohl die Eltern unverantwortlich handelten und versuchten, sich um die elterliche Rolle als »Ordnungshüter« zu drücken, mußten die Therapeuten immer wieder darauf dringen, daß sich die Familie auf bestimmte Themen konzentrierte. Es blieb die vordringlichste Aufgabe, darauf zu bestehen, daß die Eltern sich auf ihre Verantwortung besannen und die anderen Familienmitglieder unter Kontrolle brachten, damit über Verhaltensweisen und Ereignisse innerhalb und außerhalb der Sitzungen überhaupt diskutiert werden konnte. Dies war keine leichte

Sache, zumal alle durcheinanderredeten und keiner dem anderen zuhörte.

Als den Therapeuten die distanzierte, scheinbar unbeteiligte Art von Frau P. bei diesen Szenen auffiel, teilten sie ihr die Aufgabe zu, die Familienmitglieder zu beruhigen. Dies geschah trotz Frau P.'s Versicherung, sie tue nichts, um die Gewalttätigkeiten im Behandlungszimmer zu provozieren. Die scheinbar endlosen turbulenten Auseinandersetzungen ließen schließlich nach, nachdem die Therapeuten Frau P. gezwungen hatten, aktiv Stellung zu beziehen, anstatt wie eine Unperson oder ein Außenseiter zu agieren. Vor Beginn der Therapie war sie die Friedensstifterin, die ihre Gefühle und Bedürfnisse für sich behielt; schließlich aber vermochte sie einzusehen, daß sie mit ihren Nichtreaktionen beziehungsweise mit ihren fixierten, unangebrachten Reaktionen das Durcheinander unbewußt begünstigte. Es war, als ob ihr Mann und die Kinder es mit jenen extrem impulsiven Verhaltensweisen darauf anlegten, eine stärker eingreifende, bemutternde Reaktion von ihr zu erzwingen.

Zwar bemühten sich die Kinder sporadisch, sich emotional oder in ihrer Lebensweise zu emanzipieren, doch wurde bald deutlich, daß sie hierbei keine Unterstützung erhielten und in ihren Bemühungen sabotiert wurden. So wie Eisen vom Magneten angezogen wird, so wurden sie immer wieder in den Bannkreis der Familie zurückgezerrt – bis Frau P. sich endlich in der Lage sah, ihre »Pandorabüchse« zu öffnen und in den Sitzungen ihren tieferen Gefühlen Ausdruck zu geben. Als sie in einer früheren Sitzung gefragt wurde, warum sie unfähig sei, ihre innersten Gefühle zu offenbaren, erwiderte sie anschaulich: »Mein Inneres besteht aus lauter ineinandergesteckten Schachteln, und wenn ich die alle aufmachen wollte, würden meine Ehe und meine Familie in die Luft fliegen.«

Wir hoffen, daß die klinischen Exzerpte, die ja lediglich charakteristische Höhepunkte beleuchten, dennoch die eingetretenen Veränderungen enthüllen. Wir geben auch Beispiele für die Mitwirkung und die Bemerkungen der Therapeuten, doch sei der Leser daran erinnert, daß wir unsere Überlegungen großenteils außerhalb der Sitzungen anstellten. In der Anfangsphase der Behandlung mußten wir häufig zuerst unser inneres Gleichgewicht zurückgewinnen und dann als Team unsere Strategie aktiv planen. Es gab sogar Zeiten, in denen wir nicht wußten (und auch gar nicht wissen wollten), ob die Familie überhaupt mitarbeiten oder auch nur wiederkommen würde. Häufig schien dies eine Frage unseres eigenen emotionalen Wohlbefindens und Überlebens in bezug auf die Therapie zu sein. Erst nach der siebten Sitzung, als in der Familie gewisse funktionale Verbesserungen erkennbar wurden, begannen das Therapeutenteam und die Familie allmählich, sich gegenseitig zu »adoptieren«.

Lucille und Anne, die sich zu Anfang über die Therapeuten lustig gemacht und sie herabgesetzt hatten, brachten uns zu Beginn des zweiten Jahres Kuchen und Kekse mit, die sie extra für uns gebacken hatten. Sie berichteten auch mit ungeheurem Stolz von ihren persönlichen, gesellschaftlichen und schulischen Erfolgen – wobei sie von uns ebensoviel Anerkennung forderten und erwarteten wie von ihren Eltern! Diese Art Geben und Nehmen ging trotz des Umstandes weiter, daß Anne ständig das Bedürfnis hatte, der weiblichen Therapeutin ihre verbale Mißbilligung auszudrücken: »Ihr Make-up hat die falsche Farbe; Ihre Kleider sind zickig und fad; Ihre Schuhe haben die falsche Form« – und so weiter. Die Begrüßung im Wartezimmer lautete oft: »Na, immer noch nicht abgekratzt, alte Schachtel!« Diese Bemerkungen sollten nicht nur Loyalität gegenüber der Familie bekunden – sie signalisierten zudem, daß Anne das »offizielle« Sprachrohr war für die negative Art dieser Familie, Zuneigung auszudrücken.

Zur Vorgeschichte

Die Familie P. war zur Familientherapie überwiesen worden, weil die Indexpatientin, die jetzt fünfzehnjährige Anne, in der Einzeltherapie Erregungszustände erlitten hatte. Sie hatte sich ein Tranchiermesser verschafft und gedroht, damit entweder sich selbst oder den Vater umzubringen. Daraufhin war sie hospitalisiert worden. Hier die Symptome im Alter von dreizehn Jahren, die zur psychiatrischen Beobachtung geführt hatten: »Wutanfälle, Daumenlutschen, Bestehlen der Eltern, starke Unzulänglichkeits- und Selbstherabsetzungsgefühle, geringe Beziehungen zu Gleichaltrigen und manipulatives Verhalten«. Begabt mit überdurchschnittlicher Intelligenz, war Anne in der Schule immer schlechter geworden und in einigen Fächern von Sehr Gut auf Ungenügend abgesunken. Sie wurde als emotional und körperlich unreif beschrieben (sie hatte noch keine Menstruation).

Herr P., vierzig Jahre alt, war in seiner Herkunftsfamilie das jüngste Kind und der einzige Sohn (eine Schwester war acht Jahre älter, die andere zwölf Jahre älter als er). Er behauptete, seine Mutter habe extreme schulische Anforderungen an ihn gestellt; sie wollte, daß er einmal »mein Sohn, der Doktor« würde. Er beschrieb seine Mutter als »hart, aber nachsichtig« und meinte, ihren Erwartungen nicht gerecht geworden zu sein. Er hatte immer den Eindruck gehabt, daß sich sein Vater mehr für ihn interessierte als seine Mutter, aber wirklich nahe stand er dem Vater ebenfalls nicht: Er sah in ihm einen unfähigen Mann, der von seiner Frau unterdrückt wurde, einen nervösen Menschen, der dazu neigte, sich von der Familie zu isolieren. Während seiner Collegezeit erlitt Herr P. den ersten Nervenzusammenbruch und wurde von den Vorlesungen an der Universität beurlaubt. Nach wenigen Monaten beim Militär wurde er aufgrund von Angstzuständen und paranoiden Reaktionen wieder entlassen. Er kehrte dann ans College zurück, besuchte abends die Vorlesungen und arbeitete tagsüber und erwarb den Grad eines *Bachelor of Science.* In den ersten Jahren seiner Ehe studierte er weiter, um noch seinen Magister in Mathematik zu machen. Doch wurde er, als seine Frau mit dem ersten Kind schwanger war, wegen eines akuten psychotischen Anfalls in eine Anstalt eingeliefert.

Frau P., neununddreißig Jahre alt, hatte einen vier Jahre älteren Bruder und eine zwei Jahre jüngere Schwester. Ihr Vater war zwei Jahre zuvor gestorben. Wie die Eltern von Herrn P., so hatten auch die Eltern von Frau P. eine kleine Gemischtwarenhandlung besessen. Beider Leben war weitgehend dadurch geprägt worden, daß ihre Eltern tagsüber lange Stunden im Laden standen. Sie arbeiteten wie besessen und waren ständig zur Überanpassung an die Kunden gezwungen, um sich selbst und die Kinder einigermaßen durchzubringen. Für Frau P. war die Mutter nicht verfügbar, und es wurde von ihr erwartet, daß sie sich im Geschäft und zu Hause besonders nützlich machte. Ihr Bruder war das von der Mutter bevorzugte Kind, ihre kleine Schwester das »Nesthäkchen« der ganzen Familie. Näher hatte sie sich ihrem Vater gewußt, als dessen Beschützerin sie sich fühlte, da sie ihn für den schwächeren der beiden Elternteile hielt. Sie beschrieb ihn als den »Friedensstifter« in ihrer Herkunftsfamilie und verstand sich nun selbst als Friedensstifterin zwischen ihrem

Mann und den Kindern. Sie hatte Herrn P. gegen den Wunsch ihrer Eltern geheiratet. Obwohl sie sich selbst als die Starke beschrieb, an die sich alle anlehnten, fühlte sie sich innerlich »unsicher, ratlos und manchmal überwältigt und hilflos«. Sie machte den Eindruck einer verschlossenen, unansprechbaren Frau, welche fixiert war in ihrer negativen Beziehung zur eigenen Mutter sowie zu ihren Kindern und ihrem Mann.

Die siebzehnjährige Lucille ging in die Abschlußklasse der High School und wurde als das »gesunde« Kind vorgestellt; Lucille sei beliebt und gut in der Schule. Lediglich während der Zeit, als sie »verrückt nach Jungen« gewesen war, hätten sich ihre Noten verschlechtert. Nach Absolvierung der High School wollte sie ein College in der gleichen Stadt besuchen, aber im Studentenwohnheim wohnen. Für die Familie war sie das tüchtige und unabhängige Mädchen, und man rechnete nicht mit irgendwelchen Problemen bei der geplanten Trennung. Ihre Kompetenz und Unabhängigkeit erwiesen sich freilich bald als Fassade. Emotional war sie sogar noch leichter zu erschüttern als Anne, der Symptomträger der Familie. Im zweiten Schulhalbjahr wurde Lucille aufgefordert, die Schule zu verlassen, und zwar wegen ihrer schlechten Leistungen, ihres aggressiven Verhaltens gegen Gleichaltrige und ihres Drogenkonsums. Außerdem stellten sich die verschiedensten somatischen Beschwerden bei ihr ein: Hautausschläge, regelmäßig wiederkehrende Neurodermatitis am ganzen Körper, hormonales Ungleichgewicht, Ohnmachten, Kolitisanfälle und Menstruationsschwierigkeiten.

Aufzeichnungen aus dem ersten Jahr

Die erste Sitzung: Ein Anfang

Der therapeutische Kontakt mit Familie P. beginnt, als Anne in eine psychiatrische Anstalt eingewiesen werden soll. Die Stelle, welche die Überweisung an uns veranlaßt, hatte uns zwei Jahre zuvor auch vom Tod des Vaters von Frau P. informiert, der zeitlich etwa mit der ersten psychiatrischen Behandlung Annes zusammenfiel.

Wir, die Therapeuten, beginnen die einleitende Sitzung und lassen uns von der Familie erklären, was sie zu dem Wunsch nach Familientherapie bewogen habe. Die Aufmerksamkeit wird damit von der Indexpatientin abgelenkt. Die Familie wird gebeten, sich vorzustellen und auch Bemerkungen zu den einzelnen Familienmitgliedern zu machen.

Herr P.: Anne ist mir so ähnlich, daß wir überhaupt nicht miteinander auskommen.

Anne: Meine Mutter ist doof!

Frau P.: Wir kreisen umeinander, kommen uns aber nie richtig nahe. Anne glaubt, daß keiner sie mag. Wir gehen nicht auf einander ein.

Herr P.: Mein Leben hat sich um das Studium und den Collegebesuch gedreht. Lucille geht ihre eigenen Wege und tut so, als sei sie erwachsen und brauchte uns nicht mehr.

Frau P.: Ich bin »doof«, weil ich versuche, mich von Haß und Feindseligkeit nicht aus dem Sattel werfen zu lassen. Mein Mann neigt zu Gewalttätigkeiten.

Herr P.: Ich gebe meiner Frau recht; sie ist diejenige, die es ablehnt, Gewalt mit Gewalt zu beantworten.

Lucille: Wenn ich nach Hause komme, möchte ich freundliche Gesichter um mich sehen!

Am Ende der ersten Sitzung überlegen sich die Therapeuten: »Wer ist der Kranke in dieser Familie, und wer macht wen verrückt?« Wie können wir helfen, eine »umeinander kreisende« Familie zu vereinen?

Die vierte Sitzung: Aktuelle und einstige Beziehungen

Wir registrieren, daß die Familie in unserer Gegenwart gelassener zu sein scheint, aber auch mehr und mehr zu verbalen und handgreiflichen Provokationen tendiert. Wir werden auf die Probe gestellt, unsere Reaktionen werden vermerkt und kommentiert. (Anne scheint bei diesem verrückten, provokatorischen Verhalten die Führungsrolle innezuhaben. Vor allem Anne und ihr Vater boxen sich, ziehen sich an den Haaren, kratzen und beißen sich. Stühle werden umgeworfen, Türen zugeknallt. Die Therapeuten bitten die Familie, diese Art des Zusammenlebens mit dem Leben in den jeweiligen Herkunftsfamilien zu vergleichen.)

Herr P.: Ich muß zugeben, daß es mir Spaß macht zu streiten, genau wie Anne.

Frau P.: Meine Eltern haben sich sehr viel über das Geschäft gestritten. Meine Mutter war der Boß, und ich war der Liebling meines Vaters. Bruder und Schwester hatten sich verbündet und hackten ständig auf mir herum. Niemand hat mich beschützt. Meine Mutter war auch auf ihrer Seite. (Als sie von ihrem Vater spricht, ist sie den Tränen nahe.) Es hätte so viel aus ihm werden können. Er war zwar der Schwache in der Familie, aber er gab mir das Gefühl, sich für mich zu interessieren. Ich wollte nie so sein wie meine herumkommandierende Mutter oder meine Schwester.

Herr P.: Meine Eltern haben in ihrem Laden auch hart gearbeitet. Mein Vater war leicht erregbar, und die Kunden gingen ihm immer auf die Nerven. Meine Mutter war stabiler und hatte mehr Organisationstalent als mein Vater. Aber sie hat sich auch überarbeitet und war der Märtyrer, der anderen Schuldgefühle einflößte. Und so habe ich mich wegen meinen Eltern immer wütend und schuldig gefühlt. Meine Schwestern waren zwölf und acht Jahre älter als ich und sind früh aus dem Haus gegangen; ich war das Baby und vermutlich das Lieblingskind.

Anne: In dieser Familie ist alles abgestorben.

Der Wert dieser Aussagen über die einstigen Beziehungen zwischen den Generationen besteht darin, daß alle Familienmitglieder bisher unbekannte Tatsachen voneinander erfahren und sich darin üben, ihre Gefühle bezüglich der zwischen ihnen und den Herkunftsfamilien bestehenden ungelösten Loyalitätskonflikte zu artikulieren.

Anhand des vorliegenden diagnostisch interessanten Materials aus der Familiengeschichte wagen sich die Therapeuten an eine erste Bewertung bestimmter Elemente in den Beziehungen, die möglicherweise von den früheren auf die gegenwärtigen Eltern-Kind-Beziehungen übertragen worden sind. Uns fällt auf, daß Frau P. sich ihrer Mutter widersetzt, und wir nehmen uns vor, darauf zu achten, wie dies unter Umständen ihre Rolle gegenüber ihren Töchtern beeinflußt.

Herr P. betont, daß er stets wütend gewesen sei und sich schuldig gefühlt habe, sowohl in seiner Herkunftsfamilie als auch jetzt. Früher das schreiende, zornige »Baby«, scheint er sich heute von seiner Frau »bemuttern« lassen zu wollen, auf Kosten ihrer und der Kinder Bedürfnisse. Er will von den Therapeuten wissen, wie die Sitzungen produktiver für die Familie werden können. Darauf schlagen die Therapeuten ihm vor, nach Möglichkeit sein systemsprengendes Verhalten zu zügeln und in wichtigen Familienfragen die Führung zu übernehmen.

In der nachstehend registrierten Sitzung sagt Lucille, daß die Therapeuten ihr helfen, ihre Eltern menschlicher zu sehen. Diese Bemerkung wird als Aufforderung an die Familie interpretiert, die Therapie fortzusetzen.

Die sechste Sitzung: Elterliche Ablehnung der Verantwortung

Schon beim Hereinkommen verhöhnt und provoziert Anne ihre Eltern, besonders den Vater. Wir verlangen erneut, daß Frau P. das Verhalten von Anne energischer korrigiert. Können nicht die Eltern damit anfangen, etwas in der Familie zu verändern? Kann beispielsweise Herr P. nicht dafür sorgen, daß seine Frau ohne sein Eingreifen mit Anne klarkommt? Darauf versucht Herr P. erstmals, sein provokatorisches Verhalten unter Kontrolle zu bekommen. Anne stellt fest, daß sie im Augenblick ihre Eltern nicht manipulieren kann, und wendet sich uns zu, damit wir ihr genau erklären, wie wir allen Familienmitgliedern helfen können. Wir geben die Frage an die Eltern weiter und wollen wissen, welche Ziele sie für sich selbst zu sehen glauben. Herr P. behauptet, einzusehen, daß er auf Annes provokatorisches Verhalten sadistisch reagiere; Dr. N. pflichtet ihm bei, daß diese Beziehung Bedürfnisse auf beiden Seiten befriedige, und regt Herrn P. an zu überlegen, warum ihm Gewalttätigkeit gegen Anne Befriedigung verschaffe: Wo hat dies seinen Ursprung, und ist Anne der einzige Mensch, auf den er wütend ist?

Wir werden getestet, ob wir die elterliche Funktion übernehmen, impulsives und explosives Verhalten zu kontrollieren, und ob wir die Eltern zu mehr Verantwortungsbewußtsein verpflichten können. Darüber hinaus reagieren die Familienmitglieder unangemessen, verschlossen und blind, was die allgemeine Frustration nur noch verstärkt.

Die Therapeuten drängen Frau P., aktiver Stellung zu beziehen, und weisen damit ihre Darstellung zurück, sie müsse die Rolle des sich selbst verleugnenden Märtyrers spielen, um überleben zu können. Herr P. wird gebeten, unsere Interpretation zu bestätigen, und noch einmal aufgefordert, seine Frau mit den Provokationen Annes selbst fertig werden zu lassen.

Die siebte Sitzung: Erste Veränderungen im System

Die Familie sagt übereinstimmend aus, daß »die Dinge langsam in Fluß kommen«. Frau P. hat eine neue, besser bezahlte Stelle gefunden. Herr P. hat erfahren, daß auch er sich möglicherweise beruflich verbessern könne. Es scheint jedoch, daß sich Herr P. auf seine Frau stützen muß, um sein Gewissen wegen seiner nicht abgeschlossenen Magisterarbeit zu entlasten. Lucille berichtet, daß sie ein zweites Stipendium für das College erhalten werde. Herr und Frau P. erzählen, daß sie demnächst ohne die Kinder in Urlaub fahren wollen, was sie seit vielen Jahren nicht mehr gemacht haben.

Herr P.: Nach der vorigen Sitzung hat sich Anne bei ihrer Mutter entschuldigt, es war ehrlicher gemeint als je zuvor! Sogar die Beziehung zwischen den Kindern ist jetzt besser; Anne benimmt sich weniger patzig und aggressiv.

Die Familienmitglieder berichten von verschiedenen Veränderungen und Verbesserungen, die allerdings nur als vorübergehend und nicht als strukturell anzusehen sind. Manche Familien und Therapeuten würden sich vielleicht mit einer solchen Veränderung als einem erreichbaren Ziel zufriedengeben und die Behandlung beenden. Unserer Auffassung nach schöpft die Familie hiermit jedoch nur kurzfristig Hoffnung und Mut, sich endlich den grundsätzlichen, verborgenen Problemen des Familiensystems zu stellen. Natürlich kann die therapeutische Arbeit nur fortgesetzt werden, wenn die Familienmitglieder in dieser Weise motiviert sind.

Die achte Sitzung: Zur Rolle des Friedensstifters

Frau P.: Zu Hause geht es jetzt friedlicher zu. Ich habe eine neue Stelle. Lucille bekam zwei Stipendien und wird davon im Wohnheim leben können.

Dr. N.: Wie ist die Situation, wenn Sie sie mit jener in der Familie Ihres Mannes vergleichen?

Frau P.: Es war immer problematisch, meine Schwiegereltern zu besuchen. Wie jetzt mit Anne: Kaum war mein Mann bei seiner Familie, setzte er die Maske der Feindseligkeit auf . . . weil eben seine Familie so war.

Herr P.: Selbst da hat meine Frau den Friedensstifter gespielt und meine Familie besänftigt!

Frau P.: Da bin ich wie mein Vater; wir mußten immer die Friedensstifter sein.

Dr. N. (interpretiert): Friedensstifter brauchen den Unfrieden!

Anne: Dann ist meine Mutter ein größerer Unruhestifter als ich, weil sie unseren Streit braucht, um Frieden machen zu können.

Lucille: Die Familie meines Vaters muß der unseren ähnlich gewesen sein: die hat auch keine Fremden in ihren Kreis hereingelassen. (Zu ihrem Vater:) Wie würdest du meinen Mann aufnehmen, wenn ich jetzt heiraten würde?

Anne: Wir sind noch nicht soweit, daß Mutter einen Schwiegersohn vertragen könnte. (Offenkundig sind alle unglücklich bei dem Gedanken, daß Lucille einen Freund haben und heiraten könnte, und Anne ist das Sprachrohr der Familie.)

Frau P.: Mein Mann und ich fahren vier Tage in Urlaub, zum erstenmal seit sieben Jahren.

Lucille: Das halte ich nicht aus; schon zwei Tage mit Anne allein würden mir reichen.

Diese Sitzung läßt zweierlei erkennen: die begrenzte Fähigkeit dieser Familie, Fremden zu vertrauen und sie an sich heranzulassen, und das begrenzte Vermögen, friedliche Streitbeilegung und echten Dialog zu dulden.

Die Therapeuten halten daran fest, nicht zu »übernehmen«, sondern lediglich ihre Fähigkeit des »Hinnehmens« zu demonstrieren. Sie erwarten gleichzeitig von den Eltern, daß sie sich durchsetzen.

Annes Äußerung bereitet uns auf die bevorstehenden Trennungsprobleme vor – Lucilles studienbedingten Wegzug von zu Hause. Doch sind die Urlaubspläne der Eltern ein Symbol dafür, daß langsam die ehelichen von den elterlichen Problemen getrennt werden.

Die zehnte Sitzung: Ende des Märchens vom »gesunden Kind«

Lucille ist für eine Woche wieder in der Schule. Obwohl sie behauptet, dort glücklich zu sein, leidet sie jetzt an einem unangenehmen Jucken am ganzen Körper. Beide Eltern bestreiten, Lucille auch nur im geringsten zu vermissen; Herrn P.'s Ton gibt zu verstehen, daß es ihnen ziemlich gleichgültig ist, ob Lucille bei ihnen ist oder nicht.

Lucille platzt geradezu vor Wut über diesen Mangel an Verständnis für ihre Gefühle – so wie damals, als ihr Vater ein Bild von den »Beatles« zerriß, das ihr soviel bedeutet hatte. Seit Jahren hat sie alle möglichen Gefühlsregungen in sich aufgespeichert, die sie niemals ausdrücken durfte. Sie hat es restlos satt, übergangen, lächerlich gemacht und mißhandelt zu werden.

Wir fragen die Familienmitglieder, ob ihnen bewußt sei, daß Lucille sich immer übergangen fühlte, weil ihr niemals jemand zugehört habe, und daß man in dieser Familie tatsächlich zu irgendeiner Form von Gewalt Zuflucht nehmen müsse, um sich Gehör zu verschaffen. Lucille hat niemanden, mit dem sie sprechen kann. Schon als Kind war sie immer allein, während die anderen drei vorm Fernseher saßen.

Die Familie rückt damit heraus, daß Frau P. und Lucille schwere psychosomatische Symptome aufweisen (Kolitis, Dermatitis, Menstruationsschwierigkeiten). Doch auf Verletztheit oder Verärgerung wird mit erhöhter Gewalttätigkeit und nicht mit Mitgefühl, Anteilnahme oder Fragen nach dem Grund des Leidens reagiert. Anne ist in dieser Sitzung unverkennbar der »Träger«, der Stimulator einer hitzig-verrückten Streiterei, die eine Reaktion zu sein scheint auf Lucilles Loslösung von der Familie.

Die elfte Sitzung: Konfrontationen, ausgelöst durch aggressiv-chaotischen Zwist

Lucille fehlt. Anne probiert ihre übliche Taktik, einen Streit zu provozieren; als die Wirkung ausbleibt, verläßt sie türenknallend den Raum.

Frau P.: Lucille und ich hatten am Wochenende eine Auseinandersetzung. Ich habe zwar die Partei meines Mannes ergriffen, finde aber, daß Lucille mit ihren Vorwürfen recht hat. Mein Mann geht in die Schlafzimmer der Töchter und schnüffelt in ihren persönlichen Sachen herum. (Zum erstenmal in einer Sitzung zeigt Frau P. ihrem Mann ihre Wut und Unzufriedenheit.) Er ist impulsiv und unberechenbar. Manchmal droht er damit, sich oder andere umzubringen, und läuft fluchend und schimpfend herum. Es ist hoffnungslos, weil ich ihn nicht ändern kann. Neuerdings bin ich die Wütende, und er ist der Vernünftige. Ich habe mein Leben lang zuviel heruntergeschluckt.

Herr P.: Ich merke, daß meine Frau mit ihren Problemen nicht zu mir kommt. Ich fühle mich um die Möglichkeit betrogen, sie zu trösten. Und die Familie übergeht mich.

Wir halten Herrn und Frau P. verschiedene Dinge vor, die uns im Verlauf der Sitzungen aufgefallen sind: Sie führen keine direkten oder offenen Gespräche miteinander. Entweder sie verständigen sich auf dem »Umweg« über die Kinder, oder sie beschränken ihre Äußerungen auf deren Probleme. Wenn jemand eine persönliche oder bedeutsame Bemerkung macht, reagieren die anderen nur mit Gelächter, was im Grunde den Betreffenden desavouiert. Manchmal scheint zwischen den Ehegatten ein Pseudoeinverständnis zu herrschen, denn den Spannungsherd oder den Grund für ihre Uneinigkeit suchen sie stets bei den Kindern.

Wir drängen die Familienmitglieder nach wie vor, sich klarzumachen, daß sie zu einem echten Dialog untereinander nicht fähig sind. Obgleich Frau P. zaghaft beginnt, die Familienmitglieder mit ihren eigenen Wutgefühlen zu konfrontieren, sagt sie in einer der folgenden Sitzungen: »Wenn ich mich öffnen würde, hätte ich Angst vor den Auswirkungen auf meine Ehe und meine Familie!«

Die vierzehnte Sitzung: Erste Übertragungen

Als die Therapeuten das Behandlungszimmer betreten, ist bereits ein großes Geschrei und Geraufe im Gange. Seit einigen Monaten war dergleichen kaum noch vorgekommen.

Frau P.: Ich habe dauernd über das nachgedacht, was Dr. N. vorige Woche gesagt hat, und ich möchte ihn bitten, noch einmal zu erklären, warum er gesagt hat, die Mitglieder dieser Familie würden keine Verantwortung für ihr eigenes Verhalten oder das Verhalten der anderen übernehmen. (Sie ist sichtbar wütend auf beide Therapeuten.) Ich sehe nicht ein, welchen Wert es für irgend jemanden haben soll, darüber zu reden, wie es in mir aussieht.

Dr. N.: Mir scheint, daß Ihre Töchter durch Ihr Schweigen geradezu angestachelt werden, in den Sitzungen verrückt zu spielen. Ihre Töchter müssen dazu gebracht werden, sich angemessener zu verhalten. Ihr Mann hat schon des öfteren erklärt, daß er möchte, daß Sie auch mit ihm reden und ihm sagen, was Sie über manche Dinge denken. In den Sitzungen benehmen Sie sich wirklich wie eine Nichtperson; das heißt, Sie beziehen niemals einen persönlichen Standpunkt.

Frau P.: Ich habe mich über die Eskapaden meiner Tochter aufgeregt, von denen mir das College Mitteilung gemacht hat. (Dies bringt sie jedoch in unbeteiligtem Ton vor; beiläufig bemerkt sie, sie habe zu dem Thema nichts mehr zu sagen.)

Frau P. weigert sich, ihre Äußerung zu präzisieren, und es gelingt den Therapeuten nicht, sie zu einer konstruktiven Stellungnahme zu bewegen. Die Kinder gehen nun zu einer Art Filibustertaktik über: sie benehmen sich herausfordernd gegen die Therapeuten und reagieren auf alle Erwachsenen in blinder Wut. Die Therapeuten versuchen mitnichten, die Rolle der Eltern zu übernehmen; statt dessen führen sie diesen erneut vor Augen, was es bedeutet, wenn sie wie in dieser Sitzung »abdanken«. Die Kinder scheinen mit ihrem Lärmen und Toben einen Schutzwall zwischen Eltern und Therapeuten errichten zu wollen.

Immer wieder stellen die Sitzungen unsere Überzeugung auf

die Probe, daß die Eltern die Verantwortung für das Chaos übernehmen und es lernen müssen, als Eltern zu agieren – insbesondere dadurch, daß sie gegenüber den Kindern ihre Wertvorstellungen definieren und Grenzen setzen. Die Wut, die sich mitunter gegen die beiden Therapeuten richtet, soll ferner unsere Fähigkeit testen, die Familie zwar mit gleichbleibender Gelassenheit zu behandeln, zugleich aber die Eltern dazu anzuhalten, den Kindern mit Festigkeit und Stärke zu begegnen.

Wir bemerken, daß Frau P. während unserer Interventionen Versuche macht, aus ihrer Zwangslage des passiven Friedensstifters herauszukommen. Sie beginnt, unsere Bemühungen als Anteilnahme an ihrer Person zu erleben.

Diese Sitzung illustriert aber auch den Widerstand der Eltern gegen die dringende Aufforderung der Therapeuten, für das Verhalten der Kinder die Verantwortung zu übernehmen. Obgleich die Familie versucht, die Therapeuten dafür in eine Sündenbockrolle zu drängen, gelingt es ihr nicht, sie zu Gegenangriffen zu verleiten. Die Kinder mit ihrer Filibustertaktik versuchen, ihre Eltern vor den Kommentaren der Therapeuten zu schützen. Die Therapeuten lassen sich nicht ohne weiteres zum Schweigen bringen, fühlen sich aber nach vielen Sitzungen zerschlagen und ausgelaugt.

In einer späteren Sitzung werden die Therapeuten erneut durch das systemsprengende Verhalten der Familie herausgefordert und bekommen von Frau P. zu hören, man vertraue ihnen nicht. Dr. N. erwidert: »Wohin können Sie denn gehen, wenn Sie hier aufhören? Was ist das Risiko für die Familie?« Frau P. äußert dann, sie wolle versuchen, ihre Position gegenüber ihrem Mann insofern zu ändern, als sie nicht mehr für ihn denken oder ihn wie ein kleines Kind antreiben wolle.

Die sechzehnte Sitzung: Amorphe Sexualität und mangelnde Abgrenzung

Als wir hereinkommen, scherzt die Familie über etwas, dem wir zunächst nicht folgen können: Die Kooperation von Anne soll durch vier Dollar belohnt werden ... Anne setzt sich dann ihrem Vater auf den Schoß und wippt auf und ab, wobei sie offensichtlich ihn und sich selbst körperlich erregt. Die Familie sieht die Therapeuten an und versucht, unsere Reaktionen zu bestimmen.

Dr. N. fragt Frau P., ob das Verhalten ihres Mannes und ihrer Tochter sie nicht ärgere; immerhin scheine sie es durch ihr Stillschweigen zu akzeptieren.

Lucille: Sie hat früher schon ähnliches erlebt.

Die Therapeutin S. fragt Herrn P.: Liebkosen Sie Anne wie ein Baby oder wie eine junge attraktive Frau? Ist das Inzest oder nicht? Gibt es denn niemanden in diesem Raum, der diesem Treiben ein Ende machen kann oder will?

Schließlich gibt Frau P. eine Antwort. Sie ärgert sich über die mangelnde Abgrenzung zwischen erotischer Stimulierung, Zuneigung und dem, was für sie wie Inzest aussieht. Doch sagt oder tut sie nichts, um das Verhalten ihres Mannes oder ihrer Tochter zu stoppen.

Lucille: Der Sex spielt sich zur Hälfte zwischen meinem Vater und Anne und zur anderen Hälfte zwischen meinem Vater und meiner Mutter ab. Anne ist eine Prostituierte.

Anne wendet sich nun an den Therapeuten und fragt ihn aggressiv, ob er eifersüchtig sei und ob sie sich vielleicht auch auf seinen Schoß setzen solle. Die Therapeuten machen die Familie auf die augenfällige Diskrepanz zwischen Verhalten und Affekt der Familienmitglieder aufmerksam. Die Familie gefällt sich permanent in übertriebenem Lächeln oder unangebrachtem Gelächter. Wir erklären, daß wir nicht gerne zu dieser Familie gehören würden, weil jedes echte oder starke Gefühl sofort ins Lächerliche gezogen, ignoriert oder heruntergespielt wird.

Frau P.: Ich werde mich nicht länger so wie früher auf meine Kosten und auf Kosten der Kinder von meinem Mann ausnutzen lassen. (In dieser offenen Frontstellung gegen ihren Mann erkennen wir den Beginn einer Veränderung bei Frau P. Für Augenblicke läßt sie die Maske der gefaßten Märtyrerin fallen, um die unterschwellige Verstimmung über ihren Mann zu artikulieren. Sie beginnt sich dagegen aufzulehnen, als das Gewissen ihres Mannes zu fungieren.)

Die Therapeuten werden weiter auf die Probe gestellt, ob und wie sie die primitive, kindische Art der gegenseitigen Erforschung in dieser Familie akzeptieren. Obgleich sie wiederholt in die Elternrolle gedrängt werden, halten sie die Familie unerbittlich dazu an, von sich aus zu erkennen, daß das Bedürfnis nach Zuwendung sich bei ihr nicht anders äußere als in inzestuösen Berührungen. Die Familie wird gezwungen, zwischen diesen beiden Dingen zu unterscheiden.

Die zweiundzwanzigste Sitzung: Übertragungsaspekte zwischen Frau P. und den Therapeuten

Es kommt zu einer Konfrontation zwischen Frau P. und der Therapeutin. Frau P. wird gefragt, wie nach ihrer Ansicht Frau S. hilfreicher für sie sein könne. Warum strengt sich Frau P. so an, ihre Gefühle zu unterdrücken? Ist sie jemals imstande gewesen, einem Menschen zu vertrauen? Hat sie überhaupt irgendwelche gute Freundinnen? Dies wird in der Sitzung zu einem Zeitpunkt gesagt, da Frau P. mit den Tränen kämpft, während sie davon spricht, als Frau und Mutter versagt zu haben.

Frau P.: Sie wollen, daß ich heule, weil Ihnen das Spaß macht! Ich habe meine Gefühle unterdrücken gelernt, weil meine Mutter immer sagte, am Sonntag reden wir darüber, aber der Sonntag nie kam. Oder wenn wir manchmal doch gesprochen haben, hat meine Mutter meine Bekenntnisse verraten.

Dr. N.: Sagt Frau P. deshalb nichts, weil sie den Eindruck erwecken will, als habe sie jederzeit die Fäden in der Hand, als sei sie immer die Starke?

Frau P.: Ich weiß eigentlich bei nichts und niemandem, was ich innerlich empfinde; ich bin schon so lange restlos in meinem Mann aufgegangen und habe nur durch ihn gelebt. Und wenn ich loslasse, habe ich Angst, Bauchweh oder einen Kolitisanfall zu bekommen. (Dieses Symptom wird hier zum erstenmal erwähnt.) Ich bin nie auf den Gedanken gekommen, daß andere Menschen und sogar meine eigene Familie mich als distanziert empfinden und nicht an mich herankommen könnten. Ich würde gerne mehr ein »Ich« werden, aber ich weiß nicht wie.

Frau P. ziert sich noch in spielerischer Weise und sagt zu den Therapeuten: »Warten Sie bis Sonntag, vielleicht spreche ich dann über mich.« Sie gibt sich alle Mühe, sich als die abgekapselte, isolierte und nicht-reagierende Frau zu behaupten. Sie glaubt, auf diese Weise den häuslichen Frieden wahren zu können. Um sich zu schützen, demonstriert sie Einverständnis mit Herrn P., aber die Kämpfe werden nun auf dem Weg über die Kinder ausgetragen.

Die Therapeuten dringen in Frau P., ihre Gefühle unmittelbar auszudrücken, und bemerken dazu, daß »Worte schließlich nicht töten können«. Wir bitten die Familienmitglieder, uns zu vertrauen und sich zu öffnen, anstatt weiter das zum Scheitern verurteilte Familienspiel des Zurückhaltens zu spielen, als ob sie sich durch Offenheit gegenseitig töten oder zerstören würden. Dr. N. erklärt der Familie: »Nur wenn Frau P. sich rückhaltlos öffnet, kann sie lernen, wer sie wirklich ist und was sie fühlt, und kann dann sich selbst und der Familie helfen.«

Die sechsundzwanzigste Sitzung (separat mit dem Ehepaar P.): Aufdeckung ehelicher Unverträglichkeit

Herr P.: Wir haben einen toten Punkt erreicht. Unsere Wünsche gehen auseinander.

Frau P.: Ich bin gehemmt wegen der verdammten Kinder. Ich kann mich nicht richtig gehenlassen. Dauernd hört man etwas, und die Geräusche lenken mich ab ... (Es folgen Vorwürfe gegen die Kinder, die psychologisch im elterlichen Schlafzimmer anwesend sind.) Wir sollten ins Motel gehen. Einmal in der Woche würde reichen. Meine Mutter hatte ausgeprägte sexualfeindliche Einstellungen.

Die Familie wurde von Anfang darüber aufgeklärt, daß es ihr freistehe, die Sitzungen für die Diskussion der elterlichen oder ehelichen Beziehungen zu nutzen. So wird die eheliche Privatsphäre unterstützt, und die Kinder akzeptieren es ohne weiteres, daß sie bei solchen Sitzungen nicht dabeisein dürfen. Die Gestaltung der Sitzung bleibt den Erwachsenen überlassen.

Frau P. enthüllt nicht nur einige Ängste und Hemmungen, sondern sie deutet auch an, daß die Gegenwart der Kinder in der Wohnung ganz wesentlich zu ihrer sexuellen Unansprechbarkeit beitrug. Herr P. bestreitet, daß durch sein vor den Töchtern zur Schau getragenes Verhalten diese verführt beziehungsweise überstimuliert würden.

In einer der folgenden Sitzungen (mit Kindern) äußern Herr und Frau P. unverhohlen ihre Gefühle gegenüber den Therapeuten.

Frau P.: Von Ihnen strahlt etwas aus. Ich nenne es Alchimie: das Katalysieren einer besseren Beziehung, bei der wir uns glücklicher fühlen. Sie sind enttäuscht von uns.

Herr P.: Ich kann Ihnen bescheinigen, daß Sie eine endlose Geduld haben. Wir kommen wahrscheinlich langsamer voran, als Sie gerne möchten.

Frau P.: Jedenfalls verhilft es mir dazu, daß ich hier fähig werde, meine Gefühle auszudrücken! Bisher haben wir immer Anne die Gespräche bestimmen lassen.

Damit beginnen die Eltern, sich nicht nur ihre eigenen Erwartungen, sondern auch das Bemühen der Therapeuten einzugestehen, ihnen zu einem angemesseneren ehelichen und elterlichen Verhalten zu verhelfen. Gleichwohl folgt diesen Worten sofort wieder ein Handgemenge zwischen Anne und ihrem Vater. Dies reflektiert die Ambivalenz zwischen dem Wunsch nach Veränderung und der Furcht vor ihr; denn es lag immer noch ein weiter Weg zwischen verbaler Zustimmung und wirklicher verhaltensmäßiger Umorientierung.

In einer späteren Sitzung äußert sich Frau P. offener über ihre ambivalenten Gefühle gegenüber Anne und ihrem Mann: »Ich liebe und ich hasse die beiden.« Herr P. reagiert mit der Bemerkung, wenigstens erfahre er jetzt etwas mehr über seine Frau und darüber, auf wen sie wütend sei. Die Therapeuten helfen Frau P. auch dabei, diese Gefühle mit ihrer Herkunftsfamilie in Beziehung zu bringen. Wir beginnen, die Möglichkeit anzudeuten, daß Frau P. ihre Mutter zu den Sitzungen mitbringe. Die Therapeuten weisen sie behutsam darauf hin, daß manche ihrer Reaktionen aus der Vergangenheit »herübergerettet« worden sind und jetzt in den laufenden Beziehungen nacherlebt werden. Wir bezweifeln die Stichhaltigkeit ihrer Meinung, die Beziehung zu ihrer Mutter sei hoffnungslos. Frau P. erklärt sich bereit, die Hinzuziehung ihrer Mutter zu bedenken, und will herausfinden, wie sich ihre Mutter zum Besuch dieser Zusammenkünfte stellen würde. Mehrere Monate später ist die Mutter in der Tat bei einigen Sitzungen zugegen.

Die dreißigste Sitzung: Regressives Verhalten und weitere unangemessene Reaktionen

Lucille: Mir hängt es wirklich zum Hals heraus, daß die anderen drei dauernd streiten, besonders Anne und mein Vater, und meine Mutter stumm und steif danebensitzt. Im letzten Monat habe ich einen emotionalen Erschöpfungszustand durchgemacht. Ich kann nicht schlafen oder in der Schule ein Buch zur Hand nehmen – die Worte ergeben einfach keinen Sinn. Ich nehme Beruhigungsmittel. Einmal bin ich sogar gestürzt und habe eine leichte Gehirnerschütterung gehabt. Diese wahnsinnigen Streitereien zu Hause machen mich krank. Ich fange schon an, mich mit meinem Freund zu zanken. Wenn meinen Eltern etwas nicht paßt, was ich tue, dann sollen sie es mir wie zwei Erwachsene sagen und nicht so sarkastisch drumherumreden.

Die Therapeuten kommentieren dies erneut mit dem Hinweis, daß Lucille anscheinend ihre Eltern auffordern wolle, ihr Grenzen zu setzen und eben dadurch mehr Sorge und Anteilnahme zu zeigen. Wir fragen die Eltern direkt: Kann einer von Ihnen echte Gefühle der Anteilnahme an Lucille bekunden, statt immer nur destruktiv und kritisch über das Mädchen zu reden?

Lucille gibt ihre bisherigen Anstrengungen auf, in der Schule mitzukommen, läßt in ihren Leistungen nach und hat wenig Beziehungen zu Gleichaltrigen. Sie berichtet, daß sie mit Drogen experimentiert habe, sich vor Schwangerschaft und Geschlechtskrankheiten infolge ihrer Promiskuität fürchte und mit der Verweisung von der Schule rechnen müsse. Sie hat niemals die helfenden Kräfte des Vertrauens, der Ermutigung und der Führung erfahren – jene fundamentalen Werte, die jedes Kind von seinen Eltern erwartet. Die Therapeuten können nicht die natürlichen Eltern ersetzen. Doch erst als Herr und Frau P. darangehen, die Loyalitätsbindungen an ihre eigenen Eltern durchzuarbeiten, sind sie fähig, ihren Kindern adäquate Eltern zu sein.

Die zweiunddreißigste Sitzung: Beziehungsfalle und Loyalitätsprobleme

Anne (in Tränen aufgelöst, zu den Therapeuten gewandt): Sollen sich Eltern über ihre Kinder lustig machen?

Frau P.: Ich bin bemüht, mich nicht lustig zu machen, seit das hier zur Sprache gekommen ist.

Anne: Ich habe keine Privatsphäre. Meine Mutter hat meine sämtlichen Schubladen durchgewühlt, weil sie angeblich einen Pullover gesucht hat. Niemand schützt mich davor, ausgelacht zu werden. (Sie weint noch heftiger.) Die beiden einzigen Menschen auf der ganzen Welt, die einen lieben sollten, lassen einen fallen und machen sich lustig. Sie sollten nicht für mich sprechen und mir sagen, wie ich zu fühlen habe, oder mir die Worte im Mund herumdrehen. Das Messer habe ich mir damals nur geschnappt, weil mein Vater mich ausgelacht hat! Ihr könnt mich meinetwegen jedesmal einsperren, wenn sie sich über mich lustig machen, aber dann passiert dasselbe wieder!

Herr P.: Ich lache, damit ich nicht morde! Der Mord steckt in mir. Ich weiß auch nicht, wo er herkommt. Ich versuche ja, erwachsen zu werden und das Zuhören zu lernen.

Die Therapeuten verlangen aufs neue, daß keiner den anderen beim Reden unterbreche oder zulasse, daß jemand von der Äußerung seiner Gefühle oder Erklärungsversuche abgelenkt wird. Niemand in der Sitzung darf für einen anderen antworten. Die angestaute Wut in dieser Familie rührt auch daher, daß es keinem erlaubt wird, etwas für ihn Bedeutungsvolles zur Sprache zu bringen.

Frau P. scheint unseren Kommentar zu akzeptieren, daß sie eine Märtyrerin sei, die sich verhalte, als ob sie nie genügend Liebe oder Interesse empfangen habe. Umgekehrt findet sie aber, daß ihr Mann und ihre Kinder ständig von ihr verlangten, für jeden von ihnen unbedingt verfügbar zu sein.

Im Gegensatz hierzu ist Anne, das offenkundig »verrückte« Familienmitglied, mittels einer symbiotischen Loyalität in das Familiensystem eingebunden worden. Sie macht deutlich, daß sie gefangen ist in einer überengagierten Beziehung zu den Eltern und daß sie hieran auch nichts ändern will. Lucille dagegen wird als das pseudo-vernünftige Kind präsentiert, das imstande wäre, sich emotional loszulösen und die elterliche Wohnung zu verlassen. Tatsächlich enthüllen die Sitzungen nur die unterschiedlich sich äußernde Unfähigkeit des Familiensystems, das emotionale Wachstum der Kinder und deren Loslösung vom Elternhaus zu unterstützen und zu ermutigen. Dies entspricht der Unfähigkeit der beiden Großelternpaare, Herrn P. beziehungsweise seine Frau bei der Durcharbeitung ihrer Loyalitätsverpflichtungen gegenüber den Herkunftsfamilien zu helfen.

In der folgenden Sitzung artikuliert Frau P. ihren Widerstand gegen Veränderungen und Verpflichtungen und gegenüber einer Fortsetzung der Therapie. Sie äußert den Gedanken an Trennung oder Scheidung zur Beseitigung ihrer ehelichen Schwierigkeiten. Wir weisen sie darauf hin, daß es ihr freistehe, auch weiter »emotional davonzulaufen«, daß ihr dieses Verhalten aber bisher nicht zu größerer Zufriedenheit verholfen habe.

Die neununddreißigste Sitzung: Negative Aspekte der Mehrgenerationen-Loyalität

Frau P.: Vor kurzem ist es mir gelungen, meine Schwester einmal richtig zum Schweigen zu bringen. Meine Schwester redet ununterbrochen an mich hin – es ist nie eine ernsthafte oder persönliche Unterhaltung. Was meine Mutter betrifft, so ist es hoffnungslos. Meine Mutter hat die Tendenz, über jeden Menschen schlecht zu reden. Deshalb erzähle ich ihr auch nichts über mich selbst, meinen Mann und die Kinder, damit sie keinen Gebrauch davon machen und sie kritisieren kann. Ich kann meiner Mutter nicht vertrauen, und ich bin genauso. (Sie weint.) Ich habe nichts geleistet, wovon ich sagen könnte, ich sei stolz darauf. Mein Leben ist Heuchelei. Ich kann einen guten Eindruck machen, aber es steht nichts dahinter. Ich mache es mir selbst zum Vorwurf, wie die Kinder geworden sind.

Dr. N.: Ist Herr P. bloß ein Beobachter? Können Sie einen Mittelweg zwischen Gewalttätigkeit und passiver Beobachterrolle finden?

Herr P.: Ich möchte von der gewalttätigen Rolle um jeden Preis loskommen. Aber es regt mich auf, daß meine Frau sich nicht durchsetzt.

So wie es den Kindern gelungen ist, ihre Gefühle der Hoffnungslosigkeit und Verzweiflung zu enthüllen, so beginnt nun Frau P. freimütiger zu bekennen, wie wenig Hoffnung sie hegt in bezug auf ihre Mutter und ihre Geschwister. In dem Maße, in dem das Zwei-Generationen-Muster der Ablehnung durch die Mutter deutlicher enthüllt wird, werden die schmerzlichen Gefühle über diese Entbehrung wieder nacherlebt.

Herr P. schwankt immer noch zwischen der Rolle des passiven Beobachters und der Demonstration gewalttätigen, explosiven Verhaltens. Er ist nicht bereit oder in der Lage, seine Rolle in seiner Herkunftsfamilie zu erforschen, sondern betont erneut seinen Wunsch, seine Frau möge sich zuerst verändern, indem sie ihren Gefühlen freieren Ausdruck gibt. Die Parentifizierung von Frau P. durch ihren Mann dauert so lange an, wie er unfähig ist, durch die Therapeuten ermutigt seine frühere und jetzige passivabhängige Art zu erkunden.

In einer späteren Sitzung äußert Frau P.: »Ich kann meiner Familie genau die Ermutigung geben, die ich von meiner Mutter nicht erhalten habe. Ich kann zu Frau S. nicht als Frau reden, weil die anderen dabei sind.« Dr. N. kommentiert: »Vielleicht ist es genau umgekehrt: vielleicht ist das Bedürfnis nach Frau S. so stark, daß die einzige Möglichkeit, damit fertig zu werden, darin besteht, es wegzuschieben.« Frau P. entgegnet hierauf: »Ich sehe keinen Sinn darin, meine Mutter ändern zu wollen. Sie neigt so sehr dazu, schlecht über meine Familie zu reden, daß ich ihr nicht viel von uns erzähle.«

Die vierundvierzigste Sitzung: Erkundung der Drei-Generationen-Dimension bei Herrn P.

Herr P.: Ich habe mich verändert und kann jetzt offen erklären, daß ich meine Frau liebe. Aber ich weiß so oft nicht, was ich tun soll; ich weiß auch nicht, worüber meine Frau sich aufregt.

Frau P. (weint): Seit drei Tagen höre ich von Anne nur noch, wie abscheulich sie ist und wie gräßlich sie aussieht, ein fetter Trampel. Lucille hat kein Interesse an ihrer Familie oder dem Erbe. (Ihr fällt ein, daß ihr Mann sie während ihrer Schwangerschaften nie getröstet hat.)

Herr P.: Vermutlich bin ich wie mein Vater; der wird seine Gefühle auch mit ins Grab nehmen. Ich habe nicht das Gefühl, daß die Gedanken, die ich an meine Herkunftsfamilie oder an meine Frau und die Kinder gehängt habe, jemals besonderes Gewicht gehabt haben. Die einzigen Gefühle, die ich auszudrücken verstehe, sind Enttäuschung oder Wut. Meine Mutter hatte manchmal ein Lob für mich, aber nie ein Lächeln. Mein Vater hat seine Gefühle immer verborgen. (Er erinnert sich, daß seine Mutter die letzten fünf Jahre ihres Lebens in einem Pflegeheim verbracht hat. Sie hatte einen Schlaganfall erlitten und konnte nicht mehr sprechen.) Ich hab' nie die Chance gehabt, die Beziehung zu meiner Mutter zu verbessern. Jetzt ist sie tot.

Herr P. beginnt ernsthaft, seine jetzige Familienrolle mit der bei seinen Eltern zu vergleichen. Systemveränderungen deuten sich auch in dem Umstand an, daß er erstmals imstande ist, offen zum Ausdruck zu bringen, daß er zwar seine Frau liebe, daß aber die Beziehung zwischen ihnen der Verbesserung bedürfe.

Die achtundvierzigste Sitzung: Erkundung einer Vier-Generationen-Beziehung – Frau P. und ihre Mutter (= Großmutter M.)

Großmutter M.: Ich denke nicht, daß meine Tochter Ruth (Frau P.) vernachlässigt wurde. Sie war ein kränkliches Kind. Meine andere Tochter sehe ich öfter. Sie lebt näher bei mir. Anne hat einen Komplex und glaubt, daß niemand sie liebt.

Dr. N.: Hat eines von Ihren Kindern diesen Komplex auch?

Großmutter M.: Ich denke nicht. Mein Schwiegersohn hat Anne nicht geliebt; er hat sich nicht verrückt gemacht, als sie ein Baby war. Als ich vierzehn war, bin ich in dieses Land (in die Vereinigten Staaten) gekommen; ich mußte meinen Eltern zur Hand gehen, genauso wie es zwischen meinem Mann und mir war. Ruth ist mit ihrem Bruder nicht ausgekommen. Als sie zur Welt kam, wurde ihr Bruder eifersüchtig. Mein Mann hat alles mir überlassen. Er brachte es nicht fertig, die Kinder bei Tisch zu kontrollieren. Ich war die Starke. Wir waren unseren Eltern sehr fern. Es gab keine Wärme, keine Gefühle zu Hause. Mein Vater war reserviert. Ich glaube, ich habe die Kinder besser verstanden als mein Mann. Er vertrat die Theorie, man dürfe den Kindern nicht zuviel Liebe zeigen. Vielleicht haben meine Kinder gespürt, daß ich wie meine Mutter war, die auch keine Zeit für mich hatte. Für meinen Mann waren die Kunden wichtiger als jeder andere Mensch. (Sie weint.) Selbst wenn die Kinder Hunger hatten und das Essen auf dem Herd anbrannte, mußte ich in den Laden kommen und dir helfen.

Dieses Material enthüllt, wie es zu Spaltungen kommen kann zwischen den Eltern und den vorangegangenen Generationen, und es beleuchtet insbesondere das Thema der Märtyrerin-Mutter – als ob sie stärker wäre und sich mehr um die Kinder sorgte als der Vater. In ebendem Maße, in dem Kinder in einer Generation parentifiziert worden sind, wird dies auch in den folgenden Generationen wiederholt und ausgelebt. Die Kinder sind das Ziel einer Ausbeutung, welche vom Schauplatz der ehelichen Beziehung kommt, wobei Konflikte, die in der ehelichen Beziehung auftauchen, ungelöst bleiben.

Die neunundvierzigste Sitzung: Weitere Klärung der negativen Identifikation und Loyalität

Großmutter M.: Ich habe von Ruth letzte Woche nichts Neues gehört. Ruth war schon früh erwachsen; mit zwölf konnte sie allein einkaufen. Ich hatte auch einen älteren Bruder, genau wie Ruth, und beide Brüder verhielten sich irgendwie verantwortungsloser als ihre Schwestern. Ich kann keine Verbesserung in der Beziehung zwischen mir und meiner Tochter erkennen. Sie erzählt mir manchmal etwas von ihren Sorgen, aber ich weiß genau, daß sie mir nicht alles sagt, um mich nicht zu belasten, weil sie fürchtet, es könnte mich krank machen. Meine Kinder haben es nicht gewagt, mit mir so zu reden wie ihre Kinder mit ihr – diese Sprache, die sie benutzen! Das mit Anne habe ich schon lange kommen sehen, sie hat schon immer das Gefühl gehabt, daß ihr Vater sie nicht mag ... Vielleicht kommt das auch dazu. Ruth war ein unglückliches Kind.

Frau P. (weinend): Mein Vater hat nicht versucht, sich aus seiner Verantwortung zu stehlen; er wollte es seiner Frau recht machen.

Großmutter M.: Ruth und mein Mann standen sich näher als ihre Schwester und mein Mann. In späteren Jahren ist er sogar zu Ruth gegangen und hat sich über mich beklagt.

Frau P. und ihre Mutter tauschen weiter ihre von Rivalität und Konkurrenz bestimmten Gefühle gegeneinander und gegen die Männer in der Familie aus. Dies verdeckt die unterschwellige Verzweiflung und Einsamkeit. Beide enthüllen die ihnen gemeinsamen negativen Loyalitätsbindungen an ihre Herkunftsfamilien. Sofern sie durch eine destruktive Mutter-Imago aneinander gebunden sind (so wie es zwischen der Großmutter mütterlicherseits und deren Mutter war), sind sie unfähig, als konstruktive Kraftquelle füreinander und für ihre Partner verfügbar zu sein.

Die fünfzigste Sitzung: Negative Identifikationsverschiebungen

Großmutter M.: Ich habe heute morgen Kopfweh gehabt, was bei mir sehr selten ist.

Frau P.: Ich glaube, als meine Eltern mit dem Geschäft aufgehört haben, ist es mit ihrer Ehe aufwärtsgegangen.

Großmutter M.: Ich habe alle meine Kinder gleich geliebt; wenn eines das andere beschimpft hat, ist es gestraft worden. Ich glaube, meine Tochter ist mit Anne zu streng gewesen. Immer, wenn sie Lucille die Zunge herausstreckte, wurde sie verprügelt. Möglicherweise ist sie deshalb krank.

Frau P.: An Anne haben sich immer die schönsten Auseinandersetzungen entzündet, besonders wenn die Großeltern zu Besuch kamen.

Großmutter M.: Ich habe versucht zu helfen; als meine Tochter schwanger war, war ich es, die meinen Schwiegersohn aus der psychiatrischen Anstalt herausgeholt hat.

Frau P.: Ja, das eine Mal hast du geholfen, aber das war auch das einzige Mal. Ansonsten hast du dauernd an mir herumkritisiert und mir erklärt, anderer Leute Kinder wären besser. Letzte Woche habe ich erfahren, wie sehr ich dieselbe destruktive Liebe praktiziere wie meine Mutter – indem ich nicht lobe, sondern die guten Seiten für selbstverständlich nehme und nur kritisiere.

Großmutter M.: Ich mußte alle Entscheidungen selber treffen, mein Mann hat mich zum Boß gemacht, und ich habe das verabscheut. Ich habe hier erfahren, daß meine Tochter glaubt, zwischen uns stehe eine Mauer.

In dieser dritten Sitzung mit der Großmutter mütterlicherseits erkennen die beiden weitere Ähnlichkeiten zwischen sich und beginnen, ihre Mißverständnisse und die gegenseitige Nichtverfügbarkeit zu klären. Beide sind übertrieben kritisch zu ihrem Ehepartner und ihren Kindern gewesen. Obwohl beide Anne als »Spalter« empfinden und zum Sündenbock machen, erinnern sich beide, daß die Großmutter mütterlicherseits in der Vergangenheit auch hilfreich gewesen ist. Das Eingeständnis der Tatsache, daß zwischen ihnen eine »Mauer« steht, mobilisiert ihre Hoffnung auf Überwindung der Distanz und auf liebevolleres, gehaltvolleres Füreinander-Verfügbarsein. Wenn es ihnen gelingt, ihre Beziehung neu durchzuarbeiten, braucht Anne nicht mehr als das »böse Objekt« herzuhalten, auf das die beiden ihre Gefühle der Einsamkeit, Gekränktheit und Wut projizieren. Indem sie einander stärker unterstützen, werden Gefühle der Schuld und Dankverpflichtung verringert.

In den folgenden Sitzungen sagt Frau P., daß sie jetzt mitteilsamer zu ihrem Mann sei. Die beiden planen einen weiteren Urlaub zu zweit. Hinterher halten sie Händchen und berichten, es sei »wie in den Flitterwochen« gewesen.

Das zweite Jahr: Am Scheideweg

Die dreiundfünfzigste Sitzung: Systemveränderungen in der ehelichen Beziehung

Frau P.: Das Verhalten der beiden Mädchen ändert sich jetzt. Anne bekommt vielleicht ein Stipendium; ihre Noten verbessern sich zur Zeit. Sie haben Viterer-Partys mit ihren beiden Freunden veranstaltet und reden miteinander wie zwei normale Mädchen. Ich habe auch einen neuen Trauring bekommen.

Herr P.: Wir haben jetzt mehr voneinander.

Frau P.: Wir ziehen jetzt an einem Strang, wenn es darum geht, die Kinder in Schach zu halten.

Dr. N.: Hat Ihnen die Sitzung mit Ihrer Mutter etwas gebracht? Haben Sie irgendwelche weiteren Ähnlichkeiten mit ihr bemerkt?

Frau P.: Meine Mutter macht sich jetzt Vorwürfe, daß sie eine so beherrschende Frau und Mutter gewesen ist, die für ihre Kinder alles andere als hilfreich war. Sie hat auch erkannt, wieviel Verstimmung zwischen mir und meinem Bruder herrschte. Zumindest war ich fähig, meine Sehnsucht in Gegenwart meiner Mutter auszudrücken, ob sie mich nun gehört hat oder nicht.

Frau S.: Gibt es in sexueller Hinsicht Unterschiede zu früher?

Frau P.: Ich bin nicht mehr so abgelenkt dabei. Ich hab' mich von dem Gedanken irritieren lassen, die Mädchen könnten ins Schlafzimmer kommen.

Herr P.: Ich habe gelernt, auf den Standpunkt der Kinder zu hören. Ich überlege jetzt erst, bevor ich losplatze. Ich fühle, daß die Kinder Führung wollen, mache mir Sorge über Lucilles Promiskuität. In allem sind sich meine Frau und ich noch nicht einig.

Diese Sitzung beschreibt Verbesserungen auf vielen Gebieten. Wir sind uns bewußt, daß diese Veränderungen temporär sein mögen, aber sie haben auf jeden Fall die positive Rückwirkung, die Familie zu ermutigen, weiter auf verstärkte Offenheit und Gemeinsamkeit hinzuarbeiten. Die Sitzungen mit ihrer Mutter verhelfen Frau P. zu der Einsicht, daß sie das Bedürfnis hat, ihre Gefühle auf ihre Kinder und den Mann zu projizieren. Sie beleuchten auch ihr Bedürfnis, zugunsten ihrer Familie »ihr Hauptbuch auszugleichen«.

Die vierundfünfzigste Sitzung: Weitere Übertragung

Nach einer urlaubsbedingten Unterbrechung werden die Eheleute gefragt, ob sie die Therapeuten vermißt haben.

Frau P.: Richtig gefehlt haben Sie mir eigentlich nicht. Ich versuche, persönliche Gefühle herauszufiltern. Sie beide sind »funktionale« Menschen für mich. Ja, ich glaube, ich war sehr wütend auf Frau S., weil sie eine persönliche Beziehung forcieren zu wollen schien. Aber die muß ja in absehbarer Zeit aufhören, und deshalb kann es keine Freundschaft sein. Mir hat das hier etwas gegeben, soweit es sich um Anne handelt, aber warum muß ich sonst immer der Gelackmeierte sein? (Sie weint.) Von mir wird erwartet, daß ich meine Beziehungen öffne, aber über Sie beide weiß ich nichts.

(*Anne* beginnt ebenfalls zu weinen und sagt zu Frau S.: »Interessieren wir Sie denn?«)

Dr. N.: Wird die Sehnsucht nach Beziehungen zurückgedrängt, damit Frau P. nicht wieder enttäuscht und verletzt werden kann?

Frau P.: Ich kann mich nicht einlassen. Ich kann mich nicht gleichzeitig um mich selbst und um andere kümmern, mich selbst ergründen und zugleich auf Sie schauen.

Frau P. kämpft gegen die Sehnsucht an, sich noch einmal geliebt zu wissen – so, als ob sie dadurch zurückgestoßen oder einen geliebten Menschen erneut verlieren würde.

In einer späteren Sitzung wendet sich Frau P. an Dr. N. und sagt: »Sie sind klug, daß Sie nichts sagen – aber Sie hören wenigstens zu. Mein Vater und mein Mann haben nie zugehört.«

Es ist bezeichnend, daß Frau P. sagt, sie wisse nichts über unser persönliches Leben, und Anne erneut fragt, ob wir uns überhaupt für die Familie interessieren. Diese Aussagen folgten auf jene Sitzungen, in denen die Großmutter mütterlicherseits viele Informationen und Gefühle über ihr früheres Leben preisgab. Wir haben Frau P. und ihre Mutter beharrlich zu größerer Gemeinsamkeit und Verfügbarkeit ermutigt – so wie wir weiter darauf dringen, daß zwischen den Eltern und beiden Töchtern besseres Einvernehmen herrsche.

Die sechsundfünfzigste Sitzung: Systemverschiebungen und Trennungsprobleme

Frau P: Ich habe in diesem Jahr wirklich nach Kräften versucht, mit den Dingen auf andere Weise fertigzuwerden; aber jetzt bin ich mit meinen Kräften am Ende (weint). Ich habe das Gefühl, ich kann mich für nichts mehr entscheiden (sie weiß nicht, ob sie Lucille gewähren lassen oder den elterlichen Willen durchsetzen soll). Ich komme mir in der ganzen Situation wie der »Gelackmeierte« vor . . . Aber ich möchte es doch Frau S. sagen: Ich würde das meiste von dem, was Sie sagen, als Kritik empfinden!

Dr. N.: Was ist mit dieser Familie los – Verlustgefühle?

Frau P.: Ich habe definitiv eine Tochter verloren und bin dabei, auch die zweite zu verlieren, und ich will beide behalten. (Sie weint und verweist auf den Collegebesuch der Kinder.) Ich habe eine Beziehung aufgeopfert, um die andere zu festigen. Es ist noch zu früh, um die Nabelschnur durchzuschneiden – für mich und für Lucille auch. Ich hatte keine Eltern, die mir helfen wollten; ich hatte Eltern, die nicht verstanden, was ich tun wollte.

Frau P. entwickelt allmählich mehr Bewußtheit und Einsicht, was die Gefühle gegenüber ihren Eltern und die Art anlangt, wie diese Gefühle wiederum die Beziehung zu den Therapeuten beeinflussen. Sie fürchtet sich davor, den früheren Schmerz noch einmal zu erleben: keine Eltern gehabt zu haben, die für sie verfügbar und an ihr interessiert waren und die sie verstanden. Dennoch bleibt sie in der Therapie, wobei sie von uns verlangt, ihr bei der Bewältigung ihrer derzeitigen Familienbeziehungen zu helfen. Während sie nach außen hin kritisch und mißtrauisch gegen die Therapeuten ist, enthüllt sie doch ihre Abhängigkeit von uns.

Die sechzigste Sitzung: Kinder als Sicherheitsventil, wenn's in der Ehe nicht stimmt

Lucille hat Schwierigkeiten in der Schule, schwänzt den Unterricht und treibt sich auf Partys herum.

Lucille: Die halten mich für einen Hippie. Von wegen Drogenszene – ich brauche keine Drogen, ich kann auch so eine Blume betrachten.

Herr P. (steht auf): Du hast den Unterricht geschwänzt und versaust dir deinen Platz im College!

Frau P.: Ich fühle mich verraten von dir. Du sagst das eine und tust das andere. (Anne erregt sich und wird ausfallend, worauf der Vater ihr ins Gesicht schlägt.

Sie beginnt zu weinen, und da eine ihrer Lippen aufgesprungen ist, läuft die Mutter mit ihr ins Badezimmer.)

Therapeuten: Ist Anne eine Zweitausgabe der Mutter? Meint Herr P. seine Frau, wenn er Anne schlägt? (Als Herr P. auf diese Sätze ärgerlich reagiert, räumt Frau P. ein, daß er sozusagen auf sie beide zornig sei. Herr P. sagt, daß seine Frau ihn nicht wirklich unterstütze. Sie sind unfähig, Autorität zu zeigen, und können weiterhin nur mit physischer Gewalt reagieren.)

Anne: Ich bekomme noch immer keine Reaktionen von meiner Mutter.

Dr. N.: Lucille gießt mit ihrem Verhalten Benzin ins Feuer, und wenn Frau P. sagt, ich sehe ein kleines rosa Flämmchen, dann schüttet Lucille gleich Benzin nach. (Die Therapeuten haben den Eindruck, Herr P. bebe innerlich geradezu vor unkontrollierbarer Wut: Würde er seine Frau umbringen, wenn er sich gehenließe?)

Die Kinder dienen den Eltern noch immer als Kampfplatzkulisse, vor denen sie ihre ehelichen und persönlichen Frustrationen ausagieren können. Sie reaktivieren ihre alten unbefriedigten Abhängigkeitsbedürfnisse, die sie als Kinder hatten und auf die ihre eigenen Eltern einst mit Liebesentzug oder massiven Strafen reagierten.

Die einundsechzigste Sitzung: Verzweiflung und Selbstmordgedanken

Frau P. (sie hat um eine Extrasitzung gebeten): Seit den letzten Sitzungen vor drei Tagen habe ich dauernd geheult. Lucille ist nun bei LSD gelandet; ich habe einen Schlag auf den Kopf bekommen, mein Mann hat Anne die Lippen blutig geschlagen – er bekommt den Applaus, ich bin das Ungeheuer ... Schauen Sie mich nicht so an, als ob ich die Antwort wüßte! Dann hat das Leben keinen Zweck mehr – ich bin mir noch nie so vollständig allein vorgekommen und so verraten; die Decke ist über mir eingestürzt. Alles war meine Schuld ... sogar gefahren bin ich miserabel.

Frau S.: Sie haben das Wort »verraten« benutzt.

Frau P.: Sie sind darauf eingestiegen! Sie haben es nicht akzeptiert. Sie haben mich nach meinen Bedürfnissen gefragt. Ich habe gesagt Zuversicht ... ich habe keine gehabt. Sie haben meine Lebensroutine zerstört, in kleine Stücke zerfetzt, ich werde nur noch hin- und hergestoßen ... habe um drei Uhr morgens eine Schlaftablette genommen. Am liebsten hätte ich alle genommen ... so völlig allein, so absolut verantwortlich. Ich hasse Sie beide, Sie sind beide Schwindler, tun so, als ob Sie mir helfen wollten ... Sie nehmen mir jeden Schutz weg und geben mir keinen Ersatz dafür. Wollen Sie mir wirklich erzählen, was mir fehlt? Was haben Sie schon für mich getan! Ich habe Sie alles kaputtmachen lassen, was ich hatte.

Dr. N.: Führt Einsamkeit zu Erinnerungen an die Vergangenheit?

Frau P.: Nein.

Frau S.: Gab es jemals einen Menschen, an den Sie sich wenden konnten? Können Sie jemanden an sich herankommen lassen, der Sie tröstet?

Frau P.: Nein, niemanden. Ich habe das besser gehandhabt. Es gibt keine Zukunft. Das einzige, woran ich denken konnte, war Anne. Sie hat versucht, mich zu trösten. Heute habe ich mit meiner Schwester geredet.

Frau S.: Hat Ihre Mutter gesagt, Sie hätten sie verraten?

Frau P.: Allerdings; seit ich verheiratet bin. Was haben Sie beide denn wirklich zu bieten? Ich werde nicht mehr kommen. Was braucht denn meine Tochter?

Dr. N.: Den Ausdruck Ihrer Gefühle.

Herr P.: Wir sind übereingekommen, daß ich meine Gefühle gegenüber den Kindern ausdrücke, wenn es einmal hoch hergeht, aber meine Frau hält sich zurück.

Frau P.: Meine Mutter war glücklich, daß ich wegging. Ich habe mich auf die Probleme meines Mannes konzentriert. Ich wollte nicht, daß Lucille das wiederholt, den Verrat ... Wir versuchen doch hier, alles zu tun, was wir können.

Frau S.: Ihre Mutter wollte Sie nicht verlieren. Ihre Mutter hat hier gesagt, Sie seien ihr bestes Kind gewesen.

Frau P.: Das glaube ich nicht.

Herr P.: Deine Mutter lehnt es ab, deine Schwester zu besuchen.

Frau P.: Aber nur, weil meine Schwester sich so leicht aufregt.

Herr P.: Es ist meine Schuld, ich lasse sie nie zu Wort kommen. Es sollten Sitzungen ohne mich stattfinden.

Frau P. ist außerordentlich verärgert, weil sich die Familie von Krise zu Krise bewegt, und wendet sich in ihrer Verzweiflung und Hilflosigkeit an die Therapeuten. Auch sucht sie Trost bei ihrer Tochter Anne und bei der jüngeren Schwester; dagegen wendet sie sich nicht an ihren Mann. Die Therapeuten erweisen ihr zwar Anteilnahme und Mitleid, bemerken aber sehr wohl, daß sie sich in ihrer vorgeschützten Hilflosigkeit gefällt. Sie helfen ihr auch, dies mit der Empfindung in Verbindung zu bringen, die Mutter »verraten« zu haben oder gegen sie illoyal gewesen zu sein, als sie aus dem Hause ging und einen Mann heiratete, der nach Ansicht ihrer Familie »inakzeptabel« war.

Herr P. unterstützt die Therapeuten, als sie Frau P. erklären, daß sie und die Tochter es lernen müßten, Anteilnahme und Unterstützung auszudrücken, nicht aber Verurteilung oder Kritik. Ein wesentliches Problem, das regelmäßig auftaucht, ergibt sich aus der Frage, wie aus dieser negativen, isolierenden »Beziehungsfalle« herauszukommen und dem anderen auf vertrauensvollere Weise zu begegnen sei. Frau P. ist unfähig, sich auf Mutter oder Mann zu verlassen, sich auf sie zu stützen und ihnen zu vertrauen. Es ist gerade so, als ob sie überhaupt nicht existierten.

Die zweiundsechzigste Sitzung: Kinder wollen bemuttert sein

Lucille hat das College verlassen müssen.

Frau P.: Ich bin erschüttert. Wir werden wieder mit Vorschriften arbeiten müssen. Lucille hat unser Vertrauen verloren.

Frau S.: Sie haben wieder zwei Babys zu Hause.

Frau P.: Die Nabelschnur zu früh durchgeschnitten! Ich bin mitten in der Nacht mit Herzklopfen aufgewacht; das passiert mir sonst nie. Ich bin müde, weil ich nicht geschlafen habe (weint). (Anne umarmt sie: »Ich liebe meine Mammi.«)

Anne: Lucille, du bist nie ein Kuschelbaby gewesen.

Lucille: Ich wollte von Anfang an neben meiner Mutter sitzen. Ich habe niemanden. Ich bin allein (weint).

Dr. N.: Wann sind sich Mutter und Lucille zum letztenmal zärtlich begegnet?

Frau P.: Weiß ich nicht.

Lucille: Voriges Jahr hat sich meine Mutter einmal nicht wohl gefühlt, und da habe ich sie ins Bett gesteckt und zugedeckt. (Frau P. zeigt Lucille, wie wütend sie ist, wegen der Schule, der Drogen und wegen Lucilles Freunden.)

Lucille: Ich bin eine böse Saat. Mit meiner Mutter rede ich so, als ob ich an eine Wand spräche.

Frau P.: Ich habe das Gefühl, wenn ich die Hand ausstrecke, werde ich zurückgestoßen. (Sie berührt Lucilles Hand.) Ich will nicht mehr gekränkt und verletzt werden.

Lucilles übertriebenes Verhalten scheint sie als loyale Tochter in den Schoß der Familie zurückzubringen. In gewisser Hinsicht suchen beide Kinder noch immer das »Bemuttertwerden«, das sie nie erlebt hatten. Während es zögernde Schritte in dieser Richtung gibt, braucht auch Frau P. verzweifelt jenes »Bemuttertwerden«, das sie von ihrer Mutter nie hat bekommen können. Die Auseinandersetzung mit Lucille in dieser Sitzung ist ein schönes Beispiel für wechselseitige Parentifizierung.

Die fünfundsechzigste Sitzung: Kinder als sexuelle Isolatoren

Frau P.: Ich habe mich aufgeregt und mich abgearbeitet, ich bin unbefriedigt. Deshalb habe ich um eine Extrasitzung gebeten.

Herr P.: Du redest ja nicht! Wenn du etwas zu sagen hast, dann schieß los!

Frau P. (wendet sich an Frau S.): Würden Sie bitte anfangen, mir Fragen zu stellen?

Herr P.: Du bist unversöhnlich, wenn du mal gekränkt worden bist. Wie eine Mauer: Sie ist da und geht nicht weg. Ich glaube, Sex macht dich kribbelig.

Frau P.: Wem sagst du das! Letzte Nacht war es besser. Aber zwanzig Jahre lang war es so lala. Ich kann mich nicht gehenlassen, wenn die Kinder im Haus sind (kichert). Ich habe immer Angst, daß die Mädchen etwas hören oder ins Schlafzimmer platzen.

Die Verfügbarkeit der Kinder scheint noch immer befriedigender als die eheliche Liebe zu sein. Hängen Lucilles Ekapaden und die Verführungsszenen, die zwischen Anne und dem Vater stattfanden, hiermit zusammen? Anne sitzt neben dem Vater auf dem Zwei-Personen-Sofa und legt ihre Füße auf seinen Schoß. Lucille interpretiert dieses Verhalten als sexuelle Stimulierung, verbunden mit Annes Bedürfnis nach Zuwendung. Frau P. meint, ihr Mann wisse genau, was los sei, aber es mache ihm Spaß. Darauf wendet sich Lucille zu Anne und sagt: »Und wer kommt nackt mit dem Nachthemd in der Hand die Treppe herunter?!«

Die Familie kämpft weiter darum, ein Gleichgewicht zwischen angemessener und unangemessener sexueller Ansprechbarkeit zu finden. Frau P. wendet sich mit lauter Fragen an Frau S., um in bezug auf die unverhohlene Verführungssituation zwischen ihrem Mann und den Kindern keine klare Stellung beziehen zu müssen. Die Therapeuten wiederum geben dieses Problem an die Familie zurück.

In den folgenden Sitzungen spricht die Familie über die Empfindungen, welche Lucilles Schulentlassung ausgelöst hat. Frau P. gibt ihre Stelle auf, um sich um Lucille zu kümmern, die in Unruhe- und Depressionszustände verfällt. Lucille reagiert auf die Versorgung durch die Mutter sehr positiv.

Die achtundsechzigste Sitzung: Fortdauer des infantil-verführerischen Verhaltens

Frau P.: Nach der Sitzung letzte Woche habe ich zu meinem Mann gesagt, er hätte sich ruhig weiter von Anne wegsetzen können. (Anne legt es jetzt augenscheinlich darauf an, zum Sündenbock gemacht zu werden. Sie tobt, versetzt Lucille Fußtritte, rennt türenknallend aus dem Behandlungsraum. Der Vater eilt ihr nach, droht ihr und verlangt, daß sie zurückkomme. Frau P. ignoriert dieses Treiben und redet unbeirrt weiter über die Schule. Herr P. schlägt Anne erneut und besteht darauf, daß sie sich auf einen anderen Stuhl setzt. Frau P. versucht weiter, die Aufmerksamkeit der Therapeuten auf sich zu lenken, und sagt zu ihrem Mann und Anne, von ihr aus könnten sie tun, was sie wollten. Lucille lacht zu alledem; Anne verwünscht ihren Vater.)

Frau P.: Anne, du zuckst mit deinen Muskeln!

Anne: Du bist vielleicht eine liebevolle Ehefrau, ich meine, eine liebevolle Mutter! (Herr P. versetzt Anne erneut eine Ohrfeige und stößt sie auf einen Stuhl.) Niemand schlägt mich, ohne sich zu entschuldigen! (Stühle werden gerückt und umgeworfen.) Willst du mich vielleicht jetzt umbringen? Ich bin paranoid! Ich gehöre hinter Schloß und Riegel!

Frau P.: Du hast deine Beine aufreizend placiert.

Anne: Das hat er gemacht.

Frau P.: Er hat es nicht gemacht, wir haben dich beobachtet, schließlich waren deine Beine nicht angebunden.

Anne: Woher weißt du denn das?

Die Familie stellt weiter die Toleranz der Therapeuten auf die Probe, indem sie sich schamlos, chaotisch, infantil und quasiinzestuös verhält. Wir akzeptieren nach wie vor das Bedürfnis, ein solches Verhalten in unserer Gegenwart auszudrücken, halten die Familienmitglieder jedoch auch dazu an, der destruktiven Natur dieser Akte ins Gesicht zu sehen. Dies trägt dazu bei, Angst und Gewalt zu Hause etwas zu verringern.

Die neunundsechzigste Sitzung: Herr P. und seine Beziehung zu Frauen

Frau S.: Haben Sie noch mehr in Ihrer Pandora-Büchse?

Frau P.: Noch sehr viel mehr, scheint mir. Die Bemerkungen meines Mannes über die sexuelle Entwicklung des Mädchens haben mir noch nie gefallen. In meiner Familie gab es für mich nur die feindselige Beziehung zu meinem Bruder; aber keinen Sex.

Herr P.: Der kam aus meiner Familie. Du sagst immer, die Gefühle stammten von mir, aber ich bin nicht der aktive Teil. In meinen Augen ist nichts von dem, was ich tue, Inzest! Ich werde verführt. Von Lucille könnte ich abrücken, aber Anne rückt nach. Entweder ich akzeptiere das oder es gibt eine Szene. Sexuell bin ich dabei nie erregt.

Frau P.: Da bin ich anderer Meinung. Anne versucht durch dieses sinnliche oder sexuelle Verhalten, von ihm akzeptiert zu werden und ihm zu gefallen. (Anne weint bei dieser Diskussion, und ihre Mutter geht zu ihr und umarmt sie.)

Frau S.: Und dieser mörderische Boxhieb auf die Brust des Mädchens? War das auch Sexualität?

Herr P.: Nein. Ich schlage meine Frau nie. Vielleicht ist das das Problem.

Frau S.: Hassen Sie Frauen?

Herr P.: Vielleicht. Manchmal hat mich meine Mutter schon sehr gekränkt. Sie hatte den Bogen 'raus, mich auf die Palme zu bringen. Zum Beispiel das Radio aufdrehen, wenn sie wußte, daß ich lernen mußte. Es gab auch Streit mit meiner jüngeren Schwester. Ich war frustriert, aber ich bin nie gewalttätig gegen sie geworden. Mit fünf oder sechs habe ich angefangen zu masturbieren, und damit war eine Menge Haß gegen die Frauen verbunden.

Die tieferen Schichten der Angst, der Wut und des Ressentiments gegen Frauen in der Vergangenheit und in der Gegenwart werden von Herrn P. sukzessive enthüllt. Die Kinder müssen weiter als Sündenböcke herhalten für die ungelösten ehelichen Schwierigkeiten und auch für die früheren Konflikte von Herrn P. mit Mitgliedern seiner Herkunftsfamilie.

Die dreiundachtzigste Sitzung: Irritation und neue Veränderungen

Anne: Da fehlt doch jemand? (Zeigt auf den Stuhl von Frau S.)

Lucille: Willst du die gute Nachricht oder die schlechte hören? Ich fühle mich deprimiert und habe ein Magengeschwür. Seit Tagen habe ich nur noch geheult.

Herr P.: Ich bin angewidert, entmutigt. Ich werde meine Empfindungen nächste Woche schildern, wenn Frau S. wieder da ist. Der einzige Grund, warum ich überhaupt gekommen bin, ist, daß mich Lucille darum gebeten hat.

Lucille: Ich bin wieder ein Baby; ich bin zu Hause und schlafe mit meinen Stofftieren.

Dr. N.: Braucht nicht auch Frau P. das Umsorgtwerden?

Anne: Meine Mutter ist genauso hilflos wie Lucille.

Herr P.: Ich habe jetzt eine andere Einstellung zu Schwierigkeiten als früher. Nicht, daß es mehr gäbe als vorher. (Zu Anne:) In dir sind viele Veränderungen vorgegangen, und das hat auch mir geholfen, mich zu verändern.

Anne: Das macht ihn schwach.

Die Familie ist noch immer verzweifelt darauf angewiesen, daß Herr P. mehr Initiative zeigt und die Führungsrolle in der Familie übernimmt. Solange er in der ärgerlichen, passiven Beobachterrolle verharrt, wird er als »schwach« erlebt – als einer, der darauf wartet, daß andere sich ändern und wachsen.

Die achtundachtzigste Sitzung: Übertragungsdimensionen

Frau P.: Wenn ich von Trennung rede, dann hat das nichts mit Joe zu tun. Es hat mit ihnen allen und mit mir selbst zu tun. (Sie weint.) Ich kann diese abrupten Veränderungen nicht ertragen ... Es fehlt ihm an Reife. Ich habe einen kleinen Jungen geheiratet; ich will nicht seine Mutter sein, ich will seine Frau sein ... Ich habe so viel für ihn geopfert, damit er weiterstudieren konnte. Am Samstag habe ich zu ihm gesagt, daß ich mich sexuell von ihm im Stich gelassen fühle. Er sollte für meine Befriedigung verantwortlich sein. Wenn mir etwas an ihm liegt, warum werde ich dann sexuell nicht erregt? Ich hasse mich selbst, wenn ich dick bin ... Außerhalb unserer vier Wände bin ich ein völlig anderer Mensch. Als ich versuchte, meinen Mann aufzubauen, habe ich alle meine Sehnsüchte in einen kleinen Jungen investiert. Sexuell ist er jederzeit da – das ist sein Sicherheitsventil. (Sie wird gefragt, warum sie das Thema Selbstmord aufgeworfen habe.) Versagen ... Ich bin nicht ich selbst geworden, ich habe alles in meinen Mann hineingelegt und auch in Lucille, und es ist nicht das herausgekommen, was ich wollte. Ich bin neidisch auf Sie, Frau S., weil Sie etwas geleistet haben. Sie haben etwas, was Sie Ihr eigen nennen können (weint). Sie haben das College besucht, sind Sozialarbeiterin geworden ...

Während Frau P. unverhohlen Neid und Ressentiment gegenüber Frau S. und ihrem Mann ausdrückt, artikuliert sie zugleich sehr persönliche Verbesserungswünsche für ihr eigenes Leben. Dies in direktem Gegensatz zu früheren Sitzungen, in denen sie sich als distanzierte, unbeteiligte Friedensstifterin in der Familie präsentierte. Dies ist ein Fortschritt ihrerseits; sie enthüllt offener ihr unterschwelliges Leiden und ihre Unwertsgefühle.

Die sechsundneunzigste Sitzung: Trennungsproblematik und neue Reaktionen

Frau P.: Lucille betrachtet sich nicht als Teil der Familie (weint). Sie hat letzten Freitag das Haus verlassen und ist das ganze Wochenende nicht wiedergekommen. Am Montag habe ich sie dann in meinem Büro vorgefunden und mit nach

Hause genommen. Ich habe ihr gesagt, daß ich mich mit diesem Verhalten nicht abfinden würde.

Anne: Sie sagt, sie lebt jetzt in einer Wohngemeinschaft.

Dr. N.: Ist das eine Veränderung?

Frau P.: Ja, ich habe einen Standpunkt vertreten ... Ich kann ins Bett gehen und versuchen zu schlafen – irgendwie fühle ich mich erleichtert. (Sie weint sehr heftig.)

Dr. N.: Können Sie sich eine Veränderung bei Lucille vorstellen, derart, daß sie jetzt, wo sie ihre Eltern nicht mehr auf die Palme bringen kann, eine konstruktivere Lebensweise einschlägt? Ist dies ein Anfang oder ein Ende für Sie?

Frau P.: Ein Anfang. Ich bin dabei, selbstsüchtig zu werden.

Die siebenundneunzigste Sitzung: Fortdauer der ambivalenten Reaktion auf die Trennung

Frau P.: Lucille ist eigentlich nie richtig dagewesen. Gewöhnlich hat sie eine Art Schlafstellung eingenommen.

Herr P.: Lucille hat ihre Familie im Stich gelassen. Wir haben nichts mehr von ihr gehört, außer daß meine Frau sie einmal flüchtig in der Stadt gesehen hat. Sie sah gut aus, sauber und ordentlich.

Frau P.: Ich bin nicht versessen darauf, mit ihr zu reden. Ich habe keine Lust, meinen Standpunkt wieder zu ändern. Ich bin wütend, daß Lucille bei dem, was sie tut, anscheinend auch noch Erfolg hat.

Frau S.: Warum sollte es Ihnen nicht möglich sein, mit Lucille zu reden, ohne Ihre Position zu kompromittieren?

(Zu Anne:) Und was macht deine Trennung von zu Hause?

Anne: Das kommt frühestens in einem Jahr.

Frau P.: Als Lucille wegging, hatte sie die Vorstellung: wir wollen Freunde bleiben, uns anrufen und so weiter, aber alles zu ihren Bedingungen.

Thema ist weiter das Hinundhergerissensein der Familie, weil Lucille nicht mehr zu Hause wohnt: Kann sie sich allein behaupten? Die Familienmitglieder reflektieren immer noch ihre Gefühle, daß entweder extremes »Aufeinanderhocken« oder aber explosive, destruktive Trennung die einzig möglichen Reaktionen seien. Eine Zeitlang rücken sie enger zusammen, auf Kosten des ausgestoßenen »schlimmen« Familienmitglieds Lucille. Diese Situation alterniert mit dem Aussprechen von Vernichtungs- und Bestrafungswünschen gegen Lucille, die auf so schändliche Weise von zu Hause weggegangen ist.

Die hundertvierte Sitzung: Mehrgenerationen-Zusammenhänge

Frau P.: Meine Mutter ist letzte Woche operiert worden – bösartiger Tumor, voller Metastasen ... Der Arzt sagte zu ihr, es könne eine schwerwiegende chirurgische Sache werden. Ich war dafür, daß sie operiert wird, damit sie entweder Hilfe erhält oder stirbt. Er mußte eine Drainage einsetzen, und nun macht ihr Herz anstandslos mit. Ich habe Lucille gebeten, nach Hause zu kommen. Ich kann das alles nicht durchstehen, wenn meine Familie gespalten ist. (Sie weint.) (Anne bittet Lucille, die aus der Wohnung ausgezogen ist, nach Hause zurückzukehren oder wenigstens über Nacht zu bleiben, was Lucille ablehnt.)

Frau P.: Zu meinem ersten Kummer kam noch die Angst, zwei Menschen zu verlieren.

Herr P.: Komm nach Hause, Lucille! Aber wir wollen dich nicht unter Druck setzen.

Lucille: Ich habe meine Arztrechnungen selbst bezahlt und Geld auf der Bank liegen. Ich habe eine gute Stelle. Aber ich habe gemerkt, daß Mutter verletzt war, ich brauchte das alles, um die Schürzenzipfel loszulassen; ich mußte mich selbst durchschlagen. Ich hab' es mit dem Studentenwohnheim versucht. Weder bekam ich einen Nervenzusammenbruch, noch fühle ich mich deprimiert. Ich habe aber Angst, daß mich meine krakenhafte Familie wieder einsaugen könnte.

Frau P., die unbestritten jenes Kind gewesen war, das seiner Mutter am wenigsten nahegestanden hatte, bringt es jetzt fertig, das verantwortliche »Oberhaupt des Clans« zu sein. Sie hat versucht, ihren Loyalitätsbanden zu entfliehen, indem sie Mann und Kinder vorschob. Als Lucille das Familiengleichgewicht durcheinanderbringt und sich aus der elterlichen Wohnung zurückzieht, beginnt Frau P., Schuldgefühle wegen ihres Verhaltens gegenüber der Mutter zu entwickeln.

Die hundertfünfte Sitzung: Einzelsitzung mit Lucille

Lucille: Meine Mutter ist verärgert. Meine Stelle hätte ich auch beinahe verloren – habe mehrere Tage durch Arztbesuche versäumt. Ich habe meinen Eltern nicht erzählt, in welchen Verhältnissen ich lebe, aber ich konnte es auch nicht tun, weil doch Großmutter krank ist. Ich lebe mit einem Jungen zusammen, wir kommen prächtig miteinander aus – aber ... er ist wie Vater, geht immer gleich in die Luft.

Dr. N.: Sind Sie jetzt weniger selbstzerstörerisch?

Lucille: Ich hab erst zweimal LSD genommen, seit ich von zu Hause weg bin. Wir haben überhaupt keine Drogen in unserer Wohnung. Wir möchten umziehen. Er ist ein Idealist, ich bin die Realistische – er hat Wutausbrüche, religiöse Differenzen. Meine Situation ist nicht die allerbeste, aber nach Hause will ich auch nicht wieder. Ich wünschte, meine Eltern würden mich verstehen. Ich bin scheußlich zu meinen Eltern; und will es doch gar nicht sein! Ich glaube, Mammi hat sich selbst kaputtgemacht und fängt jetzt an, sich wieder zusammenzubauen; das soll mir nicht passieren. Ich war wütend auf Tom, als er sich einbildete, meine Eltern seien Ungeheuer.

Auf ihren ausdrücklichen Wunsch erhält Lucille eine Einzelsitzung, in der sie enthüllt, daß sie ihrer Familie loyal und in abhängiger Weise verpflichtet bleibt. Sie zieht von zu Hause weg, aber halbherzig und mit einem Menschen, der weder für sie noch für ihre Familie akzeptabel ist. Dies kann nicht als konstruktiver Schritt auf dem Weg zur Loslösung oder Autonomie betrachtet werden. Sie scheint das Verhaltensmuster ihrer Mutter insofern zu wiederholen, als auch sie versucht, die Illoyalität, die sie beging, indem sie ihre Familie verließ, durch die aufopferungsvolle Hingabe an einen ungemäßen jungen Mann auszugleichen.

Die hundertdreiundzwanzigste Sitzung: Großmutter liegt im Sterben

Frau P.: Lucille ist diese Woche umgezogen. Die Ärzte sagen meiner Mutter nicht, wie es um sie steht; meine Schwester will nicht, daß sie es erfährt.

Dr. N.: Ist es gut für sie, wenn man ihr vorenthält, daß sie sterben wird?

Frau P.: Ich habe meiner Mutter gesagt, wie ich über meine Kindheit und über die letzten Jahre denke. Meine Mutter hat sich aufgeregt und alles auf das Geschäft, die Rechnungen, die Kunden geschoben. Ich habe meine Mutter auch an die Zeit erinnert, als ich zum Zahnarzt mußte, und daß ich sie damals brauchte ... Schon am nächsten Tag haben wir Händchen gehalten, und meine Mutter fand, daß meine Hände sehr tröstlich seien.

Frau P. zeigt hier ihre Verletztheit und Liebe gegenüber der Mutter. In Reaktion darauf vermag es die Mutter, die liebevollen Gefühle zu teilen, und beide sind füreinander in tröstlicher Weise verfügbar.

Die hundertvierundzwanzigste Sitzung: Kombinierte Einzel- und Familiensitzung

Anne: Ich kann meine Mutter nicht mehr ausstehen und kann nichts gegen dieses Gefühl machen. Vielleicht hat sie Angst, daß ich drogensüchtig werde wie Lucille, daß ich mich in politische Dinge 'reinziehen lasse, daß ich mich mit Mädchen abkapsele und nicht mehr mit Jungen verkehre.

Frau S.: Fühlst du dich für deine Mutter verantwortlich, jetzt, wo Lucille aus dem Haus ist?

Anne (zornig): Dazu hat sie doch ihren Mann!

Zu den letzten Minuten der Sitzung kommen die Eltern hinzu, und Anne wird ermutigt, die Dinge direkt mit ihnen zu diskutieren.

Frau P.: Also zunächst mal ist kein Geld für ein privates College da, und wir werden uns deshalb auch nicht aufreiben; und zweitens bin ich mir über deine Motivationen nicht im klaren, du kapselst dich wirklich ab.

Anne: Ich will weg von euch. Habt ihr Angst davor, mich nicht mehr beaufsichtigen zu können? Oder daß ich nicht mehr die süße, liebenswerte Tochter sein werde?

Frau P.: Was Anne da sagt, ist in meinen Augen Verrat (sie meint, weil es zu einer Zeit kommt, da ihre Mutter im Sterben liegt). Wenn du hier die Lucille spielen willst, dann bitte gleich!

Anne: Du verwechselst mich mit meiner Schwester.

Anne kämpft mit ihren Trennungs- und Individuationsproblemen, und die Eltern reagieren wieder mit Angst und Mißtrauen. Sie versucht, ihnen klarzumachen, daß sie nicht Lucille ist und auf andere Weise als diese betrachtet und unterstützt werden muß.

•

Die hundertneunundzwanzigste Sitzung: Trennungskämpfe

Lucille: Ich kann immer noch nicht mit meiner Mutter reden, aber ich bin deshalb nicht wütend. Immerhin ist mein Vater in den letzten beiden Jahren auch einige Male ernsthaft gewesen.

Frau P. (die bisher geschwiegen hat): Lucille, ich dachte, du wolltest versuchen, mich zu trösten.

Lucille: Ja, aber ich hatte Angst, daß du mir den Kopf abreißt. Es ist so, als ob man mit einem Typen geht und ihm sagen will, daß man ihn liebt und es doch nicht tut, weil man Angst hat, ausgelacht zu werden.

Frau P.: Versuch es doch wenigstens!

Lucille: Also gut, wegen meinem Freund, dem John. Du sagst doch immer, die Ehe würde alles nur schlimmer machen. Ich würde darüber gerne mit dir sprechen, weil es ein Frauenproblem ist.

Frau P.: Welche Basis hat diese Beziehung?

Lucille: Wie kann ich denn über Liebe und Vertrauen reden? John und ich lieben uns.

Anne: Du bist eine dreckige, verkommene Person, und ich sehe daran überhaupt nichts Gutes.

Lucille: Jetzt habe ich wieder mein bißchen Hoffnung verloren, Dr. N.! Meine Mutter hat mich nicht gegen Annes blöde Beschuldigungen in Schutz genommen.

Frau P. (zu Anne): *Etwas* Verantwortungsvolles tut sie wenigstens: sie verdient sich selbst ihren Lebensunterhalt.

Lucille: Ich werde am stärksten verletzt, denn ich ärgere mich.

Dr. N.: Frau P., können Sie nichts anderes als moralische Verurteilungen äußern? Hat Lucille nicht noch andere Bedürfnisse?

Die Therapeuten versuchen, der Familie zu helfen, die moralisierende, verurteilende Art ihrer Beziehung aufzugeben und stärker auf Lucilles Probleme im Zusammenhang mit deren gefährdeter Identifikation mit der weiblichen Rolle einzugehen.

Die hundertdreißigste Sitzung: Drei-Generationen-Verschränkung

Lucille: John und ich sind gerade dabei, die Masken fallenzulassen und unsere Beziehung zu klären. Das tut weh.

Dr. N.: Was kann man tun?

Frau P.: Mach Schluß mit ihm!

Lucille: Könnt ihr nicht von Frau zu Frau mit mir reden, du und Frau S., oder mich verdammt noch mal in Ruhe lassen! Du bist immer noch meine Mutter.

Frau P.: Dr. N. hat gesagt, ich antworte immer mit moralischen Werturteilen; aber wo komme ich selbst denn vor? (Sie weint.) Ich bin zu Ihnen gekommen, weil ich irgendwie versagt hatte, aber jetzt ist alles nur noch schlimmer geworden, und was habe ich getan?

Dr. N.: Und was ist mit Ihrer Mutter?

Frau P.: Meine Schwester und mein Schwager hatten einen Streit, und meine Mutter, die bei ihnen wohnt, hat es gehört. Sie redeten darüber, daß meine Mutter zu mir ziehen sollte. Meine Mutter zog sich an, und obwohl sie neununddreißig-vier Fieber hatte, war sie nicht davon abzubringen, allein in ihre Wohnung zurückzugehen. Ich habe ihr gesagt, sie soll zu uns kommen. Ich will nicht noch einmal meinen Job aufgeben und bloß noch zu Hause bei Mutter bleiben. Ich brauche meinen Beruf. Wenn ich Mutter zu mir nehmen würde, täte ich es nicht aus freien Stücken. *Dort* werde ich unter Druck gesetzt, und *hier* werde ich auch unter Druck gesetzt und soll das Ganze durch Lucilles Brille sehen.

Dr. N.: Könnten Sie nicht Ihrer Wut Luft machen, statt Lucille immer nur moralisierend zu begegnen? Vielleicht würde das die Luft etwas reinigen.

Lucille: Warum soll ich immer alles für meine Mutter einrenken? Trotzdem streite ich mich mit John über Sachen, bei denen ich sie und ihre Ansichten verteidige.

Frau P.: Ich soll etwas akzeptieren, was durch und durch faul ist, und so tun, als sei es wunderbar.

Die hunderteinunddreißigste Sitzung: Neudefinition der Beziehungen

Lucille: Meine Mutter und ich haben es geschafft, miteinander zu reden. Und John hat eine Stelle gefunden.

Anne: Nächste Woche habe ich auch eine Stelle.

Frau P.: Vielleicht bin ich etwas gelassener, wenn ich mit Lucille spreche. John klammere ich aus. Ich werde meine Mutter zu mir nehmen. Sie sagte, wenn sie genau wüßte, daß sie Krebs habe, würde sie Tabletten nehmen, um zu sterben. Sie kämpft nur für ihre Kinder, »weil ich so prächtige Kinder habe«. Als sie das sagte, habe ich ihr einen Kuß gegeben. Lucille hat sich sogar erboten, bei ihrer Pflege zu helfen.

Dr. N.: Lucille, welche Probleme gibt es zwischen Ihnen und Ihrer Mutter, abgesehen von John?

Lucille: Ich habe nie gewußt, daß meine Mutter auch eigene Überzeugungen hat; sonst hat sie immer nur durch meinen Vater geredet.

Frau P.: Lucille erkennt jetzt an, daß ich ein Wesen für mich bin.

In dem Maße, in dem Frau P. von der ambivalenten, feindseligen Beziehung zu ihrer Mutter abrückt, verschiebt sich auch die Beziehung zwischen ihr und Lucille. Die moralisierend-verurteilenden Gefühle werden durch Nähe, Anteilnahme und ein neues Bewußtsein füreinander ersetzt.

Die hundertzweiunddreißigste Sitzung: Das Ertragen von Verlusten

Frau P.: Zwischen meiner Mutter und mir spielt sich jetzt etwas ab, so nach dem Schema: »Du hast für mich gesorgt, als ich klein war; jetzt sorge ich für dich.« Meine Mutter meint, sie hätte wunderbare Kinder, und sie hätte mehr davon haben sollen. Sie sagt zu mir, ich sei eine gute Krankenschwester. Ich empfinde es nicht mehr so, daß mir alles Schlimme im Leben bewußt von meiner

Mutter zugefügt wurde. Das Schlimme, was ich Lucille angetan habe – ich muß es ja wohl getan haben, sonst würde sie sich jetzt nicht so verhalten. Aber ich weiß, daß ich es ihr niemals absichtlich antun wollte.

Weitere Veränderungen ergeben sich, als Frau P. ihre Mutter zu sich nimmt und sie im Endstadium des Krebses pflegt. Sie schreibt diese Veränderung Dr. N. zu, der sie fragte, ob sie das Gefühl habe, Lucille sei in ähnlicher Weise verletzt worden wie sie selbst, Frau P., einst verletzt worden war. Die ganze Familie teilt die schmerzliche Erfahrung beim Sterben der Großmutter. Diese Verlustgefühle sind direkt begleitet von Lucilles Verlangen, bei ihren Bemühungen um Individuation Verständnis und Unterstützung zu finden.

Die hundertsiebenunddreißigste Sitzung: Fortdauer der Trauerarbeit

Die Großmutter mußte wieder in die Klinik gebracht werden.

Frau P.: Ich habe gezögert, meine Mutter wieder herzugeben, meinen Patienten . . .

Anne: Dein Baby!

Frau P.: Sie scheute sich, mich in der Nacht zu rufen. Ich glaube, es war Selbstsucht. Wir kamen uns näher, und ein paarmal konnten wir uns gut verständigen. Ich hoffe, es wird noch häufig vorkommen.

Anne: Ich habe meiner Großmutter einen Kuß gegeben, und sie gab mir auch einen, was sie aber am nächsten Morgen abgestritten hat. Meine Mutter ist nicht die einzige, die neue Erfahrungen macht.

Frau P.: Ich bin jetzt weniger wütend auf Lucille und ihre »Wohnverhältnisse«. Ich habe mit meiner Mutter darüber gesprochen, und wir fanden beide, daß es wichtiger sei, Lucille zu helfen, als uns rachsüchtig zu zeigen.

Frau P. hat in ihrer Mutter einen konstruktiven, hilfreichen Gesprächspartner, um mit Lucilles Verhalten fertigzuwerden. Die Therapeuten ermutigen sie auch, die Tochter trotz aller Widerstände aufzuspüren und sich über deren Probleme gemeinsam mit ihr auseinanderzusetzen.

Die hundertachtunddreißigste Sitzung: Gesinnungswandel eines Mitglieds der erweiterten Familie

Frau P.: Meiner Mutter geht es etwas besser, und in einer Woche kommt sie aus dem Krankenhaus. Mein Bruder war fünf Tage da, und ich glaube, er taut auf, oder jedenfalls taue ich auf. Er war immer so schwierig – er war aufgeregt... Immerhin hat er mal über etwas anderes geredet als seine Cadillacs und seine Geldangelegenheiten.

Dr. N.: Liegt das daran, daß Ihre Mutter stirbt?

Frau P.: Vielleicht war dieses Sterben nötig, damit wir uns näherkommen. Seit Sonntag kann ich nicht aufhören zu heulen. (Sie weint sehr heftig.) Ich habe Lucille aufgetrieben, und John ist auch mitgekommen. Er sieht absolut widerwärtig aus, ein aufgeblasener Tropf ohne eigene Ideen, ein Schmarotzer... Daß meine Tochter mit so einem zusammenleben muß – eine Beleidigung für ihren Vater! Vielleicht ist es mal wieder ein Versuch, uns zu verletzen.

Dr. N.: Das klingt nach moralischer Verurteilung und Wut und nicht nach Anteilnahme.

Lucille: Ja, seine »Party-Konversation« beeindruckt mich auch nicht besonders. Manchem stimme ich zu, weil ich damit leben muß... Ich bin noch nicht bereit, mich zu verheiraten; ich spiele nur mit dem Gedanken.

Dr. N.: Warum hat Lucille Schwierigkeiten mit Jungen, die auf der Werteskala der Familie höher stehen? Wird hier jemand gesteinigt, oder vermag die Familie ein Klima zu schaffen, in dem Lucille ihre Unsicherheiten ausloten kann?

Die verbesserte Beziehung der Familienmitglieder untereinander beginnt sich auch auf die Beziehungen zur erweiterten Familie auszuwirken. Frau P. hat früher ihren Bruder konsequent abgelehnt und ihn als feindselig, sadistisch und gleichgültig gegen sie, ihren Mann und ihre Kinder beschrieben. Dank ihrer neugewonnenen Stärke und Zuversicht kann sie auf ihren Bruder zugehen; sie konstatiert ein »Auftauen«.

Die hundertdreiundvierzigste Sitzung: Weitere Klärung der ehelichen Beziehungen

Die Großmutter M. hat wieder mehr Schmerzen. Frau P. verabfolgt ihr Injektionen und meint, der Arzt solle ein Ende machen, wenn er der Mutter doch nicht helfen könne.

Die Therapeuten befragen Herrn P., weshalb er auf seine Frau nicht eingegangen sei bei dem privaten Gespräch vor zwei Wochen.

Herr P.: Ich fand, das, was du sagtest, war eine totale Ablehnung meiner Person.

Frau P.: Am Samstag haben wir wieder einen Riesenkrach gehabt. Ich halte das nicht aus, daß wir zwanzig Jahre unseres Lebens wegwerfen sollen. Er hat gesagt, es sei eben nicht viel zu machen, und ist weggegangen. Dann kam er wieder und gab mir einen Kuß. Ich habe wirklich enorme Schwierigkeiten, jemanden zu respektieren, der fluchend und schimpfend herumläuft und so ein Gesicht macht . . . Ich bin jetzt nicht mehr imstande, alles spielend zu schaffen, ich will es auch nicht mehr. Ich habe es satt, mir Entschuldigungen für unreifes Handeln anzuhören.

Herr P.: Wenn ich mich nicht ändern wollte, säßen wir jetzt nicht hier. Mir macht es auch keinen Spaß, daß meine Schwiegermutter bei uns zu Hause liegt und stirbt. Aber wenn ich irgend etwas für sie tun kann, habe ich das Gefühl, etwas Wertvolles zu tun. Es gibt so wenig, worauf ich stolz sein kann. Ich weiß nicht, was meine Frau zur Zeit von mir will.

Frau P.: Ich brauche einen Mann, jemanden, zu dem ich aufsehen kann, jemanden, der einmal etwas unternimmt, um seine berufliche Situation zu verbessern. Das andere ist das Sexuelle. Immer diese Entschuldigungen für seine Tölpelhaftigkeit!

Herr P., der sich an der Pflege seiner sterbenden Schwiegermutter aktiv beteiligt, benutzt sie als Ersatz für den unbetrauerten Verlust der eigenen Mutter. Er ist fähig, seine mit Schuldgefühlen belastete Situation, was die eigenen Eltern anlangt, zu analysieren. Außerdem äußert sich das Paar freier, offener und direkter über seine wechselseitigen Bedürfnisse und Verpflichtungen.

Die hundertvierundvierzigste Sitzung: Fortdauer der sexuellen Exploration

Frau P.: Anne leistet sich in letzter Zeit etwas Tolles: Seit vier Monaten trifft sie sich mit keinem Jungen mehr. Es war ihr ein Dorn im Auge, daß Lucille Aufmerksamkeit erregt.

Herr P.: Heute abend brauchst du meine Unterstützung.

Frau P.: Mir ist zum Heulen zumute. Die Situation mit meiner Mutter – was alles ans Licht kommt. Anne attackiert mich . . . ich weiß nicht, was ich mit mir machen soll. Ich muß mich verteidigen, aber du reagierst aggressiv auf meine Äußerungen, du bist nicht bei mir, du sitzt da und grinst. Er hat mich in der Küche geküßt und angefaßt – lüstern, obszön. Ich komme mir dabei vor wie ein Objekt und nicht wie ein Mensch.

Herr P.: Ich wollte ihr meine Liebe zeigen. Nach zwanzig Jahren Eheleben darf ich nicht einmal mehr meine Frau anfassen – ich fühlte mich zurückgestoßen.

Dr. N.: Wie wollte Ihre Frau letzte Woche die sexuelle Situation verbessern?

Frau P.: Ich fühle mich angeekelt, wenn ich unbefriedigt bleibe. Er tut nicht alles, was er könnte, um die Dinge zwischen uns leichter zu machen.

Herr P.: Vielleicht hast du wirklich im Hinterkopf den Gedanken, daß ich ein lüsterner Mensch sei.

Frau P.: Er unterbricht oft vor dem Höhepunkt, angeblich um ihn hinauszuzögern, und dann ist für mich alles verdorben. Das ist Grausamkeit.

Herr P.: Früher hat sie den Orgasmus immer vorgetäuscht. Das macht mich traurig... Nachträglich betrachtet, hat mir das wahrscheinlich eine Menge Schmerz erspart, aber um welchen Preis? Heute ist es mir lieber, wenn sie mir sagt, daß sie keinen Orgasmus hatte.

Frau P.: Jetzt kann es schlimmer für mich sein, weil ich ihn erreichen *will;* aber die meiste Zeit schaffe ich es nicht. (Sie erwartet von ihm, daß er weiß, wie er ihr helfen kann, schämt sich aber, es ihm zu sagen.) Ich finde, wenn er ein Mann ist, muß ich ihm das nicht sagen, er sollte es von alleine wissen!

Herr und Frau P. fahren fort, sexuelle Einstellungen und Verhaltensweisen aus der Vergangenheit zu erkunden, die eine befriedigende sexuelle Ansprechbarkeit gestört haben. Beide sind jetzt offener und direkter in bezug auf ihre individuellen Wünsche und können umgekehrt auch besser verfügbar sein für den andern.

Die hundertsiebenundvierzigste Sitzung: Gestärkte Familienbeziehungen

Herr P.: Ich fühle mich nützlicher und von meiner Frau gebraucht. Von Lucille bin ich enttäuscht. In bezug auf Anne und meine eigene Familie habe ich ein gutes Gefühl. Ich habe zuviel damit zu tun, mich nützlich zu machen, als daß ich hassen könnte. Jedenfalls sehe ich die Dinge, die ich tun könnte.

Dr. N.: Welches sind die Ziele und welches die Leistungen?

Herr P.: Ich bin über den Berg. Ich habe meine Linie gefunden, bin gewappnet, mit Situationen fertigzuwerden, vor denen ich vorher kapituliert hätte. Unsere größte Sorge: der unmittelbare Todeskampf, der auf meine Schwiegermutter zukommt, und langfristig Lucille – sie aus dem Schlamassel herausholen, in dem sie steckt, mit verschiedenen Leuten.

Frau P.: Ich möchte am liebsten heulen: ich bin so schrecklich enttäuscht von Lucille und weiß nicht, was ich mit Anne machen soll. Anne kommt zurecht; Joe und ich verstehen einander allmählich besser; aber was mich selbst betrifft, ich weiß nicht, wo ich stehe.

Herr P.: Du hast einen Mann gewonnen und zwei Kinder verloren.

Frau S.: Ist Frau P. glücklich bei dem Gedanken, sich auf Herrn P. verlassen zu können?

Herr P.: Hat meine Frau ihr Märtyrertum abgelegt?

Frau P.: Ich bin etwas ängstlich. Es läuft zu gut, als daß es dauern könnte. Ich kann nicht danebenstehen und die Situation von außen betrachten. (Dr. N. erkundigt sich, wie Frau P. und ihre Mutter miteinander auskommen.)

Frau P.: Die Annäherung geht weiter. Wir sind ein Herz und eine Seele.

Herr P. trifft eine seiner nachdrücklichsten Feststellungen in bezug auf den eigenen Fortschritt. Von der impulsiven Artikulation seiner Wut und von der Beobachterrolle hat er zu größerer Kompetenz als Familienoberhaupt gefunden. In dem Maße, in dem er stärker wird, beginnt Frau P., ihm mehr Vertrauen zu zeigen und sich auf sein Urteil und seine Handlungen zu verlassen. Dies geht auch einher mit einer Veränderung der Einstellung und des Verhaltens zu den Kindern und zu beiden Herkunftsfamilien.

Die hundertsiebenundfünfzigste Sitzung: Tod der Großmutter M.

Frau P.: Ich habe in die Autopsie eingewilligt, weil der wissenschaftliche Befund vielleicht einem anderen Menschen helfen kann. Das war eine schwere Entscheidung. Ich habe nicht mehr das Gefühl, mit meinen Problemen warten zu müssen, bis ich hierherkommen und darüber sprechen kann. Ich erlebe mich jetzt selbständiger.

Herr P.: Wir können nun auch klarer miteinander reden. Lucille meint sogar, ich könne mit dir allein besser reden als im Behandlungszimmer.

Frau P.: Annes Kontakte am College scheinen in Ordnung zu sein, aber sie geht mit älteren Männern. Ich habe den Eindruck, sie überspringt eine Phase. Sie hat nichts für die Wildheiten ihrer Altersgruppe übrig. Als ich so alt war, habe ich über rowdyhaftes Benehmen auch die Nase gerümpft, und jetzt finde ich, daß ich irgend etwas versäumt habe. Ich habe keine Angst mehr davor zu sagen, was ich denke. Deshalb sind wir uns näher.

Herr P.: Ich finde, du bringst dich noch nicht völlig ein, du zeigst zu wenig Initiative. Das geht mir auf die Nerven. Es kommt nicht genug Reaktion von dir als Frau auf mich als Mann. Entweder unterdrückst du deine sexuellen Empfindungen oder du hast keine.

Frau P.: Für dich ist es immer natürlich gewesen. Es fällt mir schwer zu glauben, daß jemand mich so liebt, wie Joe es von sich behauptet. (Ist Frau P.'s Vorsicht immer noch auf ihre lebenslangen Enttäuschungen mit der Mutter zurückzuführen? Kann sie sich vorbehaltlos der Intimität hingeben, oder fürchtet sie weiter, verletzt und zurückgestoßen zu werden?)

Frau P.: Indem ich eine Mutter verloren habe, habe ich eine Mutter gewonnen.

Frau P.'s Äußerung »Indem ich eine Mutter verloren habe, habe ich eine Mutter gewonnen« symbolisiert die wesentliche Veränderung, die sich im gesamten Familiensystem vollzogen hat: Nähe, Zärtlichkeit und Intimität sind an die Stelle jener wütenden Verzweiflung getreten, die früher alle Beziehungen durchdrungen hatte. Es sind weitere Verbesserungen möglich, und die Familie ist mit gesteigerter Hoffnung und Zuversicht erfüllt, daß sie zur Aussöhnung jener Konflikte fähig sei, die in allen engen Familienbeziehungen existieren.

Die hundertneunundfünfzigste Sitzung: Fortschritt auf der ganzen Linie

Frau P.: Lucille arbeitet sehr viel und hat Spaß an dem Kurs, den sie gerade macht. Anne interessiert sich für Jungen, sie backt mit Vergnügen Kuchen für Studententreffen. Sie hackt auf ihrem Vater herum, aber nicht so wie früher, und ich übe jetzt mehr Einfluß auf sie aus.

Herr P. (Großvater väterlicherseits ist im Pflegeheim): Mein Vater hatte Anfälle von Gedächtnisschwund und verwechselt immer wieder Personen und Sachen. Nachdem ich zwei Stunden mit ihm gesprochen hatte, beruhigte er sich wieder. Ich komme ihm wirklich näher.

Frau P.: Mein Mann sorgt sich so sehr um seinen Vater, er ist so verkrampft, hat solche Schuldgefühle, daß ich schon Angst hatte, er würde einen Herzanfall bekommen.

Herr P.: Ich wollte das allein schaffen. Mein Vater hat meiner Frau nie viel bedeutet.

Frau P.: Du hängst mich ab. Du warst eine große Hilfe bei meiner Mutter, als ich dich brauchte, und jetzt akzeptierst du nicht, daß ich dir helfe.

Herr P.: Ich wollte allein dort sein. Nach dem ersten Besuch bei meinem Vater wollte ich mit meiner Frau schlafen, aber sie war zu müde.

Frau P.: Ich wollte auf andere Weise helfen. Als meine Mutter so krank war, gab es zwischen meinem Mann und mir größere Nähe und mehr sexuelle Ansprechbarkeit.

Herr P. ist zunehmend verfügbar und hilfreich für seinen Vater geworden. Er definiert sein Bedürfnis, auf diesem Gebiet von seiner Frau unterstützt zu werden, besteht aber darauf, daß dies etwas anderes sei als seinerzeit bei seiner Schwiegermutter. Trotzdem herrscht zunehmende Gemeinsamkeit und Bekräftigung zwischen den beiden, ungeachtet ihrer unterschiedlichen Reaktionen auf die Bedürfnisse ihrer gealterten Eltern.

Die hundertdreiundsechzigste Sitzung: Fortdauer des Trauerprozesses

Frau P. liest einen Zettel vor, den sie vor kurzem gefunden hat und den die Mutter zwei Monate vor ihrem Tod geschrieben hatte. Die Mutter versichert darin die »lieben Kinder« ihrer tiefempfundenen Liebe, die sie nur nicht so ausdrücken könne wie andere Menschen. »Halte die Familie zusammen, wenn ich einmal nicht mehr bin«, schreibt sie an Frau P. Diese deutet die Zeilen so, daß die Zweifel an ihrer töchterlichen Liebe die Mutter verletzt haben könnten und daß sie es deshalb für notwendig hielt, festzustellen, sie könne eben ihre Liebe nicht so gut bekunden wie andere Menschen ...

Herr P.: Ich bin vor meinen Eltern davongerannt. Sie waren mir zu erstickend.

Die hundertfünfundsechzigste Sitzung: Allmähliche Beendigung der Therapie

Lucille hat sich von John getrennt, eine eigene Wohnung bezogen und eine neue Arbeit gefunden.

Herr P.: Ich habe mit meinem Vater wieder über meine Kindheit gesprochen. Bis ich acht war, habe ich im Zimmer meiner Eltern geschlafen. Ich hatte eine tödliche Angst vor dunkelgrünen Blättern. Noch heute kann ich keinen Salat essen.

Frau S.: Welche Ziele haben Sie?

Herr P.: Sie beide waren ein stabilisierender Einfluß, wo wären wir ohne Sie? Am wenigsten Sorge macht mir Anne. Lucille braucht Hilfe, um meiner Feindseligkeit standzuhalten. Mir hat es eine Menge gegeben, für mich ist es ein ganz neues Leben. Jetzt kann ich morgens aufstehen und mich froh fühlen. Ich sehe meine Frau in einem neuen Licht, besser, als ich es je für möglich gehalten hätte. Ich habe keine Angst davor, von Ihnen wegzugehen. Ich möchte noch immer, daß die Dinge besser werden. Sie waren für uns teils Eltern, teils Ratgeber und teils Freunde. Lucille meint auch, Sie beide nicht mehr zu brauchen, wenn sie mit uns oder mit Anne reden will.

Herr P. ist Sprecher der Familie bei der Abwägung des Gewinns, den die Familie aus der Therapie gezogen hat. Außerdem bekräftigt er das Urvertrauen zu den Therapeuten, das sich herausgebildet hat. Gefühle der Angst und der Abhängigkeit vom Therapeutenteam werden von ihm weder bagatellisiert noch abgestritten, doch betont die Familie, daß sie jetzt stark genug sei, um sich von den Therapeuten zu trennen.

Die hundertsiebzigste Sitzung: Letzte Zusammenkunft

Frau S.: Wird Lucille irgend etwas fehlen, wenn sie diese Sitzungen nicht mehr hat?

Lucille: Wir haben gelernt zu sprechen und uns über das, was früher schlimm war, lustig zu machen. Wir brauchen diese Zusammenkünfte jetzt nicht mehr. Während der Collegezeit habe ich mich miserabel gefühlt und konnte mich den Eltern nicht verbal, sondern nur durch Handlungen verständlich machen. Alle anderen Studenten hatten Freundschaften, Liebschaften ... Ich wollte nur, daß meine Eltern mich bemitleiden, eine richtige Tracht Prügel und viele Umarmungen. Ich begriff lediglich, daß alles an mir lag: ich hab es getan, um euch zu verletzen. Ich hatte schuld! Wenn man in so einer Verfassung ist, will man nicht auch noch getreten werden. Ich habe nie gemerkt, wie beschützt ich zu Hause war.

Herr P.: Wenn ich das so höre, fühle ich mich daran erinnert, was ich selbst früher empfunden habe.

Anne: Mein Vater und ich reden mehr und streiten weniger miteinander.

Herr P.: Ich werde eine neue Stelle im Betrieb bekommen, mache meine Sache besser wegen der Veränderungen, die in mir vorgegangen sind. Ich bin zuversichtlicher und verbringe meine Zeit mehr mit Arbeiten und weniger mit Grübeln. Meine Mutter habe ich nicht vermißt. Ich habe sie niemals so gehabt, wie meine Frau ihre Mutter für einige Monate vor ihrem Tod hatte. Ich habe mich mit ihr in ihre Mutter geteilt. Als sie hinfällig wurde, war es vernichtend für mich. Meine Mutter hatte es vorgezogen, bei meiner Abschlußfeier nicht zu erscheinen. Ich konnte nicht begreifen, warum für meine Mutter ein geschäftlicher Termin wichtiger war. Von meiner Schwester bekam ich zu hören: »Du hast doch alles, was dir zusteht!« Sie war eifersüchtig, weil meine Eltern mir Geld für meine Ausbildung gaben. Ich habe noch viel mit meinem Vater zu reden, aber das ist jetzt nicht mehr so schwierig.

Einige Monate zuvor war zwischen der Familie und den Therapeuten ein Schlußtermin verabredet worden. Selbstverständlich gibt es noch manches »Unerledigte«, aber wir sind uns einig, daß alle Familienmitglieder so viel profitiert haben, daß sie jetzt besser miteinander fertigwerden können. Wir versichern der Familie, daß wir auch in Zukunft zur Verfügung stehen, falls wir gebraucht werden, und daß wir uns freuen würden, von Zeit zu Zeit von ihnen zu hören.

Fazit des ersten Behandlungsjahrs

Die Familie P. ist ein lehrreiches Beispiel für eine symbiotische Familie, welche gefangen ist in einem Netz unveränderbarer und chaotischer Beziehungen. Die Familie schwankte hin und her zwischen »Aneinanderkleben« und explosiver Destruktivität. Die auslösenden Ereignisse, die das System bedrohten und die Familie letztlich in die Therapie führten, waren: der zwei Jahre zuvor eingetretene Tod von Frau P.'s Vater; Annes Symptome, die ihre vorübergehende Einweisung in eine psychiatrische Anstalt erforderlich machten; und schließlich Lucilles Absicht, die Familie zu verlassen und ans College zu gehen.

Die Familie zeigte sowohl impulsives Verhalten und unangemessene Reaktionen wie auch – etwa auf seiten von Frau P. – Verstummen und Zurückhalten eigener Gefühle. Zuneigung wurde kaum oder gar nicht gezeigt, abgesehen von einer sadistischen sexuellen Stimulierung, die von der ehelichen Beziehung auf die Kinder verschoben wurde. Die Verbindungen zur erweiterten Familie wurden als hoffnungslos, nicht hilfreich, kritisch oder als nicht vorhanden beschrieben.

Frau P. verschanzte sich (wie auch ihre Mutter) hinter der Schuldgefühle produzierenden Rolle des Märtyrers, präsentierte sich jedoch als besonnener Friedensstifter. Herr P. und Anne wurden als verrückt hingestellt, wenn sie sich physisch und verbal gewalttätig benahmen. Lucille war anfangs das symptomfreie »gesunde Kind«, das von zu Hause weggehen und seinen Weg machen würde. Doch kurz nachdem sie die Familie verlassen hatte, zeigte sie schwere psychosomatische Symptome; ihre Collegeleistungen fielen ab, und sie geriet in die Rolle der »kriminellen« Jugendlichen.

Mit der siebten Sitzung zeichneten sich Verschiebungen im Familiensystem ab: Frau P. bekam eine besser bezahlte Stelle; Herr P. wurde befördert; die Eltern machten zum erstenmal seit vielen Jahren wieder gemeinsam Urlaub. Die Therapeuten sahen hierin »übertragungsartige« und nicht schon strukturelle Veränderungen. Die Familienmitglieder stritten ständig mit den Therapeuten, denn sie konnten weder für das eigene Verhalten noch für das der anderen die Verantwortung übernehmen. Statt »das Ruder zu übernehmen«, verlangten die Therapeuten beharrlich von den Familienmitgliedern, Verantwortlichkeit zu zeigen und offener aufeinander zu reagieren. Während dieses Prozesses waren wir zu der Erkenntnis gekommen, daß verborgene und unbewältigte Loyalitätsverpflichtungen gegenüber den Herkunftsfamilien die Entwicklung eines echten und sinnvollen Sich-aufeinander-Beziehens verhinderten. Jene Verpflichtungen fixierten die Familienmitglieder in einer gegenseitigen Ausbeutungshaltung, bei der jeder für den anderen das Ziel »unangebrachter« Externalisierung wurde.

Bevor die Therapie die Loyalitätsbilanzen zwischen den Generationen aufdecken konnte, war Frau P. nicht imstande, ihre Töchter anzuerkennen und offen auf sie zu reagieren; das gleiche galt in bezug auf das verzweifelte Bedürfnis ihres Mannes nach angemessener Unterstützung. Selbst die Deutung der Therapeuten, Lucilles kriminelle Handlungen seien unbewußter Wunsch, Grenzen gezeigt zu bekommen, brachte keine Hilfe. Frau P. weigerte sich so lange, auf gezielte Forderungen ihrer Töchter einzugehen, bis ihr die Therapeuten halfen, eine bessere Beziehung zu ihrer Mutter zu finden.

Herr P. wurde von den Therapeuten bei dem Bestreben unterstützt, von der »Parentifizierung von Frau und Kindern« wegzukommen und statt dessen die Verantwortung für sein impulsives und explosives Verhalten zu übernehmen. Er machte sich klar, daß er nicht aufgehört hatte, das »exzessiv fordernde Baby« zu spielen, das er in seiner Herkunftsfamilie gewesen war. Indem er zugelassen hatte, daß seine Frau die Verantwortung übernahm, hatte er sich selbst der Möglichkeit beraubt, seine Gefühle allen Familienmitgliedern mitzuteilen oder das Oberhaupt seiner Familie zu werden. Danach versuchte er, »stiller Beobachter« zu sein und seine unangemessene sexuelle Verführungshaltung gegenüber den Kindern unter Kontrolle zu bringen. Frau P. war eher als ihr Mann fähig, die negative Loyalitätsbindung an die Herkunftsfamilie zu erforschen und sie durch ein anderes Verhalten zu korrigieren.

In der fünfzehnten Sitzung kam es zu einem wichtigen Wendepunkt, nachdem Frau P. offen über ihr mangelndes Vertrauen zu den Therapeuten gesprochen hatte. Dies wurde an die Familie weitergegeben, und Dr. N. fragte: »Wohin können Sie denn gehen, wenn Sie hier aufhören? Was ist das Risiko für die Familie?« Darauf setzte Frau P. sich selbst und der Familie ein neues Ziel: sie wolle versuchen, ihre Einstellung zu ihrem Mann zu verändern. Damit verbunden war die Zusicherung, neue Anstrengungen zu unternehmen, um die Möglichkeiten in sämtlichen Beziehungen zu erkunden. Am Ende des ersten Behandlungsjahres gehörten hierzu auch die Beziehungen zu den Herkunftsfamilien, die als »schlecht und hoffnungslos« zu akzeptieren wir uns geweigert hatten. Frau P. brachte ihre Mutter zu mehreren Sitzungen mit und begann die Möglichkeit zu prüfen, wie sich die Mauer zwischen ihr und der Mutter niederreißen lasse.

Fazit des zweiten Behandlungsjahrs

Das zweite Behandlungsjahr brachte einige bedeutsame Ereignisse: Lucille mußte das College verlassen und zog wieder aus der elterlichen Wohnung aus, und Frau P.'s Mutter erlitt einen neuerlichen Herzanfall. Die Familie hatte weiterhin mit Problemen der emotionalen Loslösung und des unangemessenen Reagierens in Form von chaotischer und verführerischer Überstimulierung zu kämpfen. In den Sitzungen wurden nicht nur irrationale Gefühle wie Wut und Verzweiflung ausagiert, es gab auch eine sporadische Besserung und Perioden der Stille. Zwischen Herrn und Frau P. kam es häufiger zu sexueller Intimität. Beide fuhren fort, ihre negativen Loyalitätsverpflichtungen und Schuldgefühle in bezug auf die Herkunftsfamilien zu ergründen.

In der Beziehung der Familie zu uns waren wachsendes Vertrauen und ein allmähliches Annehmen der Abhängigkeit zu verzeichnen. Unsere Fähigkeit, sie zu akzeptieren und zu unterstützen und uns gleichwohl ihrer heimlichen Verzweiflung bewußt zu bleiben, wurde weiter auf die Probe gestellt.

Nachdem die Großmutter mütterlicherseits an einigen Sitzungen teilgenommen hatte, konzentrierten die Therapeuten ihre Aufmerksamkeit weiter auf diese Beziehung und halfen Herrn und Frau P., ihr unterschwelliges Bedürfnis nach kindlicher Abhängigkeit zu artikulieren. Die Beziehungen zu den Kindern wurden weiter erkundet, wobei Lucille weniger zum Sündenbock beziehungsweise Anne zum parentifizierten Kind gemacht wurde. Die Kinder waren weniger häufig Zielscheibe und Austragungsort von unbewältigten Konflikten. Sie konnten wieder Kinder sein, die Anteilnahme und Interesse brauchten. Doch stand fast hinter allem Frau P.'s unbefriedigtes Bedürfnis, ebenfalls bemuttert zu werden.

In dem Maße, in dem regressive Gefühle in die therapeutischen Sitzungen kanalisiert wurden, zeigte sich auch ein besseres Funktionieren in der Außenwelt: Anne erhielt ein Stipendium; die Eltern verlebten einen Urlaub, den sie als »zweite Flitterwochen« beschrieben; Herr P. ging von seiner gewalttätigen, überexpressiven Art ab und eignete sich eine besonnenere, beobachtende Rolle an; er machte liebevolle Bemerkungen; außerdem verlangte er von seiner Frau ein angemessenes Reagieren. Trotzdem blieben die Beziehungen innerhalb der Familie und zu den Herkunftsfamilien noch stark verbesserungswürdig.

Fazit des dritten Behandlungsjahrs

Anne begann, Persönlichkeit zu entwickeln: sie brachte die Möglichkeit ins Gespräch, aus der elterlichen Wohnung auszuziehen und das College zu besuchen. Es war ihr bewußt, daß die Eltern sie noch für ein Kind hielten, auch wenn sie sagten, sie wünschten ihr Freunde und Aktivitäten. Augenscheinlich fürchteten die Eltern vor allem, Anne könne ähnlich kriminell werden wie Lucille. In den Sitzungen zeigte sich Anne weniger provokant und gewalttätig; der Vater benutzte sie seltener als Zielscheibe für seine Wut.

Nachdem sie erfahren hatte, daß die Großmutter mütterlicherseits an einem bösartigen Tumor litt, entschloß sich Familie P., die alte Frau zu sich zu nehmen. Frau P. gab ihre Stelle auf und übernahm mit Hilfe ihres Mannes die Rolle einer Vollzeit-Krankenschwester. Großmutter und Mutter diskutierten offen Lucilles Schwierigkeiten und die Notwendigkeit, ihr zu helfen. Statt weiter zu verurteilen und zu moralisieren, ging Frau P. zu einer unterstützenden und ermutigenden Haltung über. Es bestand nun eine offene und direkte Zuneigung und Wertschätzung zwischen dieser Großmutter und allen Familienmitgliedern. Herr P. benutzte die größere Nähe zu seiner Schwiegermutter, seine eigenen verdrängten und aufgeschobenen Gefühle in bezug auf den Tod seiner Mutter durchzuarbeiten. Er besuchte seinen Vater häufiger und konnte sich besser mit ihm verständigen, was ihn letztlich befähigte, sich aus der früheren, mit Schuldgefühlen belasteten Zwangslage gegenüber seinen Eltern zu befreien.

In der letzten Krankheitsphase der Großmutter waren sowohl Eltern wie Kinder imstande, jene Wertschätzung, Anteilnahme und Anerkennung auszudrücken und zu empfangen, die bisher »zurückgehalten« worden waren. Der sterbenden Großmutter gab man nicht nur Hilfeleistung, sondern auch große Zärtlichkeit. Nach ihrem Tod sagte Frau P. zu den Therapeuten: »Indem ich eine Mutter verloren habe, habe ich eine Mutter gewonnen.«

In den letzten sechs Monaten der Behandlung trennte sich Lucille, die aus der elterlichen Wohnung ausgezogen war, auch von dem jungen Mann, mit dem sie zusammengelebt hatte. Es war eine ausbeuterische, höchst destruktive Beziehung gewesen. Ihre Eltern gingen in dieser Zeit von einer zunächst vorwurfsvollen und verurteilenden Reaktion zu einer konstruktiven Haltung über und halfen Lucille, die negativen Implikationen dieser Beziehung zu ergründen. Sie zog in eine neue Wohnung in einem attraktiveren Viertel um und belegte auch einen Fachkursus, den sie erfolgreich absolvierte. Lucille war imstande, zu ihren Eltern offen und direkt zu sein, und auch der Schwester Anne begegnete sie nun »von gleich zu gleich«: die schlimme Rivalität zwischen den Schwestern schwand allmählich dahin.

Anne zeigte bessere Leistungen im College und beteiligte sich sogar an den Unternehmungen ihrer Kommilitonen, obwohl sie ihnen zwei Jahre voraus war. Ihre emotionale Loslösung von zu Hause vollzog sich viel langsamer, aber auf weniger destruktive und gewalttätige Weise als bei Lucille. Sie zog eine Menge persönlicher Befriedigung und Anerkennung aus dem Part, den sie bei der Unterstützung ihrer Mutter und Großmutter in der letzten Phase jener Krankheit gespielt hatte. Ihr spöttisches, provozierendes Verhalten machte größerer Direktheit und einem aufkeimenden Sinn für Humor Platz. Sie kämpfte schwer darum, eine neue, andere Rolle in der Familie einzunehmen, die sich von Lucilles rebellisch-pubertärer Haltung unterschied.

Ihre zahlreichen Ängste in bezug auf die allmählich aufkommenden Unabhängigkeitswünsche konnte sie artikulieren, und sie zeigte sich sogar tolerant, als die Eltern wegen Lucilles aggressivem Verhalten mangelndes Vertrauen zeigten. Anne blieb vorsichtig, war aber an Verabredungen mit Jungen interessiert; allerdings bestand sie auf Diskretion bezüglich ihrer sexuellen Kontakte.

Herr P. entwickelte mehr Initiative und Verantwortungsgefühl bei der Sorge für seinen Vater, der jetzt in einem Pflegeheim war. Er besuchte ihn häufig und benutzte die lohnende Beziehung seiner Frau zu ihrer Mutter als Modell: er begann, mit seinem Vater persönlichere Gespräche zu führen. Als sein seniler Vater von Wahrnehmungsverzerrungen und verfolgungswahnhaften Ideen heimgesucht wurde, erwies sich sein Zuspruch als hilfreich, wovon er mit Stolz und Befriedigung in den Sitzungen berichtete. Darüber hinaus war er imstande, mit seinem Vorgesetzten über seine berufliche Position und sein Gehalt zu reden und eine Beförderung durchzusetzen, die nach seiner Ansicht längst fällig war.

Frau P. kehrte nach dem Tod der Mutter in ihren Beruf zurück und bekam eine gehobene Stellung, die sie interessant und lohnend fand. Sie begann, sich gesellschaftlich zu engagieren und sich mit dem »Wiederaufbau« des Heims zu befassen. Ihre Gesundheit und ihr Aussehen besserten sich. Es kam zu verstärkten Kontakten und Zuneigungsbekundungen gegenüber der Schwester und ihrem früher »verachteten« Bruder. Sie hielt es für ihre Aufgabe, die Familie zusammenzuhalten und die Bemühungen der Mutter in dieser Richtung weiterzuführen.

Beziehung zwischen Familie und Therapeutenteam

Der Prozeß der Familientherapie richtet sich auf vier hauptsächliche Beziehungsbereiche: das Therapeutenteam, das Ehepaar, die Eltern-Kind-Beziehung und die generationenübergreifenden Loyalitäts- und Gerechtigkeitsbilanzen in beiden Herkunftsfamilien.

Bevor wir uns den drei zuletzt genannten Bereichen zuwenden, ist es angebracht, die Beziehung im Therapeutenteam selbst zu betrachten. Im Idealfall erleichtert ein gemischtes Team (Mann und Frau) den Prozeß der Abgrenzung männlicher und weiblicher Rollen – Unterschiede und Ähnlichkeiten, Ergänzungen und die Fähigkeit, Nähe und Distanz auszubalancieren. Es müssen Vertrauen und Respekt herrschen: Rivalität, Konkurrenzdenken und Machtkämpfe können das reibungslose Funktionieren des Teams beeinträchtigen. Doch die Existenz solcher Gefühle zu verharmlosen und zu bestreiten, daß sie gelegentlich durchbrechen, würde heißen, die Therapeuten zu Übermenschen zu stilisieren. Entscheidend ist, wie diese Gefühle eingestanden und bewältigt werden. Werden sie konstruktiv gehandhabt, bieten sie ein Modell für die Aussöhnung von Differenzen. Familien sind Experten im »Knacken« von Therapeutenteams; das sollten beide »Parteien« ständig im Auge behalten. Dies gilt gleichermaßen für den Fall, daß die Therapeuten demselben Geschlecht angehören, doch sind hier die Schwierigkeiten anders gelagert.

Familientherapeuten müssen die Fähigkeit zu »allparteilicher« Beziehung haben, um für jedes Mitglied der Kernfamilie und auch für die Mitglieder der erweiterten Familie verfügbar zu sein; zuallererst müssen sie jedoch füreinander verfügbar bleiben. Sie müssen sich nicht nur der Kämpfe bewußt sein, die in ihrer Beziehung als Kotherapeuten existieren, sondern auch der Kämpfe jedes einzelnen von ihnen mit seiner eigenen Kern- und erweiterten Familie. Das soll nicht unbedingt heißen, daß dies eine therapeutische Beziehung sein müsse; der Hauptzweck ist vielmehr der, einander zu helfen und für die in Behandlung befindlichen Familien dauernd dazusein. Viele Diskussionen und Klärungen außerhalb der Sitzungen sind dazu notwendig. Die Arbeit mit Familien ist anspruchsvoll, anregend, interessant und lohnend; aber so wie die Einzeltherapie auf den einzelnen abfärbt, so bürdet die Arbeit mit Familien den Therapeuten eine womöglich noch größere Last auf.

Die Fähigkeit, sich offen und direkt Konflikten innerhalb des Teams zu stellen und echte Anteilnahme und Wertschätzung für die Fähigkeiten des anderen zu zeigen, ist umgekehrt für uns die Kraftquelle, um angemessen auf die unterschiedlichsten Familien und ihre mannigfachen Probleme zu reagieren.

Es ist schwierig, Wesen und Implikationen unserer Beziehung zur Familie P. während der drei Jahre dauernden Behandlung zu beschreiben. So wie die Familie unterschiedliche Phasen durchmachte, während sie sich bemühte, unbewältigte Konflikte und verborgene Loyalitätsverpflichtungen aufzuarbeiten, so wurde auch unsere Beziehung zu ihr mancher Belastung ausgesetzt, während wir versuchten, bei der schließlichen Rekonstruktion des Familiensystems verstehend und helfend mitzuwirken.

Wir wurden auf mannigfache und komplexe Weise benutzt. Manche Reaktionen der Familie zeigten, daß man uns als mit Sachautorität ausgestattete Spezialisten nahm, andere Reaktionen wiederum ließen sich nur als Übertragungsphänomene begreifen. Wiederholt wurde versucht, uns als Ersatzeltern zu benutzen, da wir mitunter die einzigen verfügbaren Erwachsenen waren. Die Familie wurde ermutigt, Gefühle in unserer Gegenwart auszuleben und auszuagieren, doch ließen wir nicht zu, daß sie uns als direkte Zielscheibe ihrer Aggressionen benutzten. Während wir sie ermutigten, sich offener und direkter auszudrücken, versuchten wir zugleich, ihnen bei der Einsicht zu helfen, daß unser »Verstehen« nicht gleichzusetzen war mit einem Hinnehmen ihres unelternhaften, destruktiv-feindseligen und unangemessen-verführerischen Verhaltens. Wir interagierten mit ihnen auf einer Gefühlsebene der Anteilnahme und des Interesses, doch mußten wir uns auch als Identifikationsobjekte präsentieren. Unbeeindruckt von ihrem chaotischen und provozierenden Verhalten mußten wir den Sinn für Ruhe und Vernunft aufrechterhalten. Wir waren zwar einfühlsam und mitfühlend, doch mußten wir die Familienmitglieder immer wieder zu verstärktem Verstehen und zur Modifikation ihres infantilen Verhaltens anhalten, um den Wachstumsprozeß zu erleichtern.

In der Anfangsphase kam es vor allem darauf an, der Familie dabei zu helfen, eine gewisse Ordnung in ihre Kommunikation zu bringen und eine Atmosphäre des Vertrauens zu schaffen. Familien wie die P.'s haben zu relevanten anderen Personen niemals Beziehungen gehabt – zumindest keine Beziehungen, in denen sie den Eindruck gewinnen konnten, die anderen seien wirklich daran interessiert zu erfahren, wie die Familie dachte oder fühlte. Die P.'s verhielten sich argwöhnisch und reserviert, als würden sie es voraussehen, mißverstanden, kritisiert, abgewertet, geringgeschätzt und entmutigt zu werden. Infolge ihrer früheren familiären Erfahrungen befanden sie sich in geheimem Einverständnis und schienen alle Mitglieder der Herkunftsfamilie abgeschrieben zu haben. Obwohl uns die Bemühungen des Zum-Sündenbock-Machens und Parentifizierens untereinander nicht entgingen, ließen wir uns nicht dazu verleiten, dieses Verhalten stillschweigend zu übergehen oder offen zu tadeln. Von Anfang an verlangten wir, daß jeder die Möglichkeit erhalten solle, seine Bedürfnisse zu artikulieren und auch seine Reaktionen auf übertriebene oder unangemessene Reaktionen anderer auszudrükken. Frau P. personifizierte die zurückhaltenden oder verurteilenden Reaktionen, während Herr P. der impulsive, explosive, gewalttätige »Reaktor« war. Es kam darauf an, Frau P. die Verantwortung für größere Offenheit und für angemessenere Reaktionen zu übertragen, damit sie aus der scheinbar passiven Vermittlerrolle herauskam. Herr P. wurde ermutigt, ein besserer Beobachter und Zuhörer zu werden und damit für sich selbst und die anderen Verantwortung zu zeigen. Während wir uns auf diese Ebene konzentrierten, halfen wir zugleich allen Familienmitgliedern, die unterschwelligen Gefühle und verleugneten negativen Loyalitätsbande gegenüber den Herkunftsfamilien zu erkunden.

Es wurden keine direkten Versuche unternommen, die Kinder aus dieser destruktiven Zwangslage zu »retten«, sondern wir konzentrierten uns auf die Verzweiflung und die unbefriedigten Abhängigkeitsbedürfnisse der Eltern. Wir entschieden uns, den Eltern dadurch »Eltern« zu sein, daß wir sie verantwortlich machten, die Bedeutung ihres Verhaltens und das der Kinder aktiv zu erkunden. Wir bedurften einer enormen Kontrolle und Selbstdisziplin, um den vereinten Bemühungen der Familie zu widerstehen, uns als Schiedsrichter in ihre chaotischen Auseinandersetzungen hineinzuziehen. Sie versuchte auch, das Team dadurch zu spalten, daß sie die Kommentare des einen Therapeuten ablehnte und sich an den anderen wandte, um von ihm eine sofortige Antwort zu verlangen. Der Lärm, das Gezänk, die Verwirrung und die Taktik des Zum-Sündenbock-Machens und Tadelns, die sie gegen einander und gegen uns einsetzten, waren mitunter entmutigend. Obwohl uns klar war, daß nur unsere Fähigkeit auf die Probe gestellt werden sollte, vertrauenswürdig zu sein, rational zu bleiben und unvermindert an unserer Forderung nach verantwortlicherem Verhalten festzuhalten, enthüllten wir mitunter doch zwangsläufig unser Unbehagen und unsere Verzweiflung. Gelegentlich erklärte man uns, wir seien kalt und unmenschlich. Unsere Versuche hinwiederum, warm und spontan zu sein, wurden mit Angst und Furcht aufgenommen. Die Nähe zwang die Familienmitglieder, neuerlich den Schmerz zu erleben, den sie mit gewissen anderen Menschen erlebt hatten – so wie Frau P. es einmal beschrieb: »Irgendwann müssen wir Sie ja doch verlieren!«

Als wir den Gedanken ins Spiel brachten, die Eltern sollten die Beziehungen zum Vater (des Herrn P.) beziehungsweise zur Mutter (von Frau P.) aufzuarbeiten versuchen, wurden wir zunächst ausgelacht, weil beide darauf bestanden, daß diese Beziehungen absolut hoffnungslos seien. In dem Maße aber, in dem ihr Vertrauen in unsere Kompetenz – und, was noch wichtiger war: ihr Vertrauen zu uns als Leuten, die sie ernst nahmen – zunahm, begann Frau P., vorsichtig bei ihrer Mutter die Möglichkeit der

Teilnahme an einigen Sitzungen zu sondieren. Sie war überrascht, als ihre Mutter die Einladung annahm. Es bedurfte mehrmonatiger Arbeit, um sie von ihrer ursprünglichen Angst und Widerstandshaltung bei dem Gedanken abzubringen, daß sich zwischen ihr und der Mutter wirklich etwas Konstruktives entwickeln könne. Wir halfen ihr, der Tatsache ins Gesicht zu sehen, daß ihre behütende Haltung dazu diente, die »Mauer« der Isolierung und Verzweiflung aufrechtzuerhalten, die zwischen den Familienmitgliedern bestand. Wir boten ihr auch die Interpretation an, daß ihre negativen Gefühle und Loyalitätsverpflichtungen gegenüber der Herkunftsfamilie einen unmittelbar störenden Einfluß auf ihre Verfügbarkeit und Verpflichtung in der Familie ausübe. Die Arbeit in den Sitzungen wurde kontinuierlich mit derartigen Bemühungen verknüpft. Dies galt auch für Herrn P. und seine Familie. Sein Vater war infolge der Krankheit nicht imstande, einer therapeutischen Sitzung beizuwohnen. Trotzdem war Herr P. für seinen Vater und seine Schwester verfügbar, als der alte Mann erst ins Krankenhaus und später in ein Pflegeheim gebracht werden mußte. Außerdem forcierte er, mit unserer Ermutigung, lange persönliche Gespräche mit ihm über das gemeinsame frühere und jetzige Leben. Diese beiden, die einander vergleichsweise fremd gewesen waren, wurden so zum erstenmal in ihrem Leben füreinander als Vater beziehungsweise als Sohn verfügbar.

Die Therapeuten halfen den Familienmitgliedern, folgende Vorgänge zu erkunden: ihre Reaktionen auf die Kotherapeuten; die eheliche Beziehung; die Eltern-Kind-Beziehung; und die Beziehungen innerhalb der Herkunftsfamilien. Die Verschiebung im einen Bereich regte zu Explorationen und Veränderungen im anderen an. Wir gingen von dem Konzept aus, daß ein grundlegender Wandel der Elternfunktion sich nur entwickeln könne, wenn das Ehepaar P. mit seinem eigenen Mangel an Urvertrauen fertigwürde – ein Mangel, der damit zusammenhing, daß sie selbst diese Elternfunktion nie erfahren hatten. Wir konnten nur vorübergehend als Ersatzeltern und als Personen benutzt werden, die versuchten, Herrn und Frau P. bei der Durcharbeitung ihrer Elternbeziehungen zu helfen.

Schuld- und Verlustgefühle wurden in dem Maße neu erlebt und verarbeitet, in dem die Bindung der Familie an die Therapeuten enger wurde. Die Eltern wurden ermutigt, sich den verinnerlichten, aufgeschobenen, unbetrauerten oder geleugneten Gefühlen in bezug auf den verstorbenen Elternteil zu stellen. Der Hauptteil der Arbeit bestand aber darin, ihnen zu helfen, sich aktiv mit den realen Beziehungen zum lebenden Elternteil und den Geschwistern auseinanderzusetzen und diese durchzuarbeiten. Die Therapeuten bildeten das permanente Ziel für die Wut und Verzweiflung der Familie – Affekte, die aus den früheren und jetzigen Beziehungen resultierten. Wir mußten für Extrasitzungen zur Verfügung stehen, wenn Selbstmord- oder Mordgefühle auftraten. Die Kinder waren mitunter loyal und übertrieben beschützend zu ihren Eltern und bezeichneten uns als destruktive Eindringlinge – oder sie warfen uns vor, wir verweigerten der Familie jegliche Liebe und Fürsorge. Dann wieder unterstützten und förderten sie den zerstörerischen Prozeß, indem sie sich von der Familie zum Sündenbock machen und parentifizieren ließen. Im wesentlichen jedoch stimulierten die Bedürfnisse der Kinder den Wachstumsprozeß für alle. Nachdem sie sich unserer Kompetenz sicherer waren, gaben sie die Rolle des Sündenbocks beziehungsweise des parentifizierten Kindes auf und äußerten alters- und entwicklungsgerechte Bedürfnisse.

In dem Maße, in dem sich die Beziehungen zwischen Großeltern und Eltern, zwischen den Ehepartnern und zwischen Eltern und Kindern festigten, brauchten die Familienmitglieder die Therapeuten weniger als Quelle der Klärung zu benutzen. Sie wandten sich jetzt aneinander oder an Außenstehende, da sie wußten, daß die Bedürfnisse jedes einzelnen offen erkundet werden konnten und daß die Reaktionen besonnener und rücksichtsvoller sein würden, selbst wenn Meinungsverschiedenheiten gelegentlich unvermeidlich waren. An die Stelle der früheren Reserviertheit und der impulsiven, explosiven Reaktionen traten Wärme, Humor und echtes Einstehen füreinander. Intimität und Nähe wurden nicht mehr gefürchtet oder geleugnet.

Die Endphase der Behandlung wurde von der Familie und den Therapeuten in dem Bewußtsein durchlebt, daß nicht alle Probleme zur Sprache gekommen und gelöst worden waren. Die wesentliche Hilfe lag für die Familie in der Erkenntnis, daß der »Prozeß der Veränderung« kontinuierlich ins Auge gefaßt und so direkt und offen wie möglich betrieben werden muß. Die fortdauernde Stärke jedes einzelnen Familienmitglieds ruhte auf allen anderen Familienmitgliedern als konstruktiver Kraftquelle, solange sie lebten. Wir würden als Berater für etwaige künftige Krisen zur Verfügung stehen, wenn sich die Familie auf stärkere Individuation und Loslösung zubewegte.

Obwohl wir als Kotherapeuten schon vor der Behandlung der Familie P. zusammengearbeitet und eine wertvolle Arbeitsbeziehung aufgebaut hatten, verlangte diese Familie ein neues, intensiveres Verständnis für unsere Beziehung und unseren Beruf. Uns beiden gefielen die erheblichen intellektuellen Fähigkeiten und die geistige Ansprechbarkeit der Familie; außerdem stimmten wir mit ihnen auf einer persönlich-professionellen Ebene überein, nämlich in der Entschlossenheit, die Familienbeziehungen und das interne Funktionieren zu stärken. Zwar war ihr allzu lebhaftes und intensiv destruktives Verhalten gelegentlich abstoßend und überstimulierend, aber wir waren doch fähig, uns mit ihnen auf der Ebene ihrer dauernden Sehnsucht nach verbesserter Sinngebung und Beziehungsfähigkeit als Familie zu »treffen«.

Nicht zuletzt waren sie absolut verantwortungsbewußt und kooperativ in allem, was Besuch der Sitzungen, Absagen, Honorarzahlungen und andere »Vertragsbedingungen« betraf. Die Familie half uns, unser Wissen zu vermehren, und gab uns die Möglichkeit, neue Phänomene wie etwa die verborgenen Loyalitätsverpflichtungen gegenüber den Herkunftsfamilien zu untersuchen. Die Arbeit innerhalb und außerhalb der Sitzungen lieferte uns Einsichten, die bisher in unserer Arbeit mit Familien unentdeckt geblieben waren. Ihr wachsendes Vertrauen half uns, als Individuen und als Team, unsere Kompetenz und unser therapeutisches Wissen zu steigern.

Folgerungen

Die dynamische Bedeutung von Familienloyalität und Dankverpflichtung

Der Hauptzweck der hier gegebenen Darstellung ist, unseren derzeitigen Verständnishorizont zu umreißen und zu zeigen, in welcher Weise sich unsere Methode klinisch anwenden läßt. Außer der Berücksichtigung von Bedürfnissen, Bedürfnisbefriedigungen und den Begleiterscheinungen der Frustration haben wir auch unser Konzept der wechselseitig sich verschränkenden Erwartungen zwischen den Generationen eingebracht. Die Dynamik von Loyalität und Dankverpflichtung in Familiensystemen begreift die Dynamik und Funktionsweise eines einzelnen in sich ein, geht aber zugleich über sie hinaus. Allen engen und sinnvollen Beziehungen inhärent sind die wesentlichen Elemente des Gebens und Empfangens, des Gerecht- oder Ungerecht-behandelt-Werdens, des Nehmens ohne Zurückgeben oder des Empfangens ohne die Möglichkeit des Zurückerstattens. Märtyrerhaltung, übertriebenes Geben und Permissivität, Zum-Sündenbock-Machen und Parentifizierung sind Beispiele einer nicht ausbalancierten, mangelhaften »Gegenseitigkeit« in Beziehungen. Solche Beziehungen stimulieren Gefühle der Schuld und dauernden Dankverpflichtung; sie produzieren auch Gefühle der Verzweiflung, so als könne man die Familienkonten niemals ins reine bringen – sei es durch emotionales Interesse und Anteilnahme, sei es durch konkrete Handlungen.

Da wir von der Grunderkenntnis ausgehen, daß jedes Kind von seinen Eltern empfange und ihnen daher Rückerstattung schulde, wird die fehlende elterliche Bereitschaft zum Empfangen von uns als ebenso schädlich angesehen wie die elterliche Unfähigkeit zum Geben. Einem märtyrerhaften Elternteil beispielsweise kann man niemals seine Dienste zurückerstatten. Infolgedessen lastet auf dieser Beziehung stets der Druck einer kindlichen Dankverpflichtung gegenüber dem Elternteil, ohne daß irgendeine Möglichkeit bestünde, die Konten auszugleichen. Die Aussichtslosigkeit jedes Versuches, in einer solchen Beziehung Gegenseitigkeit zu üben, stürzt das Kind in tiefe Verzweiflung. Statt Zuversicht zu gewinnen hinsichtlich der auf der Gegenseitigkeit von Geben und Nehmen basierenden Natur jeder Beziehung, glaubt das Kind, daß man, um zu überleben, andere Wege finden müsse zur Rückerstattung der vom Vater oder von der Mutter empfangenen Wohltaten.

Akte der Rebellion oder der Flucht können die Zwangslage des Kinds nicht beheben. Solche Maßnahmen verstricken das Kind nur noch tiefer in Verpflichtungen, die mit Schuldgefühlen belastet sind. Seine Beziehung zu den Eltern mag sich ins Negative wenden, wird aber niemals wirklich illoyal, solange das Kind in der symbiotischen Verpflichtungsbindung verharrt. Kurzum, das in Schuldgefühlen gefangene, in die Loyalitätsfalle getappte Kind schuldet den Eltern: (a) das Symptom, (b) die Unveränderbarkeit der Lage und (c) die Scheu vor dem Umgang mit Dritten.

In solchen Beziehungen bringt es die Unfähigkeit zur Rückerstattung auch mit sich, daß das Kind selbst nichts mehr entgegenzunehmen vermag. Dieses scheinbare Paradox des Empfangens durch Geben löst sich in der Dialektik der normalen Elternschaft auf. Vater oder Mutter geben dem Kind, erwarten aber implizit Rückerstattung, und das Kind empfängt, hofft aber, den Eltern die Wohltaten eines Tages vergelten zu können. Hierzu werden Eltern und Kind nicht nur durch den aktuellen tagtäglichen Austausch ihrer Beziehung, sondern auch durch das gesamte Netz der Familienverpflichtungen motiviert.

Bei der Beschreibung der dynamischen Kette von Ereignissen während einer Familientherapie stellten wir die Hypothese auf, daß es zwangsläufig zu schädigenden Konflikten und Entwicklungsblockierungen kommen müsse, wenn nicht alle Interaktionen in einem gewissen Gleichgewicht mit dem Druck der Verpflichtungen sind. Das Nichtbeachten von Verpflichtungen führt dazu, daß die Schuldgefühle sich akkumulieren. Aus der Familienvorgeschichte von Herrn P. können wir darauf schließen, daß Herrn P.'s hart arbeitende Eltern den Kunden ihres Geschäfts viel Unterwürfigkeit entgegenbrachten und als hingebungsvolle Märtyrer erschienen, für ihre Kinder aber in einem persönlichen Sinne nur minimal zur Verfügung standen. Wenn von einem solchen Kind erwartet wird, daß es die Rückerstattung an die Eltern indirekt leiste, etwa durch Erfolg im Beruf (»Mein Sohn, der Doktor«), und wenn ihm jegliche Anerkennung für seine kleinen Dienste vorenthalten wird, dann mag zuletzt der einzige »Weg« zur Rückerstattung der Schuld eine gestörte Persönlichkeitsentwicklung sein. Selbst Erfolgserwartung wird unter solchen Umständen Ausbeutung. Herr P. landete in einem mittelmäßigen Beruf und schien trotz guter Intelligenz nicht imstande zu sein, seine Ausbildung abzuschließen. Indem er die Fertigstellung seiner Magisterarbeit ständig vor sich herschob, ergänzte und vervollständigte er, der ewig kindliche Mann, die behütenden, bemutternden Züge bei seiner Frau. Herrn P.'s Beziehung zu seiner Familie bot das Bild eines fixierten, hoffnungs- und hilflosen Zustandes, der gekennzeichnet war durch die Sexualisierung des eingebildeten übermächtigen, unterdrückenden Charakters der Frauen, gepaart mit einem tiefen Ressentiment gegen diese. Herr P. gab an, zu seinem Vater, der noch am Leben war, und zu seinen beiden Schwestern nur minimalen Kontakt zu haben. Erst später in der Therapie wurde es möglich, Kraftreserven in Herrn P.'s ungenutzter Kapazität des Gebens (im Kontakt mit dem alten Vater) zu mobilisieren.

Frau P. war in einer ähnlichen Familienkonstellation wie ihr Mann aufgewachsen. Doch während ihre Rolle damals definiert war als die eines trotzigen Kinds, wurde sie nun – in der eigenen Familie – zum Beschützer und Friedensstifter. In einem der Gespräche, bei denen auch ihre Mutter zugegen war, sahen wir das lebenslange Problem: Ihre Mutter beschrieb Frau P.'s Vater als gegenüber den Kindern verantwortungslos und unbeteiligt. Frau P. verteidigte ihren Vater gegen die Mutter. Beim ersten Vorstellungsgespräch schien Frau P. Ressentiments gegen die Mutter zu haben und sagte von ihr, sie habe nie Zeit gehabt, sich hinzusetzen und mit ihren Kindern zu reden. Einmal, als Frau P. mit dem Hausputz beschäftigt war, hörte sie ihre Mutter sagen: »Meine Kinder und meine Familie helfen mir aber auch nie bei der Hausarbeit.« Wie sie gestand, hatte Frau P. eine Zeitlang das Interesse und die Anteilnahme ihrer Mutter gesucht, bis dies schließlich an einem bestimmten Punkt hoffnungslos wurde und ihr klar war, daß ihre Heirat als Rache für die scheinbare Gleichgültigkeit der Mutter dienen konnte. Rache an einem Elternteil begreift auch immer das Gegenteil in sich ein: ein Signal, welches die verzweifelten Wünsche zum letztenmal bekunden soll. (»Sieh her, wie verzweifelt ich bin! Ich hoffe, du reagierst auf mich!«)

Daß sich Frau P. einen jungen Mann zum Gatten wählte, welcher ein halber Psychotiker war, muß ihr die zweifache Möglichkeit geboten haben, sich gegen die Mißbilligung durch die Mutter zu behaupten *und* ein Rebell mit einer »das Opfer lohnenden« Sache zu werden – hingegeben an den Versuch, durch eine bis zur Selbstaufopferung gehende Identifikation ihrem versagenden Mann zu helfen. Gleichzeitig gab ihre Mutter nach wie vor implizit zu verstehen, daß Frau P. durch die Wahl ihres Lebensgefährten zur Verräterin geworden sei. Die Annahme liegt nahe, daß Frau P. einen durch die aufopferungsvolle Hingabe an den Mann nicht ausbalancierten Teil ihres Schuldgefühls mit ihrer anhaltenden Frigidität und ihrem sexuellen Desinteresse büßte. Es ist von Belang, daß sich ihr sexuelles Interesse und ihre Orgasmusfähigkeit im selben Maß wandelten, wie sie Gelegenheit zum Rückerstatten erhielt, indem sie ihrer leidenden Mutter Sorge und Pflege anbieten konnte.

Wir müssen betonen, daß uns das Fehlen des gegenseitigen Gebens und Nehmens, das ein Persönlichkeitsmerkmal sowohl bei Herrn P. wie bei Frau P. war, nicht sofort aufgefallen ist. Leichter erkennbar waren die Züge ihrer emotional entbehrungsreichen Entwicklungsgeschichte und die daraus resultierende Ichschwäche. Hätten die Therapeuten den traditionellen Begriffsrahmen akzeptiert, wonach die Ichschwäche der Eltern zu Entbehrungen bei den beiden Töchtern führt, dann hätte die Therapie einen anderen Gang genommen. Es hätte sich Einzeltherapie mit den Töchtern nebst periodisch begleitenden Kontakten zu den Eltern empfohlen, da man gehofft hätte, wenigstens mit dem gesunden Kern der adoleszenten Töchter auf deren Individuation und Loslösung vom Elternhaus hinarbeiten zu können.

Erst die allmähliche Entfaltung des vollen Beziehungsspektrums ermöglichte es uns, die Mehrgenerationen-Rekonstruktion als Ziel festzusetzen. Unser Beharren auf der Arbeit mit der Familie und später auch mit der Großmutter mütterlicherseits ließ uns erkennen, daß eine verfügbare, wenngleich ungenutzte emotionale Stärke vorhanden war, die nur der therapeutischen Umlenkung bedurfte. Wir versuchten daraufhin, in dem Mehrgenerationen-Muster aus blockierter Gegenseitigkeit und reduziertem Urvertrauen die entscheidenden Punkte miteinander zu verknüpfen.

Der Hauptmechanismus der Veränderung

Setzen wir den Ausgleich von Gerechtigkeit und Verpflichtungen als dynamisches Schlüsselprinzip einmal voraus, so ist es für das Kind psychologisch untunlich und unökonomisch, wenn es versucht, die kindlichen Loyalitätsverpflichtungen einfach zu ignorieren und zu leugnen, selbst wenn der Vater oder die Mutter vergleichsweise nicht-gebend war. Das Kind wird für dieses Ignorieren mit lähmenden Schuldgefühlen, blockierter Persönlichkeitsentwicklung und sogar mit der Gestörtheit seiner künftigen Familienbeziehungen bezahlen. Es scheint, daß die Rückerstattung empfangener Wohltaten in der Familie P. dadurch erschwert wurde, daß Frau P.'s Mutter ihrerseits nicht im geringsten bereit war, Wohltaten von dieser ihrer angeblich illoyalen Tochter zu *empfangen.*

Konkret ausgedrückt, zielte unsere therapeutische Strategie zunächst auf das Aufbrechen der starren Mechanik, wie Frau P. und ihre Mutter sich gegenseitig zum Sündenbock machten (was wiederum auf Frau P.'s Gatten und Kinder weiterprojiziert wurde). Der Weg der Therapie bestand in der allmählichen Festigung von Frau P.'s Stellung im Beziehungsgeflecht ihrer Kernfamilie, bis zu dem Punkt, an dem sie eine aktiv »gebende« Haltung gegenüber ihrer Mutter einnehmen konnte. Die Überprüfung unserer Hypothese bestand in der Prognose von selbstbewußten Reaktionen von Frau P. im Anschluß an jeden neuen Schritt der Neubilanzierung der mit Schuldgefühlen belasteten und abgeleugneten Verpflichtungskonten bei Mutter und Tochter. Beispiele solcher prognostizierten Reaktionen waren: (a) größere Fähigkeit, den Ehegatten zu akzeptieren; (b) gesteigerte sexuelle Befriedigung; und (c) Neuordnung ihrer Beziehung zu den Töchtern.

Eines der ersten Anzeichen für eine Veränderung bei Frau P. war ihr bewußter Wunsch, die überbehütende, bemutternde Einstellung zu ihrem Mann aufzugeben. Wir dürfen annehmen, daß sie diese pathogene Behütung deshalb gewählt hatte, weil sie ein Mittel war, die Schuldgefühle wegen ihrer nicht-gebenden Haltung in der Beziehung zur Mutter zu leugnen. In der achtundvierzigsten Behandlungswoche war Frau P. fähig, ihre Gefühle der Hoffnungslosigkeit und die Angst, erneut zurückgestoßen zu werden, zu überwinden, und sie konnte ihre Mutter zu einer familientherapeutischen Sitzung einladen. In der dritten Sitzung in Gegenwart der Mutter gelang es Frau P., den Circulus vitiosus des gegenseitigen Sich-zum-Sündenbock-Machens erstmals entscheidend zu unterbrechen: Sie behauptete, gelernt zu haben, wie ähnlich sie ihrer eigenen Mutter sei samt ihrer »destruktiven Mutterliebe«, indem sie niemals lobte, Gutes für selbstverständlich hielt und an allem herumnörgelte. Das gemeinsame Weinen der beiden Frauen, als die Großmutter mütterlicherseits ihre Rolle in der Herkunftsfamilie beschrieb, trug auch dazu bei, das »Vorwurfs«-Syndrom abzubauen.

Es ist interessant, daß drei Wochen später eine beachtliche und ermutigende Veränderung in den Familienbeziehungen eintrat, wie um unsere therapeutische Hypothese zu bestätigen. Die beiden Mädchen veranstalteten eine Vierer-Party mit ihren beiden Freunden, und die Eltern planten zum erstenmal seit Jahren einen Urlaub zu zweit. Frau P. berichtete von besseren sexuellen Kontakten und erhielt einen neuen Trauring.

Anscheinend mußte aber noch ein ganzes Jahr vergehen, bevor zwischen Frau P. und ihrer Mutter ein weiterer Fortschritt möglich wurde. In der Zwischenzeit gab es eine Phase der Stagnation. Trotz Fortschritten auf anderen Gebieten schien Frau P. den meisten Vorstößen der Familie und der Therapeuten extremen Widerstand und Nichtreagieren entgegenzusetzen. Sie schien tatsächlich das nicht-empfangen-wollende Muster der Mutterrolle zu wiederholen: Sie war nicht bereit, dem anderen guten Willen zuzubilligen. In dieser Periode stellte Frau P. die Therapeuten immer wieder auf die Probe, indem sie ihnen vorwarf, sie seien unmenschlich, »funktional« und nicht-gebend. Auch Lucille stellte ihre Eltern mit ihrem aufsässigen, selbstgefährdenden, »kriminellen« Verhalten weiter auf die Probe. Anne war zu Überreaktionen auf ihren Vater gezwungen, und zwar in einer, wie die Familie sagte, »sinnlich zugeneigten«, halb inzestuösen Weise, die entweder zu verführerischer Aufmerksamkeit oder zu gewalttätiger Ablehnung durch den Vater geführt hatte.

Ursprünglich bestanden Annes symptomatische Formen der »Rückerstattung« aus chaotischen, halbirren Verhaltensweisen, gefolgt von Verweigerung aller schulischen Leistungen und Ausschluß aller Kontakte zu Dritten; die Besserung dieser Symptome konnte als Zeichen ihrer wachsenden Hoffnung gedeutet werden, neue Wege zum Ausdruck kindlicher Dankbarkeit zu finden. Gegen Ende des ersten Jahres verbesserte Anne nicht nur ihre Noten, sie bekam sogar ein Stipendium. Am Ende des zweiten Jahres graduierte sie *cum laude*. Gleichzeitig begann sie, Interesse für Jungen zu zeigen. Sie verlor ihr deutliches Übergewicht, behauptete, vom männlichen Therapeuten als »Lady« betrachtet werden zu wollen, und begann, sich mit Jungen zu verabreden. Mit wachsender Einsicht reflektierte sie über die Gerechtigkeitsbilanz ihrer Welt: »Ich war das brave Kind, die gute Schülerin, eine relativ moralische Person, ich hänge nicht mit Typen 'rum wie Lucille, und was habe ich jetzt davon?« Als Anne einige Wochen später erwog, sich um die Aufnahme ins College zu bewerben und von zu Hause wegzuziehen, gab sie zu verstehen, daß sie nur aus dem Hause gehen könne, wenn jemand da wäre, um ihrer Mutter zu helfen. Dann konfrontierte Anne ihre Mutter offen mit ihren Wünschen. Sie fragte, ob Frau P. sich Sorgen darüber mache, daß Anne vielleicht auch wie Lucille Drogen nehmen und sich überhaupt wie Lucille aufführen werde, oder nur Angst davor habe, daß Anne weg von ihrer Mutter wolle und nicht mehr die »süße, liebenswerte Tochter« sein würde. Ihre Mutter reagierte damit, daß sie Annes Äußerungen »verräterisch« nannte und hinzufügte: »Wenn du hier die Lucille spielen willst, dann bitte gleich!«

Es ist von Bedeutung, die beziehungsbedingten Determinanten für Lucilles fortgesetzt selbstgefährdendes, »kriminelles« Verhalten zu begreifen. Einerseits verträgt es sich mit der Einpersonentheorie, dieses Verhalten zu deuten als Erfüllung von Lucilles (sei es auch negativen) Bedürfnissen nach elterlichen Reaktionen. Sie versuchte dauernd, ihre Eltern zu strafenden Reaktionen zu provozieren, aber die Eltern reagierten erst, als sie sich durch Lucilles extremes Verhalten (Drogenkonsum, Hippie-Lebensweise) genötigt sahen, sie aus dem Haus zu werfen. Man kann dieses aufsässig-destruktiv-adoleszente Verhaltensmuster unschwer als Mittel zur Loslösung und Individuation, sei es auch unter Schmerzen für alle, ansehen. Dies scheint durch Lucilles Bemerkungen in einer besonderen Einzelsitzung erhärtet zu werden, zu einer Zeit, als sie mit verschiedenen, zumeist »nicht wünschenswerten« Partnern zusammenlebte: »Ich bin scheußlich zu meinen Eltern. Ich wollte, ich wäre es nicht.« Gegen Ende der Therapie, als sie bereits dabei war, zu ihren Eltern und deren Mittelschichts-Lebensweise zurückzukehren, meinte sie einmal: »Am College habe ich mich so aufgeführt, um meine Eltern traurig zu machen. Was ich gebraucht hätte, war eine richtige Tracht Prügel und viele Umarmungen. Ich fühlte mich schuldig; ich habe es getan, um den Eltern weh zu tun.« Doch abgesehen von diesen ich-motivierten Gründen mag Lucille auch rebellisch agiert haben, um bestimmte unausgesprochene Erwartungen des Familiensystems zu erfüllen. Und in der Tat war Lucille zu keiner Zeit wirklich illoyal. Man konnte immer darauf zählen, daß sie wesentliche Dienste im Zusammenhang mit den Bedürfnissen ihrer Eltern und der leidenden Großmutter übernahm. Manchmal sah es so aus, als verpflichte sie ihre Eltern, indem sie die Rolle des Sündenbocks spielte. Nachdem Lucille aus dem Hause geworfen worden war, sprach ihr Vater eine Zeitlang fortwährend von seinen Mordgelüsten – die sich nun *in absentia* gegen Lucille richteten –, während die Mutter ihrer Enttäuschung darüber Ausdruck gab, daß Lucille finanziell zurechtkam, obwohl sie doch angeblich »in der Gosse« lebte.

Die Krankheit der Großmutter – eine Hilfe für die Familie

Neue Arrangements wurden in rascher Folge möglich, als gegen Ende des zweiten Jahres die Krebserkrankung der Großmutter entdeckt wurde. Mit der zu erwartenden zunehmenden gesundheitlichen Verschlechterung bis zum Eintritt des Todes eröffnete sich die Möglichkeit, durch das Anbieten von Sorge und Pflege zu handeln. Frau P.'s fortdauernde Hoffnungslosigkeit in bezug auf eine Veränderung der Beziehung zu ihrer Mutter wurde von den Therapeuten nicht geteilt: sie verwiesen auf die Unwiderruflichkeit des Todes und ermutigten Frau P., alles nur Erdenkliche zu tun, solange ihre Mutter noch am Leben war. Nach einigem Zögern nahm Frau P. ihre Mutter zu sich, gab ihre Stelle auf und wurde zur Pflegerin für eine Patientin, die Klistiere, Injektionen und ständige Betreuung brauchte.

Sie hatte mit Zweifeln zu kämpfen und glaubte, daß ihre Mutter sie nur deshalb mehr akzeptiere als früher, weil sie ihre Pflegerin geworden war. Als aber die Kommunikation der Mutter offener wurde, ließ sich Frau P. eher überzeugen, daß die Mutter zu diesem Zeitpunkt zu einer echten Neuausrichtung ihrer Beziehung bereit war. Frau P. war ganz verzückt, als sie berichten konnte, daß ihre Mutter gesagt hatte, sie habe wundervolle Kinder – und daß sie der Mutter dann einen Kuß gegeben und aufmunternd gesagt habe: »Du hast für mich gesorgt, als ich klein war; jetzt sorge ich für dich.« Einmal erzählte sie uns, daß ihre Mutter zu ihr gesagt habe, sie hätte gerne mehr Kinder gehabt, und sie habe auch nie geglaubt, daß die Tochter sie hasse.

Ein Hauptproblem der Gerechtigkeit gerät ins Blickfeld, wenn ein Mensch sich seiner Tendenz bewußt wird, zu projizieren und andere zum Sündenbock zu machen. Die meiste Zeit ihres Lebens schien sich Frau P. nur der schmerzlichen Enttäuschung bewußt zu sein, die sie selbst durch die reaktionsunwillige Haltung ihrer Mutter erlitten hatte; erst allmählich gewann sie Klarheit über ihre eigenen frustrierenden Einstellungen als Mutter. In dem Maße, in dem sie den »Handlungsdialog« mit der Mutter in einen positiv-gebenden verwandelte, konnte sie sich eingestehen, wie unfair es war, ihre Enttäuschungen an Lucille »auszulassen« oder Anne in einer überengen, symbiotischen Beziehung zu halten. In der Sitzung, in der Frau P. berichtete, daß sie ihrer Mutter einen Kuß gegeben hatte, äußerte sie auch, daß sie nicht glaube, daß ihre Mutter sie absichtlich verletzt habe, und daß auch sie selbst Lucille nicht bewußt weh getan habe.

In der folgenden Sitzung gab dann Frau P. ihre Stelle mit der Begründung auf: »Jetzt weiß ich endlich, was ich zu tun habe, und tue es.« Es ist von erheblicher klinischer und theoretischer Bedeutung, daß der »Rückkoppelungs«-Prozeß des gegenseitigen Gebens zwischen Mutter und Tochter auch andere Familienmitglieder dazu anregte, sich an der Sorge für die Großmutter zu beteiligen. Herr P. berichtete, daß er es nicht verdiene, als selbstloser Helfer seiner Frau betrachtet zu werden: »Das gibt mir selbst sehr viel; meine Schwiegermutter ist jetzt meine Mutter.« Der Kreis schloß sich, als die Großmutter zwei Wochen vor ihrem Tod Herrn P. um Vergebung dafür bat, daß sie ihm ihre Tochter nur widerwillig zur Frau gegeben hatte, und ihr Schwiegersohn die Geste mit einem Kuß erwiderte.

Die ganze Periode zeichnete sich durch eine stille, geradezu mystische Begeisterung ob der emotionalen Wiedergeburt der Beziehung aus. Wenige Wochen vor dem Tod ihrer Mutter berichtete Frau P.: »Meine Mutter sagte, sie hätte nie gewußt, was ich für ein Mensch bin, und hat mir einen Kuß gegeben. Ich weiß schon gar nicht mehr, wann sie zum letztenmal eine Geste der Zuneigung mir gegenüber gemacht hat. Meine ganze Welt weitet sich.« Gleichzeitig zeigte sich Frau P. viel stärker an der Erreichung des sexuellen Höhepunktes interessiert. Herr P. war erstmals imstande, eine Beförderung und eine Gehaltserhöhung zu verlangen. Anne hatte regelmäßiger als je zuvor Verabredungen. Lucille begann, ihren Freund angemessener zu betrachten: auf reife und kritische Weise. Herr P. zeigte außerdem aktive Anteilnahme an seinem im Krankenhaus liegenden Vater. Schließlich machte Frau P. nach dem Tod ihrer Mutter die paradoxe Bemerkung: »Indem ich eine Mutter verloren habe, habe ich eine Mutter gewonnen.« Es scheint, daß sich das Tor des gegenseitigen Gebens und Nehmens geöffnet hatte, bevor der Tod es endgültig versiegeln konnte.

Bei der Reflexion über die verschiedenen am Determinismus

des menschlichen Handelns beteiligten Systemebenen haben wir betont, wie dringlich der Therapeut alle Handlungen unterstützen muß, die darauf abzielen, das verfestigte System einer hoffnungslos verfahrenen Mutter-Tochter-Beziehung aufzubrechen.

Insbesondere halfen wir Frau P., die Einstellung zur Mutter zu ändern: statt Hoffnungslosigkeit und Entbehrung empfand sie nun den Drang zum aktiven Geben. Da sie gebende Haltungen und Handlungen schon bei zahllosen früheren Gelegenheiten versucht haben mußte, bevor sie die Hoffnung aufgab, mußten wir die Faktoren ergründen, die jetzt anders waren. Einige dieser Faktoren lagen in Frau P. selbst und wurden verstärkt, als sie von den Therapeuten und der Familie zur Veränderung ermutigt wurde; andere lagen in ihrer Mutter, insofern sie schließlich dazu gebracht wurde, die Aufmerksamkeit ihrer Tochter empfangen zu können. Die psychischen Auswirkungen von Schuldgefühlen waren wesentliche Gesichtspunkte bei der Untersuchung der Verschränkung von Beziehungssystem und individueller Motivation.

Es ist vorstellbar, daß vermehrte Schuldgefühle einen Menschen einerseits unfähig zum Empfangen machen, andererseits aber geneigter, das Geben immer und immer wieder zu versuchen. Deshalb brauchte Frau P. vermehrte Einsicht in ihre Verantwortlichkeit für angemessenere Reaktionen gegenüber den Kindern, während ihre Mutter Unterstützung für ihre derzeitige Situation brauchte, das heißt, eine Exploration der ungerechten Züge ihres eigenen früheren Lebens. Frau P. wurde gebefreudiger, nachdem sie ihre Ungerechtigkeit gegen Lucille und ihre Neuauflage des »destruktiven Mutterverhaltens« entdeckt hatte. Ihre Schuld- und Verantwortungsgefühle waren denkbarerweise Kraftquellen für ihre neuerliche Motivation zum Handeln trotz ihrer Hoffnungslosigkeit. Zugleich wurde, als ihre Mutter imstande war, über die Härten ihrer eigenen Kindheit und ihrer Ehe nachzudenken, diese Schilderung ihrerseits gerechter und ausgewogener, weil sie menschlich verständlicher wurde. Auch durch das Anhören der direkten Vorwürfe ihrer Tochter und durch das Eingeständnis eigener Irrtümer müssen ihre Schuldgefühle sich verringert haben. Außerdem trugen ihr Alter und ihre unheilbare Krankheit dazu bei, die Abhängigkeit zu steigern und ihre Verpflichtungen zu verringern, während sie die Verantwortung von Frau P. erhöhten.

Vielleicht am wenigsten entscheidend ist, die Rolle Annes bei der Rekonstruktion des Kontos verborgener Loyalitätsverpflichtungen in dieser Familie zu erwähnen. Sie war dasjenige Familienmitglied, das ursprünglich als Indexpatient bezeichnet worden war. Ihre Verzweiflung schuf jene anfängliche Familienbelastung, die zu ihrer Hospitalisierung und letztlich zur Familientherapie führte. Wir dürfen die These aufstellen, daß das provozierende, nervenaufreibende Verhalten Annes (und der meisten kranken Familienmitglieder) mehr als kompensiert wurde durch ihren Opferbeitrag, was die Interessen der Familie betraf. Wir glauben, daß Anne, sobald ihre Eltern und ihre Schwester Anzeichen eines sinnvollen therapeutischen Engagements und später eine nicht zu leugnende Bewegung auf die Veränderung hin erkennen ließen, ihrerseits von der Verpflichtung zum Scheitern befreit war. Allmählich wurde sie fähig, Aufmerksamkeit für die ihrem Alter angemessenen adoleszenten Bedürfnisse zu fordern und von ihrer ängstlichen Sorge und Überverfügbarkeit für ihre Herkunftsfamilie abzulassen. Die erfolgreichen Resultate eliminierten die Notwendigkeit zum Selbstopfer auf ihrer Seite.

Wir haben ein Modell entwickelt: Entbehrung eines echten Elternverhaltens und der daraus resultierende Mangel an Urvertrauen wurden verantwortlich gemacht für den defensiven Rückzug aus zwei ineinander verschränkten Mutter-Tochter-Beziehungen; doch die mangelnde elterliche Bereitschaft, Rückerstattung vom Kind zu empfangen, wurde als nicht minder schädigender Faktor erkannt. Ein vollständiger Handlungsdialog zwischen Eltern und Kind setzt ein Geben und Nehmen auf beiden Seiten voraus. Konzentrieren wir unsere Aufmerksamkeit vorwiegend auf die Mängel des elterlichen Nehmens, können wir davon ausgehen, daß das Kind verstärkt Schuldgefühle entwickeln wird, da ihm die Rückerstattung versagt ist. In Fällen, in denen diese Situation mit einem Zum-Sündenbock-Machen des »bösen« und »undankbaren« Kindes zusammentrifft und verstärkt wird, kann das beziehungsmäßige Rückkoppelungssystem einen Punkt derartiger Bewegungslosigkeit erreichen, daß das Ergebnis defensiver Art, das heißt ein beiderseitiger Rückzug ist. Rückzug charakterisiert aber vielleicht nur das sichtbare Zehntel des Beziehungs-Eisberges. Darunter bleibt die verborgene Bindung bestehen, oft in Form negativer Loyalität. Mit anderen Worten: wenn man zu seiner Herkunftsfamilie nur dadurch Beziehung haben kann, daß man das »böse Objekt« ist, dann ist zu erwarten, daß man diese Rollenzuweisung akzeptieren wird. Der hieraus resultierende verstümmelte Dialog wird des positiven Austausches entbehren, und selbst der negative Austausch wird eher die Form der Auslassung als der Einlassung haben. Ohne eine erneuerte aktive Initiative, die dem System eine Haltung des Gebens zuführt, sind die Aussichten für eine Veränderung ziemlich begrenzt. Ohne eine derartige Veränderung aber müssen die abträglichen Auswirkungen zwangsläufig das Leben der späteren Generationen vergiften.

12 Einige Notizen zur therapeutischen Praxis

Im folgenden sei kurz dargelegt, wie sich die in diesem Buch erörterten Grundsätze anwenden lassen auf das Entwerfen familientherapeutischer Strategien – wobei klar sein sollte, daß jeder therapeutische Erfolg entschieden stärker von den Motivationen des »Patienten« abhängt als von den Techniken, welche der Therapeut anzuwenden liebt.

Ein Therapeut ist dann Familientherapeut, wenn er sich an die Verpflichtung gebunden fühlt, allen Familienmitgliedern zu helfen, und sich nicht bloß damit begnügt, gemeinsame Familiengespräche abzuhalten. Wir wissen es zwar zu schätzen, wenn der Familientherapeut mit einzeldynamischen Konzepten vertraut ist, aber wir legen die Betonung nicht auf Einsicht, Bewußtmachung und Konfrontation mit inneren Abläufen. Erkenntnis und Einsicht haben für Handeln und Veränderung niemals soviel unmittelbare Relevanz wie Verpflichtung, Hingabe und Loyalität.

Die Aktivität des Therapeuten

Der Therapeut hat eine aktive Rolle zu spielen; er kann nur in dem Maße wirken, in dem er aktiv ist. Dennoch ist der Begriff der therapeutischen Aktivität einer der in der Literatur am wenigsten klar definierten. Zahlreiche Autoren deuten an, daß Aktivität mit jenen charaktererforschenden und stilbildenden typischen Eigenschaften des Therapeuten zusammenhänge, die ihn wie den »Dirigenten« eines Orchesters agieren lassen. Andere begreifen Aktivität als verbunden mit des Therapeuten suggestivem, aggressivem persönlichen Verhaltensstil, wie er sich in dessen nur allzu bereitwilliger Mißachtung des Stils und der Wertsetzungen im familieneigenen Verhalten zeigt. Der Prozeß der therapeutischen Intervention darf sich nicht so sehr auf irgendwelche Formkriterien, sondern sollte sich vielmehr auf ein vom Therapeuten ausgearbeitetes, geordnetes Programm seiner Erwartungen gegenüber den Familienmitgliedern stützen. Insbesondere muß der Therapeut im gleichen Maße, in dem er der Familie seine fachmännische und teilnehmende Hilfe anbietet, auch deren Verpflichtung zur Exploration betonen. Als Gegenleistung sollte er auf die Verpflichtung der Familie, sich dem durch die Beziehungskonfrontationen in Gang kommenden unvermeidlich schmerzhaften, ermüdenden und häufig beschämenden Prozeß zu unterziehen, mit teilnehmendem Interesse reagieren.

Eine weitere Anforderung an die Fähigkeit des Therapeuten, aktiv zu sein, erwächst aus dem, was man die familientherapeutische »Allparteilichkeit« genannt hat. Der Therapeut muß in der Lage sein, die Partei eines Mitglieds zu ergreifen und dann nacheinander die der anderen Mitglieder; er darf sich dem Anspruch irgendeines Mitglieds auf Verdienst oder Gerechtigkeit nicht verschließen. Betritt der Therapeut die aufgeheizte Arena der Eifersüchteleien und der Bündnisse, dann trifft er auf die Quintessenz der Beziehungsdynamik: die Buchhaltung der Gegenseitigkeit von Verdienst und Verpflichtung.

Die Fähigkeit, sich seinen eigenen Familienbeziehungen zu stellen, ist eine der wesentlichen Voraussetzungen, daß der Familientherapeut seiner Funktion gerecht werden kann. Diese Fähigkeit bestimmt seine therapeutische Aktivität stärker als jede sonstige Verhaltensbesonderheit.

Partei ergreifen

Ausgesprochen oder unausgesprochen neigen die meisten Familienmitglieder dazu, vom Therapeuten zu erwarten, daß er darüber richte, wer im Recht und wer im Unrecht sei. Diesen Versuch einer Rollenzuweisung wollen wir weder zurückweisen noch akzeptieren; wir erwarten vielmehr von den Familienmitgliedern, daß sie sich ihren Gedanken, Gefühlen und Befürchtungen im Hinblick auf ungerechte Behandlung oder Ausbeutung stellen und sich ausführlich dazu äußern. Was nach unserem Empfinden einer »methodischen« Grundregel am nächsten kommt, ist, daß die Motivationsprogrammierung in einer gemeinsamen Beziehungsdynamik auf einen Prozeß des Buchführens über gegenseitige Verpflichtungen zurückzuführen ist. Die »technische« Kompetenz des Therapeuten wird von seiner Fähigkeit abhängen, sämtliche Interaktionen aus der Sicht dieses Buchführens nachhaltig zu durchdenken.

Der Therapeut in seiner eigenen Familie

Im Gegensatz zum Psychoanalytiker oder Einzeltherapeuten anderer Richtungen, die dazu neigen, ihre eigene Konfliktverarbeitung nicht just in Gegenwart sämtlicher Familienmitglieder zu betreiben, handelt der Familientherapeut gerade umgekehrt. Da er tagtäglich mit fremden Familien um Offenheit und Unmittelbarkeit ringt, erwartet er diese Eigenschaften nicht zuletzt auch in der eigenen Familie.

Der Familientherapeut wird unausweichlich darauf gestoßen, daß er selber gewisse nicht durchgearbeitete Loyalitätsverpflichtungen gegenüber seiner Herkunftsfamilie hat. Während er sich der Klärung und dem Einlösen seiner Dankesschulden widmet, läuft er Gefahr, neue Konflikte mit seiner Kernfamilie heraufzubeschwören. Zuweilen wird ein Therapeut bei der Behandlung eines Familiensystems spürbar überempfindlich in jenen Bereichen, die in signifikantem Zusammenhang stehen mit Streitzonen innerhalb seiner eigenen Familie. Je aufrichtiger sich der Familientherapeut beim Ringen um Ausgleich zwischen Bedürfnissen und Rechten nach dem Prinzip der Fairneß an der System-Auffassung orientiert, desto mehr läuft er Gefahr, einen Konflikt in seinen eigenen Familienbeziehungen zu aktivieren. Während viele Einzeltherapeuten versuchen, ihre »Konflikte« von denen ihres Ehepartners oder ihrer Kinder fernzuhalten, wird der Familientherapeut individuell für sich gewonnene Einsichten und ein Durcharbeiten im Alleingang kaum für wirksam halten können.

Loyalität und Vertrauenswürdigkeit

Ohne Vertrauen zum Therapeuten sieht die Familie natürlich keinen Grund, schmerzliche und beschämende Informationen mit ihm zu teilen. Der Therapeut mag sich durch seine Anteilnahme, seine Erfahrung und seine Aufrichtigkeit Vertrauen erwerben und dennoch unterliegen, weil seine Intervention von den Familienmitgliedern als der Einfühlsamkeit ermangelnd empfunden wird angesichts des auf ihnen lastenden, durch innere

Illoyalität hervorgerufenen Schuldgefühldrucks. Ein weiteres Vertrauensproblem bezieht sich auf die Subgruppen innerhalb der Familie. Besitzt der Therapeut das Vertrauen eines Mitglieds oder einer Subgruppe, dann erscheint er einem anderen Mitglied beziehungsweise einer anderen Subgruppe als nicht vertrauenswürdig. Die Familienmitglieder stellen die Fähigkeit des Therapeuten zur »Allparteilichkeit« auf die Probe. (»Wenn er ihre Partei gegen mich ergreift, wie kann ich ihm dann trauen?«) In solchen Fällen sollte der Therapeut die Verpflichtung aufdecken, durch die das Gleichgewicht der Loyalitätsbindungen aufrechterhalten wird.

Vorbeugende Intervention

Ebenso wie der Einzeltherapeut ein Bündnis mit den gesunden Kräften der Persönlichkeit seines Patienten zu schließen sucht, muß sich der Familientherapeut zum Nutzen aller mit den noch unverbrauchten Kraftquellen in den »gesunden« Mitgliedern verbünden. Aus diesem Grunde sollte Familientherapie in erster Linie als eine *vorbeugende* Intervention betrachtet werden, abgesehen davon, daß sie auch das wirksamste Heilmittel für die Symptome der meisten designierten Patienten ist.

Ausgleich durch Konfrontation

Es muß davon abgeraten werden, der Abwertung der Position eines Elternteils in der Familie Vorschub zu leisten. Ferner ist es einleuchtend, daß, wo Beschämung eines Elternteils oder Haß auf diesen das Resultat ist, keiner gewinnt. Immerhin ist es in höchstem Maße wünschenswert, daß man fähig ist, diese Gefühle in sich selbst zu erkennen und sich ihnen zu stellen. Daher ist es für den Familientherapeuten entscheidend, die Exploration solcher Gefühle weniger in der Intimität der Selbstreflexionen eines Individuums als vielmehr im Kontext des Gebens und Nehmens in einem Eltern-Kind-Dialog zu unterstützen.

Dies ist besonders wichtig, wenn der Vater oder die Mutter voraussichtlich nicht mehr lange zu leben haben. Die Konfrontation mit den zwischen den Generationen herrschenden Gefühlen sollte niemals zu einer Verurteilung der Eltern als Endpunkt des therapeutischen Bemühens führen. Ein solches Resultat läßt sich durch Geschicklichkeit und taktvolles Vorgehen des Therapeuten verhindern. Die Konfrontation ist nur dann wertvoll, wenn sie schließlich zu einer Verbesserung der Beziehung zwischen dem Erwachsenen und seinem Vater oder seiner Mutter führt und nicht in erster Linie eine Übung in Offenheit und Äußerungsbereitschaft darstellt.

Dauer der Therapie

Therapie bedeutet nicht immer Langzeittherapie. Die Dauer der Therapie hängt zum Teil vom Ermessen des Therapeuten und von der Situation ab. Wir hatten therapeutische Erfolge mit Familiengesprächen in Fällen, in denen nur eine oder nicht mehr als drei Sitzungen geplant waren. Schließlich bestimmen auch die Art des Problems und die Fähigkeit der Familienmitglieder, eine Veränderung herbeizuführen, die Ziele der Therapie.

Die Familienmitglieder lassen sich besser motivieren, wenn der Therapeut ihnen sagt, daß er seine Arbeit mit ihnen für kurzfristig hält. Sobald die Motivation ein gewisses Niveau erreicht zu haben scheint, sollte der Therapeut im Interesse aller die Frage der Beendigung anschneiden. Gleichzeitig kann er die Familienmitglieder auffordern, sich über das Erreichte, über die Grenzen ihres Fortschritts und über etwa noch verbleibende Ziele zu äußern.

Fortschritt und Veränderung

Die Kriterien für die Beurteilung der erzielten *Fortschritte* im Verlauf der Familientherapie unterscheiden sich sehr von denen der Einzeltherapie. Herkömmlicherweise sind die Anzeichen für Besserung oder Veränderung in der Funktionsfähigkeit eines Menschen zu suchen: bessere Stimmungslage, angemesseneres Verhalten, verbesserte physische Gesundheit, höhere sexuelle Leistungsfähigkeit und so weiter. *Veränderung* oder deren Fehlen läßt sich auch in den funktionalen Dimensionen einer Familie erkennen: Sie äußert sich in der Qualität und dem Ausmaß an Offenheit, an sinnvollem Engagement, an individuell differenzierten statt amorph verschmolzenen Interaktionen, an sinnvollerer Kommunikation und an größerer Toleranz gegenüber Entwicklung und Trennung.

Bibliographie

1 Ackerman, N. W.: Treating the Troubled Family. New York (Basic Books) 1966.

2 Aischylos: Die Tragödien und Fragmente. Übertragen von Johann Gustav Droysen. Stuttgart (Kröner) 1977.

3 Alexander, F.: Psychoanalysis and Psychotherapy. New York (Norton) 1956.

4 Bateson, G., Jackson, D. D., Haley, J., Weakland, J. H.: Toward a theory of schizophrenia. *Behav. Sci.* 1, S. 251–264, 1956.

5 Bay, C.: The Structure of Freedom. New York (Atheneum) 1958.

6 Beach, W. B. Jr.: Psychosis in childhood. *Northwest Med.* 56, S. 438–442, 1957.

7 Berne, E.: Games People Play: The Psychology of Human Relationships. New York (Grove Press) 1964. Deutsch: Spiele der Erwachsenen. Psychologie der menschlichen Beziehungen. Reinbek (Rowohlt) 1967.

8 Blenkner, M.: Social work and family relationships in later life with some thoughts on filial maturity. In: Social Structure and the Family: Generational Relations, hrsg. von E. Shanas und G. F. Streib. Englewood Cliffs, NJ (Prentice-Hall) 1965, S. 46–59.

9 Blitsten, D.: The World of the Family: A Comparative Study of Family Organizations in their Social and Cultural Settings. New York (Random House) 1963.

10 Boardman, H. E.: A project to rescue children from inflicted injuries. *Social Work* 7, S. 43–51, 1962.

11 Boszormenyi-Nagy, I.: The concept of schizophrenia from the perspective of family treatment. *Fam. Process* 1, S. 103–113, 1962.

12 –: A theory of relationships: Experience and transaction. In: Intensive Family Therapy, hrsg. von Boszormenyi-Nagy und J. L. Framo. New York (Harper & Row) 1965 a, S. 33–86. Deutsch in: Familientherapie. Theorie und Praxis. Reinbek (Rowohlt) 1975.

13 –: Intensive family therapy as process. In: Intensive Family Therapy, herausgegeben von I. Boszormenyi-Nagy und J. L. Framo. New York (Harper & Row) 1965 b, S. 87–142. Deutsch in: Familientherapie. Reinbek (Rowohlt) 1975.

14 –: The concept of change in conjoint family therapy. In: Psychotherapy for the Whole Family, hrsg. von A. S. Friedman, I. Boszormenyi-Nagy, J. E.

Jungreis, G. Lincoln, H. E. Mitchell, J. C. Sonne, R. V. Speck, G. Spivak. New York (Springer) 1965 c, S. 305–319.

15 –: From family therapy to a psychology of relationships: Fictions of the individual and fictions of the family. *Compr. Psychiatry* 7, S. 408–423, 1966.

16 –: Relational modes and meaning. Family Therapy and Disturbed Families, hrsg. von G. H. Zuk, I. Boszormenyi-Nagy. Palo Alto (Science and Behavior Books) 1967, S. 58–73.

17 –: Preface to: Family Interaction: A Dialogue Between Family Researchers and Family Therapists, hrsg. von J. L. Framo. New York (Springer) 1972, IX–XI.

18 –: Loyalty implications of the transference model in psychotherapy. *Arch. Gen. Psychiatry* 27, S. 374–380, 1972.

19 Boszormenyi-Nagy, I., Framo, J. L.: Intensive Family Therapy. New York (Harper & Row) 1965. Deutsch: Familientherapie. Reinbek (Rowohlt) 1975.

20 Bowen, M.: The family as a unit of study and treatment. *Am. J. Orthopsychiatry* 31, S. 40–60, 1961.

21 –: Family psychotherapy with schizophrenia in the hospital and in private practice. In: Intensive Family Therapy, a. a. O., S. 213–244.

22 –: The use of family therapy in clinical practice. *Compr. Psychiatry* 7, S. 345–374, 1966.

23 Brodey, W. M.: Some family operations and schizophrenia; A study of 5 hospitalized families each with a schizophrenic member. *Arch. Gen. Psychiatry* 1, S. 379–402, 1959.

24 Brody, E. M., Spark, G. M.: Institutionalization of the aged: A family crisis. *Fam. Process* 5, S. 76–90, 1966.

25 Buber, M.: Schuld und Schuldgefühle. Heidelberg (Lambert Schneider) ^{2}1977.

26 –: Einsichten. Frankfurt am Main (Insel) 1965.

27 Caffey, J.: Significance of the history in the diagnosis of traumatic injury to children. *J. Pediatr.* 67 (suppl.), S. 1008–1014, 1965.

28 Chapman, A. H.: Obsessions of infanticide. *Arch. Gen. Psychiatry* 1, S. 12–16, 1959.

29 Cooper, D.: The Death of the Family. New York (Pantheon) 1970. Deutsch: Der Tod der Familie. Reinbek (Rowohlt) 1972.

30 Dickens, C.: Great Expectations. New York (Washington Square Press) 1956. Deutsch: Große Erwartungen. München (Deutscher Taschenbuch Verlag) 1978.

31 Dicks, H. V.: Marital Tensions: Clinical Studies Toward a Psychological Theory of Interaction. New York (Basic Books) 1967.

32 Durkheim, E. (1897): Suicide. Hrsg. von G. Simpson. London (Routledge and Kegan Paul) 1952. Deutsch: Der Selbstmord. Neuwied und Berlin (Luchterhand) 1973.

33 Erikson, E. H.: Childhood and Society. New York (Norton) 1950. Deutsch: Kindheit und Gesellschaft. Stuttgart (Klett-Cotta) ^{7}1979.

34 –: Identity and the life cycle. *Psychol. Issues* 1 (1), S. 18–171, 1959. Deutsch: Identität und Lebenszyklus. Frankfurt am Main (Suhrkamp) 1966.
35 –: Identity, Youth and Crisis. New York (Norton) 1968. Deutsch: Jugend und Krise. Stuttgart (Klett-Cotta) [3]1980.
36 Fenichel, O.: The Psychoanalytic Theory of Neurosis. New York (Norton) 1945. Deutsch: Psychoanalytische Neurosenlehre. Olten/Freiburg (Walter) 1974.
37 Framo, J. L.: Symptoms from a family transactional viewpoint. In: International Psychiatry Clinics, Bd. 7, No. 4. Hrsg. von N. W. Ackerman. Boston (Little, Brown, & Co.) 1970, S. 125–171.
38 Freud, A.: Normality and Pathology in Childhood. New York (International University Press) 1965. Deutsch: Wege und Irrwege in der Kinderentwicklung. Stuttgart (Klett) 1968.
39 Freud, S. (1913): Totem und Tabu. Sigmund-Freud-Studienausgabe Band IX. Frankfurt am Main (S. Fischer) 1974, S. 287 ff.
40 – (1916): Einige Charaktertypen aus der psychoanalytischen Arbeit. Sigmund-Freud-Studienausgabe Band X. Frankfurt am Main (S. Fischer) 1969, S. 229 ff.
41 – (1921): Massenpsychologie und Ich-Analyse. Sigmund-Freud-Studienausgabe Band IX. Frankfurt am Main (S. Fischer) 1974, S. 61 ff.
42 – (1923): Das Ich und das Es. Sigmund-Freud-Studienausgabe Band III. Frankfurt am Main (S. Fischer) 1975, S. 273 ff.
43 – (1924): Das ökonomische Problem des Masochismus. Sigmund-Freud-Studienausgabe Band III. Frankfurt am Main (S. Fischer) 1975, S. 339 ff.
44 Friedman, A. S., Boszormenyi-Nagy, I., Jungreis, J. E., Lincoln, G., Mitchell, H. E., Sonne, J. C., Speck, R. V., Spivak, G.: Psychotherapy for the Whole Family. New York (Springer) 1965.
45 –: The "well" sibling in the 'sick' family: A Contradiction. *International Jr., Social Psychiatry, Special Edition* 2, S. 47–53, 1964.
46 Ginsberg, L.: Legends of the Bible. New York (Jewish Publication Society of America) 1956.
47 Gouldner, A. W.: The norm of reciprocity: A preliminary statement. *Am. Sociol. Rev.* 25, S. 161–178, 1960.
48 Greenson, R. R.: The working alliance and the transference neuroses. *Psychoanal. Q.* 34, S. 155–181, 1960.
49 Guntrip, H. J.: Personality Structure and Human Interaction: The Developing Synthesis of Psychodynamic Theory. New York (International University Press) 1961.
50 Harlow, H. F.: The affectional systems. In: Behavior of Nonhuman Primates, Bd. 2, hrsg. von A. M. Schrier, H. F. Harlow, F. Stollnitz. New York (Academic Press) 1965.
51 Hastings, J. (Hrsg.): Encyclopedia of Religion and Ethics, Bd. 4. New York (Scribner's) 1951.

52 –: Encyclopedia of Religion and Ethics, Bd. 8, a. a. O.
53 Helfer, R. E., Pollock. C. B.: The battered child syndrome. *Adv. Pediatr.* 15, S. 9–27, 1968.
54 Hollender, M. H.: The Practice of Psychoanalytic Psychotherapy. New York (Grune & Stratton) 1965.
55 Holmberg, A. R.: Nomads of the Long Bow: The Siriono of Eastern Bolivia. Washington, D. C. (Smithsonian Institute) 1950.
56 Johnson, A. M., Szurek, S. A.: The genesis of antisocial acting out in children and adults. *Psychoanal. Q.* 21, S. 323–343, 1952.
57 Kelsen, H.: What is Justice? Justice, Law and Politics in the Mirror of Science. Berkeley (University of California Press) 1957.
58 Kempe, C. H. The battered child and the hospital. *Hosp. Practice* 4, S. 44–57, October, 1969.
59 Laing, R. D.: Family and individual structure. The Predicament of the Family; A Psychoanalytic Symposium, hrsg. von P. Lomas. New York (International University Press) 1967.
60 Lederer, W. J., Jackson, D. D.: The Mirages of Marriage. New York (Norton) 1968. Deutsch: Ehe als Lernprozeß. Wie Partnerschaft gelingt. München (Pfeiffer) 1972.
61 Lennard, H. L., Bernstein, A.: Patterns of Human Interaction: An Introduction to Clinical Sociology. San Francisco (Jossey Bass) 1969.
62 Lennard, H. L., Epstein, L. J., Bernstein, A., Ransom, D. C.: Hazards implicit in prescribing psychoactive drugs. *Science* 169, S. 438–441, 1970.
63 Lujpen, W. A.: Existential Phenomenology. Pittsburgh (Duquesne University Press) 1965. Deutsch: Existentielle Phänomenologie. München (Manz) 1971.
64 Marcuse, H.: Der eindimensionale Mensch. Studien zur Ideologie der fortgeschrittenen Industriegesellschaft. Neuwied und Berlin (Luchterhand) 1967.
65 Meyerson, A. T.: Amnesia for homicide ("pedicide"). Its treatment with hypnosis. *Arch. Gen. Psychiatry* 14, S. 509–515, 1966.
66 Morris, M. G., Gould, R. W.: Role reversal: A concept in dealing with the neglected/battered-child syndrome. In: The Neglected Battered Child Syndrome: Role Reversal in Parents. (Child Welfare League of America Inc.) 1963, S. 29–49.
67 Parsons, T., Shils, E. A.: Toward a General Theory of Action. Cambridge, Mass. (Harvard University Press) 1951.
68 Pavenstedt, E.: A comparison of the child-rearing environment of upper-lower and very low-lower class families. *Am. J. Orthopsychiatry* 35, S. 89–95, 1965.
69 Philbrick, E. B.: Treating Parental Pathology Through Protective Services. Denver (The Child's Division, The American Humane Society) 1960.
70 Piaget, J.: The Moral Judgment of the Child. Glencoe, Ill. (Free Press) 1932. Deutsch: Das moralische Urteil beim Kinde. Frankfurt am Main (Suhrkamp) 1973.
71 Rainwater, L., Yancey, W. L.: The Moynihan Report and the Politics of

Controversy; A Transaction Social Science and Public Policy Report. Cambridge, Mass. (MIT Press) 1967.

72 Reiner, B. S.: Casework treatment of sexual confusion in character disorders. *Social Casework* 43, S. 538–545, 1962.

73 Resnick, P. J.: Child murder by parents. A psychiatric review of filicide. *Am. J. Psychiatry* 126, S. 325–334, 1969.

74 Ricœur, P.: Freud and Philosophy: An Essay on Interpretation. New York (Yale University Press) 1969. Deutsch: Die Interpretation. Ein Versuch über Freud. Frankfurt am Main (Suhrkamp) 1969.

75 Riesman, D.: The Lonely Crowd. New York (Yale University Press) 1950. Deutsch: Die einsame Masse. Darmstadt (Luchterhand) 1956.

76 Sandler, J., Joffe, W. G.: Towards a basic psychoanalytic model. *Int. J. Psychoanal.* 50, S. 79–90, 1969.

77 Sandler, J., Rosenblatt, B.: The concepts of the representational world. *Psychoanal. Study Child* 17, S. 128–145, 1962.

78 Searles H. F.: The effort to drive the other person crazy – an element in the aetiology and psychotherapy of schizophrenia. *Br. J. Med. Psychol.* 32, S. 1–18, 1959.

79 Silverman, F.: Radiological aspects of the battered child syndrome. In: The Battered Child, hrsg. von R. E. Helfer, C. H. Kempe. Chicago (University of Chicago Press) 1968, S. 59–76.

80 Spark, G. M., Brody, E. M.: The aged are family members. *Fam. Process* 9, S. 195–210, 1970.

81 Spitz, R. A.: Anaclitic depression. *Psychoanal. Study Child* 2, S. 313–342, 1946.

82 –: Hospitalism: A follow-up report. *Psychoanal. Study Child* 2, S. 113–117, 1946 a.

83 Stierlin, H.: Aspects of relatedness in the psychotherapy of schizophrenia. *Psychoanal. Rev.* 51, S. 355–364, 1964.

84 –: Conflict and Reconciliation: A Study in Human Relations and Schizophrenia. New York (Doubleday-Anchor) 1969.

85 Szasz, T. S.: Psychiatric Justice. New York (Macmillan) 1965.

86 Waelder, R.: Basic Theory of Psychoanalysis. New York (International Universities Press) 1960. Deutsch: Die Grundlagen der Psychoanalyse. Stuttgart (Klett) 1963.

87 Waelder, R., Morris, J.: The concept of justice and the quest for an absolutely just society: A dialogue. University of Pennsylvania Law Review, Bd. 115, No. 1, 1966. Deutsch in: Ansichten der Psychoanalyse. Stuttgart (Klett-Cotta) 1980.

88 Watzlawick, P., Beavin, J. H., Jackson, D. D.: Pragmatics of Human Communication: A Study of Interactional Patterns, Pathologies and Paradoxes. New York (Norton) 1967. Deutsch: Menschliche Kommunikation: Formen, Störungen, Paradoxien. Stuttgart (Huber) 1969.

89 Webster's Third International Dictionary. Springfield (GS Merriam) 1961.

90 Weiss, P., Weiss, J.: Right and Wrong: A Philosophical Dialogue between Father and Son. New York (Basic Books) 1967.
91 Whitaker, C. A.: The Growing Edge in Techniques of Family Therapy, hrsg. von J. Haley, L. Hoffman. New York (Basic Books) 1967, S. 265–360.
92 Wynne, L. C.: The study of intrafamilial alignments and splits in exploratory family therapy. Exploring the Base for Family Therapy, hrsg. von N. W. Ackerman, F. Beatman und S. N. Sherman. New York (Family Service Association of America) 1961, S. 95–115.
93 Wynne, L. C., Ryckoff, I. M., Day, J., Hirsch, S. I.: Pseudomutuality in the family relations of schizophrenics. *Psychiatry* 21, S. 205–220, 1958.
94 Young, L.: Wednesday's Children: A Study of Child Neglect and Abuse. New York (McGraw-Hill) 1964.
95 Zuk, G. H.: Family Therapy: A Triadic Based Approach. New York (Behavioral Publications, Inc.) 1971.

Personenregister

Abraham 215, 231, 409
Ackerman, N. W. 13, 311, 411, 414
Aischylos 144, 409
Alexander, F. 100, 409
Anaximander 107

Bateson, G. 33, 409
Bay, C. 409
Beach, W. B. Jr. 409
Beatman, F. 414
Beavin, J. H. 413
Berne, E. 33, 54, 146, 409
Bernstein, A. 412
Blenkner, M. 409
Blitsten, D. 409
Boardman, H. E. 409
Boszormenyi-Nagy, I. 11, 228, 409, 410, 411
Bowen, M. 13, 183, 410
Brodey, W. M. 410
Brody, E. M. 13, 264, 267, 311, 410, 413
Buber, M. 12, 26, 27, 29, 66, 76, 101, 248, 410

Cattey, J. 410
Chapman, A. H. 410
Cooper, D. 410

Day, J. 414
Dickens, Ch. 101, 410
Dicks, H. V. 52, 410
Droysen, J. G. 409
Durkheim, E. 68, 164, 410

Einstein, A. 112
Epstein, L. J. 412
Erikson, E. H. 75, 76, 116, 181, 182, 295, 308, 410

Fairbairn, W. R. 12, 212, 229
Fenichel, O. 122, 411
Ferenczi, S. 229
Framo, J. L. 13, 409, 410, 411
Freedman, A. 13, 313
Freud, A. 243, 244, 411
Freud, S. 12, 31, 35, 67, 74, 95, 104, 109, 144, 177, 181, 185, 219, 228, 231, 232, 235, 236, 237, 238, 240, 242, 246, 250, 411
Friedman, A. S. 409, 411
Friedman, M. 12 f.

Gandhi 12
Ginsberg, L. 215, 411
Gould, R. W. 412
Gouldner, A. W. 89, 92, 93, 411
Greenson, R. R. 411
Guntrip, H. J. 212, 229, 411

Haley, J. 409, 414
Harlow, H. F. 411
Hastings, J. 411
Hegel, G. W. F. 12, 43
Heisenberg, W. 112
Helfer, R. E. 412, 413
Hirsch, S. I. 414
Hitler, A. 116
Hoffman, L. 414

Hollender, M. H. 412
Holmberg, A. R. 106, 412

Isaak 214, 215, 216

Jackson, D. D. 13, 100, 409, 412, 413
Johnson, A. M. 181, 312
Joffe, W. G. 236, 413
Jungreis, J. E. 409 f., 411

Kelsen, H. 107, 160, 412
Kempe, C. H. 324, 412, 413
King, M. L. 88
Klein, M. 212, 229

Laing, R. D. 412
Lederer, W. J. 100, 412
Lennard, H. L. 203, 412
Lincoln, G. 410, 411
Lomas, P. 412
Lorenz, K. 12
Lujpen, W. A. 53, 412

Marcuse, H. 164, 412
Meyerson, A. T. 412
Mitchell, H. E. 410, 411
Morris, J. 413
Morris, M. G. 123, 412
Moses 219

Parsons, T. 412
Parenstedt, E. 412
Philbrick, E. B. 412
Piaget, J. 102, 412
Pollock, C. B. 412

Rainwater, L. 412
Ransom, D. C. 412
Reiner, B. S. 413
Reswick, P. J. 413
Ricoeur, P. 104, 231, 413
Riesman, D. 413
Robinson, L. R. 13
Rosenblatt, B. 413
Ryckoff, I. M. 414

Sandler, J. 236, 413
Schrier, A. M. 411
Searles, H. F. 413
Shakespeare, W. 83, 231
Shanas, E. 409
Sherman, S. N. 414
Shils, E. A. 412
Silverman, F. 413
Simpson, G. 410
Sonne, J. C. 410, 411
Spark, G. M. 11, 12, 264, 267, 311, 410, 413
Spark, I. 13
Speek, R. V. 410, 411
Spitz, R. A. 301, 317, 413
Spivak, G. 410, 411
Stierlin, H. 12, 44, 155, 413
Stollnitz, F. 411
Streib, G. F. 409
Szasz, Th. S. 12, 114, 413
Szurek, S. A. 181, 412

Waelder, R. 13, 122, 123, 302, 413
Watzlawick, P. 413
Weakland, J. H. 409
Webster, N. 88, 414
Weiss, J. 414
Weiss, P. 414
Whitaker, C. A. 13, 414
Wynne, L. C. 13, 23, 67, 126, 414

Yancey, W. L. 412
Young, L. 414

Zuk, G. H. 13, 410, 414

Sachregister

Abhängigkeit 68, 73, 136, 151, 156, 167, 182, 184, 185, 201, 209, 210, 213, 235, 245, 253, 274 f., 283, 292, 296, 302, 310, 326, 358, 381, 387, 400
–, funktionelle vs. ontischer 212
–, gegenseitige u. Rollen 49
– in der Therapie als Schritt zur Selbständigkeit 45
–, ontische 53, 146, 212
-sbedürfnis 261
Ablösung 53, 60, 70
– u. Beziehungsverlust 46
Abreaktion 9, 91, 116, 117, 184
Abwehr 35, 44, 120, 121, 151, 161, 177, 194
–, Frigidität als – 167
-mechanismen gegenüber Ausbeutung durch das Kind 90
– von Schuld 122
Vgl. auch Projektion, Verleugnung usw.
Adoleszenz u. Dialektik der Generationen 48
Adoption 109, 131, 161 f., 282
– u. Blutsverwandtschaft 32 f.
Altruismus 68, 205
– u. Verpflichtungsbilanz 237
Allparteilichkeit des Therapeuten 242, 385, 404, 406
Ambivalenz 165, 167, 169, 175, 221, 238, 261, 303, 327, 348, 365, 370
Anarchie u. Beziehungsverpflichtung 205
Anpassung 33, 68, 82
Anomie 68, 161, 164, 220
Aufrechnung u. Gruppengrenzen 47
Ausagieren 57, 329
Ausbeuten 9, 16, 20, 21, 25, 26, 32, 53, 57, 64, 71, 86, 89 f., 91 f., 115, 117, 121, 124, 130, 131, 132 f., 135, 153, 160, 182, 190, 207, 216, 225, 231, 235, 353, 380, 383, 392
–, aus Loyalität ertragen 301
–, einseitig emotionale 33
–, persönliche vs. strukturelle 91
– vs. Ungleichgewicht 148
Autonomie 13, 60
Autorität 150
– u. Lockerung der Loyalitätenhierarchie 53

Bedürfnisse des einzelnen u. des Mehrpersonen-Systems 67–77
Begegnungsgruppen 27, 29, 164
Behaviorismus 66
Besitz u. Verlust in Beziehungen 211 f.
Besserung bei wachsendem Schuldgefühl 248
Bestätigen, wechselseitiges Sich- 26 f.
Beziehungen
–, dialektische Theorie der 23, 42–65
Vgl. Dialektik
– zwischen Kernfamilie u. erweiterter Familie 263 ff.
-sdynamik vs. Psychodynamik 228 ff.
-sfalle 22, 34, 55, 126, 225, 349, 359

-sgrenzen 46–50
-smuster 19, 20
-sstagnation 163 ff., 175, 177
-ssystem: Fehlfunktion u. Pathogenese 146–159, 326
-ssystem: Konzepte 19–41
-stheorie, dialektische 23, 42–65, 95
-stherapeut vs. Einzeltherapeut 9
Bilanz (Loyalitäts-, Gerechtigkeits-, Verdienst-, Verpflichtungs-) 20, 28, 47, 97, 98, 384, 395
Bindung 8, 52, 70, 72, 210
–, pathologisch verlängerte 291
Blutsbande, -verwandtschaft 27, 31, 32, 70, 72, 152, 162, 259, 291
– u. psychosoziale Determinanten 21 f.
Buchführung 33, 61 f., 96, 149 f.
–, doppelte 235
– über Loyalitätsakte als entscheidende Beziehungsdeterminante 51
– über Verpflichtungen 152
– der Gegenseitigkeit von Verdienst u. Verpflichtung 404
Vgl. Bilanz, Hauptbuch, Konten
Bündnis, therapeutisches 17, 256

Charakterbildung, reaktive 238

Depression b. Kindern u. Eltern 316–319
Dialektik 23, 24, 42–45, 63, 125, 153, 230, 234, 238
– der Eltern-Kind-Beziehung 153
Dialog 26 f., 43, 50, 64, 90
–, Handlungs- 398, 401
–, innerer 171
–, ontischer 31
Durcharbeiten 135, 227, 330, 350
– eigener Loyalitätsverpflichtungen durch den Therapeuten 405

Ehe, Loyalitätskonflikte in der 150–152
Eifersucht 186
Eindimensionalität 43
Einsamkeit, Bedürfnis nach 164
Eltern-Kind-Hauptbuch 128–131
Elternschaft, keine Befreiung von der Schuld gegen eigene Eltern 155
Entdifferenzierung 223
Ersatzgerechtigkeit 239–241
Erstgespräch 24, 78, 191, 258
Erwartungen 45, 65, 66, 73, 84, 237
–, verinnerlichte 213
Es 145, 232
Ethik 106, 108, 109, 229
– als Daseinsgrundlage 42
Externalisierung 240, 242, 243, 262, 380

Fairneß 16, 67, 87, 88, 89–91, 114, 132, 148, 160, 161, 206, 207, 208, 295, 405
Familie
–, Sonderstellung unter sozialen Einheiten 125–128
-n-Buchführung 16
-ndynamik: bei Kranken gewonnener Befund auf Gesunde übertragbar 297
-nehre 21
-nloyalität 13
-nmythen 71 f., 127, 152, 155, 177, 192, 213, 247, 267, 298
-nsystem: endloses Dasein 163
-nsysteme, pathogene 326
Familientherapie
– vs. Verhaltenstherapie u. Psychodynamik 35
– mit drei Generationen 357–394 (vgl. Fallbeispiele)
Freiheit 28, 52
–, individuelle 177
– u. Bindung 43
Funktion, multiple 302
Fusion 223

Geben und Nehmen 22, 42, 59, 87, 90, 133 f., 153, 190, 263, 275, 334
Gegenseitigkeit 40, 89–94, 295, 391
–, heteromorphe vs. homöomorpher 93
– u. Rache 102
Gegenübertragung 247
Gerechtigkeit 16, 32, 40, 394, 398, 400
– als grundlegende Ordnung für das Individuum 26
– als am stärksten bindender Wert 105
–, ausgleichende 112
–, –, durch Humanität nicht ersetzbar 107
–, –, u. Lernen 58–60
–, Ersatz- 239–241
–, gesellschaftliche Implikationen 112–117
–, göttliche 107, 109–111
–, ihre Kriterien u. die der Wissenschaft 111
– in Eltern-Kind-Beziehung 128–131
-skonten (-bilanzen) 17, 28, 384
-smaßstäbe, verschiedene 101
–, soziale, von Beziehungen 160
–, transgenerationale 25
– u. Gesellschaftsdynamik 85–145
– u. Gruppenzusammenhalt 109
– u. Motivation 112
– u. Urvertrauen 50
– u. Schuld 101–103
– u. Therapie 136 ff.
–, vergeltende 235
–, vergeltende vs. ausgleichender 109
– im zwischenmenschl. Bereich 206
Gesellschaft als ethisches System 160
Gestalt 24, 148, 179
»gesunder Sprößling« 176 f.
Gewissen 109, 118, 121, 236
Gleichgewicht 24, 259
– durch angeheiratete Verwandte 265 ff.
– u. Ungleichgewicht in Beziehungen 146–208
– vs. Ungleichgewicht 16
– zwischen vertikalen u. horizontalen Verpflichtungen 154
Vgl. Homöostase
Großeltern
– in der Therapie 260, 267 ff.
–, ihre angebliche Irrelevanz für manifeste Familienprobleme 189
Gruppenloyalität, zweierlei Maß für die – 100 f.
Gruppentherapie 27

Handeln u. Verstehen in der Therapie 138
Handlungsdialog 124, 398, 401
Hauptbuch 85 f., 89, 100, 147, 231, 356
–, Eltern-Kind 128–131
– u. psychologische Theorie 104–106
Vgl. Bilanz, Buchführung, Konten
Hemmungen, sexuelle, Ursachen 80
Herkunft, soziale, u. Ziele der Betroffenen 10
Hier u. Jetzt 51
Hilflosigkeit, vorgeschützte 359
Hingabe 28
Homöostase 41, 42, 67, 71, 86, 166, 175, 179, 254, 266
Vgl. Gleichgewicht

Ich 23
– -Grenzen 10
–, inneres, erstarrt 168 ff.
– -Psychologie 233
–, schwaches 39
– -Stärke 135, 143, 157, 239, 240
– -Stärke u. Beziehungstheorie 157
Identifizierung
–, projektive 65, 240
–, negative 353 f.
– u. Loyalität 73
Identität

–, negative 181, 182
-sdiffusion 181
– u. Abgrenzung 46
Indexpatient 260, 304, 313, 332, 334, 337, 401
Vgl. Symptomträger
Individuation 39, 43, 44, 78, 183, 223, 226, 245 f., 253, 368, 371, 394, 397
–, Pseudo- 164
– u. Familienloyalität 45, 79
– u. Loslösung 60
–, verfrühte 71
Instinkttheorie 235
Interaktionsmuster, funktionelle 31
Intervention
–, Familientherapie als vorbeugende 406
–, therapeutische 34, 56, 344, 403 f.
Introjektion 198
Inzest 19, 21, 58, 62, 90, 211, 309 f., 315 f., 344 f., 362 f.
– als Versuch, Verpflichtungen zu begleichen 191 f.
– aus Loyalität 310
–, Dreiecksdynamik 21, 90, 309 f.

Jugendkultur 203

Kausalität
– u. Gerechtigkeit 107
– u. Motivation 142
Kernfamilie, Beziehungen zwischen – u. erweiterter Familie 263 ff.
Kinder
– als sexualisierte Partner 309–311
– u. die Innenwelt der Familie 295–328
Kindheit, idealisierte 295 ff.
Konflikt aus individueller Sicht 261 ff.
Konfrontation in der Therapie 44, 58, 406 f.
Konservativität von Beziehungssystemen 32
Konten(führung) 21, 115, 140 f., 159, 206, 220, 268, 292, 391
Vgl. Bilanz, Buchführung, Hauptbuch
–, falsche 159–201
Krankheit, multikausale 50

Leistung als Form der Beziehungsstagnation 175
Lernen
– als Nehmen oder Geben 59
– u. die Dynamik ausgleichender Gerechtigkeit 58–60
Liebe 33, 37 f., 68, 153
Loyalität 15, 28, 32, 40, 66–84, 243, 403
– des Therapeuten 405 f.
– gegenüber dem Kind vs. – gegenüber Partner u. eigenen Eltern 79 f., 81
–, horizontale vs. vertikaler 152, 173–175
–, Manifestationen 258
–, Motive 68 f.
–, negative 174, 177–182, 325, 332, 354, 380, 381, 388, 401
-sbilanzen 384
-sbindungen 13
-sbindung u. Moral 223–225
-sdefinitionen, unechte 189
-sfalle 391
-skonflikte, generationenübergreifende 82–84
-skonflikte in der Ehe 76, 102, 136, 150–152
-skonflikte, unbewußte 9
-sspaltung 186 f.
-ssystem 8
-ssystem: Grundstruktur u. sekundäre Manifestationen 74 f.
-sübertragung 83
-sverpflichtungen: therapeutisches Potential 152–154
-sverpflichtungen, verborgene 390
–, Umkehrung der 101, 307

–, ursprüngliche 150

»Märtyrer« 165, 170, 173, 179, 183, 189, 195, 216, 221, 235, 262, 323, 325, 338, 339, 345, 350, 353, 375, 379, 391
– vs. »Tyrann« 7
Macht 56, 89, 117, 183, 193, 208, 230 f.
-spiel 36, 85
– u. Schuld 54 f.
– vs. Verpflichtung 52–54
Manipulation 34, 150, 187–189
Marathon 27, 29
Masochismus 56
Mehrgenerationen 257 ff.
– -Gerechtigkeitskonten 31
– -Loyalität: negative Aspekte 350 f.
– -Therapie 329–402
– -Verdienstkonten 122, 139, 140, 182 f.
– Verpflichtungskonten 104 f., 182 f.
Mischehe (rassisch, religiös) 82, 128, 173, 174, 180, 263
Moral 68, 216, 369
– u. Loyalitätsbindung 223
Mord
– im Beziehungssystem 19, 121, 127, 156 f., 319 ff.
– u. Selbstmorddrohung 319 f., 334
Motivation
–, multipersonale, systemgebundene u. individuelle 29 f., 73
– zu kriminellen Handlungen 31 f., 165 f., 181
– zur Ehe 150 f., 174, 209
–, unbewußtes Zusammenspiel der -en im Mehrpersonensystem 232
Mythen, soziale 204 f.
Vgl. Familienmythen

Nähe 7
Nehmen und Geben → Geben und Nehmen

Nesthäkchen 311–313
Normen 16

Objektivität 36 ff.
Objektkonstanz 261
ödipal 80
ontischer Dialog 31
Opfer 21, 32, 56, 77, 120, 195, 201, 225, 275, 401
-objekte, Kinder als 324 f.
-rollen 214–217
–, Selbst- 401
Oralität 68, 210

Paranoia 86, 135 f.
Parentifizierung 16, 45, 71, 128, 156, 157, 171, 172, 175, 182, 183, 190, 195, 251 ff., 260, 264, 267, 290, 303, 304, 306, 307, 308, 311, 312, 322, 324, 326, 327, 351, 353, 380, 381, 386, 389, 391
–, Aspekte der – 210
– durch Permissivität 126
–, dysfunktionale u. funktionale 209–227 passim
–, pathologische 47 f., 64
–, verdeckte 132
–, wechselseitige 360
–, zeitweilige 47
Partnerwahl, unbewußte Faktoren der – 61
Pathologie, interpersonale 31
Permissivität 71, 111, 126, 128, 306, 391
–, Tyrannei durch – 190
Persönlichkeitsentwicklung, paranoide 86
Phänomenologie, existentielle 8, 26
Privatsphäre, Flucht aus der – 34–36
Projektion 56, 61, 65, 102, 104, 135, 157, 158, 188, 234, 239, 261, 262, 267, 274, 355, 356, 395, 398
–, Vergeltungs- 103
Pseudomutualität 22, 23, 24

Psychoanalyse 17, 23, 31, 118, 122, 251, 405
– u. Beziehungskonzepte 228 ff.
Psychodynamik 35, 63, 244 f.
Psychologie, dynamische 8
Psychopathologie vs. Pathogenizität 16

Rationalisierung 81
Reaktion, negative therapeutische 181
Realität
–, objektive, in Beziehungen 36–38
–, des einzelnen 38–41
-sprüfung 230
Rebellion
– vs. Loyalität 166
– gegen Eltern 22, 48 f., 103, 151, 166, 305, 330 ff., 391, 393, 397
Rechte der Kinder 130, 131–135
Regression 35, 177, 209, 210, 213, 248, 250, 251, 254, 268, 348,
Reife, Flucht in die – 275
Reifung, emotionale, als Bedrohung des Systems 23
Religion u. Mehrpersonen-System 81 f.
Vgl. Mischehe
Riten (eines Familiensystems) 21, 24, 29, 115 f.
Rolle 23, 98, 99, 209
-nfusion, polarisierte 49
-nmanipulation 247
-n, neutrale 217 f.
-n u. gegenseitige Abhängigkeit 49
-nverschiebung Eltern/Kind 129
-nzuweisung 213–218, 220, 301, 306 ff., 404
Rücksichtnahme, Gesetz der wechselseitigen 24

Scham 45, 57, 130
Schizophrenie 103, 202, 223
schizophrenogen 22
Schulangst(-probleme) 30, 169, 184 f., 276, 282, 287, 302, 314, 317, 334
Schuld 22, 45, 60, 92, 104, 105, 115, 121, 139, 158, 221
-buchführung u. Verdienstbuchführung, generationenübergreifende 77–80
–, existentielle 248
-en, emotionale 40
Schuldgefühle 67, 153, 254, 268, 382, 391, 395, 400, 401
– aus Ambivalenz 238 f.
– aus Märtyrerrolle 379
–: die wichtigste Motivation 195
– u. elterliche Abhängigkeit 325
– u. Moral 80–82
– u. selbstzerstörerische Partnerwahl 166
– u. Überich 236
– u. Widerstand 243
– vs. Schuldgefühl 192–195
–, weil sich Mutter aufopfert 279
Schuldkonten 32
Schuldschwellen 67
Schuld, unbewußte 181
Schuld u. Macht 54 f.
Schuld u. Schuldgefühle 119, 248
Schuld vs. Verdienst 16
Schuld zuschieben 9
Selbständigkeit 179
–, Entwicklung des Kindes zur – 154 f.
– u. Schuldgefühl 204
Selbstdifferenzierung 183
Selbstlosigkeit 237
Selbstopfer 215 f., 401
Sensitivitätstraining 27, 29, 164
sexuelle Freiheit als soziales Phänomen 203
sexuelles Versagen aus Loyalitätskonflikten 166–168
Sich-verbunden-Fühlen 28
Solidarität der Familie u. Zudringlichkeit von außen 47
Sorgerollen 213 f.

Sozialethik 94–100
Sozialisation, Verzicht auf 182–186
Spaltung 23, 67, 186 f.
Spiel(en) 146, 295, 347
Stärke von Familien vs. Macht 183
Stagnation 163 f., 175, 191
– u. Veränderung 43
Sterben 21, 134, 141, 158 f., 224, 304, 367 ff.
Strafe 45, 93, 97, 100, 114, 119, 121
Struktur multipersonaler Systeme 19
Symbiose 22, 46, 75, 78, 130, 161, 168, 181, 193, 220, 221, 223, 237, 245, 253, 259, 274, 313, 320, 322, 350, 379, 399
Symptom 31
– als Ausdruck der Loyalität 248 f.
-besserung u. Illoyalität gegenüber Herkunftsfamilie 241
–: Ergebnis interpersonaler Konflikte 303
-träger 24, 30, 39, 103, 176, 198, 242, 249, 289, 336, 379
Vgl. Indexpatient
Sündenbock 21, 51, 55 f., 59, 75, 81, 102, 111, 119, 120, 122, 125, 127, 128, 133, 158, 171, 173, 175, 177, 179, 180, 183, 184, 185, 186, 195, 198, 217, 220, 266, 267, 275, 282, 292, 303, 306, 308 f., 312 f., 326, 327, 344, 354, 362, 363, 381, 386, 389, 391, 395, 397, 398, 401
–, Eltern als – bei Nicht-Dreigenerationentherapie 144
–, Therapeut als – 140, 159, 197, 293
System
– als Gestalt 148
– in der Familientherapie 300–302
–, eheliches vs. elterlichem 300 f.
-konzept 20 f.
– -Perspektive, klinische Bedeutung 29–32
-theorie 8, 22
Talion 106–111, 119
Therapeut
–, Aktivität des -en 403 ff.
–, als Eindringling 58
– als Rivale in der Sicht der Großeltern 294
– als Sündenbock 140, 159, 197, 293
Therapiedauer 407
Tod u. Loyalität 158
Vgl. Sterben
Trennung, räumliche u. Therapie 245 f.
Trieb-Objekt-Bezogensein 31
Tyrann 77

Überich 20, 23, 68, 100, 104, 123, 185, 219, 233, 236, 237, 244
–, Familien- 23
–, kontraautonomes 23, 117, 185
-Lücken 181
– u. dynamische Basis von Gruppen 67
Übertragung 17, 35, 39, 45, 227, 240 f., 242–256, 264, 267, 268, 328, 343 f., 346, 364, 379, 385
– als Form der Vergütung an den Therapeuten 195–199
–, negative 45, 104, 187, 241, 243
-skontext der Familienbeziehung 249 ff.
-sneurose 243, 250
–, positive 45, 187, 241, 243
–, therapeutische 45, 187
Umleitung 239
Unbewußtes 35, 118, 187, 188, 221, 225, 228, 241, 246, 247, 268, 276, 303, 323
– als Dimensionen des Beziehungssystems 31
– vs. Bewußtem 232
Ungleichgewicht 275
Vgl. Gleichgewicht
Untreue 57
Unvorhersagbarkeit des Lebens 43

Urvertrauen 75, 118, 135, 142, 149, 154, 377, 388, 401
–, erweiterter Begriff 50
– u. Loyalität 295–300

Verachtung der Eltern 157 f.
Veränderung im System, Grenzen der 201–203
Verantwortlichkeit, individuelle vs. kollektiver (transgenerationaler) 113, 117–121, 122
Verdienst 231
-bilanzen, historische, die in einer Beziehung aufeinander treffen 38
-bilanzierung 23
-buchführung 29, 97, 98, 118
-buchführung, generationenübergreifende 69
-buchführung, »objektive« 122–125
– -Buchführungssysteme, Ineinandergreifen der – 61 f.
Verdrängung 23, 35, 187, 326, 382
Vergangenheitsbewältigung in der Therapie u. beim Therapeuten 145
Vergeltung 69, 156
–, göttliche 115
–, verschobene 187–191
-smotivation 123
– u. Gesellschaft 106, 114
Verhaltenstherapie 35
Verheimlichung 9
Verinnerlichung 73, 77, 78, 89, 104, 157, 168, 171,187, 190, 212, 219, 220, 233, 236, 388 f.
– von Objekten 51
– von Rollenstrukturen 23
Verleugnung 9, 45, 155, 158, 161, 173, 187, 193, 195, 197, 206, 323, 326, 327, 389
Vermeidung 197
Verpflichtungen 403
–, Buchführen über – 149 f.
–, wechselseitige 86
– gegenüber der Gesellschaft 222 f.
Verpflichtungsausgleich 394
Verpflichtungshierarchie 21, 28, 42, 51 f., 232
– u. machtbestimmte Motivation 55
Verrat 9, 21, 177, 180, 182, 191, 194, 249, 254, 359, 368,
–, loyaler 178
Versagen, offenes 165 f.
Verschiebung 188, 190, 197, 225, 235, 239, 242, 287, 327, 379
–, intrafamiliäre, der Krankenrolle 41
Vertrag, therapeutischer 39 f.
Vorurteile 46, 102, 103, 112, 119, 174

Wachstum 35, 72, 146, 147, 167, 175, 177, 179, 220, 234, 242, 303, 330
Vgl. Stagnation
Werte 16, 75, 96, 105, 130, 219
–, ethische, u. Hauptbuch der Gegenseitigkeit 219
–, moralische 9
–, soziale, u. Familienloyalität 207
Widerstand 35, 173, 177, 245, 388
– aus Schuldgefühl 243
– gegen Mehrgenerationen-Exploration 173
Wiedergutmachung 56, 110, 111, 116, 154
Wiederholungszwang 256

Zurückweisung 160–163

Register der Fallbeispiele

Frau A. (Schuldgefühle gegen Mutter) 169–172
Frau A. u. B. (Tod der Mutter) 159
Alice u. ihre Familie 184 f.
Frl. C. (selbstzerstörerisches Liebesleben) 116 f.
Albert und Rose D. 282–287
Frau D. 167
Frau E. 167 f.
Fam. F. (unterschwellige Depression) 303–306, 317–319
Fam. der Frau G. 48 f.
Fam. G. (Morddrohung) 320 f.
Jack u. Sarah G. 276–282
Fam. H. (Morddrohung) 322 f.
Diana u. Frau H. 24 f.
Fam. K. u. die vierjährige Joan 324 f.
Fam. L. (Celia u. Steve) 271–276
Lucille u. ihre Familie 54
Fam. Mc. (Mord- u. Selbstmordversuch) 319 f.
Mildreds Mutter schreibt an Jim 224
Fam. P. 329–402
Fam. S. 156, 193, 194 f.
Bob u. Ruth S. 287–291
Fam. mit inzestuöser Beziehung 58
streng katholische Familie 61 f.
Paar u. uneinlösbare Dankesschuld des Mannes gegenüber seinen Eltern 76
16jähriger bleibt bei der Mutter, alle anderen verlassen die Fam. 78 f.
Ehefrau, ungerecht behandelt, hat Schuldgefühle u. wird ungerecht 102
Krankheit des Symptomträgers als Schlechtigkeit verstanden 103
Ungerechtigkeit, geben zu sollen, ohne zu empfangen 103
Loyalität Sohn–Vater bei Geschäftsbeziehung 115
Elternmuster Nichtgeben u. Nichtnehmen 134
Paranoiker 136
7 Kinder, 3 Väter 138 f.
Mädchen rebelliert mit Affären 151
Vater bringt erwachsenen Söhnen Frühstück ans Bett 151

Depressiver Psychotiker lehnt aufopfernde Ehefrau aus Elternloyalität ab 152
Tochter im College, zankende Eltern 168
Vater erstarrt, illoyal gegen seine Familie 168 f.
negative Loyalität in der Familie des Möbelpackers 178
Fam. mit Sündenbock in 3 Generationen 180 f.
Vater u. Sohn, Geschäftsleute, mit verschiedenen Wertsystemen 190
Sohn kollidiert mit Strafgesetz 176
psychotischer Sohn erhält teure Behandlung 176
Vater regiert durch Reichtum 176
»überlegene« Familie mit inzestuöser Sexualität 191 f.
Mädchen mit Schulangst u. inzestuöser Beziehung 247
Brief, der Fortsetzung der Therapie absagt 198 f.
Befreiung von Geschwistern durch Selbstmord 199 f.
8 Geschwister in horizontal/vertikalem Loyalitätskonflikt 202
17jähriger Krimineller mit suizidärer Schwester 217 f.
»gesunde« Tochter einer chaotischen Familie 218
Ehefrau mit »magischem Todeswunsch« 224 f.
Trinker mit ehelichen Problemen 246
kranker Junge als »Heiler« der Familie 251–253
alte Frau wünscht Hilfe beim Kleiderkauf 270
Sündenbock u. Nesthäkchen 312 f.
Kinder als Schiedsrichter der Familie 314
Verführung von Kindern 314–316

Ein Markstein in der Entwicklung der Familientherapie

Eine aufregende Entdeckungsreise: von der Unzufriedenheit mit den paradoxen Techniken zu einem neuen Psychosemodell.

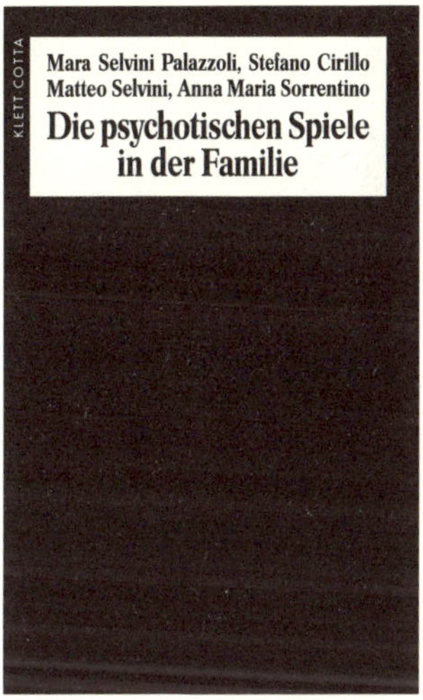

Aus dem Italienischen übersetzt von Ruth Ensslin-Frey
1992. 402 Seiten, Leinen mit Schutzumschlag,
ISBN 3-608-95677-8

Dieses Buch ermöglicht es dem Leser, die Entwicklung von Mara Selvini Palazzoli, einer der Pionierinnen der Familientherapie, und ihres Teams Schritt für Schritt nachzuvollziehen.
Dieser Weg führte von einem streng systemischen zu einem mehrdimensionalen Denken, von der paradoxen Umdeutung des Symptoms zur Offenlegung des Familienspieles.

Zur Beschreibung der pathogenen familiären Beziehungsmuster verwenden die Autoren die Metapher des Spiels. Dadurch gelingt es ihnen, das einseitig systemische Denken zu überwinden und den Blick frei zu machen für unabhängige, unvorhersehbare Spielzüge des einzelnen. Die therapeutischen Interventionen sind in erster Linie eine Einladung an die Familie, die Karten auf den Tisch zu legen, um mit einem neuen Spiel zu beginnen.

»Die Kursänderungen, die wir vorgenommen haben, standen allein im Dienste der inneren Kohärenz und Kontinuität unserer theoretischen und klinischen Forschung. Die therapeutischen Methoden, Strategien und Instrumente mögen sich ändern, das Ziel aber bleibt stets das gleiche: die zwischenmenschlichen Wurzeln der sogenannten Geisteskrankheiten zu finden, eine soziale Ätiologie der psychischen Störung zu entwerfen.« (Aus dem Vorwort)

Klett-Cotta

Das Grundlagenwerk zur systemischen Therapie

»Ludewig hat hier wirklich eine Integrationsleistung vollbracht, indem er Maturana und Luhmann für eine Theorie der systemischen Praxis zusammenbrachte und verknüpfte.« (Helm Stierlin)

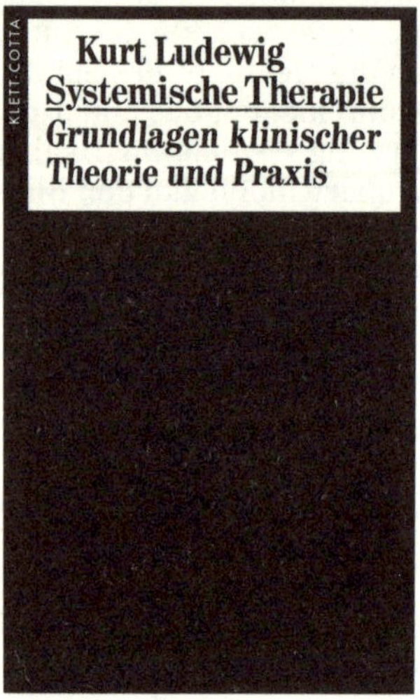

Vorwort von Heinz von Foerster und Helm Stierlin
1992. 228 Seiten, Leinen mit Schutzumschlag,
ISBN 3-608-95894-0

Dies ist die erste umfassende Darstellung der systemischen Therapie. Ludewig beschreibt die erkenntnis- und systemtheoretischen Grundlagen des systemischen Ansatzes, wie sie insbesondere durch den Biologen H. Maturana und den Soziologen N. Luhmann geprägt wurden.
Das Menschenbild, das sich aus diesem Ansatz ableiten läßt, beruht auf der Akzeptanz der Vielfalt menschlicher Welten und dem Respekt vor der Autonomie des Menschen.
Die Theorie der klinischen Praxis weicht dementsprechend von der traditionellen Psychopathologie in entscheidenden Punkten ab: Therapie zielt nicht in erster Linie auf die Erkenntnis kausaler Verkettungen, sondern provoziert einen »Wechsel der Präferenzen«, d.h. sie regt alle Teilnehmer des sozialen Systems an, sich auf Alternativen zu besinnen.
Das theoretische Konzept wird durch die Beschreibung der klinischen Praxis anhand von drei beispielhaft gewählten Fallgeschichten ergänzt: kindliche Unruhe, jugendliche Magersucht und psychotische Krise.
Erste empirische Ergebnisse zur Evaluation des systemischen Ansatzes in der Psychotherapie fundieren die Darstellung.

Klett-Cotta